Leonard Leinow und Juliana Birnbaum

HEILEN MIT CBD

Das wissenschaftlich fundierte Handbuch zur medizinischen Anwendung von Cannabidiol

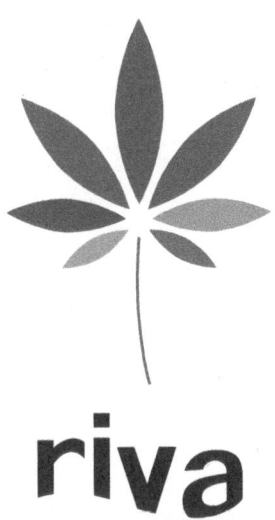

riva

Bibliografische Information der Deutschen Nationalbibliothek
Die Deutsche Nationalbibliothek verzeichnet diese Publikation in der Deutschen Nationalbibliografie.
Detaillierte bibliografische Daten sind im Internet über http://d-nb.de abrufbar.

Für Fragen und Anregungen
info@m-vg.de

Wichtiger Hinweis
Dieses Buch ist für Lernzwecke gedacht. Es stellt keinen Ersatz für eine individuelle medizinische Beratung dar und sollte auch nicht als solcher benutzt werden. Wenn Sie medizinischen Rat einholen wollen, konsultieren Sie bitte einen qualifizierten Arzt. Der Verlag und der Autor haften für keine nachteiligen Auswirkungen, die in einem direkten oder indirekten Zusammenhang mit den Informationen stehen, die in diesem Buch enthalten sind.
Ausschließlich zum Zweck der besseren Lesbarkeit wurde auf eine genderspezifische Schreibweise sowie eine Mehrfachbezeichnung verzichtet. Alle personenbezogenen Bezeichnungen sind somit geschlechtsneutral zu verstehen.

3. Auflage 2024
© 2019 by riva Verlag, ein Imprint der Münchner Verlagsgruppe GmbH
Türkenstraße 89
80799 München
Tel.: 089 651285-0

Die amerikanische Originalausgabe erschien 2017 bei North Atlantic Books unter dem Titel CBD. A Patient's Guide to Medical Cannabis. © 2017 by Leonard Leinow und Juliana Birnbaum. All rights reserved.

This Translation published by exclusive license from North Atlantic Books and by the agency of Agence Schweiger.

Alle Rechte, insbesondere das Recht der Vervielfältigung und Verbreitung sowie der Übersetzung, vorbehalten. Kein Teil des Werkes darf in irgendeiner Form (durch Fotokopie, Mikrofilm oder ein anderes Verfahren) ohne schriftliche Genehmigung des Verlages reproduziert oder unter Verwendung elektronischer Systeme gespeichert, verarbeitet, vervielfältigt oder verbreitet werden. Wir behalten uns die Nutzung unserer Inhalte für Text und Data Mining im Sinne von § 44b UrhG ausdrücklich vor.

Übersetzung: Simone Fischer
Redaktion: Ulrike Reinen
Umschlaggestaltung: Laura Osswald, München
Layout: abavo GmbH, Buchloe
Satz: abavo GmbH, Buchloe
Druck: GGP Media GmbH, Pößneck
Printed in Germany

ISBN Print 978-3-7423-1078-1
ISBN E-Book (PDF) 978-3-7453-0703-0
ISBN E-Book (EPUB, Mobi) 978-3-7453-0704-7

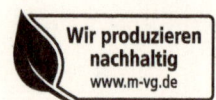

Weitere Informationen zum Verlag finden Sie unter
www.rivaverlag.de
Beachten Sie auch unsere weiteren Verlage unter www.m-vg.de

Rezensionen zu CBD

»Eine großartige Anleitung für den Gebrauch von medizinischem Cannabis bei Mensch und Haustier, nicht nur für Pflegekräfte, Patienten und deren Familien, sondern auch für Skeptiker. Dieses Buch ist ein Muss für jeden, der daran interessiert ist, die wahre Kraft dieser tausendjährigen Heilpflanze zu entdecken.«

—DR. GISELA KUESTER, Neurologin und Epileptologin, Direktorin der klinischen Forschung der Daya Foundation, Chile

»Ein klar geschriebenes und informatives Buch zu einem komplizierten Thema. Medizinisches Marihuana ist kein Allheilmittel und kein Ersatz für die außergewöhnlichen Fähigkeiten der modernen wissenschaftlichen Medizin, aber wie dieses ausgezeichnete Buch zeigt, ist Cannabis in seinen vielen Formen heute ein wichtiger Teil der westlichen medizinischen Tradition.«

—DALE PENDELL, Autor von *Pharmako/Poeia: Plant Powers, Poisons & Herbcraft*

»*Heilen mit CBD* ist ein gut geschriebenes Nachschlagewerk zu einer der aufregendsten Komponenten in der heutigen Cannabismedizin. Dieses Buch ist so umfassend, dass es sowohl für Laien als auch Experten ein wertvoller Ratgeber für Fragen bezüglich CBD und Cannabis im Allgemeinen ist. Ausgezeichnete Arbeit!«

—OWEN SHIBATA, MD

»CBD ist im Moment ein heißes Thema, aber es kursieren unglaublich viele Fehlinformationen darüber, wie es funktioniert. Dieses Buch klärt dieses Durcheinander auf und bietet Ihnen eine fachkundige Anleitung, die in Ihrem Leben einen entscheidenden Unterschied machen könnte.«

—MAX SIMON, Gründer von Green Flower Media

»Ich liebe dieses Buch. Es ist sowohl gut geschrieben als auch praktisch und in genau den Bereichen fundiert, welche die Arbeit mit CBD einfach und effektiv machen.«

—UWE BLESCHING, PhD, Autor von *Cannabis Health Index*

»Dieses Buch bietet in Bezug auf CBD eine gemeinsame Basis für Patienten und Ärzte. Nach der Lektüre sind die Patienten dazu in der Lage, mit ihrem Arzt ein fundiertes Gespräch über die Verwendung von medizinischem Cannabis zu führen.«

—SCOTT GIANNOTTI,
Gründer der Cannabis and Hemp Association

»Dieses umfassende Buch kombiniert wissenschaftliche Erkenntnisse mit praktischen Ratschlägen für spezifische gesundheitliche Herausforderungen und Präventivmaßnahmen. Ich empfehle diesen Ratgeber besonders den Menschen, die CBD-Behandlungen in Betracht ziehen, und Medizinern, die für ihre Patienten mehr über CBD erfahren möchten.«

—SONDRA BARRETT, PhD, Autorin von
Das geheime Wissen unserer Zellen.
Mit Körperintelligenz heilen.

»Ein Beleg dafür, wie leidenschaftlich sich Leonard Leinow für CBD-reiche Cannabisprodukte einsetzt. *Heilen mit CBD* deckt auf, wie umfangreich und tiefgreifend diese wegweisende Komponente des medizinischen Marihuanas ist.«

—LAURIE VOLLEN, MD, MPH,
Gründerin von Naturally Healing MD

»Leonard Leinows deutliche Fürsprache für medizinisches Cannabis bietet uns einen exzellenten Zugang zu diesem wahrscheinlich vielfältigsten Medikament, das aus einer Pflanze kommt. Wir als Einzelpersonen, Familien, Therapeuten, Ärzte und Tierärzte brauchen die Möglichkeit, fundierte Entscheidungen treffen zu können, um diese unvergleichliche Pflanze angemessen zu nutzen – um Beschwerden zu heilen und Leben zu retten, Schmerzen zu lindern und die Würde des Lebensendes zu fördern.«

—KIMBERLY CALL, CCHT, CMT, HHC,
Autorin von *Morning Rituals—How We Awaken* und
A Beautiful Passing

Dieses Buch ist allen Wesen gewidmet, deren Gesundheit von der Verwendung von CBD und medizinischem Cannabis profitieren könnte. Wir hoffen, dass dieser Leitfaden jedem einzelnen Leser den Weg zu Heilung und Wohlbefinden bereitet, wie auch dessen Familie, Freunden und Haustieren!

Lokah Samastah Sukhino Bhavantu
लोकाः समस्ताः सुखिनो भवन्तु

Mögen alle Wesen überall glücklich und frei sein,
und mögen die Gedanken, Worte und Taten
meines eigenen Lebens in irgendeiner Weise zu diesem Glück
und zu dieser Freiheit für alle beitragen.

Inhaltsverzeichnis

Rezensionen zu CBD.	3
Dank	11
Wie man dieses Buch am besten verwendet.	13
Vorwort	17
Einleitung.	23
Synergy Wellness und Pflanzenmedizin.	28
Eine Ethnobotanik von CBD-reichem Cannabis.	32
Teil I: Eine Einführung: Cannabis und CBD für Patienten	39
1. Cannabis als Medizin im Wandel der Zeit	**40**
Eine Kurzfassung der Geschichte von Cannabis	40
Die Wiederkehr von CBD und anderen Cannabinoiden als Medizin	47
2. Biologie und Chemie von Cannabis und CBD	**51**
Das Endocannabinoid-System	53
Chemie und Cannabis: Ein Überblick über die Wirkstoffe	61
Terpene	70
Ein umfassender Ansatz – Therapie mit der ganzen Pflanze	79
3. Verabreichung der Medikamente	**80**
Einnahmeformen: schlucken, einatmen, äußerlich anwenden?.	80
Orale Einnahme von CBD-Produkten	83
Inhalierbare Produkte.	92
Topische/transdermale/externe Anwendung von CBD-Produkten	100
Pharmazeutische und synthetische Versionen von Cannabis	102
Dosierungsrichtlinien.	105
Vorsichtsmaßnahmen, Nebenwirkungen und Wechselwirkungen mit anderen Medikamenten.	115
Der subjektiv-intuitive Ansatz für medizinisches Cannabis	125
Teil II: CBD für die Gesundheit	131
CBD als Präventivmedizin.	133
4. Alphabetische Liste der Erkrankungen und Medikation	**139**
ADHS (Aufmerksamkeitsdefizit-/Hyperaktivitätsstörung).	141
ALS (Amyotrophe Lateralsklerose)	145

Alzheimer	149
Anfallsleiden	153
Angst und Stress	158
Antibiotikaresistente bakterielle Infektionen	160
Arthritis	163
Asthma	166
Autismus-Spektrum-Störungen	170
Autoimmunerkrankungen	174
Depressionen und Stimmungsstörungen	177
Diabetes	180
Essstörungen (Anorexie, Kachexie, Adipositas)	183
Gehirnerschütterungen, Hirn- und Rückenmarksverletzungen und verwandte Syndrome	187
Hauterkrankungen (einschließlich Akne, Dermatitis, Psoriasis)	190
Krebs	194
Migräne	207
Multiple Sklerose und Spastik	212
Neurodegenerative Erkrankungen (Huntington und Parkinson)	216
Posttraumatische Belastungsstörung (PTBS)	220
Reizdarmsyndrom und entzündliche Darmerkrankung (IBS und IBD)	223
Schizophrenie	227
Schlafstörungen (Schlaflosigkeit, Schlafapnoe)	230
Schmerzen	234
Suchterkrankungen	238
Übelkeit und Erbrechen	242
5. Gesundheitliche Probleme bei Frauen	**246**
Historischer Überblick	247
Cannabis und der Monatszyklus: Menstruationsbeschwerden und Fruchtbarkeit	248
Menopause	250
Cannabis und Mutterschaft	253

Teil III: CBD in der Tiermedizin 259

6. CBD für Tiere 260

Tiere und das Endocannabinoid-System	261
Vorsichtsmaßnahmen bei der Verwendung von Cannabis zur Behandlung von Haustieren	263
Verabreichungsmethoden	264

Die Wahl eines Cannabisprodukts für Ihr Haustier	265
Genauigkeit bei der Kennzeichnung	268
CBD aus Cannabis contra Hanf	269
Sichere und effektive Dosierung	271
Die biphasische Dosierungskurve	271
Die Dosis berechnen	272
Die Zukunft von medizinischem Cannabis für Haustiere	273

Teil IV: Cannabissorten ... 275

7. Grundlegendes zur Genetik, um die Sorte an den Gesundheitszustand anzupassen ... **276**

Cannabis-Unterarten: Sativa, Indica und Ruderalis	278
Industriehanf versus medizinischem CBD aus Cannabis	284

8. Alphabetische Liste der Sorten mit hohem CBD-Gehalt ... **286**

AC/DC (auch bekannt als ACDC, Oracle, C-6)	286
Cannatonic (auch bekannt als Canna Tonic)	288
Canna Tsu (auch bekannt als Canna Sue)	290
CBD Therapy (auch bekannt als Therapy A)	291
Charlotte's Web	292
Electra 4	294
Harlequin	296
Harle Tsu (auch bekannt als Harle Sue)	297
Omrita RX	299
Remedy	300
Ringo's Gift	302
Sour Tsunami II (auch bekannt als Sour-Tsu, Sour-Sue)	303
Suzy-Q	305
Valentine X	306

Teil V: Die künftige Grenze der Cannabis-basierten Medizin ... 309

Ein Bericht von Lion Goodman	310
9. Cannabis als Mittel zur Bekämpfung der Opioid-Epidemie	**311**
10. Politische und rechtliche Trends	**316**
11. Wie geht es weiter? Der Vorsprung der medizinischen Entwicklungen in Bezug auf Cannabis	**320**
Epilog	**326**
Endnoten	**328**

Ressourcenliste	**355**
Glossar	**356**
Über die Autoren	**380**
Über die Autoren der Beiträge	**382**

Dank

Dieses Buch enthält unzählige Fakten, Ideen und Daten, die von einem großartigen Team aus Experten, Mentoren, Fachkollegen, Familienmitgliedern, Freunden und Redakteuren gesammelt wurden. Viele von ihnen werden im Hauptteil des Buches gewürdigt, und ohne ihre Hilfe und ihre Unterstützung hätte ich das Buch niemals fertigstellen können. Mein besonderer Dank gilt meiner Co-Autorin Juliana, die mich dazu inspiriert hat, dieses Buch zu schreiben, und die für einen Großteil der Forschung verantwortlich ist.

Ich bin meinen engagierten und loyalen Mitarbeitern unseres medizinischen Cannabis-Verbands *Synergy Wellness* und bei *Healing Essence CBD* sehr dankbar. Ich möchte euch alle wissen lassen, wie sehr ich eure Unterstützung würdige und schätze und dass ihr mir die wertvolle Zeit gegeben habt, dieses Buch zu schreiben. Ich möchte Dr. Michael Moskowitz für seinen hervorragenden Beitrag, seine Unterstützung und das ausgezeichnete Vorwort in diesem Buch danken, außerdem bedanke ich mich bei Lion Goodman für seine Ratschläge, Beiträge, sein Lektorat und seine Freundschaft.

Ein besonderer Dank geht an meine Ehefrau Terumi dafür, dass sie es mit mir aushält. Ich weiß, dass ich manchmal etwas verrückt sein kann, daher danke ich dir, dass du das Licht in meinem Leben bist und mich erdest. Von ganzem Herzen danke ich den vielen Lehrern und Mentoren, die ich in meinem Leben hatte, vor allem Neem Karoli Baba, der mich in diesem Vorhaben weiterhin leitet und inspiriert.

An die Mitglieder von *Synergy Wellness Collective*: Es ist eine Ehre, ein Teil eures Heilungsprozesses zu sein. Ich danke euch für eure Unterstützung und euer Feedback zur Wirksamkeit unserer Produkte.

Und all die Menschen, die mein Leben berührt und es verbessert haben, möchte ich wissen lassen, dass ich sie und ihre Beiträge sehr wertschätze, auch wenn hier keine Namen genannt werden.

Vor allem aber möchte ich die heilige Pflanze namens Cannabis würdigen. Seit Langem schon spüre ich deinen Geist, und ich weiß deine Führung auf diesem Weg der Erforschung und der Heilung zu schätzen. Danke, dass du dich mit mir zusammengetan und mir erlaubt hast, zu einem Pionier in diesem neuen Bereich der Naturheilkunde zu werden.

Leonard Leinow

Wie man dieses Buch am besten verwendet

Die meisten Leser, die mit CBD und medizinischem Cannabis noch nicht vertraut sind, werden das Thema anfangs möglicherweise kompliziert und verwirrend finden. Vielleicht überfordert es Sie sogar ein wenig, weil es so viele Möglichkeiten bietet und Fachbegriffe auf Sie einprasseln, die Ihnen vielleicht nicht bekannt sind (im Glossar am Ende des Buchs finden Sie Erläuterungen zu einigen dieser Begriffe und Abkürzungen). Verwenden Sie dieses Buch wie ein Nachschlagewerk, das Ihnen dabei hilft, schneller eine Strategie und die richtige Dosierung zu entwickeln. Da hier eine Fülle von Informationen geboten wird, können Sie also auch lediglich die Behandlung eines bestimmten Problems nachschlagen:

1. **Erkrankung:** Suchen Sie in Kapitel 4 in der alphabetisch sortierten Liste Ihre Erkrankung heraus (in Teil III geht es um die Behandlung von Tieren). Dort finden Sie Forschungsergebnisse und Informationen zu den unterschiedlichen Cannabisprodukten, inklusive der üblichen Anwendung (orale, inhalative, topische Darreichungsformen etc.). Außerdem sind hier allgemeine Dosierungsrichtlinien aufgeführt (Mikro-, Standard- oder Makrodosierung). In Kapitel 3 erhalten Sie Informationen zu den Einnahmeformen. Fahren Sie mit Teil IV fort, wo die einzelnen Cannabissorten oder -stämme mit hohem CBD-Gehalt beschrieben werden.
2. **Dosierungsrichtlinien:** In Kapitel 3 finden Sie Angaben zur richtigen Dosierung. Obwohl dies nur ein Faktor ist, kann die auf dem Körpergewicht basierende Zieldosis mithilfe der Tabellen geschätzt werden. Überprüfen Sie die anderen Faktoren, welche die Dosis beeinflussen (Empfindlichkeit, Toleranz usw.), und ermitteln Sie eine gute Zieldosis für die zu behandelnde Erkrankung. Die Dosierung, die sich sowohl auf die Menge als auch auf die Häufigkeit der Einnahme bezieht, hängt stark von Ihrem Zustand und der Reaktion Ihres Körpers auf das

Cannabinoid-Produkt ab. Sie müssen wahrscheinlich Ihre Dosierung anpassen, bis Sie ein für Sie optimales Ergebnis erzielen.

3. Titration: Nachdem Sie die geeignete Cannabisart, die Darreichungsform und die Zieldosis gefunden haben, legen Sie einen Zeitplan fest, der von einer anfänglichen Mikrodosis bis zu einer bestimmten Dosis führt, die für Sie am besten funktioniert. Denken Sie daran, langsam vorzugehen, und seien Sie vorsichtig mit neuen Substanzen. Jeder Mensch ist einzigartig, und herauszufinden, welche Kombination von Sorte und Dosis für Sie optimal ist, wird ein experimenteller Entdeckungsprozess sein. Probieren Sie ein wenig herum und sehen Sie, wie es läuft. Machen Sie sich detaillierte Notizen. Planen Sie die Dosis, passen Sie diese an und verfahren Sie ebenso mit der Sorte oder der Darreichungsform für die nächste Dosis.

4. Psychoaktivität versus Nicht-Psychoaktivität: Unter bestimmten medizinischen Bedingungen wird die Verwendung einer größeren Bandbreite an Cannabinoiden empfohlen, wie zum Beispiel verschiedene Verhältnisse von THC und CBD (mehr zu diesem »Entourage-Effekt« finden Sie in Kapitel 2). Wenn dies empfohlen wird, sollten Sie selbst entscheiden, ob THC für den jeweiligen Zustand geeignet ist, da Psychoaktivität als Nebenwirkung auftreten kann. Die folgenden Anwendungen minimieren oder beseitigen das »High-Werden«:
   - Verwenden Sie CBD ohne THC oder in einem Verhältnis von 20:1 CBD:THC oder höher.
   - Verwenden Sie THC als Zäpfchen.
   - Verwenden Sie THC als topische Anwendung (Hautcreme, Salbe oder Balsam).
   - Verwenden Sie THC im Mikrodosisbereich.
   - Verwenden Sie THCA oral, die nicht erhitzte Rohpflanze.
   - Mehr Informationen über Vorsichtsmaßnahmen, Nebenwirkungen und Wechselwirkungen mit anderen Medikamenten erhalten Sie in Kapitel 3.

5. Sollte Ihnen ein Begriff oder Abschnitt zu fachspezifisch erscheinen, überspringen Sie diesen Abschnitt und kommen Sie bei Bedarf später darauf zurück.

6. Entspannen Sie sich und genießen Sie den Prozess. Mit der Zeit und zunehmender Erfahrung werden intelligente Fragen auftreten, die Ihre Lernkurve beschleunigen und Ihnen die Entscheidungen über zukünftige Ausrichtungen und Dosierungen erleichtern.

Vorwort

von Dr. Michael Moskowitz, Bay Area Pain Clinic, Sausalito, Kalifornien

Hier in Nordkalifornien gibt es eine sehr kleine und feine medizinische Cannabisklinik, die von einem älteren und visionären Herrn namens Leonard Leinow geleitet wird, einem Mann, der sich der Heilung von leidenden Menschen verschrieben hat. Aktuell hat der von ihm gegründete Verband mit dem Namen *Synergy Wellness* eine Basis von viertausend Mitgliedern. Zum Vergleich: Die meisten Apotheken in den Vereinigten Staaten haben Zehntausende, manche bis zu 150 000 Patienten. Leonard Leinow hat mehr als dreizehn Cannabidiol-reiche Pflanzensorten entwickelt und biologisch angebaut, von denen sechs Sorten einen CBD:THC-Gehalt von 10:1, 20:1 (zwei Sorten), 22:1, 24:1 und 25:1 haben. Außerdem besitzt er zahlreiche andere Sorten, die unterschiedlich hohe prozentuelle Anteile von CBD und THC aufweisen und im Bereich von ungefähr 4:1 bis 1:1 liegen. Er ist ein Pionier in der CBD-Welt und stellt Tinkturen und CBD-Öl aus all seinen Sorten her. Aus diesen Tinkturen und Ölen entwickelt er Mischungen, die so kombiniert sind, dass sie unterschiedliche Verhältnisse von Phytocannabinoiden und Terpenoiden erzielen. Zusätzlich baut er THC-reiche Pflanzen an, aus denen er ebenfalls Tinkturen und Öle herstellt. Dabei experimentiert er unermüdlich, um seine Sorten immer wieder zu verbessern. Die Produkte verkauft er nicht an Apotheken weiter, und er testet seine Pflanzen sorgfältig. Er betrachtet sie als »heilige Medizin«, und seine Frau bedenkt sie während ihres Wachstums sogar in einer heiligen hawaiianischen Hula-Zeremonie mit Gesang und Segen.

Leonard wendet die ausgefeiltesten wissenschaftlichen und biologischen Ansätze für den Anbau seiner Pflanzen an und stellt die Bedürfnisse seiner Patienten über die eigenen. Er möchte anderen Menschen helfen, wobei sein Ziel nicht im Geldverdienen liegt. Permanent aktualisiert und verfeinert er seine Produkte und arbeitet daran, medizinisches Cannabis einzusetzen, das keine bewusstseinsverändernde Wirkung hat – es sei denn, die Mitglieder wünschen es ausdrücklich. Er studiert wissenschaftliche Literatur über das medizinisch anwendbare Cannabis und findet heraus, wie er diese neuen Erkenntnisse für seine Produkte nutzen und verschiedene Ausführungen herstellen kann. Er nimmt an Cannabis-Konferenzen und -Wettbewerben teil, immer mit dem Ziel, die medizinisch wertvollsten Pflanzen und Produkte hervorzubringen. Für neue Ideen ist er offen und probiert Dinge, die in seinen Augen Sinn ergeben, gern aus. Er spricht mit den Patienten, die Mitglieder in seinem Verband sind, über deren Probleme und findet dann individuelle Lösungen für sie, die jegliche Probleme mit der Gesundheit lindern. Er ist zu allen Menschen freundlich und weiß, dass er seiner Bestimmung folgt.

Sein Wissen muss einer jüngeren Generation von Anbauern (die sich hauptsächlich auf THC-reiche Pflanzen für den privaten Einsatz konzentrieren) zur Verfügung gestellt werden, damit sie verstehen, dass der Anbau von CBD-reichen Pflanzen, von denen die Anwender nicht »high« werden, genau die Produkte sind, die für die medizinische Cannabisbehandlung gefragt sind. Leonard ist bewusst, dass die weitverbreitete Vorstellung von medizinischer Cannabisanwendung, bei der die Konsumenten ständig stoned sind, einem Verständnis dafür weichen muss, welch großen Nutzen diese Behandlung hat, die Menschen dabei hilft, hochgradig funktionsfähig zu bleiben und weiterhin am Leben teilnehmen zu können – denn nur so kann diese Behandlung wachsen und gedeihen. Aber was am wichtigsten ist – und auch der Grund, warum er sich noch nicht zur Ruhe gesetzt hat: Er weiß, wie vielen Menschen er dabei geholfen hat, ernsthafte Erkrankungen und Verzweiflung in Wohlbefinden und Hoffnung zu verwandeln.

Ich habe mich geehrt gefühlt, dass dieser Autor mich gebeten hat, zu diesem Buch ein Kapitel über Endocannabinoide und Phytocannabinoide und dieses Vorwort beizusteuern. Seit 1977 bin ich Arzt und im kalifornischen San Rafael, einem Vorort von San Francisco, in der Schmerzmedizin tätig. Ich bin staatlich geprüfter Psychiater und Schmerzmediziner und arbeite mit Menschen, die wegen anhaltender Schmerzstörungen keine zufriedenstellende Behandlung erhalten haben und deswegen zur Weiterbehandlung in unsere Praxis überwiesen wurden. Auf der ganzen Welt halte ich Vorträge zu Themen rund um die Schmerzmedizin. Eines der Themen, über das ich diesbezüglich gesprochen habe, ist der Einsatz von medizinischem

Cannabis. Hierüber habe ich bei der *5th International Pain Skills Conference* am Walter Reed Hospital und beim *11th Annual Spine Symposium* an der University of California, San Francisco, sowie in Davis als klinischer Gastprofessor referiert. Ich habe gemeinsam mit meiner Forschungspartnerin Marla Golden, DO, ein Behandlungsprogramm entwickelt, das als Neuroplastizität bezeichnet und weltweit eingesetzt wird, und bin Co-Autor eines Buches zu diesem Thema, das weltweit in über fünfzig Ländern vertrieben wird. Diese Methode beinhaltet nicht pharmazeutische und nicht invasive Ansätze zur Behandlung anhaltender Schmerzen, bei denen das Gehirn dazu veranlasst wird, den Prozess umzukehren, der diese abnormale Schmerzreaktion überhaupt verursacht.

Ich habe bei vielen meiner Patienten medizinisches Cannabis eingesetzt, um ihre Schmerzen zu lindern und ihre Abhängigkeit von Schmerzmitteln zu kurieren. Aktuell behandle ich über dreihundert meiner Patienten mit dieser Methode und habe festgestellt, dass sie eine sehr erfolgreiche Ergänzung zu ihren Behandlungsmethoden ist. Durch diese Arbeit habe ich Leonard Leinow und Juliana Birnbaum kennengelernt, und ich habe meinen Patienten immer empfohlen, ihre Behandlung mit Produkten von *Synergy Wellness* zu beginnen (und häufig bleiben sie auch dabei), weil dort so viel Sorgfalt beim Anbau, der Verarbeitung, der Erforschung und der Umwandlung von Cannabis in Medizin aufgewendet wird. Dieser Ansatz ist nicht mit der üblichen pharmazeutischen Behandlung vergleichbar, und durch meine umfangreiche Forschung und klinische Erfahrung ist mir klar geworden, dass diese Behandlung grundlegende und tiefgreifende neuroplastische Veränderungen hervorruft, die zu einer Linderung der Symptome und in einigen Fällen zur Heilung führen.

Marihuana wird seit über fünftausend Jahren als Freizeitdroge verwendet. Es wurde ursprünglich im äquatorialen Südamerika und den Kusch-Regionen Asiens angebaut, wird nun aber an allen erdenklichen Orten der Welt gezüchtet. Es wächst in üppigen, sorgfältig gepflegten Gärten, in aufwendigen Innenzuchträumen, in Pappkartons, in Schränken und vereinzelt in Gräben am Straßenrand. Einer der Gründe dafür, warum es sich so drastisch verbreitet hat, ist, dass viele Menschen die psychotropen Effekte des »Stonedseins« genießen. Dies bedeutet nicht, dass die medizinische Anwendung der Pflanze eine neuere Entwicklung ist – es gibt Hinweise auf ihre Verwendung zur Behandlung verschiedener Krankheiten, die viertausend bis fünftausend Jahre zurückreichen. Ihre medizinischen Auswirkungen können tiefgreifend sein und werden zunehmend in einer Reihe wissenschaftlicher Artikel dokumentiert, die von herausragenden Forschern in hochwertigen, von Experten geprüften wissenschaftlichen Zeitschriften veröffentlicht werden. Dazu gehören *Nature, Science, British Journal of Pharmacology, The Lancet, Journal of the American Medical Association, Journal of Pain Medicine, Neuropharmacology, Journal of Mineral and Bone Research, Proceedings of the National Academy of Sciences* und *Cell* (um einen Eindruck von der Größenordnung dieser Forschung zu bekommen, brauchen Sie sich nur die Hunderte dieser Studien anzusehen, die in den Endnoten aufgeführt sind). Lesern, die mit der Gesundheitswissenschaft nicht vertraut sind, sei gesagt, dass dies die weltweit führenden Fachzeitschriften sind, die von der wissenschaftlichen Gemeinschaft als solche anerkannt werden. Einfach ausgedrückt, und jegliche Politik außer Acht lassend, ist Marihuana die medizinisch wertvollste Pflanze, die es jemals gegeben hat. Leider besteht aber das Problem, dass politische Entscheidungsträger, Strafverfolgungsbehörden und die Öffentlichkeit diese Pflanze mit Drogenkonsum in Verbindung bringen.

Hier kommt das wunderbare CBD ins Spiel, diese eine Substanz im Cannabis, die bis vor Kurzem aus der Pflanze herausgezüchtet wurde, und auch die Entwicklung der oben genannten Forschung darf nicht vergessen werden. Obwohl wir über CBD schon lange vor der Entdeckung von THC Bescheid wussten, wurde es fälschlicherweise als inaktives Cannabinoid angesehen. Forschungen aus Tierversuchen, Grundlagenpharmakologie und Humanstudien haben die folgenden Eigenschaften von CBD aufgedeckt: krebshemmend, proliferationshemmend, antiemetisch (bei Übelkeit und Erbrechen), entzündungshemmend, antibakteriell, antidiabetisch, antipsoriatisch, antidiarrhoisch, analgetisch (schmerzlindernd), knochenstimulierend, immunsuppressiv, antiischämisch, krampflösend, vasorelaxierend, herzschützend, neuroprotektiv, antiepileptisch, antipsychotisch, anxiolytisch und gewichtsabbauend. Es ist mit einem Wort unwissenschaftlich, wenn ein Wissenschaftler, Gesetzgeber oder Arzt diese Beweise leugnet. Andererseits ist die relativ zufällige Art und

Weise, wie diese Behandlung durchgeführt wird, ebenso unwissenschaftlich. In dieser Bresche bewegt sich dieses wunderbare Buch.

Leonard Leinow und Juliana Birnbaum haben ein Buch geschrieben, das die medizinische Behandlung von Cannabis strukturiert. Dieses Buch zeigt die Vorzüge der »Entourage«-Effekte der gesamten Pflanze und macht gleichzeitig die Bedeutung von CBD deutlich. Leonard baut seit über einem Jahrzehnt medizinisches Cannabis mit hohem CBD-Anteil an und ist wirklich ein Zauberer auf diesem Gebiet. Er arbeitet unermüdlich an dem Verhältnis von CBD zu THC, das er für jede einzelne Sorte haben möchte, und klont dann seine besten Pflanzen, um konsistente Ergebnisse zu erzielen. Mit seinem beruflichen Hintergrund als Ingenieur schafft er es, jede Pflanze sorgfältig und in Bio-Qualität anzubauen und sie vom Klon in den vegetativen Zustand, zur Blüte und zur Ernte zu bringen. Er kombiniert Wissenschaft und Kunst, sucht nach den Sorten, die er entwickeln möchte, erforscht ihre Genetik und gibt sie nur dann für die Öffentlichkeit frei, wenn er ein stabiles Cannabinoid-Verhältnis erzielt hat. Er testet seine Pflanzenzüchtungen und überprüft später auch die Tinkturen, Öle und Konzentrate, die er daraus herstellt. Überdies spricht er mit anderen Erzeugern über den Wert, den diese CBD-reichen Sorten für ihre Arbeit bringen. Und er hat mit Tausenden von Patienten, die seine Produkte zur Behandlung einer Vielzahl von Erkrankungen verwenden, gesprochen und sie beraten. Obwohl er keine medizinischen Konsultationen durchführen kann, berät er über Züchtungen, Dosierung, Verabreichungswege, Wirksamkeit und beobachtete die Ergebnisse. Juliana arbeitet seit zwei Jahren mit Leonard zusammen. Sie hat bei der Entwicklung seiner Klinik mitgewirkt und ihren Hintergrund als Anthropologin und investigative Reporterin für die Aufgabe genutzt, die neuesten Forschungsergebnisse zusammenzutragen, Patientengeschichten zu sammeln und Leonards umfangreiches Wissen auf Papier zu bringen.

In dem Buch, das Sie in Händen halten, stützen sich die Autoren auf Informationen, die sie aus Recherchen und Erfahrungen gewonnen haben, und beschreiben einen Weg, wie Cannabis medizinisch eingesetzt werden kann, der zuvor noch nicht beschritten wurde. Sie legen ihren Schwerpunkt auf CBD-reiche Produkte, gehen jedoch auch auf die Geschichte, wissenschaftliche Entdeckungen, unser eigenes eingebautes Cannabinoid-System, das pflanzliche Cannabinoid-System und auf Krankheiten ein, die dadurch geheilt werden können. Überdies erörtern sie verschiedene Formen des Arzneimittels, bieten Dosierungsvorschläge und eine Beschreibung der Genetik, der Eigenschaften und der Verwendung bestimmter CBD-reicher Cannabissorten. Eine ehrgeizige und hervorragende Arbeit, da sie sowohl unerfahrenen als auch erfahrenen Lesern, die daran interessiert sind, die gesundheitlichen Vorteile von medizinischem Cannabis zu nutzen, verständliche Informationen liefert. Die Bandbreite dieser Arbeit ist atemberaubend. Sie bietet mehr Informationen, als jeder Patient eigentlich braucht, aber das ist das Schöne an diesem Buch. Es ist eine ausgezeichnete Referenz für Patienten, ihr Pflegepersonal, Familienmitglieder, Ärzte, die Presse und alle, die sich für dieses Thema interessieren. Der Aufbau des Buches ist gut durchdacht und spiegelt die Erfahrungen der Autoren wider, die Zehntausende Fragen von Menschen beantwortet haben, die sich nach einer Behandlung mit medizinischem Cannabis erkundigt haben.

Im vergangenen Jahr erhielt ich Rat und Wissen des »Zauberers von Woodacre« noch telefonisch, um meinen Patienten helfen zu können. Jetzt steht sie dem Rest der Welt zur Verfügung, diese einst versteckte Fundgrube an Informationen, die endlich einer breiteren Öffentlichkeit zugänglich ist. Dieser verlässliche Leitfaden für CBD enträtselt Cannabidiol, vermittelt aktuelles Wissen und bewahrt die Kunst, den Geist und die Seele der Behandlung mit medizinischem Cannabis.

Einleitung

Von Leonard Leinow und Juliana Birnbaum

Die als Hanf oder Cannabis bekannte Pflanze gehört zu den ersten Pflanzen, die von Menschen als Medizin verwendet wurden, wie entsprechende Aufzeichnungen aus der Vorgeschichte belegen. Aber die Erkenntnis, dass diese Pflanze die einzige bekannte Quelle für eine große Anzahl starker natürlicher Verbindungen ist, die als Phytocannabinoide bekannt sind, datiert aus aktuellerer Zeit. Bisher wurden über einhundert Cannabinoide identifiziert, von denen Cannabidiol (CBD) das am weitesten verbreitete ist. Viele Jahre lang wurde es nicht beachtet, da sich die Wissenschaftler auf die Eigenschaften des Inhaltsstoffs konzentrierten, von dem sie annahmen, dass es der »aktive Wirkstoff« sei: *Tetrahydrocannabinol* oder *THC* (die bewusstseinsverändernde Komponente der Pflanze).[1]

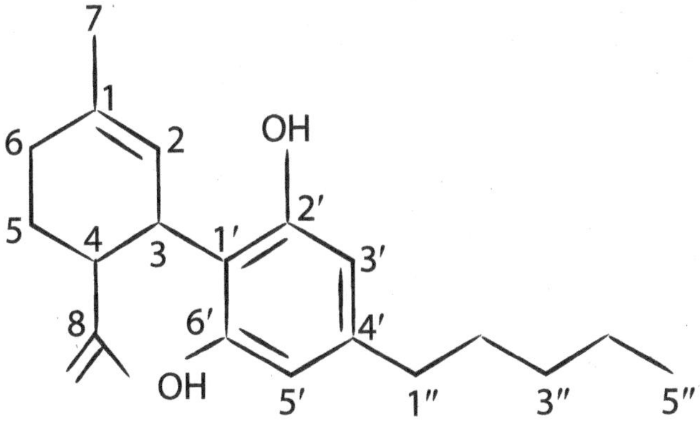

Abb. 1 Die chemische Struktur von Cannabidiol (CBD)

Phytocannabinoide wirken ähnlich wie die chemischen Botenstoffe namens Endocannabinoide, die **in unserem eigenen Körper** vorkommen. Obwohl das Endocannabinoid-System erst Mitte der 1990er-Jahre von Wissenschaftlern entdeckt wurde (durch Erforschung der Auswirkungen von Cannabis), entstand es wahrscheinlich vor Millionen von Jahren bei den wirbellosen Tieren und scheint zur Regulierung vieler unserer physischen Systeme beizutragen, vom Schlaf bis zur Verdauung. Endocannabinoide gelten als Neurochemikalien, die im gesamten Nervensystem vorkommen und mit unserer Immunantwort und sogar mit unserem Fortpflanzungssystem verbunden sind. Sie und die Rezeptoren, an die sie binden, sind in praktisch allen Tieren zu finden – Fischen, Reptilien, Vögeln, Säugetieren und sogar Regenwürmern!

THC (Δ^9-trans-Tetrahydrocannabinol, um genau zu sein), der bekanntere Wirkstoff, bindet **direkt** an diese Endocannabinoid-Rezeptoren, ähnlich wie *Anandamid*, eine vom menschlichen Körper produzierte neurochemische Substanz. Im Gegensatz dazu produziert CBD seine tiefgreifenden entzündungshemmenden, angstlösenden, antipsychotischen, krampflösenden und schmerzstillenden Wirkungen, indem es dieselben Rezeptoren **indirekt** durch eine Hemmung des Enzyms stimuliert, das Anandamid metabolisiert und zerstört, sodass es für den Körper besser verfügbar ist. Obwohl wir diese heilenden Wirkungen auf CBD zurückführen, wäre es genauer zu sagen, dass CBD es dem Körper ermöglicht, sich selbst zu heilen, indem es das Endocannabinoid-System ins Gleichgewicht bringt.

Zu der Zeit, als die amerikanische Ausgabe dieses Buchs gedruckt wurde, war CBD bis zu einem gewissen Grad in 29 Bundesstaaten der USA und im District of Columbia legalisiert, weitere 16 Staaten erlaubten die Verwendung von CBD nur unter bestimmten Bedingungen. In Deutschland ist CBD-Öl mit einem THC-Anteil von weniger als 0,2 Prozent legal zu erwerben. Außerdem können Ärzte jeglicher Fachrichtung seit Inkrafttreten des »Gesetzes zur Änderung betäubungsmittelrechtlicher und anderer Vorschriften« von 2017 Cannabisblüten und Extrakte aus Cannabis mittels Rezept verordnen. Es gibt einige Gründe für diesen Wandel, einer der wichtigsten ist, dass CBD nicht die gleiche berauschende Wirkung oder das gleiche psychoaktive »High« produziert, das mit THC verbunden ist.

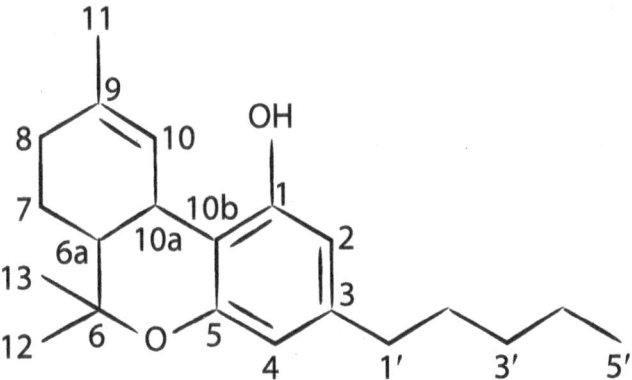

Abb. 2 Die chemische Struktur von Δ⁹-trans-Tetrahydrocannabinol (THC)

Die kulturelle Einstellung gegenüber Cannabis hat sich in den Vereinigten Staaten und anderen Ländern in den letzten zehn Jahren dramatisch verändert. Patienten, die außergewöhnliche Ergebnisse bei der Behandlung von Krebs, ALS, Parkinson, Epilepsie und vielen weiteren schweren Krankheiten erzielt haben, sind zu Aktivisten für die Legalisierung der Pflanze geworden. Auch dass immer mehr Wissenschaftler und Forscher CBD als zulässiges Medikament unterstützen, das ein außergewöhnliches Spektrum an Anwendungsmöglichkeiten aufweist, kann einfach nicht mehr ignoriert werden.

Eine dieser Anwendungen ist die sichere und effektive Schmerzlinderung. In Staaten, in denen Cannabis für den medizinischen oder Freizeitgebrauch legalisiert wurde, sind die Todesfälle durch Überdosen von Opiaten deutlich zurückgegangen.[2] Genau das ist der wesentliche Punkt: CBD rettet Leben von Menschen, die durch eine Überdosierung mit pharmazeutischen Schmerzmitteln vielleicht gestorben wären. Und das ist nur einer der vielen Vorteile.

Im Jahr 2008 gründete ich (Leonard Leinow) *Synergy Wellness*, ein kleines patientenorientiertes Unternehmen, das biologisches medizinisches Cannabis nach kalifornischen Gesetzen und Verordnungen für mitgliedsbasierte Verbände anbaut, herstellt und vertreibt. Zwei Jahre später schickte ein Arzt, der Komplementärmedizin praktizierte, eine Patientin mit Lungenkrebs zu mir. Claudette war eine 71-jährige Frau aus Haiti mit einem Tumor, der für zu groß gehalten wurde, um operiert zu werden. Sie hatte eine Chemotherapie ausprobiert, die nicht angeschlagen hatte. Angesichts der Größe und Lage des Tumors war eine Bestrahlung nicht möglich. Ihr Onkologe hatte ihr empfohlen, ihre Angelegenheiten in Ordnung zu bringen, und gab ihr noch etwa sechs Monate zu leben.

Sie begann mit der Einnahme einer Tinktur namens *Harlequin*, unserer ersten CBD-reichen Sorte bei *Synergy Wellness*, und erhöhte die Dosierung langsam bis zu einer Zielmenge von insgesamt 250 mg pro Tag eines kombinierten CBD-/THC-Präparats. Sie unterzog sich während dieser Zeit keiner anderen körperlichen, pflanzlichen oder pharmazeutischen Behandlung. Jedoch hatte sie eine sehr positive und spirituelle Lebenseinstellung, die große Dankbarkeit und viele Gebete beinhaltete, was ihren Heilungsprozess zu verstärken schien.

Nach drei Monaten der Behandlung war ihr Tumor um 50 Prozent geschrumpft, was anhand von Vergleichen ihrer MRT-Scans deutlich wurde, die im Abstand von drei Monaten vor und nach der CBD-Behandlung erstellt wurden. Die Ärzte waren sehr überrascht und erklärten, dass der Tumor nun klein genug sei, um ihn operativ zu entfernen. Bei der Operation stellten sie fest, dass sich kleine Metastasen des Krebses auf zwei Lymphknoten ausgebreitet hatten, die ebenfalls entfernt wurden. Die Patientin war nun völlig krebsfrei. Sie setzte die Verwendung von CBD-reichen Tinkturen mit einer wesentlich geringeren Erhaltungsdosis nach der Operation fort. Sechs Jahre später ist sie immer noch krebsfrei. Ihre Erhaltungsdosis beträgt täglich 40 mg des kombinierten CBD-/THC-Präparats.

Nachdem ich die starken Auswirkungen von CBD auf Krebs beobachtet hatte, entschied ich mich, genau diese richtige Richtung für meine Arbeit in der Cannabisindustrie einzuschlagen. *Synergy Wellness* hat sich zu einem Pionier auf diesem Spezialgebiet entwickelt. Wir suchen nach CBD-reichen Sorten, vermehren sie lokal mit biologischen Techniken und stellen verschiedene medizinische Produkte her. Mein Team hat sich dank der wachsenden Nachfrage nach CBD-reichen Produkten, die an vielen Orten nicht erhältlich sind, vergrößert. Wir können viele Fälle vorweisen, in denen Menschen es geschafft haben, Arzneimittel mit lähmenden Nebenwirkungen gänzlich abzusetzen oder stark zu reduzieren. Einige Mitglieder unseres Verbands verwenden CBD zusätzlich zu konventionellen Medikamenten; andere haben sich dafür entschieden, auf Medikamente oder andere medizinische Verfahren komplett zu verzichten, und verwenden nur die Cannabistherapie, um ihre Krankheit zu behandeln. Einige schreiben unserer Methode zu, dass sie ihr Leben gerettet hat, obwohl die konventionellen Behandlungsmöglichkeiten ausgeschöpft waren. Viele Menschen haben uns berichtet, dass unsere CBD-Tinkturen es ihrem Kind ermöglicht haben, anfallsfrei zu werden und zum ersten Mal zur Schule zu gehen. Andere haben unsere Produkte zur Behandlung schwerer Krankheiten bei Tieren eingesetzt und uns Fotos ihrer nun gesunden Haustiere geschickt, die ihr Leben genießen (mehr dazu lesen Sie in Teil III, einem Beitrag des Tierarztes Gary Richter).

Obwohl die Ergebnisse wirklich bahnbrechend sind, gibt es immer noch viele Missverständnisse rund um Cannabis, so zum Beispiel die Frage, wie man CBD effektiv einsetzen kann. Die medizinischen Fakultäten beginnen gerade erst, das Endocannabinoid-System in den Lehrplan aufzunehmen. Die meisten Ärzte sind nicht ausreichend darin geschult, wie sie medizinisches Cannabis korrekt einsetzen können. *Synergy Wellness* hat inzwischen mehr als viertausend Mitglieder. Wir erhalten jeden Tag Anrufe von Patienten, die Anweisungen und Ratschläge zur Verwendung von CBD für sich selbst, ihre Kinder oder ihre Haustiere suchen. Einer der häufigsten Kommentare, den wir dabei hören, ist, dass unsere Patienten nicht »high« werden und ohne die bewusstseinsverändernden Effekte von THC gesunden möchten.

Wir beschlossen, dass die Zeit reif ist, unsere gesammelten Informationen auf diesem Weg den Tausenden von Menschen zur Verfügung zu stellen, die von medizinischem Cannabis in großem Maße profitieren könnten. Dieses Buch ist ein Leitfaden für Patienten und Pflegepersonal, um CBD zur sicheren und effektiven Behandlung häufiger Gesundheitsstörungen zu verwenden, der auch Angaben zu Darreichungsformen des Arzneimittels, Nebenwirkungen und Dosierung einschließt. **Um herauszufinden, wie eine bestimmte Erkrankung behandelt wird, schlagen Sie bitte den entsprechenden Eintrag in der alphabetischen Liste in Teil II nach, um die Dosierung und die Optionen für die Einnahme des Medikaments zu bestimmen.**

Von erfahrenen Wissenschaftlern und Ärzten wird anerkannt, dass CBD ein breites Spektrum möglicher medizinischer Anwendungen abdeckt. Einige der Gründe, warum es als medizinische Behandlung so interessant ist, sind erstens, dass CBD fast keine Nebenwirkungen hat, zweitens ein sehr geringes Suchtrisiko und drittens, dass die Möglichkeit einer tödlichen Überdosis praktisch unmöglich ist. Dies sind ernst zu nehmende Vorteile im Vergleich zu Opiaten und anderen Arzneimitteln, die bei diversen Gesundheitsproblemen verschrieben werden.

Immer noch müssen die potenziellen medizinischen Vorteile und Wirkungen der Pflanze erforscht werden, einschließlich ihrer mehr als zweihundert phytochemischen Verbindungen. Glücklicherweise sind hier aber Fortschritte zu verzeichnen, wie wir in Kapitel 11 aufzeigen. In den letzten Jahrzehnten der Cannabisforschung hat sich immer deutlicher gezeigt, dass seine Auswirkungen auf die Gesundheit dann am größten sind, wenn das Medikament aus der ganzen Pflanze gewonnen wird, statt Isolate oder synthetische Versionen seiner Bestandteile zu verwenden.[3]

Synergy Wellness und Pflanzenmedizin

Die Wissenschaft konzentriert sich tendenziell darauf, nach und nach die Arten zu klassifizieren und erforschen, und wir stellen fest, dass die Geschichte der Evolution des Lebens auf dem Planeten Erde eine Geschichte tiefgreifender Zusammenhänge ist. Die menschliche Interaktion mit Pflanzen – unser Anbau und der Konsum – hat diese Pflanzen langfristig drastisch verändert und verwandelt. Auf die gleiche Weise haben die Pflanzen (und pflanzliche Arzneimittel) uns verändert und verwandelt. Unser Körper reagiert auf sie, und im Lauf der Zeit entwickeln wir uns dadurch weiter. Unsere Koevolution mit Cannabis hatte für beide Arten gegenseitige Vorteile.

Cannabis und Menschen leben seit Jahrtausenden in einer für beide Seiten vorteilhaften Beziehung. Hanf (eine CBD-reiche Sorte von *Cannabis sativa*) könnte eine der weltweit ersten Kulturpflanzen gewesen sein. Man weiß, dass Hanf vor zehntausend Jahren im alten China als eine gängige Faser für die Seilherstellung genutzt wurde. Die früheste bekannte Aufzeichnung über seine Verwendung in der Medizin datiert aus dem Jahr 2737 v. Chr., als Kaiser Shennong einen Cannabistee zur Behandlung von Schmerzen, Arthritis, Malaria, Gicht und Gedächtnisstörungen empfahl. Seine Popularität verbreitete sich in ganz Asien, in Indien (wo ayurvedische Texte viele Verwendungsmöglichkeiten für die Pflanze aufzeigen), im Mittleren Osten und an der Ostküste Afrikas. Die alten Ägypter waren die erste bekannte Zivilisation, die Hanf zur Reduzierung des Tumorwachstums eingesetzt hat. Er wurde von antiken griechischen und römischen Ärzten verschrieben und hat nachweislich unzählige zeremonielle, entspannende, medizinische und therapeutische Anwendungen in Asien, Afrika, Arabien, Südamerika und Mittelamerika erfahren.[4]

Im Jahr 1937 schlossen sich politische Lobbyisten zusammen, um die Sündenböcke Cannabis und Hanf als Industriepflanzen in den Vereinigten Staaten zu beseitigen (in Kapitel 1 wird dieses Thema weiter ausgeführt). Sie vertraten die Pharma-, Alkohol-, Tabak-, Papier-, Baumwoll-, Synthetik- und Erdölindustrie (mit Hanföl können Dieselmotoren angetrieben werden). Als es ihnen gelang, Hanf und Cannabis zu verbieten, folgten die meisten anderen Länder mit eigenen Verboten. Diese Verteufelung der Pflanze führte zum Stillstand der Forschung. Kein Wissenschaftler wollte seine Karriere riskieren, um nach den Vorteilen einer illegalen Droge zu suchen.

Doch obwohl die Pflanze für illegal erklärt wurde, baute eine Untergrundbewegung weiterhin Cannabis an und zog Nutzen daraus. In den 1960er-Jahren lernte ich Cannabis als Ingenieurstudent an der UCLA kennen. Damals stammte die Lieferung aus Mexiko und war von mittelmäßiger Qualität, insbesondere im Vergleich zu den heutigen Standards. Es wies einen bescheidenen THC-Gehalt und einen deutlich höheren CBD-Wert als die heutigen Freizeitprodukte auf. Ich konsumierte Cannabis in Maßen. Es ist mir bis heute ein Rätsel, wie ich es geschafft habe, während meines Abschlussjahres kaum in den Unterricht zu gehen, wenig Interesse an meinem Studium zu zeigen, viel Zeit mit Cannabis zu verbringen und dennoch die besten Noten meiner Universitätskarriere zu erzielen – gut genug, um einen Platz an der Graduate School of Engineering der Universität von Berkeley zu bekommen. Ich habe Kunst im Nebenfach studiert und festgestellt, dass Cannabis mir geholfen hat, meine kreativen Talente zu entfalten und meine intuitiven Fähigkeiten zu verbessern.

Nach Abschluss meines Studiums begab ich mich auf eine spirituelle Suche. Ich fuhr über Land von Europa nach Asien, bereiste 35 Länder und besuchte viele Orte, an denen Cannabis hergestellt wurde. Ich landete in Indien, wo ich fünf Jahre lang lebte und Musik, Yoga und Meditation studierte. Während meines Aufenthalts dort legte ich auf Wunsch meines Lehrers ein Gelübde ab, im Rahmen meiner spirituellen Arbeit auf den Konsum von Cannabis zu verzichten. Ironischerweise lebte ich im Kulu-Tal im Himalaya-Gebirge, wo vier Meter hohe wilde Cannabis-indica-Pflanzen rund um mein Haus wuchsen. Ich mochte die Pflanze immer noch, spürte eine enge Bindung zu ihr und musste zusehen, wie die Sadhus (wandernde heilige Männer) kamen und Haschischwaren daraus herstellten, um diese für ihre eigenen spirituellen Praktiken zu verwenden.

In den späten 1970er-Jahren experimentierten Cannabiszüchter in Amsterdam und Nordkalifornien mit Methoden, die die Wirksamkeit von Cannabis stark erhöhten. Durch selektive Züchtung konnten sie die spezifischen Pflanzen finden, die einen höheren THC-Gehalt hatten, und vermehrten diese, um die psychoaktiven Effekte zu verstärken (die von vielen genossen, von einigen aber nicht gemocht wurden). Gleichzeitig wurde der CBD-Spiegel in vielen Sorten auf winzige Mengen herabgesetzt, da CBD anti-psychoaktiv ist. Die Kombination von hohem THC- und niedrigem CBD-Wert macht Cannabis zu einer sehr potenten Freizeitdroge. Darüber hinaus begannen sie, Cannabis als Sensimilla (samenlos) anzubauen, eine Technik, die verhindert, dass die weiblichen Blüten von männlichen Pflanzen bestäubt werden. Da die weiblichen Blüten unbedingt männliche Pollen anziehen wollen, um ihre potenziellen Samen von diesen bestäuben zu lassen, produzieren sie große Mengen eines saftigen, klebrigen Harzes, das auch als reines »Cannabisöl« bekannt ist – dies ist der stärkste aktive Wirkstoff in der Pflanze und die Substanz, die für ihre kraftvolle Wirkung verantwortlich ist. Mit dieser »kernlosen« Technologie können jedoch sowohl der CBD- als auch der THC-Wert erhöht werden.

In den letzten zwanzig Jahren begannen die Forscher, sich wieder mit der Untersuchung von CBD als getrenntem Cannabinoid zu beschäftigen. Sie entdeckten, dass CBD vielversprechende Ergebnisse bei der Behandlung vieler medizinischer Erkrankungen liefert, ohne dabei die bewusstseinsverändernde Wirkung von THC zu haben. Daher forderten viele Forscher, dass dies in wissenschaftlichen klinischen Studien untersucht wird. Die Liste der Gesundheitsprobleme, die mit CBD behandelt werden können, ist ziemlich lang und umfasst Anfallsleiden, Autoimmunerkrankungen, Entzündungen, Schmerzen, Angst, Stress und Krebs. Diese und andere spezifische Erkrankungen werden in Teil II erläutert, ebenso unterstützende Studien und Beweise sowie die empfohlene Behandlung.

In den letzten zehn Jahren ist die Zahl dieser vielversprechenden Studien exponentiell gestiegen. Dennoch lebt CBD immer noch ein Schattendasein. Cannabis, und somit auch CBD, wird von der *United States Drug Enforcement Administration (DEA)* immer noch als Medikament der Liste 1 aufgeführt (obwohl sie im März 2017 klargestellt hat, dass aus Hanf gewonnene Produkte keine illegalen Substanzen sind).[5] Man sollte jedoch wissen, dass die hochwertigsten CBD-Produkte aus medizinischem Cannabis hergestellt werden, wie in Kapitel 7 erläutert.

Eine Kennzeichnung nach Liste 1 bedeutet, dass Wissenschaftler auf US-Bundesebene nur eingeschränkten Zugang zur Cannabispflanze haben und nur begrenzte Mittel für Forschungszwecke zur Verfügung stehen. Diese Kennzeichnung bewirkt auch, dass eine Verwendung für medizinische Behandlungen nicht akzeptiert wird und sich dadurch ein hohes Suchtpotenzial ergibt. Ärzte, Forscher, Züchter, Hersteller und Händler von CBD stehen also vor vielen rechtlichen Hindernissen. Aufgrund des Status nach Liste 1 können FDIC-versicherte Banken keine Geschäfte mit Unternehmen oder Einzelpersonen tätigen oder Kredite an diese vergeben, die an der Züchtung, Herstellung oder Vermarktung von CBD beteiligt sind. Diese Unternehmen sind daher gezwungen, nur mit Bargeld zu agieren, was nicht nur das Sicherheitsrisiko bei der Geschäftstätigkeit erhöht, sondern auch das Wachstum der Branche stark behindert. Darüber hinaus verbietet ein Liste-1-Status den Versicherungsgesellschaften, CBD als Medikament zu erstatten, auch wenn ein Arzt es verschreibt. Außerdem ist der zwischenstaatliche Handel verboten, auch wenn er innerhalb der beiden beteiligten Staaten legal ist.

Trotz all dieser verschiedenen Faktoren, die das Wachstum dieses aufstrebenden Medikaments dämpfen, gab es in der Branche eine enorme Entwicklung an der Basis, was zu einem großen Teil auf die vielen Vorteile zurückzuführen ist, die CBD für Menschen mit medizinischen Problemen mit sich bringt. Vielen Kindern, die an schweren Formen der Epilepsie leiden, hat CBD ein neues Leben ermöglicht. Die Dankbarkeit ihrer Eltern hat mich tief berührt. Vielen Krebspatienten wurde gesagt, dass sie die konventionellen Wege zur Behandlung ausgeschöpft haben und dass sie nach Hause gehen und sich auf das Ende des Lebens vorbereiten sollten. Nachdem sie zu *Synergy Wellness* gekommen sind, haben sie eine effektive Behandlung der Palliativmedizin erhalten. Viele dieser Patienten sind nicht nur einfach noch am Leben, sondern einige von ihnen derzeit auch krebsfrei. Menschen, die unter lähmenden Angstzuständen und Autoimmunerkrankungen gelitten haben, sind wieder aufgelebt. CBD ist ein Anti-Stress-Medikament und wirkt auf zellulärer Ebene. Als wahrhaft ganzheitliches Heilmittel findet die Heilung auf der physischen, mentalen, emotionalen und spirituellen Ebene statt. CBD hat mich dazu auserkoren, ein Pionier, ein Entdecker und ein Verfechter zu sein, damit ich ihm dabei helfe, ans Licht der Öffentlichkeit zu gelangen. CBD hat mein Herz erobert und geöffnet. Folglich habe ich mich der Aufgabe verschrieben, Patienten durch unsicheres, kompliziertes Terrain zu führen, um Gesundheit und Ganzheitlichkeit zu erreichen.

Eine Ethnobotanik von CBD-reichem Cannabis

Als ich (Juliana Birnbaum) mich 2015 bei *Synergy Wellness* bewarb, brauchte ich vor Ort einen Job, war aber etwas skeptisch gegenüber dem Konzept des medizinischen Marihuanas und ging davon aus, dass die meisten Menschen es tatsächlich nutzten, um, wie man so schön sagt, »high« zu sein. Nicht, dass ich damit ein Problem hätte – als Mensch, der gern schreibt, Musik macht, wandert, Yoga praktiziert und tanzt, hatte ich schon lange festgestellt, dass Cannabis mir dabei half, schnell und tief in die kreative Arbeit einzutauchen und innovative Gedanken und Ideen zu entwickeln. Ich hatte viele Jahre lang intuitiv das Gefühl, dass es sich um ein sicheres und nützliches Pflanzenheilmittel handelte und dass es in kleinen Dosen bei Angstzuständen und Depressionen half. Ich benutzte es zur Schmerzlinderung während meines monatlichen Zyklus und in den frühen Stadien der Wehen während der ansonsten unmedizinierten Geburten meiner beiden Töchter. (Es führte mich dazu, ein mantrisches Gedicht zu schreiben, das mir in den intensivsten Perioden meiner langen ersten Geburt Kraft gab.) Meine Arbeit als Assistenz-Hebamme und Doula bei fast hundert Geburten in der San Francisco Bay Area hatte mir gezeigt, dass Mikrodosen von Cannabis sehr wirksam dazu eingesetzt werden können, um Eingriffe zu erleichtern und arzneimittelfreie Geburten zu unterstützen. Auch Frauen mit unterschiedlichem Grad an *Hyperemesis gravidarum* – extremer Übelkeit und Erbrechen, die das Ungeborene gefährden und Dehydrierung und Gewichtsabnahme verursachen – konnte zu einer gesunden Schwangerschaft verholfen werden.[6] (Kapitel 5 bietet weitere Informationen zu der Gesundheit von Frauen.)

In den ersten Monaten meiner Tätigkeit als neue Büroleiterin bei *Synergy Wellness* habe ich mich heimlich nach anderen Jobs umgesehen. Schließlich hatte ich einen Abschluss in Kulturanthropologie und einen Hintergrund als Reporterin und Redakteurin. Ich hatte kürzlich ein Buch über die weltweite Bewegung für nachhaltige Landwirtschaft und Permakultur veröffentlicht, also suchte ich nach etwas, das ich für seriös hielt und das mehr mit Schreiben, der Umwelt, der Gesundheit von Frauen oder sozialer Gerechtigkeit zu tun hatte. Und Cannabis haftet immer noch ein Stigma aus seiner langen Geschichte der sorgfältig inszenierten Propaganda gegen seinen Gebrauch an – da konnte ich meinen neuen Job nicht einfach anderen Eltern auf dem Spielplatz erklären.

Dann hörte ich aus erster Hand die Geschichten einiger Mitglieder von *Synergy Wellness*, deren Bestellungen von Medikamenten ich jeden Tag bearbeitete. Da war ein Veteran, der seine PTBS behandelte und mir erzählte, dass er unsere Produkte probiert hatte, nachdem sechs seiner Freunde vom Militär Selbstmord begangen hatten. Deswegen war er entschlossen, die Mittel, die auch sie bekommen hatten, abzusetzen. Einige ältere Patienten befürchteten, »high« zu werden, und waren begeistert davon, dass sie durch die Verwendung von CBD auch ohne psychoaktive Effekte eine Linderung ihrer Arthritis oder ihres Tremors erlangten. Es gab Eltern, die jede andere Art von Medizin ausprobiert hatten, um die Anfälle ihres Babys zu stoppen, und die jetzt von überall her aus dem Land anriefen und mir weinend erzählten, dass ihr Sohn zum ersten Mal als Kleinkind gelacht hatte oder ihre

Tochter einen neuen Meilenstein in ihrer Entwicklung erreicht hatte. Manche Leute berichteten mir, dass sie nach der Verwendung unserer Produkte zum ersten Mal seit Jahren wieder gut geschlafen hatten. Da war der Mann, dessen Frau im Rollstuhl saß und mit unseren Tinkturen den »Phantomschmerz« der Nerven an der Stelle ihres amputierten Beins behandelte. Und dann die Krebspatienten – ich wusste, dass Cannabis bei durch Chemotherapie bedingter Übelkeit helfen konnte, hatte aber keine Ahnung von seinen stark antikarzinogenen Eigenschaften, bis ich einige der unglaublichen Geschichten über die Genesung unserer Mitglieder hörte.

Ich sprach mit Medizinern wie Dr. Michael Moskowitz, dem leitenden Arzt in einer lokalen Schmerzklinik, der von seinen Patienten sehr geliebt wird. Laut Moskowitz hat sich der Bedarf an Opiaten und anderen Schmerzmitteln seit der Einführung der CBD-Therapie bei seinen Patienten deutlich verringert (mehr dazu erfahren Sie in Kapitel 9). Hätte dieses Medikament das Leben meiner lieben Freundin retten können, die im Alter von 35 Jahren durch eine versehentliche Überdosierung von Medikamenten umgekommen ist, nur wenige Jahre, nachdem ich bei ihrer Hochzeit Brautjungfer war? Ich musste tiefer graben.

Die Anthropologin in mir erkannte, dass nach fast einem Jahrhundert der Fehlinformation und des unternehmerischen Einflusses auf das Gesundheitswesen langsam ein großer kultureller Umbruch begann, dass sich das Pendel der öffentlichen Meinung in den Vereinigten Staaten allmählich bewegte. Und mir wurde klar, dass diese Veränderung zu einem exponentiellen Entwicklungssprung unseres wissenschaftlichen Verständnisses von einer alten Medizin und deren Potenzial zur Heilung moderner Krankheiten führte.

Als ich mich bemühte, schnell genug etwas über CBD zu lernen, um die unzähligen Fragen zu beantworten, die mir gestellt wurden, fand ich Verbindungen zu den Recherchen, die ich für mein letztes Buch namens *Sustainable[R]evolution* durchgeführt hatte. Das Buch konzentrierte sich auf Beispiele von Standorten auf der ganzen Welt, die regeneratives Design, auch bekannt als Permakultur, nutzen, um in ihren Gemeinden ausreichend Nahrung, Wasser und Energie bereitzustellen. Permakultur basiert auf dem Konzept der Synergie: der kooperativen Interaktion zwischen den Elementen eines Systems.

Leonard nannte sein Unternehmen *Synergy Wellness*, um zu betonen, wie CBD mit unseren eigenen physischen Systemen zusammenarbeitet, um Gesundheit zu erzeugen: Es inspiriert den Körper dazu, sich selbst zu heilen. In seiner Arbeit geht es um die regenerative Medizin, die lokal und biologisch produziert und angebaut wird, in einer Art »Vom Bauernhof zum Patienten«-Modell. Dieser Ansatz fördert die ganzheitliche Arbeit mit natürlichen Systemen, um ein außergewöhnliches Ergebnis zu erzielen, das größer ist als die Summe der Teile. Die Permakultur konzentriert sich auf die Schaffung von Polykulturen, bei denen ein Mix verschiedener Pflanzen, die in Kombination miteinander angebaut werden, einen Garten widerstandsfähiger macht und für eine überreiche Ernte sorgt. Leonard setzt seinen Schwerpunkt auf die Biodiversität und den Anbau von Sorten mit hohem CBD-Gehalt, die in der kalifornischen Cannabis-Landwirtschaft fast verloren gegangen wären, und gehört somit einer breiteren Bewegung an, die dieses Medikament zurück in die moderne Pharmakopöe bringt. Man kann also sagen, dass er ein Teil des globalen »Heirloom Seed«-Netzwerks ist, das verschiedene alte Pflanzensorten vor dem Verlust durch die Monokulturen rettet, die von den großen Unternehmen betrieben werden.

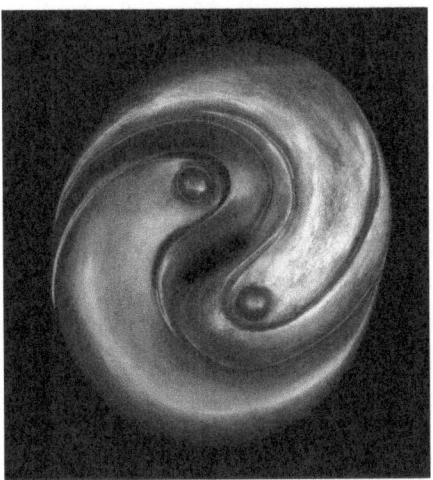

Abb. 3 Diese Bronzeskulptur von Leonard veranschaulicht das Konzept der Synergie und wurde zur Grundlage für das *Synergy-Wellness*-**Logo.**

»Cannabis ist von Natur aus polypharmazeutisch«, schreibt Dr. John McPartland, »und Synergien ergeben sich aus Wechselwirkungen zwischen seinen verschiedenen Komponenten.«[7] Synergien sind besonders relevant für CBD und die Art und Weise, wie es mit den anderen aktiven Chemikalien in Cannabis interagiert. CBD und Phytoverbindungen, die Terpene genannt werden, verstärken die positiven Wirkungen von Cannabis und mildern gleichzeitig THC-induzierte Angstzustände. Wie Dr. Moskowitz in Kapitel 2 beschreibt, ist für viele Erkrankungen der Einsatz eines breiten Spektrums von Cannabinoiden von optimalem Nutzen.

In aktuellen wissenschaftlichen Erkenntnissen über die Chemie von Cannabis wird dieses Schlüsselkonzept der Synergie als Entourage- oder Ensemble-Effekt bezeichnet. Wir verstehen jetzt, dass CBD, THC und andere Einzelkomponenten synergetisch wirken, sodass die medizinische Wirkung der ganzen Pflanze weitaus größer ist als die der einzelnen Verbindungen.

Wie wir in Kapitel 11 näher erläutern, basieren Arzneimittel jedoch auf der Isolierung einzelner Moleküle, und Unternehmen können keine ganze Pflanze patentieren. Daher konzentriert sich die wissenschaftliche Forschung tendenziell auf bestimmte Cannabinoide. Ich musste feststellen, dass ein Patent, das die Exklusivrechte für die Verwendung von CBD und anderen Cannabinoiden zur Behandlung bestimmter Krankheiten gewährt, vor über einem Jahrzehnt an nur eine einzige US-Regierungsbehörde erteilt worden war. Das Patent 6630507 mit dem Titel »Cannabinoids as antioxidants and neuroprotectants« (deutsch: Cannabinoide als Antioxidantien und Neuroprotektionsmittel) wurde im Oktober 2003 an das Department of Health and Human Services (HHS) vergeben. Wissenschaftler, die Teil des National Institutes of Health (NIH) waren, hatten es vier Jahre zuvor, also 1999, eingereicht. Das Patent umfasst die Verwendung von nicht psychoaktiven Cannabinoiden zur Behandlung neurologischer Krankheiten wie Alzheimer, Parkinson und Schlaganfällen sowie von Krankheiten, die durch oxidativen Stress verursacht werden wie Herzinfarkt, Morbus Crohn, Diabetes und Arthritis. Mit anderen Worten, die gleiche Regierung, die es den Patienten so schwer macht, Zugang zu diesem Medikament zu erhalten, ist sich seiner Wirksamkeit bewusst und will dessen Verteilung kontrollieren. Der bürokratische Aufwand bedeutet jedoch, dass die Deregulierung für die Vielzahl der Patienten, die auf neue Behandlungsmöglichkeiten für lebensbedrohliche Krankheiten warten, im Schneckentempo voranschreitet.

Wie Sie wissen, wurde ich gebeten, Leonard bei der Erstellung dieses Ratgebers zu unterstützen, von dem wir hoffen, dass er vielen Patienten, die Informationen und Ratschläge suchen, helfen wird. Dieses Buch vereint wissenschaftliche Erkenntnisse mit Leonards Weisheit und Erfahrung, und so ist ein einfacher, forschungsbasierter Leitfaden entstanden, der zeigt, wie man mit CBD-reichem Cannabis Wohlbefinden erlangen kann. Wir, ebenso wie Dr. Moskowitz und die anderen Referenten und Fachleute, die wir konsultiert haben, glauben, dass es längst überfällig ist, diese Medizin in die Hände der Menschen zu geben, deren Leben sie möglicherweise verändern kann. Wir wünschen uns, dass dieses Buch dazu beiträgt und Gesetzgebung wie Informationspolitik die entsprechenden Erkenntnisse bald berücksichtigen und eine breite medizinische Anwendung der geheimnisvollsten und magischsten aller Heilpflanzen ermöglichen.

Teil I

Eine Einführung: Cannabis und CBD für Patienten

1. Cannabis als Medizin im Wandel der Zeit

Eine Kurzfassung der Geschichte von Cannabis

Cannabis hat als vielschichtige Pflanze einen besonderen Platz in der Weltgeschichte und ruft gegensätzliche Darstellungen hervor. Eigentlich ist es aber ganz einfach ein sehr verbreitetes, anpassungsfähiges, sonnenliebendes Unkraut, das in vielen Klimazonen angebaut werden kann. Seine Ursprünge reichen 36 Millionen Jahre zurück bis in das Altai-Gebirge in den Hochplateaus Zentralasiens. Von dort aus breitete sich die Pflanze über den ganzen Globus aus und wanderte nach Norden in Richtung China und Europa, wo sie vor allem als Faser verwendet wurde (obwohl es Hinweise darauf gibt, dass sie auch dort als Medizin eingesetzt wurde). Sie verbreitete sich in südlicher Richtung nach Indien, in den Mittleren Osten und nach Afrika, wo ihre heilenden Eigenschaften und ihre psychoaktive Nutzung Anklang fanden. Wo auch immer die Pflanze eingeführt wurde, blieb sie in der Regel bestehen und wurde in bedeutenden Kulturen für bemerkenswert viele medizinische, diätetische und praktische Anwendungen eingesetzt.

Diese Art der vielfältigen Nutzung einer Pflanze ist häufig ein Indikator für die Dauer ihrer Beziehung zum Menschen. Eine Besonderheit einiger unserer ältesten Kulturpflanzen ist, dass sie verschiedenen Zwecken dienen, von der Faser über die Nahrung bis hin zur Medizin. In vielen Teilen Eurasiens wächst Cannabis wild, besonders in den Flusstälern, in denen sich die Menschen zuerst ansiedelten und die einheimische Umwelt veränderten. Die als »Mitläufer« bekannte Pflanze passte sich schnell an frisch gerodete Lebensräume an und gehörte oft zu den ersten Pflanzen, die stickstoffreiche Komposthaufen von Menschen besiedelten. Als für die Pflanze neue Nutzungsmöglichkeiten gefunden wurden, fand eine direktere Kultivierung in und um die Siedlungen statt.

1. Cannabis als Medizin im Wandel der Zeit

Cannabis hat buchstäblich Hunderte von Namen erhalten und eine lange Geschichte – die weit über den Umfang dieses Buches hinausgeht –, aber es wurde sehr häufig in der antiken griechischen Medizin verwendet. Sein bekanntester wissenschaftlicher Name kann nach Griechenland zurückverfolgt werden. Dioskurides nannte es im ersten Jahrhundert n. Chr.[8] Kannabion (eine geläufige Verkleinerungsform, die als »kleines Cannabis« oder »liebes Cannabis« übersetzt werden kann, wahrscheinlich aus dem Wortstamm *kanna* oder *cane*)[9]. Verschiedene Theorien über die Etymologie des Wortes weisen auf sumerische oder sanskritische Ursprünge hin.[10] Einige Wissenschaftler behaupten, dass die Pflanze in der Bibel als »aromatisches Schilfrohr oder Zuckerrohr« oder als Teil eines »heiligen Öls« bezeichnet wird, das aus mehreren Kräutern hergestellt und nur zur Salbung von Mitgliedern des Aaronischen Priestertums verwendet werden durfte.[11]

Im Lauf der Jahrhunderte haben die Menschen verschiedene Arten von Cannabis für verschiedene Zwecke ausgewählt und gezüchtet. Als nicht medizinisches Produkt wurde Hanf häufig für die Faserproduktion verwendet. Als sich die dreizehn amerikanischen Kolonien etablierten, wurde von den Bauern verlangt, bei ihrer Pflanzenproduktion einen Mindestanteil von 25 Prozent Hanf zu erzielen, denn für Handelsschiffe wurden Segel und Seile benötigt. Hanf war die übliche Ressource für Papier und Kleidung. Sogar die Unabhängigkeitserklärung der USA wurde auf Hanfpapier geschrieben. Hanf war das Rückgrat der Entwicklung Amerikas und seiner Gründerväter. Sowohl George Washington als auch Thomas Jefferson waren Hanfbauern.

Obwohl Ethnobotaniker und Entdecker, die ihre Abenteuer beschrieben, gelegentlich Cannabis erwähnten, wussten westliche Ärzte bis zur Mitte des 19. Jahrhunderts nur sehr wenig darüber. Der irische Arzt William Brooke O'Shaughnessy, dem die Wiedereinführung von Cannabis in die moderne Welt zugeschrieben wird, las 1839 einer Gruppe von Studenten und Wissenschaftlern der *Medical and Physical Society of Calcutta* eine bahnbrechende Abhandlung vor. Zusätzlich zu seiner Pionierarbeit auf dem Gebiet der Cannabistherapie erfand O'Shaughnessy die moderne Behandlung für Cholera und leistete bedeutende Beiträge in zahlreichen anderen Bereichen, einschließlich der Unterwassertechnik!

O'Shaughnessy, der Assistenzchirurg und Professor für Chemie an einer renommierten Universität im kolonialen Indien war, führte wahrscheinlich die ersten klinischen Studien mit Cannabis durch. Er begann mit kontrollierten Experimenten an Mäusen, Hunden, Kaninchen und Katzen, und als er von deren Sicherheit überzeugt war, stellte er handgemachte Extrakte nach »einheimischen« Rezepten her und verabreichte sie einigen seiner Patienten. 1839 präsentierte er in einer anderen Abhandlung Fallstudien von Patienten, die an Rheuma, Hydrophobie, Cholera und Tetanus litten, außerdem von einem Kind mit Krampfanfällen, wobei alle Patienten gut auf die Cannabistherapie ansprachen und angeblich in wenigen Tagen vom Beinahe-Tod in den »Genuss einer robusten Gesundheit« gelangten.[12] Anderen Ärzten riet er, mit niedrigen Dosen zu beginnen, warnte jedoch vor einer Form von Delirium »verursacht durch ständigen Hanfrausch«. Er kam zu dem Schluss, dass ihn diese klinischen Studien „zu der Überzeugung geführt haben, dass der Beruf durch den Hanf ein Antikonvulsivum von höchstem Wert gewonnen hat".[13] Zwischen 1839 und 1900 erschienen mehr als einhundert Artikel in wissenschaftlichen Zeitschriften, welche die medizinischen Eigenschaften von Cannabinoiden beschreiben.[14]

Die Verwendung von Cannabis sowohl als Rauschmittel als auch zu medizinischen Zwecken nahm in Europa und ganz Amerika von den 1850er- bis 1930er-Jahren immer stärker zu. Tinkturen aus »Marihuana" oder »Cannabisextrakt« waren häufig verwendete Produkte, die in dieser Zeit für ihre effektive Schmerzlinderung bekannt waren und von großen Pharmaunternehmen in den USA und Europa verkauft wurden.

1. Cannabis als Medizin im Wandel der Zeit

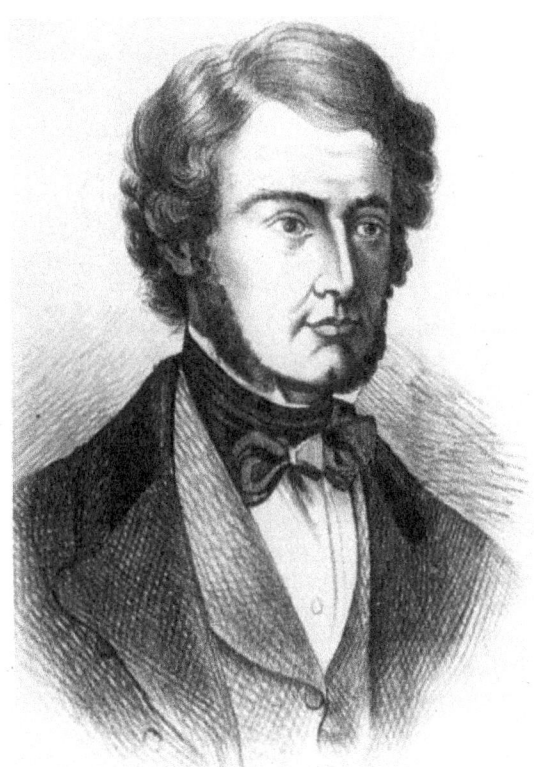

Abb. 4 Der irische Arzt William Brooke O'Shaughnessy (1809–1889) gilt als Gründungsvater der modernen medizinischen Cannabisforschung.

Die Schreibweise »Marihuana« ist eine Anglisierung von »marijuana«, einem Slang-Namen der Pflanze aus dem mexikanischen Spanisch unbekannter Herkunft. Der Begriff wurde absichtlich während des Kreuzzugs gegen Cannabis in den 1920er- und 1930er-Jahren populär gemacht und von Pressebaron William Randolph Hearst in den Medien verbreitet, um eine Verbindung zwischen der Pflanze und den Mexikanern herauszustellen. »Durch die Stigmatisierung von Marihuana und den Ausländern, die es rauchten, gelang es Hearst, die antimexikanische Stimmung während der Weltwirtschaftskrise zu verschärfen, als viele Anglos das Gefühl hatten, mit braunhäutigen Migranten um knappe Jobs zu konkurrieren«, schrieb der Journalist und CBD-Aktivist Martin A. Lee (siehe Kasten auf S. 44/45). Interessanterweise besteht die *U.S. Drug Enforcement Agency* darauf, das archaische »Marihuana« bis heute in Bezug auf Cannabisprodukte zu verwenden, was vielleicht ihre anachronistische Haltung gegenüber der Substanz widerspiegelt.

> Anslinger: Der Erzfeind von Cannabis
> Übernommen aus *Smoke Signals: A Social History of Marijuana – Medical, Recreational and Scientific* von Martin A. Lee
> Am 11. August 1930 wurde Harry Jacob Anslinger Direktor des neu gegründeten **Federal Bureau of Narcotics (FBN)** in Washington, DC. Er war der Pate des amerikanischen Drogenkriegs, und sein Einfluss auf die öffentliche Ordnung sollte noch nach seinem Tod im Jahr 1975 spürbar sein.
> Anslinger widmete Cannabis zunächst nicht viel Aufmerksamkeit, was sich 1934 änderte, als das FBN ins Trudeln geriet. Während der Weltwirtschaftskrise sanken die Steuereinnahmen, der Haushalt des Büros wurde gekürzt, und Harrys gesamte Abteilung war in Gefahr. Doch dann hatte er eine Erleuchtung und erkannte, dass Marihuana der perfekte Ausweg für ihn sein könnte.
> Anslinger verstand, dass die Wahrscheinlichkeit eines gesetzlichen Verbots zunehmen würde, wenn die fragliche Substanz mit ethnischen Minderheiten in Verbindung gebracht würde. Er vermied jegliche Hinweise auf gut klingende Begriffe wie ›Cannabis‹ und ›Hanf‹ und forderte ein Bundesverbot für Marihuana. Nur sehr wenige Amerikaner wussten, dass Marihuana, das Gras, das einige Afroamerikaner und Chicanos rauchten, nur eine schwächere Version der konzentrierten Cannabis-Medikamente war, die sie alle seit ihrer Kindheit eingenommen hatten. Durch die Stigmatisierung von Marihuana und den »Ausländern«, die es rauchten, gelang es Hearst, die antimexikanische Stimmung während der Weltwirtschaftskrise zu verschärfen, als viele Anglos das Gefühl hatten, mit braunhäutigen Migranten um knappe Jobs zu konkurrieren.
> Um öffentliche Unterstützung für seinen Kreuzzug zu gewinnen, stellte Anslinger Marihuana als eine unheilvolle Substanz dar, die mexikanische und afroamerikanische Männer dazu brachte, weißen Frauen lüstern nachzustellen. Seine Hetzreden dienten dazu, weiße Frauen, die erst kürzlich das Wahlrecht erlangt hatten, nicht allzu subtil daran zu erinnern, dass sie noch starke Männer brauchten, um sie vor den »entarteten Rassen« zu schützen. Er wurde nie müde, neue Versionen derselben Moralgeschichte zu erzählen.
> Der Film *Marihuana!* (1935) warb mit dem reißerischen Werbeslogan »Verrückte Orgien! Wilde Partys! Entfesselte Leidenschaften!«. Aber bei der

1. Cannabis als Medizin im Wandel der Zeit

lächerlichen Anti-Marihuana-Propaganda konnte nichts Hot Fingers Pirielli übertreffen, den glotzäugigen Pianisten, der im Film *Tell Your Children* (1936), besser bekannt unter dem späteren Titel *Reefer Madness*, Jazzmusik spielte.

Obwohl ein finanzieller Flop, sollte *Reefer Madness* in späteren Jahren unter amerikanischen College-Studenten ein Kult-Klassiker werden. Dieser Film ist ein anschauliches Beispiel für den nationalen Wahnsinn, der die Voraussetzung für ein bundesweites Marihuana-Verbot schaffte, und versinnbildlicht die Synchronität zwischen Washington, Hollywood und den Mainstream-Medien im Krieg gegen Cannabis.

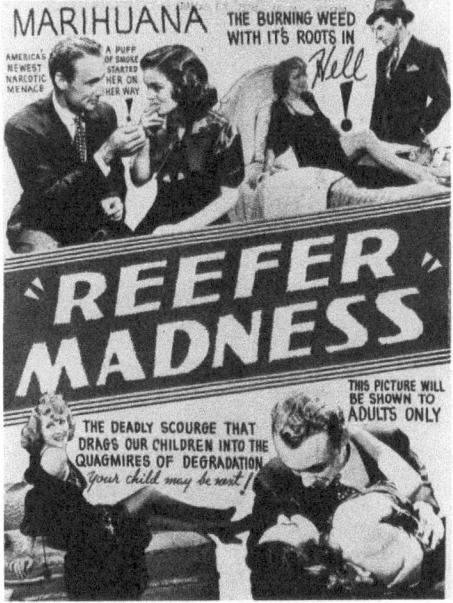

Abb. 5 1936: HULTON ARCHIVE/GETTY IMAGES

Die Überschneidung von Cannabisverbot und Rassismus ist sowohl in den Vereinigten Staaten als auch in England und anderen europäischen Ländern offensichtlich. 1937, als Marihuana in den Vereinigten Staaten offiziell kriminalisiert wurde, unterstützte die Propaganda dieses Verbot, betonte den Konsum durch Afroamerikaner und Latinos und erfand Statistiken über einen Zusammenhang zur Verbrecherszene. Für die nächsten amerikanischen Generationen war die Nutzung der Pflanze illegal, und sie wurde weiterhin mit marginalisierten Bevölkerungsgruppen und den Menschen in Verbindung gebracht, die sich gegen die Autorität auflehnten – nämlich den Dichtern der Beat-Generation und der Gegenkultur der 1960er-Jahre. (Dies und die darauffolgenden Jahrzehnte behandelt Martin A. Lee ausführlich in *Smoke Signals*, seiner Sozialgeschichte der Pflanze [siehe Kasten S. 44/45]).

Der *Controlled Substances Act* von 1970 klassifizierte Marihuana zusammen mit Heroin und LSD als Droge der Liste 1 (also mit dem relativ höchsten Missbrauchspotenzial und ohne akzeptierte medizinische Verwendung). Der größte Anteil des Marihuanas kam damals aus Mexiko in die Vereinigten Staaten, aber 1975 stimmte die mexikanische Regierung zu, die Pflanze auszurotten, indem man sie mit dem hochtoxischen Herbizid Paraquat besprühte. Daraufhin wurde Kolumbien zur internationalen Quelle Nummer eins. Das »Null-Toleranz-Klima« der Regierungen Reagan und Bush führte zur Verabschiedung strenger Gesetze und verbindlicher Strafen für den Besitz von Marihuana und zur Bekämpfung des Schmuggels. Der »Krieg gegen Drogen« brachte somit eine Verlagerung von der Abhängigkeit von Importgütern hin zum heimischen Anbau mit sich, vor allem auf Hawaii und in Kalifornien.

1973 veröffentlichte Dr. Tod Mikuriya einen Nachdruck von O'Shaughnessys Originalabhandlung als Leitartikel in *Marihuana: Medical Papers*, einem Buch, dessen Veröffentlichung zu einem Meilenstein in der zeitgenössischen medizinischen Marihuana-Bewegung wurde. Im Jahr davor hatte sich die von Präsident Nixon auf Anweisung des Kongresses ernannte *National Commission on Marihuana and Drug Abuse* mit Marihuana-Gesetzen befasst und entschieden, dass der persönliche Gebrauch von Marihuana entkriminalisiert werden sollte. Nixon lehnte die Empfehlung ab, aber im Lauf der 1970er-Jahre entkriminalisierten elf Staaten Cannabis, und die meisten anderen reduzierten ihre Strafen. Seitdem ist ein allgemeiner Trend zur Entkriminalisierung und zu einem verbesserten Zugang für medizinische Zwecke auf staatlicher Ebene zu beobachten.

Die Wiederkehr von CBD und anderen Cannabinoiden als Medizin

Cannabinol (CBN) war das erste Phytocannabinoid, das Ende des 19. Jahrhunderts isoliert wurde. Man nimmt heute an, dass CBN während der Lagerung von geerntetem Cannabis aus THC gebildet wird. Seine Struktur wurde in den frühen 1930er-Jahren von R. S. Cahn dargestellt und seine chemische Synthese erstmals 1940 in den Laboren von R. Adams in den USA und Lord Todd in Großbritannien erreicht. Eine zweite Komponente, Cannabidiol (CBD), wurde erstmals im selben Jahr von Adams und seinen Kollegen aus Cannabis gewonnen. 1942 extrahierten Wollner, Matchett, Levine und Loewe erstmals THC aus Cannabis. Sowohl THC als auch CBD sind in Cannabis hauptsächlich als Säuren enthalten, die durch Wärmezufuhr in säurefreie Form umgewandelt werden, ein Prozess, der als Decarboxylierung bekannt ist.[15]

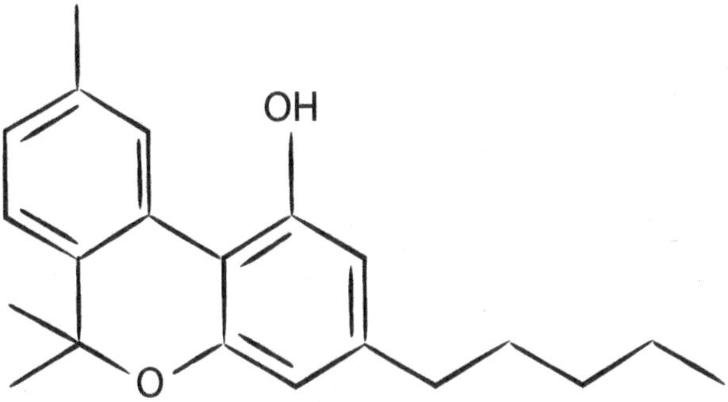

Abb. 6 Die chemische Struktur von Cannabinol (CBN)

Im Labor von Dr. Raphael Mechoulam in Israel wurde 1963 die Struktur und Stereochemie von CBD aufgedeckt und im folgenden Jahr reines THC isoliert. Der Forschungsschwerpunkt lag zunächst auf THC, da angenommen wurde, dass CBD ein nicht aktiver Vorläufer von THC ist. CBD ist das am häufigsten vorkommende Phytocannabinoid, das in allen Sorten der Pflanze, einschließlich Hanf, vorkommt, und seine unmittelbaren Auswirkungen sind subtiler. In den 1970er- und 1980er-Jahren führten Mechoulam und seine Kollegen zahlreiche Studien durch, welche die Wirksamkeit von THC und CBD bei der Behandlung von Anfallsleiden und anderen gesundheitlichen Problemen aufzeigten. Doch das gesetzliche Verbot von Cannabis in den Vereinigten Staaten und vielen anderen Ländern führte dazu, dass die Forschung sehr stark eingeschränkt wurde. Dennoch setzte sie sich teilweise in Laboren in Europa, Großbritannien und Israel sowie an einigen US-Universitäten fort. Seit den 1970er-Jahren wurden die krebshemmenden Eigenschaften beider Cannabinoide untersucht und brachten vielversprechende Ergebnisse zutage.

1998 beauftragte die britische Regierung ein Unternehmen namens *GW Pharmaceuticals* mit dem Anbau von Cannabis für klinische Studien. Dr. Geoffrey Guy, Mitbegründer von GW, glaubte, dass man aus CBD-reichen Pflanzensorten wirksame Medikamente für zahlreiche Gesundheitsprobleme herstellen könnte, die wenig bis gar keine psychoaktive Wirkung haben würden. Als er im selben Jahr in der *International Cannabinoid Research Society* über seine Arbeit referierte, wurde deutlich, dass CBD nicht nur der Psychoaktivität des THCs in der Pflanze entgegenwirkt, sondern selbst viele Vorteile hat und es verdient, dass seine Wirkung auf eine ganze Reihe Erkrankungen getestet wird.

In den letzten Jahrzehnten wurde CBD in den Vereinigten Staaten immer beliebter, nachdem Eltern von Kindern mit Anfallsleiden begonnen hatten, sich über Mechoulams Arbeit zu informieren. In vielen Fällen sprachen ihre Kinder nicht auf herkömmliche Epilepsiemittel an. Catherine Jacobson, eine Neurowissenschaftlerin, war eine von ihnen. Nachdem herkömmliche Medikamente versagt hatten, erfuhr sie von der Forschung und konnte einige CBD-dominante Pflanzen erwerben. Sie begann, Rezepturen herzustellen, die sie ihrem kleinen Sohn, der an Epilepsie leidet, in Tropfenform verabreichte. Seine Anfälle nahmen deutlich ab. Ihre Bemühungen, die bestmögliche Medizin für ihn zu finden, führten sie letztlich zu ihrer aktuellen Position als Leiterin der klinischen Forschung bei *Tilray*, einem kanadischen Unternehmen, das CBD-Arzneimittel für pharmazeutische Zwecke entwickelt. Sie erzählte einem Reporter, dass es für sie schmerzhaft sei, darüber nachzudenken, »was hätte passieren können, wenn wir in der Lage gewesen wären, dies vor fünf oder sechs Jahren zu tun [zu erforschen] – ich weiß genau, dass er heute ein anderes Kind wäre, wenn er nicht unter diesem Hirnschaden gelitten hätte«.[16]

Bis zum Ende des ersten Jahrzehnts des neuen Jahrtausends verfolgten viele Menschen in den Vereinigten Staaten die Ergebnisse der fortwährenden Forschung im Ausland, aber es gab damals noch keine Möglichkeit, den CBD-Gehalt von Pflanzen zu testen, da die Labore den Test nicht durchführen konnten. Viele Leute gingen davon aus, dass in den meisten heimischen, populären Freizeit-Cannabissorten nur Spuren von CBD gefunden werden würden. Im Jahr 2009 begannen analytische Labore erstmals, Cannabis auf seinen CBD-Gehalt zu testen. Etwa eine von 600 Proben enthielt eine signifikante Menge an CBD, 4 Prozent oder mehr, was einem CBD:THC-Verhältnis von 1:1 oder höher entspricht.[17]

Es dauerte nicht mehr lange, bis mehrere Dutzend Labore, die in den Staaten ansässig waren, in denen medizinisches Cannabis legal war, die Cannabinoid-Verhältnisse maßen und die vereinzelten CBD-reichen Sorten identifizierten. Zu Zwecken der Datenerfassung definierte *Project CBD* 4 Prozent oder mehr CBD in Trockenmasse als »CBD-reich«.

»Zusätzlich zu ausgewogenen Sorten mit etwa gleichen Mengen an CBD und THC (ein Cannabinoid-Verhältnis von 1:1) wurden einige CBD-dominante Sorten – mit einem Verhältnis von 20:1 CBD:THC oder höher – entdeckt, was eine Heimindustrie mit CBD-reichen Konzentraten, Ölextrakten und anderen CBD-reichen Produkten förderte«, so *Project CBD*, eine wichtige Online-Informations- und Forschungsquelle über Cannabidiol.[18]

US-Regierungsbehörden genehmigen und finanzieren seit dem Jahr 2014 Studien im Zusammenhang mit CBD und Anfällen bei Kindern mit behandlungsresistenter Epilepsie.[19] In selben Jahr strahlte der große Sender CNN den Film *Weed* aus, den ersten aus einer Reihe von Dokumentarfilmen über medizinisches Marihuana, der offenbar großen Einfluss auf sehr viele Amerikaner in Bezug auf CBD hatte. Die dramatischen Geschichten von Kindern, die nun eine Chance auf Heilung und Wohlbefinden erhielten, obwohl sie zuvor mit aktuellen Medikamenten als nicht behandelbar galten, machten Schlagzeilen und brachten Tausende von Familien dazu, in Staaten zu reisen, die das Medikament legalisiert hatten.

In den letzten Jahren, als die Forschungsergebnisse und Berichte über die CBD-Verwendung veröffentlicht wurden, ist CBD weltweit bekannter und beliebter geworden. Trotz der rechtlichen Grauzone, die Cannabinoide in den Vereinigten Staaten weiterhin einnehmen (mehr zur Legalität lesen Sie in Kapitel 10), haben die Menschen derzeit weltweit mehr Zugang zu CBD-Produkten als je zuvor. Die Ressourcenliste im Anhang dieses Buches bietet einen Ausgangspunkt für Patienten, die sich einen Überblick verschaffen möchten.

Hinweis: *In diesem Buch definieren wir »CBD-dominante« Sorten als solche mit einem Verhältnis von 20:1 (CBD:THC) oder höher. »CBD-reiche« Sorten sind definiert als Arten mit einem höheren Prozentsatz an CBD als THC (also beispielsweise 4:1 oder 8:1). »Ausgeglichene« Sorten haben ein Verhältnis von nahezu 1:1.*

Hinweis: *Updates zu diesem Kapitel finden Sie unter* www.CBD-book.com.

2. Biologie und Chemie von Cannabis und CBD

Um die Funktionsweise der Cannabispflanze im Körper und im Gehirn von tierischen Lebewesen zu verstehen, sind Kenntnisse der Neurowissenschaften erforderlich. 1970 wurde der Nobelpreis für Medizin an eine kleine Gruppe von Wissenschaftlern verliehen, die wichtige Entdeckungen in der Erforschung von Neurotransmittern gemacht hatten, und die *Society of Neuroscience* wurde gegründet. Damit begann eine Phase unzähliger Untersuchungen, die sich auf die chemischen Botenstoffe konzentrierten, die das Gehirn verwendet, um Informationen durch den gesamten Körper zu senden. Diese Botenstoffe, die als Neurotransmitter bezeichnet werden, leiten Signale zwischen Nervenzellen (Neuronen) weiter, um die wichtigsten Systeme des Körpers zu regulieren. Mit anderen Worten, Neurotransmitter sind die Botenstoffe, die Informationen zwischen den Neuronen über das gesamte Nervensystem weiterleiten, einschließlich des vegetativen Nervensystems, des zentralen Nervensystems und des peripheren Nervensystems – von winzigen Rezeptoren in der Haut über das Rückenmark bis hin zum Gehirn selbst.

Neurorezeptoren sind spezialisierte Proteinmoleküle, die in Zellmembranen vorhanden sind, durch einen Neurotransmitter aktiviert werden und die Kommunikation über chemische Signale ermöglichen. Bis 1973 hatten die Forscher Rezeptorstellen im Gehirn identifiziert, die in der Lage waren, sich mit Opioiden zu verbinden Die Entdeckung ähnlicher Rezeptoren für Cannabis hätte bald darauf erfolgen können. Aber die Bemühungen wurden, wie der Mitbegründer von *Project CBD*, Martin A. Lee, in einem Artikel aus dem Jahr 2012 berichtete, »begrenzt von der politisierten Agenda des National Institute of Drug Abuse, das Studien subventionierte, welche die schädlichen Auswirkungen von Cannabis belegten und gleichzeitig die Untersuchung seines potenziellen Nutzens blockierten«.[20]

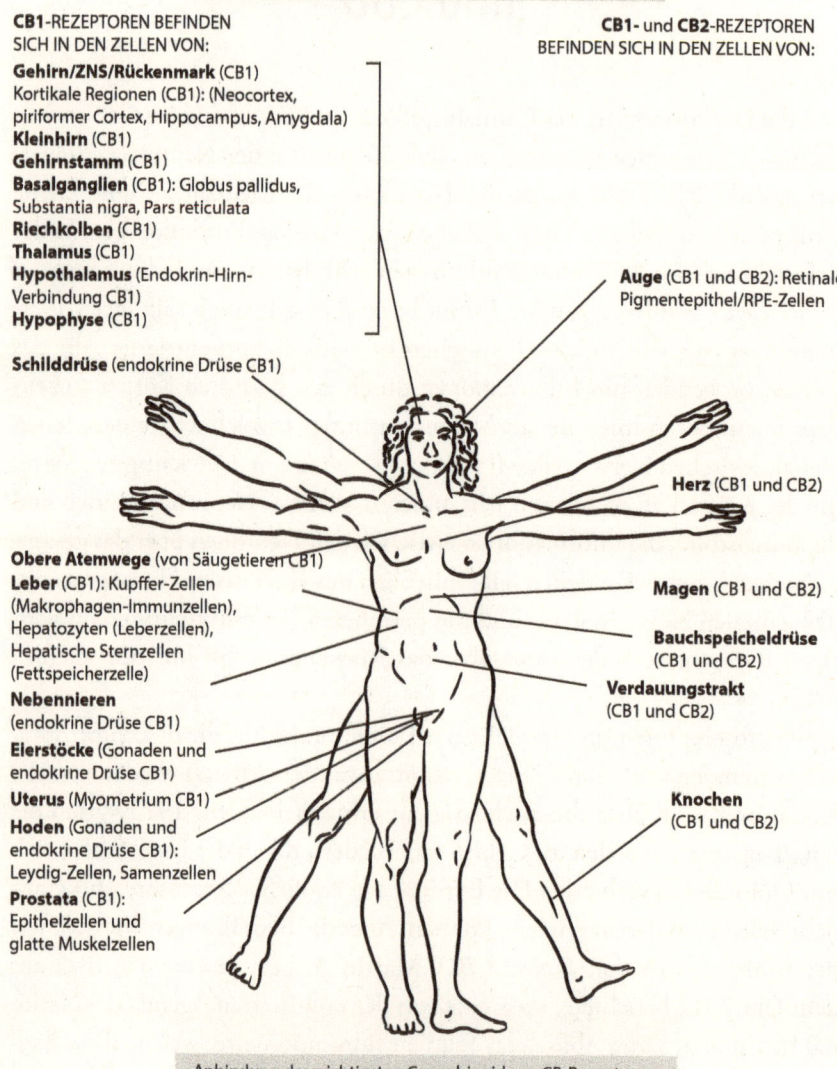

Abb. 7 Die Cannabinoid-Rezeptoren

1992 berichtete Dr. Raphael Mechoulam (derselbe Forscher, der vor fast dreißig Jahren THC als die wichtigste psychoaktive Verbindung in Cannabis identifizierte), dass tierische Körper auf natürliche Weise sogenannte Endocannabinoide produzieren – chemische Verbindungen, die den in Hanf und Cannabis vorkommenden pflanzlichen Phytocannabinoiden ähnlich sind.

Forscher entdeckten die beiden Hauptrezeptoren im Körper, CB1 und CB2, die beim Einbringen auf die im Körper produzierten Endocannabinoide und die pflanzlichen Endocannabinoide ähnlich reagieren. Rezeptorzellen sind Teil eines komplexen Netzwerks von chemischen Botenstoffen im Gehirn. Andere solche Empfängersysteme verwenden verschiedene Neurotransmitter wie Serotonin, Dopamin, GABA, Histamin oder narkotikaähnliche Endorphine. Man kann den Vorgang mit einem Schlüssel vergleichen, der in ein Schloss passt: Die Cannabinoide passen in das Endocannabinoid-System und aktivieren es.

Das Endocannabinoid-System

von Dr. Michael Moskowitz, Bay Area Pain Medical Associates

Das Endocannabinoid-System wurde zwar erst vor nicht allzu langer Zeit entdeckt, ist aber äußerst wichtig und für zwei grundlegende Aktivitäten verantwortlich. Die erste besteht darin, Freude, Energie und Wohlbefinden zu modulieren. Die zweite, den Körper aus Verletzung und Krankheit langsam wieder in einen gesunden Zustand zu lenken. Die Komplexität, mit der es diese Aufgaben löst, hat in den letzten Jahrzehnten zu einem erstaunlichen Forschungsaufwand geführt, durch den wir den Umfang dieses Systems erst seit ungefähr zehn Jahren grundlegend verstehen. Es gibt noch viel zu entdecken, und erst jetzt wird das Endocannabinoid-System langsam in den Lehrplan der medizinischen Fakultäten aufgenommen und in die klinische Praxis übernommen. Eine informelle Umfrage der US-amerikanischen medizinischen Fakultäten im Jahr 2014 zeigte, dass nur 13 Prozent der Institutionen es überhaupt in ihrer Ausbildung neuer Ärzte abdecken.[21]

1988 entdeckten Forscher den Cannabinoid-Rezeptor 1 (CB1)[22] und etwa fünf Jahre später den Cannabinoid-Rezeptor 2 (CB2)[23]. Ein Jahr vor der Entdeckung des CB2-Rezeptors suchte ein Team um Raphael Mechoulam nach dem ersten Endocannabinoid-Signalmolekül Arachidonylethanolamid (AEA). Einige Jahre später identifizierten sie es und nannten es Anandamid[24], wobei sie das Sanskritwort Glückseligkeit (Ananda) und den chemischen Namen für eine Schlüsselkomponente der Molekularstruktur dieser Verbindung (Amid) kombinierten. Als Nächstes identifizierte Mechoulams Gruppe das zweite Endocannabinoid-Signalmolekül, 2-Arachidonylglycerin (2-AG).[25] Auf diese Entdeckung folgte vor etwas mehr als einem Jahrzehnt die Suche und Entdeckung der Enzyme, die für die Synthese und den Abbau von AEA und 2-AG verantwortlich sind, wobei sich das Verständnis dieses gesamten Systems bis heute immer weiterentwickelt.[26]

Aufgrund seines Anteils bei der Wiederherstellung des Gleichgewichts nach Erkrankungen oder Verletzungen spielt das Endocannabinoid-System eine entscheidende Rolle bei der Regulierung von Krankheiten. Die Forscher Pacher und Kunos legten in einem Übersichtsartikel aus dem Jahr 2013 dar, dass »die Modulation der Aktivität des Endocannabinoid-Systems therapeutisches Potenzial bei fast allen Krankheiten haben kann, die den Menschen betreffen, einschließlich Adipositas, Stoffwechselsyndrom, Diabetes und diabetische Komplikationen, neurodegenerative, entzündliche, kardiovaskuläre, Leber-, Magen- und Darm-Erkrankungen, Hautkrankheiten, Schmerzen, psychiatrische Störungen, Kachexie, Krebs, durch Chemotherapie verursachte Übelkeit und Erbrechen sowie bei vielen anderen«.[27] Die Bedeutung dieses Systems für unser Überleben und Wohlbefinden kann nicht hoch genug betont werden.

Nach heutigem Verständnis besteht dieses System aus Folgendem:

1. Zwei Rezeptoren
   - Cannabinoid-Rezeptor 1 (CB1)
   - Cannabinoid-Rezeptor 2 (CB2)
2. Zwei Signalmolekülen
   - Arachidonylethanolamid (AEA oder Anandamid)
   - 2-Arachidonylglycerin (2-AG)

3. Fünf Enzymen[28]
- DAGL-α (für die Synthese von 2-AG)
- DAGL-β (für die Synthese von 2-AG)
- NAPE selektive Phospholipase D (für die Synthese von AEA)
- MAGL (für den Abbau von 2-AG)
- FAAH (für den Abbau von AEA)

Darüber hinaus werden derzeit mehrere andere mögliche Methoden zur Synthese von AEA evaluiert. Es ist mittlerweile bekannt, dass sich dieses System nicht darauf beschränkt, ausschließlich innerhalb seiner eigenen Grenzen zu arbeiten. Daher überrascht es nicht, dass es mit mehreren anderen nicht cannabinoiden Systemen im Körper stark interagiert, um seine Aufgaben der Regulierung von Krankheit und Wohlbefinden zu erfüllen, einschließlich des Endorphinsystems, des Immunsystems und des Vanilloidsystems (dem System, das für die Umwandlung von akuten Schmerzen in chronische verantwortlich ist). Durch die Modifikation dieser anderen Systeme reguliert das Endocannabinoid-System Entzündungen, Schmerzen, Knochengesundheit, Bildung neuer Nervenzellen, Fett- und Zuckerverarbeitung, Stimmung, Energie, Gehirngesundheit und den Hormonhaushalt.

Das Endocannabinoid-System weist mehrere einzigartige und bemerkenswerte Wirkungen auf. AEA und 2-AG sind Substanzen »auf Abruf«. Sie existieren als gemeinsame molekulare Ersatzteile, bis CB1-Rezeptoren oder CB2-Rezeptoren im zentralen Nervensystem oder in anderen Organsystemen des Körpers zunehmen. In diesem Fall werden die Sender nach Bedarf konstruiert, arbeiten innerhalb von Sekunden und verschwinden wieder in den Ersatzteilen. Sie sind fast so schnell gegangen, wie sie erschienen.

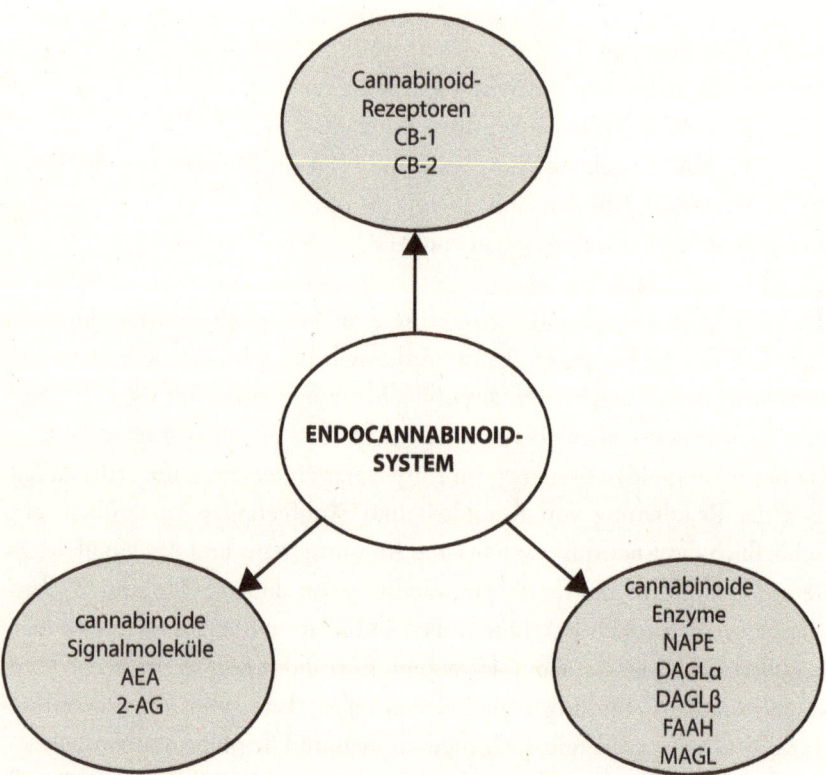

Abb. 8 Mit freundlicher Genehmigung von Dr. Michael Moskowitz

In uns ist dieses System eingebaut, das den ständigen Kampf des Körpers zwischen dem Aufbau (Anabolismus) und dem Abbau (Katabolismus) überwacht. Wenn es zu viel von einem der beiden aufspürt, erscheint es und verschwindet fast genauso schnell, um den Körper wieder in den normalen Zustand zu versetzen. Dieses System speichert seine Hauptkomponenten nicht, sondern erstellt sie bei Bedarf. Es ist der »Geist in der Maschine«: verantwortlich für den Wiederausgleich der wichtigsten Systeme im Körper, um Schmerzen, Stimmung, Entzündungen, Energie, Wohlbefinden und Krankheiten zu kontrollieren. Es verlagert seine Rolle von der Aufrechterhaltung eines Gleichgewichts zwischen körperlichem Auf- und Abbau hin zur Bekämpfung von Krankheiten und Verletzungen. Das komplexe Zusammenspiel dieses Systems mit anderen Körper- und Gehirnsystemen beinhaltet die Wechselwirkung der Endocannabinoide mit Endorphinen[29], Hormonen[30],

Zytokinen[31], Wachstumsfaktoren[32], Lustmolekülen[33], Immunzellen[34], Bindegewebssystem[35], Knochenstoffwechsel[36], Nerven- und Gliazellenentzündung[37], Zellregeneration[38] und programmiertem Zelltod[39]. Natürlich ist dies ein System von unschätzbarer Bedeutung, und wir befinden uns in einem frühen Stadium des Verständnisses der vielfältigen Komplexitäten, die hier im Spiel sind.

Die meisten CB1-Rezeptoren befinden sich im Gehirn, während CB2-Rezeptoren im peripheren Körper zahlreicher vorhanden sind.[40] AEA- und 2-AG-Signalmoleküle aktivieren unabhängig vom Ort beide Rezeptortypen. CB1-Rezeptoren, die im Gehirn aktiviert werden, führen zu Schmerzlinderung, Angstlinderung, Stimmungsstabilisierung, Wohlbefinden und Vergnügen. Wenn hirnbasierte CB2-Rezeptoren aktiviert werden, treten lokale entzündungshemmende Reaktionen auf. Dies lindert weit mehr als die Schmerzen, denn es hat sich gezeigt, dass chronische Hirnentzündungen an Alzheimer, posttraumatischen Belastungsstörungen, Multipler Sklerose, Parkinson, Depressionen, Autoimmunerkrankungen und Krebs beteiligt sind.

Die CB2-Rezeptoren sind zwar in kleinen Mengen im Gehirn vorhanden, im peripheren Körper jedoch in allen Gewebetypen, insbesondere aber im Immunsystem in hoher Menge. AEA und 2-AG wirken als Aktivatoren des Immunsystems im peripheren Körper stärker als in ihrer Funktion als Neurotransmitter.

Die Aktivität von AEA und 2-AG im Körper ist darauf ausgerichtet, Entzündungen zu stoppen. Sie alarmiert das Immunsystem auch beim Vorhandensein von Krebszellen und veranlasst AEA und 2-AG, diese anzugreifen. Krebszellen überleben die Überwachung durch das Immunsystem und ihre Zerstörung, indem sie sich ganz einfach vor ihrer Entdeckung schützen. Die Aktivierung von CB2-Rezeptoren entlarvt jedoch diese Tarnung. CB2-Rezeptoren auf knochenbildenden Zellen aktivieren bei Stimulation die Knochenbildung und kehren die Osteoporose um.[41]

Aktivierte CB1-Rezeptoren beeinflussen auch die Freisetzung anderer Neurotransmitter, einschließlich Noradrenalin, Serotonin, Dopamin, Orexin, Histamin, GABA und Endorphinen.[42, 43] Da sich CB1-Rezeptoren am häufigsten im autonomen Nervensystem befinden, beeinflussen sie viele der automatischen Funktionen in Gehirn und Körper, was zu einer Feinabstimmung von vielen Funktionen führt, von der Atmung und Herzfrequenz bis hin zur Gesundheit des Bindegewebes und der Stoffwechselrate.

In Bezug auf Gesundheit und Krankheit haben CB1- und CB2-Rezeptoren einen tiefgreifenden Einfluss auf den Darm – die Autoren einer Studie aus dem Jahr 2016 kamen zu dem Schluss, dass praktisch alle wichtigen Funktionen des Gastrointestinaltrakts durch das Endocannabinoid-System gesteuert werden.[44] Während die Aktivierung des CB1-Rezeptors erhöhte Blutfettwerte und Leberfibrose fördert, senken CB2-Rezeptoren die Blutfettwerte, Fibrose und Leberentzündung[45] – ein Beispiel dafür, wie diese Rezeptoren häufig gegenteilige Wirkungen im Körper haben. In der Regel scheint dies eher bei krankheitsbedingten Zuständen als bei normalen Zuständen zu geschehen.

Ein weiteres Beispiel für dieses gegensätzliche Verhalten ist die Verschlechterung der Herzgesundheit, wenn CB1-Rezeptoren während einer Herzerkrankung aktiviert werden, während CB2-Rezeptoren in einem solchen Fall die Herzgesundheit fördern.[46] Bei CB1-Rezeptoren kann dieses Verhalten auch im Muskelgewebe auftreten, wo die Aktivierung von CB1-Rezeptoren entweder den Energieverbrauch fördern oder hemmen kann, was zu Muskelaufbau oder -zerstörung führt.[47]

Das gesamte Endocannabinoid-System spielt eine entscheidende Rolle für die männliche und weibliche Fruchtbarkeit sowie bei der Nidation und Embryonalentwicklung (mehr dazu lesen Sie in Kapitel 5).[48] CB1- und CB2-Rezeptoren sind außerdem stark an der Unterdrückung von Hautentzündungen und Melanombildung beteiligt.[49] Die Aktivierung der CB1- und CB2-Rezeptoren spielt eine Rolle bei der Entwicklung des Gehirns im heranwachsenden Embryo, was auch die Entwicklung von Nervenzellen beeinflusst, die GABA produzieren und die übermäßige Aktivität im Gehirn verlangsamen.[50] Darüber hinaus sind CB1- und CB2-Rezeptoren an der Entwicklung des embryonalen Gehirns, seiner Gesundheit, seinem Schutz und der Regulierung der intellektuellen Funktion von Nervenzellen beteiligt.[51,52,53,54,55,56] Das Endocannabinoid-System ist auch an der Bildung neuer Nervenzellen im erwachsenen Gehirn beteiligt, und der CB2-Rezeptor ist in dieser Hinsicht besonders wichtig. Daher ist das Endocannabinoid-System in hohem Maße an der Regulierung der Neuroplastizität bei Erwachsenen während ihres gesamten Lebens beteiligt.[57] CB1- und CB2-Rezeptoren haben sowohl in ihrer Komplexität als auch in ihrer Raffiniertheit tiefgreifende Auswirkungen auf Gesundheit, Krankheit und Entwicklung.

Die Aktivität von AEA und 2-AG auf den CB1-Rezeptoren beeinflusst auch das Wohlbefinden und Krankheiten. AEA ist spezifisch für CB1-Rezeptoren und 2-AG-für CB2-Rezeptoren, aber sie aktivieren jeweils beide Rezeptortypen. Diese beiden Signalmoleküle regulieren sich sogar gegenseitig im Gehirn.[58] Dort wirken sie nicht nur Entzündungen entgegen, sondern sind auch daran beteiligt, alte Synapsen zu entfernen, um Platz für neue zu schaffen. 2-AG hat im Tiermodell Multiple Sklerose blockiert[59] und Knochenabbau sowie Osteoporose hervorgerufen.[60] In Kombination mit AEA und dem CB1-Rezeptor schützt 2-AG vor neurodegenerativen Erkrankungen wie Parkinson, Multipler Sklerose, Alzheimer und anderen Demenzerkrankungen.[61] AEA-blockierende CB1-Rezeptoren im Inneren von Nervenzellen spalten Beta-Amyloid und unterbinden so die Entzündung, die es verursacht, wodurch das Absterben von Nervenzellen verhindert wird, das einer der Hauptprozesse bei der Alzheimer-Krankheit ist.[62]

Obwohl AEA und 2-AG auf den CB1- und CB2-Rezeptoren arbeiten, beeinflussen sie auch Prozesse im Körper, ohne auf diesen Cannabinoid-Rezeptoren zu arbeiten. Sie binden sowohl an Nervenzellen als auch an Gliazellen im Gehirn und wirken tief im Entzündungssystem des Körpers auf verschiedene Aspekte der Entzündung.[63] AEA und 2-AG fördern auch den Schlaf[64] und wirken gegen Angststörungen.[65] Das Endocannabinoid-System unterdrückt Tumore bei vielen Krebsarten, darunter Brustkrebs, Prostatakrebs, Eierstockkrebs, Schilddrüsenkrebs, Endometriumkarzinom, Leberkrebs, Kolonkarzinom, Knochenkrebs, Gliom, Glioblastom, nicht melanozytärer Hautkrebs, malignes Melanom, Leukämie, Lymphtumore und metastasierender Krebs.[66, 67, 68, 69, 70, 71, 72, 73]

Das Endocannabinoid-System verfügt auch über Enzyme, die auf die Grundstoffe im Körper wirken, um AEA und 2-AG herzustellen und anschließend abzubauen. Leider haben Medikamente, die diese Enzyme vollständig blockieren, zu tiefgreifenden negativen Auswirkungen auf den Körper geführt, was Symptome hervorrief, die von Hirnschäden bis zum Tod reichen.[74] Dies zeigt die Komplexität, die Reichhaltigkeit und die Bedeutung des Endocannabinoid-Systems bei der Erhaltung des Lebens. Im Gegensatz zum Endocannabinoid-System wirken Medikamente nicht punktgenau. Ihre Auswirkungen sind in der Regel allgemeiner, und ihre Aktivität ist in diesem tiefgreifenden System mit derart weitreichenden Effekten sehr riskant.[75] »Wie zu erwarten, würde ein Medikament, das die CB1-Neuromodulation an Synapsen für die wichtigsten stimulierenden (im Falle von Glutamat) und hemmenden (im Falle von GABA) Transmittern im gesamten Gehirn blockiert, wahrscheinlich mehrere Off-Target-Effekte hervorrufen«.[76]

Zusammenfassend lässt sich sagen, dass das Endocannabinoid-System neu entdeckt wurde und ein äußerst wichtiges System für unser Überleben ist. Es erhält und stellt das Gleichgewicht im ganzen Körper auf vielfältige Weise wieder her, was sich auf verschiedene Aspekte der Gesundheit und Krankheit auswirkt. Wenn Verletzungen oder Krankheiten auftreten, wechselt das System von einem, das Wohlbefinden, Vergnügen und Energie reguliert, zu einem anderen, welches das Gleichgewicht und normale Funktionsprozesse wiederherstellt. Das System lokalisiert gleichzeitig seine Aktionen und ist im ganzen Körper aktiv. Es ist im gesamten Körper und Gehirn vorhanden und erscheint und verschwindet innerhalb von Sekunden. So wirkt es sich auf so unterschiedliche Zustände aus wie multiple Formen von Krebs, Herzerkrankungen, Osteoporose, degenerative Hirnerkrankungen, Entzündungen, Schmerzen und Stimmungsschwankungen.

Hirnregionen, in denen Cannabinoid-Rezeptoren häufig vorkommen

Region	Funktion
Basalganglien	Bewegungssteuerung
Kleinhirn	Körperbewegungskoordination
Hippocampus	Lernen und Gedächtnis, Stress
Großhirnrinde	Höhere kognitive Funktion
Intrabulbar anterior	Verbindung zwischen Gehirnhälften
Nucleus accumbens	Belohnungspfad

Adaptiert aus einer Präsentation von Raphael Mechoulam: *The Cannabinoids: Looking Back and Ahead*, CannMed 2016

Chemie und Cannabis: Ein Überblick über die Wirkstoffe
Phytocannabinoide (CBD, THC und weitere Wirkstoffe)

Während die Verwendung von Cannabis zur Behandlung von Erkrankungen kontrovers diskutiert wird, wächst die wissenschaftliche Akzeptanz, dass die Pflanze einen hohen medizinischen Wert hat. Cannabinoide pflanzlicher Herkunft nennt man Phytocannabinoide. Diese Substanzen sind einzigartig für Cannabis und kommen in allen Sorten vor. Obwohl THC das bekannte Phytocannabinoid ist, das für den größten Teil der psychotropen Wirkung von Cannabis verantwortlich ist, haben auch andere Phytocannabinoide ganz eigene tiefgreifende Wirkungen. Phytocannabinoide unterscheiden sich von Endocannabinoiden, aber sie interagieren in ähnlicher Weise mit diesem inneren Körpersystem und auch mit verwandten, nicht cannabinoiden Systemen. Im Gegensatz zu Endocannabinoiden wirkt das Phytocannabinoid-System permanent im gesamten Körper, wenn es in diesem vorhanden ist – warum sind Phytocannabinoide also niemals tödlich? Eine Vermutung besagt, es liege daran, dass es keine Endocannabinoid-Rezeptoren im Hirnstamm gibt. Aber das erklärt nicht, warum synthetische Medikamente, die das Endocannabinoid-System blockieren oder verstärken, schwere psychiatrische und kardiale Schäden sowie Hirnschäden verursacht haben. Wahrscheinlicher ist, dass die Komplexität dieses Systems gut mit der Komplexität unseres eigenen Systems übereinstimmt und dass sich die Koevolution beider Systeme positiv auf die Genome jedes einzelnen Systems ausgewirkt hat.

Cannabidiol (CBD) gehörte zu den ersten der entdeckten Phytocannabinoiden und wurde fälschlicherweise als nicht aktives Cannabinoid eingestuft, weil Forscher nach dem psychoaktiven Aspekt der Pflanze suchten. CBD fehlte nicht nur diese Aktivität, sondern es stellte sich auch heraus, dass es nicht direkt auf den CB1- oder CB2-Rezeptoren aktiv war, als diese über sechzig Jahre später entdeckt wurden. Stattdessen wirkt CBD indirekt und stimuliert das körpereigene Cannabinoid-System, indem es das FAAH-Enzym blockiert, das für den Abbau von Anandamid verantwortlich ist. Wenn mehr Anandamid vorhanden ist, ist die CB1-Aktivität höher und das Endocannabinoid-System vitaler. CBD bindet auch an verschiedene andere Rezeptoren im Gehirn, darunter Serotonin 5-HT$_{1A}$ (trägt zu seiner antidepressiven Wirkung bei), TRPV1 (trägt zu seiner antipsychoaktiven Wirkung bei), den Kernrezeptor PPAR-γ (reguliert die Genexpression) und den Orphan-Rezeptor GPR55 (trägt zu seinen antitumorösen und osteoprotektiven Wirkungen bei), um nur einige zu nennen.[77]

Zu dem Zeitpunkt, als dieses Buch geschrieben wurde, waren bereits 111 Phytocannabinoide identifiziert. Von 10 Prozent dieser Phytocannabinoide kennen wir jedoch nur einige wenige ihrer pharmakologischen Effekte. Die Forschung hat in den letzten zehn Jahren weltweit enorm zugenommen, mit über sechstausend Artikeln über Phytocannabinoide und Endocannabinoide in von Experten geprüften PubMed-Artikeln.[78] Die folgende Tabelle listet einige der Phytocannabinoide und ihre derzeit identifizierten pharmakologischen Aktivitäten auf.[79, 80, 81, 82]

Pharmakologie der Phytocannabinoide

Phytocannabinoid	Pharmakologische Aktivitäten
Δ⁹-THC Δ⁹-trans-Tetrahydrocannabinol	antitumorös, antiproliferativ, anti- und pro-entzündlich, antioxidativ, schmerzstillend, anxiolytisch und antiepileptisch, antiemetisch (gegen Übelkeit und Erbrechen), neuroprotektiv, euphorisierend, hedonisch, schlaffördernd
CBD Cannabidiol	antitumorös, antiproliferativ, antiemetisch (gegen Übelkeit und Erbrechen), entzündungshemmend, antibakteriell, antidiabetisch, antipsoriatisch, antidiarrhoisch, analgetisch, knochenstimulierend, immunsuppressiv, antiischämisch, krampflösend, vasorelaxierend, neuroprotektiv, antiepileptisch, antipsychotisch, anxiolytisch, wandelt weißes Fett in braunes um, erhöht die Anandamid-Aktivierung der CB1- und CB2-Rezeptoren

2. Biologie und Chemie von Cannabis und CBD

Phytocannabinoid	Pharmakologische Aktivitäten
Δ^9-THCV Δ^9-Tetrahydrocannabivarin	Appetitzügler, Knochenstimulant, Antiepileptikum, Antidiabetikum, Antilipidämikum
CBG Cannabigerol	antiproliferativ, antibakteriell
CBC Cannabichromen	entzündungshemmend, analgetisch, knochenstimulierend, antimikrobiell, antiproliferativ, antimykotisch
CBDA Cannabidiolsäure	antitumorös, antiproliferativ, antiemetisch (gegen Übelkeit und Erbrechen), entzündungshemmend
Δ^9-THCA Δ^9-Tetrahydrocannabinolsäure	krampflösend, antiproliferativ, schmerzstillend, genussvoll, leichte Euphorie, Wohlbefinden, antiemetisch (gegen Übelkeit und Erbrechen), entzündungshemmend, neuroprotektiv
CBDV Cannabidivarin	Knochen stimulierend
CBN Cannabinol	Analgetisch, entzündungshemmend, antitumorös

Wenn man sich diese Tabelle ansieht, wird deutlich, dass die Leugnung des medizinischen Wertes von Phytocannabinoiden ein politischer Akt und keine wissenschaftliche Bestimmung ist. Phytocannabinoide spielen eine komplexe, vielschichtige Rolle im körpereigenen Endocannabinoid-System. Pflanzenzüchter haben Pflanzensorten mit hohem THC-Gehalt entwickelt, aber auch solche mit niedrigem THC- und hohem CBD-Gehalt. Wie in der Tabelle oben zu sehen ist, hat THC therapeutische Vorteile. Zu viel kann jedoch zu Angstzuständen, Paranoia und verstärkter Entzündung führen. Der Schwerpunkt der medizinischen Behandlung muss darin bestehen, die richtige Dosis eines ausgewogenen Spektrums von Cannabinoiden zu erreichen, das auf die jeweilige Erkrankung zugeschnitten ist.

Die sorgfältige Titration von Präparaten mit hohem THC-Gehalt, die Planung der Medikamentenabgabe und des zeitlichen Ablaufs, die individuelle Anpassung der Behandlung und die Ausbalancierung von Phytocannabinoid-Profilen können das »High« des Cannabis einschränken oder eliminieren. Die Pflanze kann auf vielfältige Weise aufgenommen werden und muss nicht geraucht werden. Für verschiedene Zwecke wurden unterschiedliche Pflanzensorten gezüchtet, und die Phytocannabinoid-Profile dieser Pflanzen können gemischt und so angepasst werden, dass eine Behandlung ermöglicht wird, die so vielfältig ist wie die Endocannabinoid- und Phytocannabinoid-Systeme.

Wir werden mit einer DNA geboren, die unsere genetische Ausstattung bestimmt. Bereits bei der Nidation der befruchteten Eizelle verändert sich unser Genom, da es durch die Gebärmutterumgebung beeinflusst wird. Diese sogenannte epigenetische Veränderung tritt zeitlebens auf der Oberfläche der Gene auf. Während wir das Genom von Cannabis bewusst verändert haben, hat es umgekehrt auch die Epigenetik des Menschen verändert. Epigenetische Veränderungen sind vererbbar, und über fünftausend Jahre des Konsums haben zu Veränderungen im menschlichen Genom der Konsumenten und Nicht-Konsumenten von Cannabis geführt.[83]

Es gibt 421 identifizierte chemische Verbindungen in Cannabis, von denen über 100 Phytocannabinoide sind. Die meisten Tests dieses Systems wurden mit raffiniertem THC und in letzter Zeit auch mit raffiniertem CBD durchgeführt.[84] Zu den Nicht-Cannabinoiden in der Pflanze zählen viele Verbindungen, die als Terpenoide (Terpene), Phenole und Flavonoide bekannt sind und in zahlreichen Pflanzenarten vorkommen (Kapitel 2 bietet weitere Informationen über die medizinische Wirkung von Terpenen in Cannabis).[85] Obwohl Phytocannabinoide ausschließlich in Cannabis vorkommen, kann ihre Wechselwirkung mit diesen nicht cannabinoiden Substanzen, die in der gesamten Pflanzenwelt verbreitet sind, die breit angelegte Wirkung von Cannabis auf den Körper verstärken.[86]

Ein weiteres Merkmal der Phytocannabinoide ist, dass sie in der ganzen Pflanze oder als pflanzliche Extrakte besser wirken, als wenn sie in Form von isolierten, raffinierten und synthetisierten Produkten eingesetzt werden. Reines THC hat psychotrope Wirkungen, die angesichts hoher CBD-Werte teilweise modifiziert und signifikant reduziert sind.[87] So hat sich beispielsweise bei der Behandlung der Spastik der Multiplen Sklerose das 1:1-Verhältnis von CBD zu THC als effektiver erwiesen als entweder reines THC oder reines CBD.[88] In einer separaten Studie kehrte ein hoher THC-Gehalt in einem Pflanzenextrakt den tatsächlichen Krankheitsverlauf der Multiplen Sklerose um, aber CBD in einem Pflanzenextrakt tat dies nicht.[89] In einer sorgfältigen Studie, die 2015 in Israel durchgeführt wurde, zeigte sich, dass reines CBD durchgehend einen sehr engen Dosisbereich aufweist, unterhalb dessen oder oberhalb dessen es für die Behandlung von Schmerzen und Entzündungen unwirksam war, dass es in diesem engen Dosisbereich aber Schmerzen und Entzündungen linderte. CBD-angereicherte Vollpflanzenextrakte mit sehr niedrigen THC-, Cannabichromen- (CBC), Cannabigerol- (CBG), Cannabinol- (CBN) und Cannabidivarin- (CBDV) -Werten verbesserte sich als Schmerzmittel und wirkte entzündungshemmender, wenn die Dosis erhöht wurde, und war weitaus effektiver als reines CBD.[90] In der Tat wirkt THC als Katalysator, der CBD besser arbeiten lässt.

Daraus lernen wir, dass verschiedene Phytocannabinoide unterschiedliche Wirkungen haben. Bereits Spuren von Phytocannabinoiden haben »Entourage«-Effekte, die bei verschiedenen Krankheiten oder sogar bei verschiedenen Aspekten derselben Krankheit variieren. Wenn man bedenkt, dass die Pflanze noch über dreihundert nicht cannabinoide Substanzen enthält, kann deren Synergie viele Auswirkungen unterstützen, die von entzündungshemmender Wirkung bis hin zur Verträglichkeit reichen.

THC ist das stärkste Analgetikum,[91] und seine wichtigsten analgetischen Wirkungen beruhen auf der Aktivierung des CB1-Rezeptors im Gehirn. Es verringert auch die Signalübertragung vom sensorischen zum emotionalen Teil des Gehirns und reduziert Schmerzen, indem es das Schmerzempfinden von den emotionalen Auswirkungen auf die Person trennt.[92] Dieser Effekt ist äußerst wichtig, da er den emotionalen Teil von Schmerz, Depression und Angst ausmacht, der die chronischen Aspekte des Schmerzes mit dem Selbstgefühl der Person verbindet. THC wirkt auch in Körper und Gehirn entzündungshemmend – THC, das an CB2-Rezeptoren in Gehirn und Körper gebunden ist, löst eine entzündungshemmende Reaktion aus. THC wirkt auch auf mehrere nicht cannabinoide Rezeptoren, um Schmerzen und Entzündungen zu lindern. Dies beruhigt das unkontrollierte Feuern der Nerven und wandelt chronische Schmerzen wieder in normale Schmerzen um.[93] Die vielleicht wichtigste aller Wirkungen von THC ist, dass es wie Anandamid die entzündlichen Wirkungen der Akkumulation von Beta-Amyloid in den Nervenzellen blockiert und die Zelle von Entzündungsprozessen befreit, die diese normalerweise innerhalb von vier Tagen zerstören.[94]

Medizinisches Cannabis mit hohem THC-Gehalt hat sich als wirksam bei der Behandlung von Nebenwirkungen der chemotherapeutischen Krebsbehandlung erwiesen, was auch periphere Nervenschmerzen, die durch die Chemotherapie bedingt sind, Entzündungen und Erbrechen einschließt. Es gibt zunehmend Hinweise darauf, dass THC selbst Krebszellen zerstört, das Tumorwachstum begrenzt und den Tumor der Erkennung und Zerstörung durch das Immunsystem aussetzt.[95]

Der Entourage-Effekt

Warum sollte ein Kapitel in einem Buch über Cannabidiol (CBD) damit beginnen, sich auf THC zu konzentrieren? Gerade der Entourage-Effekt von Cannabis macht es therapeutisch so effektiv. Es gibt Erkrankungen, die auf reines CBD ansprechen. Aber wenn man bedenkt, wie komplex unser eigenes Endocannabinoid-System ist, erscheint es sinnvoll, dass das hochkompatible Phytocannabinoid-System die Komplexität unserer eingebauten Prozesse nutzt. Im Gegensatz zur ursprünglichen Vorstellung, dass CBD ein inaktiver Bestandteil von Cannabis ist, hat es viele Wirkungen, die auch THC hat, sowie viele einzigartige Wirkungen. Aber selbst die Wirkungen, die bei beiden ähnlich sind, wie zum Beispiel die entzündungshemmenden Eigenschaften von THC und CBD, werden jeweils auf unterschiedliche Weise erreicht. Und somit führt es zu einer vielfältigeren und solideren Reaktion, wenn beide zusammenarbeiten.

Wichtig ist, dass mehrere andere Phytocannabinoide entzündungshemmend sind und jedes anders wirkt. CBD ist das stärkste entzündungshemmende Phytocannabinoid und steht in seiner analgetischen Wirkung an zweiter Stelle hinter THC.

CBD spielt eine wichtige Rolle im zentralen Nervensystem und im Immunsystem, indem es nicht cannabinoide Rezeptoren aktiviert und hemmt sowie die Synthese und Aktivität von Anandamid (AEA) verbessert.[96] Cannabis mit einem hohen CBD-Anteil blockiert Entzündungsprozesse im Gehirn und im Körper,[97] CBD senkt die psychotropen Wirkungen von THC, ohne den Blut- oder Gewebespiegel von THC zu senken.[98] CBD fördert außerdem die Knochenfusion und verbessert das Kollagenprofil bei der Heilung von Knochen und im Bindegewebssystem des Körpers, was THC nicht tut.[99] Nur CBD wandelt auch entzündliches, gewichtsförderndes und herzschädigendes weißes Fett in entzündungshemmendes, gewichtsreduzierendes und herzschützendes braunes Fett um.[100] CBD, nicht die anderen Phytocannabinoide, scheint auch vor der Zerstörung des Herzmuskels durch Diabetes zu schützen.[101]

CBD und THC haben zwar ihre einzigartigen Wirkungen, die Synergie zwischen ihnen und einigen der anderen Phytocannabinoide ist jedoch wieder anders. Ein gutes Beispiel hierfür ist die Behandlung von Prostatakrebs, dem am häufigsten vorkommenden Krebs nach Hautkrebs bei Männern, und dem Krebs, der nach Lungenkrebs bei männlichen Krebstodesfällen die zweite Stelle einnimmt. Ohne die Aktivierung von CB1-Rezeptoren bewirkt THC, dass Prostatakrebszellen implodieren. CBD, CBDA, THCA, CBN und CBG blockieren alle das schnelle Wachstum von Prostatakrebszellen und hemmen die Tumorgröße und -ausbreitung.[102] THC, CBD und CBC stärken das Immunsystem und wirken alle entzündungshemmend. Testosteronunabhängige Prostatakrebszellen, die schwerer zu behandeln sind und bei denen sich mit höherer Wahrscheinlichkeit der Krebs verbreitet, weshalb sie mit höherer Wahrscheinlichkeit tödlich verlaufen, reagieren empfindlich auf CBD.[103]

Weder THC noch CBD sind in der Pflanze in nennenswerter Menge vorhanden, bis diese erhitzt wird. Dies kann durch Räuchern der Pflanze, Bedampfung oder Vorkochen in einem Ofen erreicht werden, bevor sie zu essbaren Stoffen oder Flüssigkeiten gegeben wird, ein Prozess, der als Decarboxylierung bezeichnet wird. Die Rohpflanze enthält Δ^9-trans-Tetrahydrocannabinolsäure (THCA) und Cannabidiolsäure (CBDA). Wie aus der vorherigen Tabelle hervorgeht, haben diese Cannabinoide ihre eigenen entzündungshemmenden, krebshemmenden und schmerzstillenden Eigenschaften. Der Körper wandelt THCA nicht in THC um, doch er wandelt CBDA in CBD um, wobei die Blutwerte bis zu viermal höher sind, wenn die Pflanze roh verzehrt wird oder die frischen Blätter entsaftet werden, als wenn die Pflanze vorerhitzt wurde. Die Verwendung der Rohpflanze bietet eine weitere Möglichkeit des Cannabiskonsums mit deutlich reduziertem Risiko für psychotrope Effekte und erhöhten CBD-Werten in Blut und Gewebe (mehr zur Entsaftung von rohem Cannabis finden Sie in Kapitel 3).[104]

CBD-dominantes Cannabis ist für sich genommen bei verschiedenen Formen von degenerativen Hirnerkrankungen wirksam, darunter Multiple Sklerose, Parkinson, ALS und Demenz. CBD kehrt Entzündungen im Immunsystem des Gehirns um.[105] Eine sehr geringe Menge CBD wird im Körper zu THC abgebaut, eine Aktion, die möglicherweise die seltene Nebenwirkung der Schläfrigkeit erklärt. In diesem Fall kann die Dosierung auf den Abend verschoben werden, was zu einem verbesserten Schlaf führt. Bei einigen Patienten kann es noch immer zu Tagesmüdigkeit kommen. In diesem Fall kann der Wechsel zu einer anderen Cannabissorte mit hohem CBD- und niedrigem THC-Gehalt hilfreich sein. Es scheint, dass THC, CBD, CBN und CBC alle dazu beitragen, die Symptome und Anzeichen von Psoriasis zu verbessern.[106] Bei sehr hohen Dosen können solche Sorten den Cortisolspiegel senken.[107]

Cannabichromen (CBC) wirkt auf einzigartige Weise entzündungshemmend und blockiert Stickoxid, das wiederum die Freisetzung des hauptsächlichen Schmerz-Neurotransmitters Substanz P blockiert. Es blockiert auch einen der Schmerzrezeptoren namens PPAR-γ.[108] CBC, THC und CBD zeigen im Tierversuch antidepressive Wirkungen, während Cannabigerol (CBG) und Cannabinol (CBN) dies nicht tun.[109] CBN hat analgetische und entzündungshemmende Eigenschaften sowie krebsbekämpfende Wirkungen.[110] CBN kann auch unterstützend bei Schlafstörungen eingesetzt werden.

Eines der Probleme bei der Behandlung mit medizinischem Cannabis ist die Illegalität der Pflanze aufgrund der Auswirkungen von THC und ihrer Attraktivität als Freizeitdroge. Nebenwirkungen von Cannabis mit hohem THC-Gehalt (die bei neuen Konsumenten stärker ausgeprägt sind) werden in Kapitel 3 behandelt. Diese Nebenwirkungen bedeuten nicht unbedingt, dass THC aus der Behandlung ausgeschlossen werden muss, stattdessen sollte der Fokus darauf gelegt werden, die psychotropen Nebenwirkungen zu begrenzen und Beeinträchtigungen zu vermeiden (mehr zu den Strategien zur Begrenzung der Beeinträchtigungen finden Sie auf S. 112/113).

2. Biologie und Chemie von Cannabis und CBD

Sowohl das Phytocannabinoid- als auch das Endocannabinoid-System weisen den synergetischen Entourage-Effekt bei verschiedenen Komponenten auf. Phytocannabinoide haben in standardisierten Tests keine tödliche Dosis gezeigt. Cannabidiol bietet ein breites Spektrum an Vorteilen, da es gegenüber anderen Phytocannabinoiden, Endocannabinoiden und Nichtcannabinoiden überlegen, synergistisch und aktivitätsmodifizierend ist. Es hat keine signifikanten psychotropen Effekte und wirkt am besten in Kombination mit anderen Phytocannabinoiden. Als einzelne Phytochemikalie bietet es eine Vielzahl von möglichen Behandlungsmöglichkeiten bei sehr vielen Krankheiten und Krankheitszuständen.

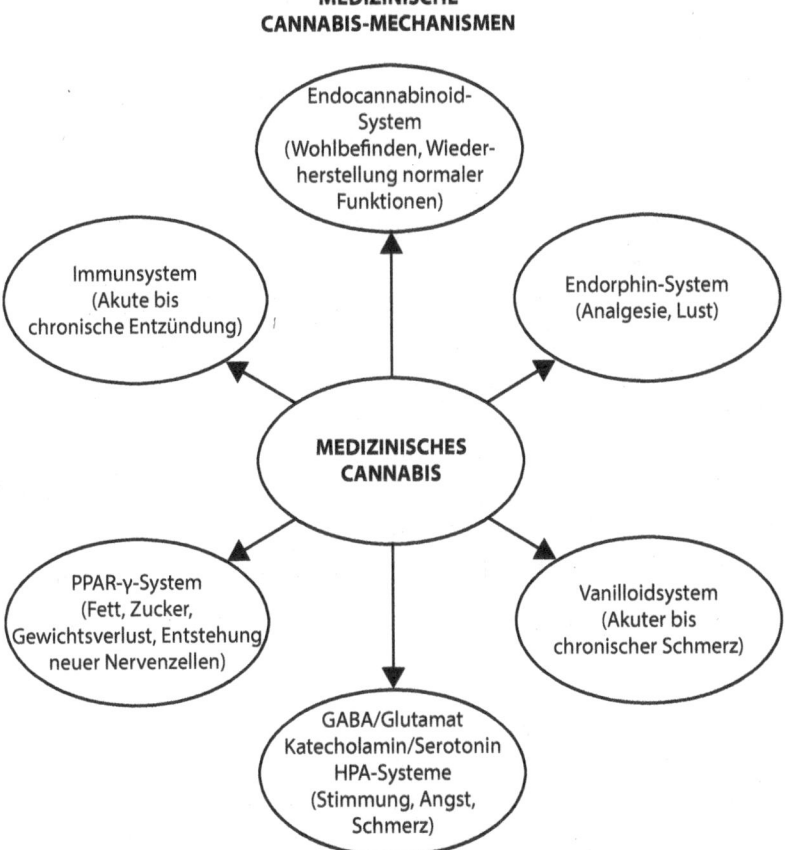

Abb. 9 Mit freundlicher Genehmigung von Dr. Michael Moskowitz

Das Phytocannabinoid-System verbessert das Endocannabinoid-System und arbeitet dann an diesem System, um dessen Funktion der Wiederherstellung des Gleichgewichts bei Krankheiten und Verletzungen zu verbessern. Die Wissenschaft versteht immer mehr, wie diese pflanzlichen Produkte funktionieren. Einige Probleme mit medizinischem Cannabis sind natürlich vorhanden, einschließlich einiger Nebenwirkungen, unerwünschter Wirkungen, Probleme mit Missbrauch und falscher Anwendung sowie sozialer Störungen, aber man muss sich nur die Haftungsausschlüsse am Ende der Fernsehwerbung für Medikamente anhören, die von der FDA zugelassen sind, um zu erkennen, dass die Risiken von medizinischem Cannabis weitaus akzeptabler sind als die vieler anderer Arzneimittel. Es gibt schwerwiegende Erkrankungen wie Alzheimer, Krebs, Autoimmunerkrankungen, psychiatrische Störungen und Epilepsie, die neue Behandlungsansätze erfordern. Wenn irgendein anderer sicherer Wirkstoff ähnliche Auswirkungen auf die Gesundheit hätte wie medizinisches Cannabis, würden Forscher, Mediziner, Pharmaunternehmen und die Regierung alles in ihrer Macht Stehende tun, um seine öffentliche Verfügbarkeit zu beschleunigen. Stattdessen ist das Gegenteil der Fall.

Bis heute ist die Erforschung dieser Substanzen noch stark eingeschränkt. Die Voreingenommenheit der nationalen Finanzierungsstellen, Forschungsergebnisse zu finden, die das Verbot unterstützen, sowie negative Hypothesen und Ergebnisse aufzuzeigen, wird deutlich durch die konzertierten Bemühungen, widerlegte negative Behauptungen auf den behördlichen Internetauftritten öffentlich bekannt zu machen. Die Ärzte sind schlecht über die Wissenschaft des Endocannabinoid- und des Phytocannabinoid-Systems informiert. Daher muss die moralische und politische Entscheidungsfindung der Vergangenheit der Erforschung des vollen gesundheitlichen Potenzials von Cannabis weichen.

Terpene

Ein Bericht von Sandeep Kumar

Neben den Cannabinoiden sind weitere Moleküle in der Cannabispflanze biologisch aktiv (ganz zu schweigen von duftend und geschmackvoll).

2. Biologie und Chemie von Cannabis und CBD

Terpenoide, auch Terpene genannt, sind sehr häufige chemische Verbindungen in Pflanzen und Tieren, die als wichtige biosynthetische Zellbotenstoffe fungieren. Viele Hormone, einschließlich Östrogene, sind Terpenoide und haben dieselbe grundlegende organische chemische Struktur.

Alle Cannabinoide werden chemisch als Terpene eingestuft, sind aber einzigartig für Cannabis. Dieser Abschnitt behandelt Terpene, die zwischen Cannabis und anderen Pflanzen ausgetauscht werden.

Terpene sind Öle, die von den Drüsenhaaren ausgeschieden werden, die am dichtesten auf den Blütenblättern und Blüten der weiblichen Pflanzen zu finden sind. Ihr Geschmack und Geruch kennzeichnen die jeweilige Sorte samt ihrer bekannten gesundheitlichen Auswirkungen. Kiefer, Traubenobst, Zitrone und Lavendel werden oft verwendet, um den Geruch oder Geschmack verschiedener Cannabissorten zu beschreiben.

ALPHA-PINEN	LINALOOL	BETA-CARYOPHYLLEN	MYRCEN	LIMONEN
ENTZÜNDUNGSHEMMEND BRONCHODILATATOR UNTERSTÜTZT DAS GEDÄCHTNIS ANTIBAKTERIELL	ENTZÜNDUNGSHEMMEND KRAMPFLÖSEND SCHMERZMITTEL ANGSTLÖSEND	ENTZÜNDUNGSHEMMEND ANGSTLÖSEND SCHÜTZT DIE ZELLEN, DIE DEN VERDAUUNGSTRAKT AUSKLEIDEN	TRÄGT ZUR BERUHIGENDEN WIRKUNG STARKER INDICAS BEI SCHLAFMITTEL MUSKELENTSPANNUNG	BEHANDELT SÄURE-REFLUX ANGSTLÖSEND ANTIDEPRESSIVUM
Auch in Kiefernnadeln zu finden	Auch in Lavendel zu finden	Auch in Schwarzpfeffer zu finden	Auch in Hopfen zu finden	Auch in Zitrusgewächsen zu finden

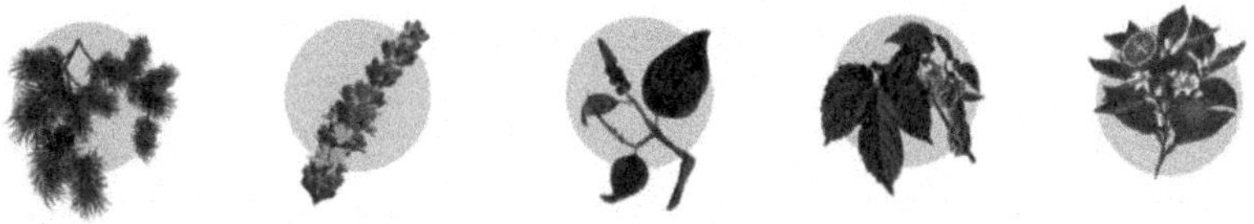

Abb. 10 Einige gängige Terpene und ihre Wirkung

Myrcen

Das am häufigsten von Cannabis produzierte Terpen ist Myrcen (β-Myrcen). In einigen Cannabissorten beinhaltet Myrcen bis zu 60 Prozent der ätherischen Öle.[111] Indica-Sorten, die über einen Myrcen-Gehalt von über 0,5 Prozent verfügen, können eine beruhigende Wirkung haben.[112] Das Aroma von Myrcen wird als moschusartig, erdig und kräuterartig beschrieben, ähnlich wie bei Nelken. Beispiele für Pflanzen, deren Öle Myrcen enthalten, sind Hopfen, Zitrusfrüchte, Lorbeerblätter, Eukalyptus, wilder Thymian, Zitronengras und viele andere Pflanzen.[113]

Myrcen hat spezifische medizinische Eigenschaften. Es wirkt als Muskelrelaxans und Beruhigungsmittel. Es ist bekannt, dass es den Widerstand durch die Blut-Hirn-Schranke senkt, was es ihm und vielen anderen Chemikalien ermöglicht, diese schneller und einfacher zu überwinden. Myrcen ermöglicht eine schnellere Entfaltung der Wirkung von Cannabinoiden wie THC. Darüber hinaus kann Myrcen den Sättigungsgrad des CB1-Rezeptors erhöhen, was wiederum die psychoaktive Wirkung von Cannabis maximieren kann.[114]

Myrcen ist als starkes Analgetikum, entzündungshemmendes, antibiotisches und antimutagenes Mittel bekannt und blockiert die Wirkung von Cytochromen und anderen mutagenen Karzinogenen.[115] Eine Studie aus dem Jahr 2014 ergab, dass Myrcen als Inhibitor von Magen- und Zwölffingerdarmgeschwüren wirkt und möglicherweise bei der Vorbeugung von Magengeschwüren hilfreich sein kann. Aufgrund seiner beruhigenden und entspannenden Wirkung eignet sich Myrcen auch hervorragend zur Behandlung von Schlaflosigkeit und Schmerzen.[116]

Limonen

Cannabissorten mit hohem Limonen-Gehalt haben ein starkes zitrusartiges Aroma wie Orangen, Zitronen und Limetten und fördern eine allgemeine Stimmungsaufhellung und -einstellung. Limonen, ein monozyklisches Monoterpenoid, ist eine von zwei Hauptverbindungen, die aus Pinen gebildet werden. Es ist der Hauptbestandteil in den Schalen von Zitrusfrüchten, Rosmarin, Wacholder und Pfefferminze sowie in mehreren Fichtennadelölen.[117]

Limonen wird nach dem Einatmen schnell in den Blutkreislauf aufgenommen. Es unterstützt die Aufnahme anderer Terpene durch die Haut und durch anderes Körpergewebe. Limonen ist ein ideales Antimykotikum gegen Krankheiten wie Nagelpilz und unterdrückt das Wachstum vieler Pilz- und Bakterienarten.[118] Es kann zum Schutz vor verschiedenen Krebsarten eingesetzt werden. Limonen hat Mammatumore bei Mäusen rückgängig gemacht und die Apoptose – den programmierten Zelltod – bei Brustkrebs stimuliert.

Darüber hinaus wurde festgestellt, dass es dabei hilft, den Gewichtsverlust zu fördern.[119]

Limonen ist ein natürliches Insektizid, das Pflanzen zur Abwehr von Raubtieren einsetzen. Obwohl es bis vor einigen Jahrzehnten hauptsächlich in Lebensmitteln und Parfüms verwendet wurde, ist es heute als Hauptwirkstoff in Zitrusreinigern am bekanntesten, da es eine sehr geringe Toxizität und keine Nebenwirkungen aufweist.[120]

Während der Tests auf die Auswirkungen von Limonen erlebten die Teilnehmer eine Zunahme der Aufmerksamkeit, der geistigen Konzentration, des Wohlbefindens und sogar des Sexualtriebs. Limonen verhindert den Abbau des Ras-Gens, einem der Faktoren, die zur Entstehung von Tumoren beitragen. Außerdem schützt es vor Aspergillus und karzinogenen Stoffen im Rauch.[121]

Beta-Caryophyllen

Mit einem pfeffrigen, holzigen und/oder würzigen Aroma ist das Sesquiterpen Beta-Caryophyllen in Thai-Basilikum, Nelken, Zimtblättern und schwarzem Pfeffer sowie in kleinen Mengen in Lavendel enthalten. Die Forschung zeigt, dass Beta-Caryophyllen bei Krebsbehandlungsplänen wirksam sein kann. Es ist das einzige bekannte Terpen, das mit dem Endocannabinoid-System interagiert. Studien zeigen, dass Beta-Caryophyllen selektiv an den CB2-Rezeptor bindet und dass es ein funktioneller CB2-Agonist ist. Beta-Caryophyllen ist ein funktioneller, nicht psychoaktiver CB2-Rezeptorligand in Lebensmitteln und ein makrozyklisches, entzündungshemmendes Cannabinoid in Cannabis.[122]

Forscher schlugen im Jahr 2012 vor, dass Beta-Caryophyllen ein ausgezeichnetes therapeutisches Mittel sein könnte, um Nephrotoxizität (Beeinträchtigung der Nieren) zu verhindern, die durch krebsbekämpfende Chemotherapeutika wie Cisplatin bei Verabreichung über einen CB2-Rezeptorweg verursacht wird.[123] Im selben Jahr konzentrierte sich eine Studie auf die chemische Zusammensetzung und die pharmakologischen Eigenschaften von ätherischem Öl, das aus schwarzem Pfeffer isoliert wurde, dessen Hauptbestandteil Beta-Caryophyllen ist. Es wurde festgestellt, dass es antioxidative, entzündungshemmende und antinozizeptive Eigenschaften besitzt. Cannabissorten mit hohem Beta-Caryophyllen-Gehalt, wie *Omrita RX*, können bei der Behandlung von Schmerzen im Zusammenhang mit Arthritis und Neuropathie nützlich sein.[124]

Eine Studie aus dem Jahr 2013 hat gezeigt, dass die Kombination von Phytocannabinoiden, insbesondere Cannabidiol (CBD) und Beta-Caryophyllen, die oral verabreicht werden, eine mögliche Behandlung für chronische Schmerzen darstellt.[125]

Pinen

Pinen ist ein bicyclisches Monoterpen, das Aromen von Kiefern und Tannen aufweist. In der Natur findet man zwei strukturelle Isomere von Pinen – Alpha-Pinen und Beta-Pinen. Beide sind wichtige Bestandteile von Kiefernharz. Alpha-Pinen ist das in der Natur am häufigsten vorkommende Terpenoid, das vor allem in Balsamharz, Kiefernwäldern und einigen Zitrusfrüchten sowie vielen anderen Nadelbäumen und Pflanzen, die nicht zu den Nadelgewächsen gehören, vorkommt. Die beiden Isomere bilden den Hauptbestandteil von Holzterpentin. Pinen ist ein Hauptmonoterpen, das sowohl für Pflanzen als auch für Tiere physiologisch wichtig ist und dazu neigt, mit anderen Chemikalien zu reagieren und andere Terpene, wie Limonen und andere Verbindungen, zu bilden.[126]

Pinen wird als lokales Antiseptikum und entzündungshemmendes Mittel eingesetzt.[127] Es wird außerdem als Bronchodilatator angesehen.[128] Der Rauch von pinenreichen Pflanzen vermittelt das Gefühl, mehr Luft einzusaugen, was zu Hyperventilation oder manchmal zu Husten führen kann.[129] Alpha-Pinen ist eine natürliche Verbindung, die aus Kiefernnadelöl isoliert werden kann und krebshemmende Eigenschaften aufweist.[130] In der Traditionellen Chinesischen Medizin wurde es als Anti-Krebsmittel eingesetzt. THC-Effekte können in Kombination mit Pinen vermindert werden.[131]

Pinen überwindet leicht die Hirnschranke, um die Zerstörung von Molekülen zu verhindern, die für die Übertragung von Informationen verantwortlich sind, was zu einer Verbesserung des Gedächtnisses führt. Rosmarin und

Salbei gelten in der traditionellen Medizin seit Jahrtausenden als wohltuend, was zum Teil auf das Vorhandensein von Pinen in ihrem Aufbau zurückzuführen ist. Pinen wirkt den Auswirkungen von THC entgegen und kann die Konzentrationsfähigkeit verbessern. Bei der Verwendung von reinem THC treten Gedächtnislücken häufiger auf als bei THC in Mischung mit Pinen.[132]

Terpineol

Die drei eng verwandten Monoterpenoide Alpha-Terpineol, Terpinen-4-ol und 4-Terpineol haben Aromen, die mit Flieder und Blumenblüten vergleichbar sind. Sie sind häufig in Cannabissorten mit hohem Pinen-Gehalt zu finden, sodass die Terpineol-Düfte von stark duftenden Terpenen oft überdeckt werden. Alpha-Terpineol ist bekannt für seine beruhigende, entspannende Wirkung und weist antibiotische, antioxidative Eigenschaften und Anti-Malaria-Eigenschaften auf. Es hat auch antitumorale, entzündungshemmende, anxiolytische und beruhigende Eigenschaften.[133]

Linalool

Cannabissorten mit einem hohem Gehalt des nicht zyklischen Monoterpenoid Linalool haben eine beruhigende und entspannende Wirkung. Linalool besitzt florale und lavendelfarbene Untertöne und wird seit Jahrhunderten als Schlafmittel verwendet. Es kann die Angst verringern, die reines THC hervorrufen kann, warum es bei der Behandlung von Psychosen und Ängsten hilfreich ist.[134]

Eine Studie hat gezeigt, dass Linalool durch Zigarettenrauch hervorgerufene Lungenentzündungen signifikant reduzieren kann. Es kann die Karzinogenese blockieren, die durch Benzo[a]anthracen, einem Bestandteil des bei der Verbrennung von Tabak erzeugten Teers, verstärkt wird.[135]

Linalool aktiviert die Immunzellen über spezifische Rezeptoren und/oder Signalwege und kann im Allgemeinen das Immunsystem stärken. Untersuchungen haben gezeigt, dass die entzündungshemmende Wirkung von Linalool zur Verlangsamung und Umkehrung der Alzheimer-Krankheit beitragen kann.[136]

Die *United States Environmental Protection Agency* (Umweltschutzbehörde) hat seine Verwendung als Pestizid, Aromastoff und Duftstoff zugelassen. Die Dämpfe von Linalool scheinen ein wirksames Insektizid zur Abwehr von Fruchtfliegen, Flöhen und Kakerlaken zu sein.[137]

Delta-3-Caren (Δ^3-Caren)

Das bicyclische Monoterpen Delta-3-Caren hat einen süßen, stechenden Geruch. In höheren Konzentrationen kann es ein Beruhigungsmittel für das zentrale Nervensystem sein. Es hat außerdem entzündungshemmende Eigenschaften. Dieses Terpen, das in vielen nützlichen ätherischen Ölen wie Zypressenöl, Wacholderbeerenöl und Tannennadeln enthalten ist, wird verwendet, um die überschüssigen Flüssigkeiten des Körpers wie Tränen, Schleim und Schweiß auszutrocknen. Obwohl es ungiftig ist, kann es beim Einatmen zu Reizungen führen. Hohe Konzentrationen in einigen Sorten können beim Rauchen von Cannabis teilweise Symptome von Husten, Juckreiz im Hals und Augenreizungen verursachen. Delta-3-Caren findet sich in Kiefernextrakt, Paprika, Basilikumöl, Grapefruit- und Orangensaft sowie Zitrusschalenölen aus Früchten wie Zitronen, Limetten, Mandarinen, Tangerinen, Orangen und Kumquats. Delta-3-Caren ist ein Hauptbestandteil von Terpentin.[138]

Terpinolen

Terpinolen, ein weitverbreitetes Terpen aus Salbei und Rosmarin, ist in Montery-Zypressen-Öl enthalten. Es wird hauptsächlich in den Vereinigten Staaten in Seifen und Parfüms verwendet und ist auch ein bekanntes Insektenschutzmittel. Terpinolen hat ein Kiefernaroma und eine Note von Kräutern und Pflanzen sowie den süßen Geschmack von Zitrusfrüchten wie Orangen und Zitronen.[139]

2. Biologie und Chemie von Cannabis und CBD

Eine Studie über Terpinolen ergab, dass es Angst lindern und als Schlafmittel wirken kann.[140] Eine weitere Studie zeigte, dass es die Proteinexpression von AKT1 in K562-Zellen signifikant reduziert und die Zellproliferation hemmt, die an einer Vielzahl von Krebserkrankungen beteiligt ist.[141]

Phellandren

Mit Pfefferminzduft und einem leichten Hauch von Zitrusfrüchten ist Phellandren vielleicht das in einem Labor am einfachsten zu identifizierende Terpen. Pfeffer- und Dillöl bestehen fast ausschließlich aus Phellandren, außerdem ist Phellandren der Hauptbestandteil in Ingweröl. Phellandren wurde in der Traditionellen Chinesischen Medizin zur Behandlung von Verdauungsstörungen verwendet und ist eine der wichtigsten Verbindungen im Kurkumablattöl, das zur Vorbeugung und Behandlung von systemischen Pilzinfektionen eingesetzt wird.[142]

Humulen

Humulen, ein Sesquiterpen, kommt in *Cannabis-sativa*-Sorten, Vietnamesischem Koriander und Hopfen vor und verleiht Bier sein ausgeprägtes Hopfenaroma. Humulen gilt als Anti-Tumor-Mittel, ist antibakteriell, entzündungshemmend und anorektisch (Appetitzügler). Humulen wird häufig mit Beta-Caryophyllen vermischt und so seit Generationen in der chinesischen Medizin verwendet, wo es ein wichtiges Mittel gegen Entzündungen ist.[143]

Nerolidol

Nerolidol ist in Ingwer und Citronella enthalten und hat ein holziges und frisches Rindenaroma. Es hat antimykotische Eigenschaften, wirkt gegen Malaria und beruhigt.[144]

Alpha-Bisabolol

Alpha-Bisabolol kommt in der Kamille vor und wird seit Langem in der Kosmetikindustrie eingesetzt. Es hat ein blumiges Aroma. Zu den medizinischen Anwendungen gehört die Heilung von Wunden, und es kann als Desodorierungsmittel verwendet werden. Alpha-Bisabolol hat sich bei der Behandlung verschiedener Arten von Entzündungen als wirksam erwiesen. Es ist außerdem schmerzstillend, antimikrobiell, antioxidativ, antibakteriell und reizhemmend.

β-Elemen

β-Elemen hat ein mittelstarkes, süßes Aroma. Die konzentrierte Form von β-Elemen wird aus der Zitwerwurzel, einer Art Ingwer, isoliert. Es ist ein flüchtiges Terpen, das in Pflanzen wie Sellerie und Minze und in einer Vielzahl von Heilpflanzen vorkommt. Es hat eine starke antiproliferative und krebshemmende Wirkung gegen ein breites Spektrum von Tumoren.

α-Eudesmol

α-Eudesmol hat einen süßen, holzigen Geruch. Es hat sich gezeigt, dass es vor Hirnverletzungen nach fokaler Ischämie bei Ratten schützt. In letzter Zeit wurden Anzeichen dafür gefunden, dass α-Eudesmol für die Behandlung von Migräne nützlich sein kann.

Valencen

Valencen ist ein Sesquiterpen, das seinen Namen von der Frucht erhält, in der es am häufigsten vorkommt: Valencia-Orangen. Seine zitrusartigen, süßen Düfte und Aromen können an Orangen, Grapefruits, Mandarinen und gelegentlich an frische Kräuter oder frisch geschnittenes Holz erinnern. Das duftende Terpen ist für die bekannten Zitrusaromen verantwortlich, die häufig in einer Vielzahl von Cannabissorten vorkommen. Es ist entzündungshemmend, pilzhemmend und insektenabweisend.

Ein umfassender Ansatz – Therapie mit der ganzen Pflanze

In Anbetracht der Tatsache, dass sich dieses Kapitel auf die Vielfalt der in Cannabis vorkommenden Phytocannabinoide und Terpene konzentriert, sei daran erinnert, dass die Verwendung der gesamten Pflanze oder der aus der gesamten Pflanze gewonnenen Produkte die stärksten und wirkungsvollsten Ergebnisse bringt.[145] Die Summe aller Komponenten, die zusammenwirken, ist größer als die Teile – der zuvor genannte synergistische Entourage-Effekt. Verwenden Sie die bereitgestellten Informationen, um herauszufinden, welche Verbindungen (Phytocannabinoide und Terpene) für Sie am ehesten von Nutzen sind. Suchen Sie dann nach den Sorten und pflanzlichen Medikamenten, die eine große Menge der gewünschten Verbindungen enthalten. Ein weiterer zu berücksichtigender Aspekt ist das CBD:THC-Verhältnis für den optimalen Nutzen. CBD wurde als der feminine Aspekt von Cannabis und THC als der maskuline Aspekt bezeichnet. Während THC direkt an den Endocannabinoid-Rezeptoren wirkt, gleicht CBD dieses System indirekt aus, indem es die körpereigenen Neurochemikalien länger wirken lässt. Obwohl beide wichtig sind, arbeiten sie besser, wenn sie zusammenwirken. Das Auffinden des idealen Verhältnisses für eine bestimmte Erkrankung ist ein wichtiger Bestandteil dieses umfassenden Ansatzes zur Cannabinoid-Therapie.

3. Verabreichung der Medikamente

Der Einsatz von CBD-dominanter Medizin ist in vielerlei Hinsicht einfacher als die Verwendung von Cannabis mit einem höheren THC-Gehalt. Der Effekt ist tendenziell körperzentrierter und nicht bewusstseinsverändernd – was manchmal als »Body High« bezeichnet wird. Der Körper fühlt sich entspannter an, die Stimmung kann sich verbessern und der Geist ruhiger werden. Die meisten Menschen sind in der Lage, zu arbeiten, Auto zu fahren und ihrem gewohnten Alltag nachzugehen, wenn die Nebenwirkung des »Stonedseins« nicht vorhanden ist. Ein kleiner Prozentsatz der CBD-Konsumenten, die sehr empfindlich auf THC reagieren, kann mentale und emotionale Auswirkungen bemerken, die normalerweise mit Cannabis mit höherem THC-Gehalt in Verbindung gebracht werden. Aus diesem Grund sollten Erstnutzer Autos oder Maschinen erst dann bedienen, wenn sie mit den Auswirkungen und der eigenen Reaktion darauf vertraut sind.

Ein seit Langem bestehendes Problem bei der medizinischen Anwendung von THC ist, dass eine Person Entspannung und Stressabbau empfinden kann, während eine andere sich überreizt und ängstlich fühlt und wiederum eine andere energiegeladen und wach. Es gibt viele Faktoren, welche die Wirkung beeinflussen, einschließlich der Menge, der Sorte und der Form des Cannabis sowie der jeweiligen Biochemie, der Ernährung, der Vorgeschichte, des emotionalen Zustands und des Erfahrungsniveaus des Benutzers.

Einnahmeformen: schlucken, einatmen, äußerlich anwenden?

Die wachsende Popularität von CBD hat zu einer evolutionären Wiederbelebung des Cannabiskonsums als Medizin geführt. Sie hat einem breiten Spektrum von Patienten und Medizinern die Tür geöffnet, die bisher Cannabis nicht als Teil des modernen Arzneibuchs betrachtet haben. Das allgemein bekanntere THC hat auch einen wichtigen Status als Arzneimittel, aber die Natur von CBD als nicht psychoaktive Verbindung ermöglicht einen besseren Zugang zu den Vorteilen der starken medizinischen Eigenschaften der Pflanze, ohne sich um mögliche Beeinträchtigungen sorgen zu müssen.

Im Gegensatz zu pharmazeutischen Arzneimitteln, die in bestimmten Dosen verabreicht werden, ist die Cannabinoid-Medizin stark individualisiert. Es gibt keine erforschten Standards für die Wirksamkeit, das Verabreichungssystem oder die Dosierung, auf die sich Ärzte konsequent verlassen können. Bei Cannabis kann die Dosierung so einzigartig sein wie der Patient, und es gibt viele Möglichkeiten, das Medikament in den Körper des Patienten zu bringen, um die gesundheitlichen Vorteile von CBD zu nutzen. Cannabis kann geraucht, mittels eines Verdampfers inhaliert werden, in festen Lebensmitteln gegessen, flüssig als Tinktur eingenommen oder auf der Haut eingerieben werden. Die Möglichkeiten, die gesundheitlichen Vorteile von CBD und anderen Cannabinoiden zu nutzen, sind zahlreich, und täglich tauchen neue Technologien und Innovationen auf.

		Einsetzen der Wirkung	Wirkungsdauer	Bioverfügbarkeit
	INHALATION Rauchen oder Inhalation mittels Verdampfer, Medikamente gelangen direkt aus der Lunge in die Blutbahn.	sofort	2 – 4 Stunden	10 – 35 %
	SCHLUCKEN Bei oraler Anwendung ist die Resorption langsam und unregelmäßig und führt in der Regel nach 60 – 120 Minuten zu maximalen Plasmakonzentrationen.	30 Minuten – 2 Stunden oder länger	6 – 8 Stunden	8 – 15 %

		Einsetzen der Wirkung	Wirkungsdauer	Bioverfügbarkeit
👅	ORAL/MUKOSAL Tinkturen, im Mund gelöste Lutschtabletten (nicht verschluckte). Das Medikament gelangt über die Schleimhäute in den Blutkreislauf.	15 – 60 Minuten	4 – 6 Stunden	6 – 20 %
✋	TOPISCH Zur lokalen Linderung auf die Haut aufgetragen, meist in einer Salbe oder einem Balsam. Nur lokale Effekte. Das Medikament gelangt nicht in den Blutkreislauf.	15 Minuten (nicht psychoaktiv)	2 – 4 Stunden	nicht bekannt
🩹	TRANSDERMAL Pflaster oder Gel, das dazu bestimmt ist, durch die Haut und in den Blutkreislauf aufgenommen zu werden.	15 Minuten (möglicherweise psychoaktiv)	12 Stunden (Pflaster) 4 Stunden (Gel)	100 %

Obwohl die klassischen »Haschkekse« noch nicht der Vergangenheit angehören, sind die Möglichkeiten mittlerweile raffinierter und vielfältiger geworden und reichen von rohem Verzehr bis zu Feinschmecker-Versionen. Mit dem Ende des Verbots in den USA werden sich die Schleusen regelrecht öffnen, sodass eine enorme Auswahl an Produkten entstehen wird.

Diese Fülle von Möglichkeiten kann spannend und anregend, aber auch verwirrend und beängstigend sein, besonders für neue Konsumenten. Nur wenn Sie sich gründlich informieren, erhalten Sie ein gutes Verständnis für Ihre Optionen und können die richtige Form und Dosis der CBD-Medizin für sich selbst auswählen. Die individuellen Reaktionen auf die CBD-Medizin können von Person zu Person sehr unterschiedlich sein. Die Auswirkungen können je nach Belastung, Dosis, Wirkstärke, Art der Einnahme, Tageszeit, behandelter Erkrankung, wie viel und wann man etwas gegessen hat und der gewünschten Wirkung (zum Beispiel Aufwachen oder Einschlafen) variieren. Bevor Sie mit der Anwendung von CBD beginnen, wenden Sie sich bitte an Ihren Arzt. Um eine sichere Anwendung zu gewähren und den optimalen medizinischen Nutzen zu erzielen, achten Sie gut auf Ihren Körper und Ihre eigene Reaktion, nutzen Sie Ihre Intuition, experimentieren Sie mit verschiedenen Methoden und denken Sie immer an dieses weise, alte Sprichwort: »Sobald man einmal Cannabis eingenommen hat, kann man immer mehr nehmen, aber man kann nicht weniger nehmen.« Wir empfehlen Ihnen dringend, detaillierte Aufzeichnungen über Ihren Cannabiskonsum zu führen und dabei alle oben aufgeführten Parameter zu berücksichtigen, die zur Folge haben, wie sich jede einzelne Anwendung speziell auf Sie auswirkt.

Orale Einnahme von CBD-Produkten

Tinkturen

Tinkturen gibt es bereits seit Jahrtausenden. Eine Tinktur wird hergestellt, indem der Aufguss einer Pflanze in einer flüssigen Basis – häufig Alkohol – stattfindet, in der die Pflanze tagelang, wochenlang oder manchmal monatelang eingeweicht und gebraut wird. Tinkturen werden auf der ganzen Welt eingesetzt, um eine breite Palette von pflanzlichen Arzneimitteln zu verabreichen. Sie sind einfach zu verwenden, langlebig und man kann genaue Dosismessungen durchführen. Tinktu-

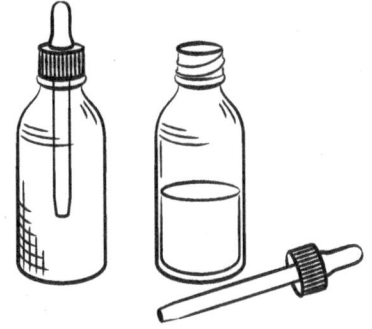

Abb. 11 [MELNYK] © 123RF.COM

ren sind konzentrierte Flüssigkeiten, die normalerweise in kleinen Glasflaschen, üblicherweise in Mengen von 10 ml, 30 ml, 50 ml oder 100 ml, mit einem Tropfenzähler zur Messung einer bestimmten Anzahl von Tropfen erhältlich sind.

Ein Standard-Tinkturtropfer erleichtert die gleichmäßige und genaue Dosierung. Tinkturen sind für Mikro- und Standarddosisbereiche geeignet, bei Alkoholtinkturen entsprechen 25–30 Tropfen einem Milliliter (1 ml). Ein weiterer Wert, die Sie kennen müssen, ist die Wirksamkeit der Flüssigkeit, die normalerweise auf dem Etikett in Milligramm (CBD) pro Milliliter Flüssigkeit (mg/ml) angegeben ist. Die Wirksamkeit für CBD liegt am häufigsten im Bereich von 10–20 mg/ml, kann aber bis zu 50 mg/ml betragen. Lesen Sie daher immer das Etikett und berechnen Sie die Dosierung sorgfältig.

Wenn Sie wissen, wie viele Tropfen Sie einnehmen müssen, können Sie den Zählvorgang verkürzen, indem Sie messen, wie viele Tropfen in einem Viertel, einer Hälfte und drei Viertel einer Pipette enthalten sind. Dann können Sie den Flüssigkeitsstand im Tropfenzähler als gute Schätzung verwenden, anstatt Tropfen zu zählen.

Tinkturen können auf viele Arten eingenommen werden, darunter:

1. orale Anwendung (auf den Zungenrücken spritzen und schlucken),
2. sublingual (unter die Zunge geben und langsam einziehen lassen, den Rest schlucken),
3. in Lebensmitteln oder Flüssigkeiten,
4. als Kapseln.

Der Geschmack ist mit anderen starken Heilkräutern vergleichbar, die oft als bitter und scharf beschrieben werden. Tinkturen, die reinen Alkohol (95-prozentigen) verwenden, können schwer verträglich sein. Es wird nicht empfohlen, starke Alkoholmischungen direkt auf oder unter die Zunge zu geben, da der Alkohol die Membranen verbrennen kann. Wenn die Tinktur geschmacklich verdünnt wurde, ist sie eventuell dazu geeignet, direkt auf die Zunge getropft zu werden. Bei CBD-Tinkturen auf Alkoholbasis wird empfohlen, die Tinkturen mit ungefähr 30 ml Saft zu verdünnen, der bitter oder sauer ist, wie beispielsweise Preiselbeere, Grapefruit, Zitrone, Ingwer oder Orange. Eine weitere Möglichkeit besteht darin, sie vor dem Trinken einige Minuten lang in heißem Wasser oder Tee ziehen zu lassen (so kann eine kleine Menge, aber nicht der gesamte Alkohol, verdunsten). Viele Menschen verwenden normales Wasser zur Verdünnung, was auch gut funktioniert. Allerdings bleibt dabei oft ein unangenehmer Geschmack im Mund zurück. In diesem Fall können Sie mit zusätzlichem Wasser oder Saft nachspülen. Sie können die Tinktur auch mit festen Lebensmitteln wie Apfelmus, Brot, Joghurt, Pudding oder Suppe mischen.

Eine orale Dosierung benötigt normalerweise 30 bis 60 Minuten, um wirksam zu werden. Einmal verdaut, hält die Wirkung sechs bis acht Stunden lang an. Angesichts dieses Timings werden Tinkturen oft dreimal täglich im Abstand von sieben bis acht Stunden angewendet. Bei schweren Erkrankungen nehmen einige Menschen sie sechsmal täglich ein. Die Dosierung des Medikaments sollte gerade stark genug sein, um es im Hintergrund zu spüren, nicht aber, dass es in den Mittelpunkt Ihres Bewusstseins rückt. Tinkturen auf Alkoholbasis werden schneller in die Blutbahn aufgenommen als Infusionen auf Ölbasis. Wie bei jeder Einnahme ist die Wirkung auf leeren Magen schneller und stärker. Tinkturen auf Alkoholbasis sind bis zu fünf Jahre haltbar.

Öl-Infusionen

Öl-Infusionen (auch als Tinkturen auf Ölbasis bezeichnet) werden immer beliebter – denn weil CBD lipophil (in Fett löslich) ist, lässt es sich leicht in Öl infundieren. Öl-Infusionen können mit flüssigem Kokosöl, Olivenöl, Hanföl, Sonnenblumenöl oder jedem anderen Speiseöl hergestellt werden. Öl-Tinkturen werden am besten direkt unter oder auf die Zunge gegeben, da die Mundschleimhaut einen Teil der Tinktur absorbiert, bevor diese in den Magen gelangt (wo die Magensäure beginnt, sie zu zersetzen). Wenn Sie Tropfen zählen, kann es einfacher sein, sie zuerst auf einen Löffel zu tropfen. Die Dosierung und Anwendung ist mit einigen Unterschieden ähnlich wie bei Alkohol-Tinkturen. Die Ölabsorption braucht etwas länger, um wirksam zu werden, etwa 40 bis 75 Minuten, aber die Dauer ist gleich lang wie bei Alkohol-Tinkturen, etwa sechs bis acht Stunden. Wenn Sie feststellen, dass Ihre Dosis nach kurzer Zeit nachlässt, können Sie die Dosierung leicht erhöhen. Sie können die Häufigkeit auch auf drei- oder viermal täglich anheben, manche Konsumenten ziehen es sogar vor, sie bis zu sechs Mal am Tag zu nehmen.

> Die Dosierung wird in der Regel in Milligramm (mg) empfohlen. Um herauszufinden, wie viele Milligramm CBD oder THC Sie einnehmen, multiplizieren Sie das Volumen (in ml) mit der Potenz (mg pro ml). Das Ergebnis ist die Milligramm-Höhe.
>
> Volumen (in ml) × Wirksamkeit (in mg/ml) = Dosis (in mg)
>
> Sie können das Volumen (Anzahl der Tropfen, die Sie in Millilitern einnehmen) auch ermitteln, indem Sie die empfohlene Dosis (in mg) durch die Wirkstärke (mg/ml) teilen. Teilen Sie dann die erhaltenen Milliliter durch 0,85, um die Anzahl der Tropfen zu erhalten.
>
> Die Berechnung einer Öl-Infusionsdosis erfolgt wie oben beschrieben; bei Öl-Infusionen gilt jedoch: 20 Tropfen = 1 ml. Eine Infusion mit der Bezeichnung »17,0 mg CBD pro ml« bedeutet beispielsweise, dass jeder Milliliter (20 Tropfen) 17 mg CBD oder 0,85 mg CBD pro Tropfen enthält. Wenn Sie also 5 mg CBD als Dosis einnehmen wollen, teilen Sie 5 durch 0,85, um die Anzahl der Tropfen zu erhalten, die Sie einnehmen sollen, das ergibt in diesem Fall 5,88 oder aufgerundet 6 Tropfen.

Die meisten Speiseöle haben eine begrenzte Haltbarkeit und sollten am besten innerhalb eines Jahres konsumiert werden. Wenn Sie Infusionen auf Ölbasis im Kühlschrank aufbewahren, halten sich diese länger, obwohl sie bei kühlen Temperaturen fest werden können.

Obwohl die meisten Menschen CBD-Öle direkt unter oder auf die Zunge geben, können sie auch mit Lebensmitteln gemischt werden. Sie eignen sich gut für dicke Flüssigkeiten wie Mixgetränke, Suppen, Erdnuss- oder Mandelbutter, Honig, Apfelmus oder Joghurt. Öl lässt sich nicht gut mit Wasser oder Säften mischen. Öltinkturen können auch topisch angewendet werden, zum Beispiel bei Hautausschlägen, Muskelkater oder sogar offenen Wunden.

Glyzerin-Tinkturen

Pflanzliches Glyzerin, auch Glycerin oder Glycerol genannt, ist eine klare, sirupartige, geruchlose Flüssigkeit, die aus pflanzlichen Lipiden hergestellt wird. Es wird durch ein Extraktionsverfahren namens Hydrolyse hergestellt. Der Prozess beinhaltet die Verwendung von Druck, Temperatur und Wasser. Pflanzliches Glycerin findet weltweit viele Anwendungen, darunter in Lebensmitteln, Kosmetika und alkoholfreien pflanzlichen Tinkturen, einschließlich Cannabis-Tinkturen. Da Cannabis fettlöslich ist, ist Glycerin gut geeignet, um eine botanische Infusion herzustellen.

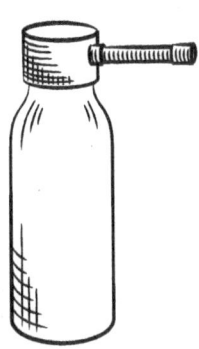

Abb. 12 [SEAMARTINI] © 123RF.COM

Verschiedene Cannabis-Tinkturen sind auf Glycerinbasis erhältlich – eine echte Option für diejenigen, die gegenüber alkoholbasierten Tinkturen intolerant sind. Diese Form ist leicht oral einzunehmen, entweder direkt oder gemischt mit Speisen oder Getränken. Bei sublingualer Anwendung sind diese Tinkturen schnell wirkend, unauffällig und leicht zu verzehren.[146]

Es ist erwähnenswert, dass nicht alle pflanzlichen Glycerine auf die gleiche Art hergestellt werden. Schlechtes pflanzliches Glycerin kann aus gentechnisch verändertem Mais und Soja oder den Nebenprodukten der industriellen Verarbeitung von Biokraftstoffen hergestellt werden. Wählen Sie daher möglichst biologisches Glycerin.

Sublinguale Einnahme

Sublinguale Produkte wirken in 30 Sekunden bis zwei Minuten und halten ungefähr so lange wie andere eingenommene Produkte, etwa sechs bis acht Stunden. Unter der Zunge und im Mund liegen viele winzige Blutgefäße, die Cannabinoide in den Blutkreislauf aufnehmen können, bevor diese geschluckt werden. Häufige Beispiele für diese Art von Medikamenten sind Tinkturen, Infusionen, auflösbare Streifen, oromukosale Sprays oder medizinische Lutschtabletten. Die sublinguale Verabreichung ist nicht nur eine praktische Möglichkeit der Medikation, sondern die Einnahme über die Mundschleimhaut sorgt auch direkt für eine schnelle und effektive Aufnahme. Im Vergleich zu anderen Darreichungsformen ist die Aufnahme über Blutgefäße und Mikrokapillaren im Mund eine der besten Möglichkeiten, die Bioverfügbarkeit von Cannabinoiden zu erhöhen. Dieser sogenannte First-Pass der Medikation verhindert, dass das Medikament den Verdauungstrakt und die Leber passieren muss, wo es abgebaut werden würde und somit für die Blutbahn deutlich weniger zugänglich wäre. Wann immer Sie ein Medikament oral einnehmen – also durch Schlucken von Pillen oder durch Essen – wird ein kleiner Teil dieses Medikaments in der Leber verstoffwechselt, bevor es überhaupt die systemische Zirkulation (Aufnahme in den Blutkreislauf) erreicht, wodurch die allgemeine Bioverfügbarkeit des Medikaments verringert wird.

Darüber hinaus bietet die sublinguale Verabreichung schnelle Effekte, die dem Rauchen oder Verdampfen ähneln, ohne die Lunge der Hitze, dem Teer oder anderen Nebenprodukten auszusetzen. Der Geruch wird vermieden, außerdem bleiben der rauchige Geschmack, der trockene Mund und andere Probleme wie Halsentzündung und Husten während der Anwendung aus.

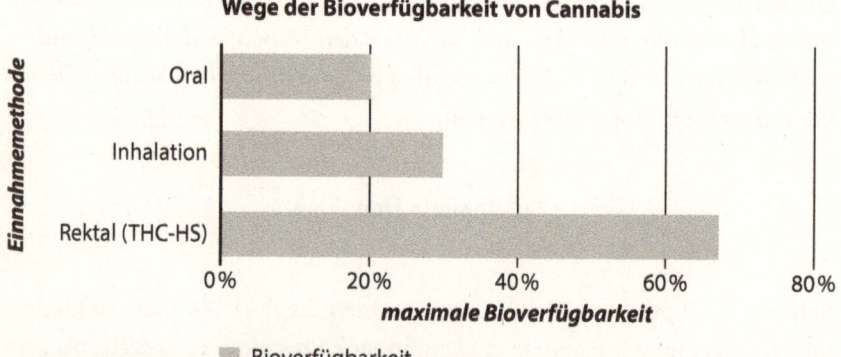

Abb. 13 Wege der Bioverfügbarkeit von Cannabis

Kapseln

Cannabiskapseln sind eine praktische und zuverlässige Form von medizinischem Cannabis. Konzentrierte Öle, Pulver und andere Konzentrate sind entweder in einem weichen Gel oder einer gehärteten Hülle enthalten, die im Allgemeinen aus Gelatine, pflanzlicher Stärke oder Cellulose hergestellt wird. Die vorgemessene Dosierung verhindert Verwechslungen oder ungenaue Dosierungen. Die Patienten wissen genau, was sie bekommen. Im Allgemeinen kann es bei Kapseln 30 bis 90 Minuten dauern, bis diese eine Wirkung zeigen, und sie sind sechs bis acht Stunden lang wirksam. Sie können zwei- bis dreimal täglich eingenommen werden, um eine kontinuierliche Medikamentenwirkung zu erzielen. Kapseln bieten eine langfristige Wirksamkeit, insbesondere bei längerfristigen Behandlungen, bei denen ein gleichbleibender CBD-Spiegel im Körper gewährleistet sein muss. Obwohl die meisten Menschen Kapseln gut vertragen, hat ein kleiner Prozentsatz Schwierigkeiten, die Kapseln oder das pflanzliche Rohmaterial zu verdauen. Dies ist also ein weiterer Bereich für Selbstversuche.

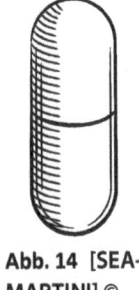

Abb. 14 [SEAMARTINI] © 123RF.COM

Edibles (essbare Produkte)

Die Verabreichung von Medikamenten über Lebensmittel und Snacks kann eine wunderbare Möglichkeit sein, die Vorteile von CBD zu nutzen. Lebensmittel sind eine schnell wachsende Kategorie in der aufstrebenden Cannabisindustrie. Sie sind in allen Formen, Größen und Geschmacksrichtungen erhältlich, angefangen von Makronen über Muffins, Gummibärchen bis hin zu Lutschern, vom medizinischen Studentenfutter bis zu Energieriegeln, von Schokolade bis zu scharfer Sauce – um nur einige der süßen und herzhaften Lebensmittel zu nennen, die in den Regalen der Apotheken stehen.

Diese Lebensmittel können aus pflanzlichen Rohstoffen, Öl-Infusionen, Butter oder jeder Art von Extrakt hergestellt werden. Da Cannabis, wie bereits erwähnt, lipophil ist, kann es in Fett gelöst und somit fast jedem vorstellbaren Lebensmittel zugesetzt werden. Einige Lebensmittel werden aus konzentrierteren Formen von Cannabis hergestellt, einschließlich Ethanol und durch CO_2-Extraktion gewonnenes Cannabis. Jede Form hat ihre eigene einzigartige Kombination und ihr eigenes Verhältnis von CBD zu anderen Inhaltsstoffen. Eine der Schwierigkeiten bei Lebensmitteln besteht darin, dass es schwierig sein kann, die Dosis abzuschätzen. Die effektive Verwendung von Lebensmitteln erfordert eine genaue Dosierung, Prüfung und Konsistenz. Da die Lebensmittel den Verdauungstrakt passieren müssen, kann es ein bis drei Stunden dauern, bis eine Wirkung spürbar ist. Oft hat das die Befürchtung zur Folge, dass es nicht funktioniert, und den Fehler, dann mehr als die ideale Dosis zu essen. Die Einnahme von zu viel CBD verursacht in der Regel keine unerwünschten Nebenwirkungen, kann jedoch vorübergehend unangenehm sein und acht Stunden oder länger anhalten. Zudem sollte man mit Lebensmitteln vorsichtig umgehen, weil diese immer schmackhafter und leckerer werdenden Produkte schnell dazu verleiten können, höhere Dosen zu sich zu nehmen als nötig oder gewünscht. Lebensmittel können auch für Kinder oder Haustiere attraktiv sein, daher sollten Sie sie außerhalb ihrer Reichweite an einem sicheren Ort aufbewahren.

Lutschtabletten

Medizinische CBD-Lutschtabletten bieten eine diskrete und einfache Methode zur Verabreichung einer oralen Dosis medikamentöser Linderung und Entspannung. Lutschtabletten (Lutschbonbons) sind orale Dosen, die eine relativ schnelle Aufnahme innerhalb von 20 bis 40 Minuten ermöglichen. Sie lösen sich in Minuten auf und sorgen für eine langsame bis mittlere Freisetzung an die Mund- und Schleimhäute, wodurch das Medikament effizient in den Blutkreislauf abgegeben wird. Überprüfen Sie die Etiketten sorgfältig. Lutschtabletten enthalten in der Regel 10 bis 20 mg CBD. Sie sind oft in zuckerfreier Ausführung oder auf Honigbasis erhältlich und können andere Kräuter (zum Beispiel Echinacea) oder Aromen enthalten, die eine beruhigende Wirkung auf den Rachen haben.

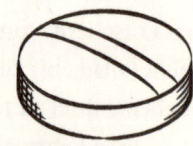

Abb. 15 [SEA-MARTINI] © 123RF.COM

Sublinguale auflösbare CBD-Streifen

Die sublingualen, sich auflösenden Streifen (ähnlich wie die Streifen für Atemfrische), die CBD-Medikamente enthalten, sind schnell wirksam. Man kann sie leicht mit sich führen, sie sind einfach zu konsumieren, und sie sind sehr diskret. Es tritt keinerlei Geruch auf, und die Streifen lösen sich sehr schnell, innerhalb weniger Minuten, auf. Sie entfalten ihre Wirkung nach 15 bis 30 Minuten, die sechs bis acht Stunden anhält. Da sie weder das Verdauungssystem noch die Leber durchlaufen, weisen sie eine hohe Bioverfügbarkeit auf. Sie sind in Mengen von 5 bis 40 mg CBD pro Streifen erhältlich, und einige Unternehmen bieten sie in verschiedenen Geschmacksrichtungen an. Das Platzieren des Streifens zwischen Wange und Zunge führt zu einem langsameren Einsetzen und einem länger anhaltenden Erlebnis.

Konzentrierte CO_2-Öle

CO_2-Öle können mit anderen Trägerölen gemischt werden, um essbare Produkte oder Kapseln herzustellen (mehr darüber, wie diese Konzentrate hergestellt werden, finden Sie auf S. 97). CO_2-Öl wird von Patienten bevorzugt, die eine Makrodosis zur Behandlung ihrer Erkrankung benötigen. Das Öl ist extrem konzentriert und hat häufig einen Cannabinoid-Gehalt von 50 bis 75 Prozent. Bei dieser Art von Konzentrat wird die Dosierung oft als »so groß wie ein Reiskorn« beschrieben. Diese Reiskorngröße entspricht etwa 50 mg CBD. Das Konzentrat kann zur einfacheren Handhabung in eine Dosierspritze gegeben werden. Dieses Öl ist sehr dick und zähflüssig; es haftet wie Teer an allem, mit dem es in Berührung kommt. Somit ermöglicht die Spritze ein einfaches Auftragen und Platzieren, ohne es zu berühren. Der Applikator verfügt in der Regel über Messlinien für eine genaue Anwendung. Da auf diese Weise leider keine kleinen (Mikro-)Dosen abgegeben werden können, ist diese Methode am besten für die Anwendung von Dosen ab 50 mg geeignet. Eine beliebte Art, dieses Medikament zu nehmen, besteht darin, die gewünschte Dosis in eine leere Kapsel zu geben, um den oralen Verzehr zu erleichtern.

Roher Cannabissaft

Lass die Nahrung deine Medizin sein und die Medizin deine Nahrung.
—HIPPOKRATES, 431 v. Chr. (gilt als Vater der westlichen Medizin).
Der Saft aus rohen Cannabisblättern (der nicht erhitzt wurde) enthält die sauren Formen des Cannabinoids. Wenn Cannabis wächst, produziert es die Säureform; CBDA ist die Vorstufe von CBD und THCA die Vorstufe von THC. Wird Cannabis in einem als Decarboxylierung bezeichneten Prozess getrocknet und erhitzt, wandelt die Wärme es von der Säureform in die typische Form von CBD und THC um. THCA ist nicht psychoaktiv, sodass man große Mengen THCA konsumieren kann, ohne »high« zu werden. CBDA und THCA haben nachweislich entzündungshemmende, antioxidative und neuroprotektive Eigenschaften. Sie stecken voller nützlicher Enzyme und Nährstoffe, in deren Genuss man kommt, wenn man sie als Nahrungsergänzungsmittel verwendet. Viele Menschen sehen darin große Vorteile; der Konsum des rohen Saftes birgt aber einige Herausforderungen, da der Saft von Cannabisblättern eine extrem kurze Haltbarkeit hat. Nachdem die Blätter durch einen Entsafter gepresst wurden, sollte der Saft innerhalb von vier bis zwölf Stunden verzehrt werden. Man kann ihn einfrieren, muss davor aber etwas Wasser hinzufügen, da der frische Saft nicht gut kristallisiert. Die andere Herausforderung besteht darin, eine gute Quelle für frische Blätter zu finden. Dr. William Courtney ist ein Befürworter von frischem Cannabissaft und empfiehlt, ihn mit anderen Säften wie Rote-Bete-Saft, grünem Saft oder Karottensaft zu mischen. Viele Menschen, die diese Methode verwenden, bauen ihre eigenen Pflanzen zum Entsaften an.

Inhalierbare Produkte

Rauchen der Blüten (Knospen)

Das Rauchen von Cannabis ist die traditionelle Art des Cannabiskonsums. Es ist eine bewährte Methode, die seit Jahrhunderten praktiziert wird. Die Inhalation hat eine sofortige Wirkung, da die aktiven Moleküle über die

Lunge in den Blutkreislauf gelangen und das Verdauungssystem umgehen. Wenn Sie Blüten kaufen möchten, suchen Sie nach Sorten mit hohem CBD-Gehalt, von denen heute viele erhältlich sind, darunter *Charlotte's Web*, *Harlequin*, *Sour Tsunami*, *Cannatonic*, *Remedy*, *Valentine X* und *AC/DC*. Informationen zu einzelnen Sorten finden Sie in Kapitel 8.

Es gibt unzählige Geräte und Apparate, mit denen man CBD-Blüten und -Konzentrate rauchen kann. Einige erfordern einen erheblichen Aufwand. Andere bieten Komfort und minimalen Aufwand. Viele der modernen Rauchstifte sind diskrete Geräte, die wie normale Stifte aussehen.

Verschiedene Rauchmethoden

Joints, Marihuana-Zigaretten: Cannabis-Zigaretten werden traditionell in dünnem Papier aus Materialien wie Hanf oder Reispapier gerollt. Dies ist die bekannteste Methode, um Cannabis zu rauchen. Das Rauchen von Cannabis kann ein sehr schneller Weg sein, um CBD zu verabreichen. Der relativ starke Geruch beim Rauchen von Cannabis ist jedoch nicht sehr diskret und bleibt gern und lange an der Kleidung und in den Haaren haften. Auch wenn der erste oder zweite Zug eines Joints relativ sauber schmeckt, intensiviert sich der Geschmack, wenn man zum Ende des Joints kommt, da das verbleibende Cannabis wie ein konzentrierender Filter wirkt, durch den der Rauch strömt.

Früher nahm man an, das Rauchen von Cannabis könne zu Krebs in der Lunge oder den oberen Atemwegen beitragen. Neuere Untersuchungen zeigen, dass dies nicht der Fall ist. Eine im *International Journal of Cancer* veröffentlichte Studie zeigt, dass Cannabis-Raucher kein höheres Risiko für Lungenkrebs haben.[147] Tatsächlich haben sie sogar oft eine deutlich geringere Lungenkrebs-Rate als Nichtraucher.

Pfeifen: Kleine Pfeifen sind ein weiteres häufig verwendetes Werkzeug zum Rauchen. Die Pfeifen sind in vielen Größen und Materialien erhältlich, von mundgeblasenem Glas über Holz und Metall bis zu Keramik und Stein. Es ist einfach, selbst eine Einwegpfeife aus solchen Materialien herzustellen, da man nur eine Kammer für das Pflanzenmaterial und einen Kanal für den Luftdurchfluss benötigt. Sogar ein Stück Alufolie kann zu einer provisorischen Pfeife verarbeitet werden. Kleine Pfeifen sind eine sehr effiziente Methode des Rauchens, da man für den einmaligen Gebrauch eine einzelne sehr kleine Blüte verwenden kann.

Wasserpfeife oder Bong: Wasserpfeifen, bekannt als Bongs oder Bubbler, sind eine weitere beliebte Möglichkeit, Cannabisblüten oder -konzentrate zu rauchen. Wasserpfeifen werden seit mindestens 2400 Jahren weltweit eingesetzt. Diese Geräte arbeiten, indem sie Rauch durch Wasser leiten und den Rauch vor dem Einatmen filtern und kühlen. Bongs werden aus vielen unterschiedlichen Materialien hergestellt, darunter Glas, Acryl, Bambus, Metalle und Keramik. Sie sind in einer Vielzahl von Formen, Größen und zu unterschiedlichen Kosten erhältlich. Einige Studien mit Tabak deuten darauf hin, dass die Wasserfiltration ein wirksames Mittel sein kann, um die mit dem Rauchen verbundenen möglichen Gesundheitsrisiken zu verringern, da durch die Filtration bekannte Giftstoffe aus den Nebenprodukten von brennendem Pflanzenmaterial herausgefiltert werden. Wenn Rauch gekühlt wird, reizt er die Atemwege und die Atmungsorgane weniger. Bongs sind relativ einfach zu bedienen und zu warten, müssen aber sauber gehalten werden, denn Wasser in einer Bong kann sehr schnell sehr schlecht riechen. Bongs werden in der Regel zu Hause aufbewahrt, da sie häufig nicht einfach zu transportieren sind.[148]

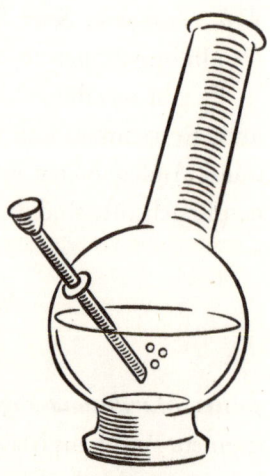

Abb. 16 [KERNELPANIC74] © 123RF.COM

Vaporisieren (Verdampfen)

Beim Verdampfen werden Cannabisblumen, -öle oder -konzentrate auf eine Temperatur unterhalb ihres Brennpunkts erhitzt, bei dem sie in Flammen aufgehen würden. Cannabinoide werden somit in die Luft abgegeben, ohne die potenziell schädlichen Nebenprodukte des Rauchs zu produzieren. Die Cannabisverdampfung reduziert schädlichen Rauch und die damit verbundenen Toxine (zum Beispiel krebserregende Kohlenwasserstoffe), die oberhalb des Brennpunkts von etwa 230 °C entstehen. Da durch Verdampfung Cannabinoide in kleinen Mengen abgegeben werden können und gleichzeitig die Aufnahme von krebserzeugendem Rauch durch den Benutzer verringert wird, wird diese Methode der Verabreichung bevorzugt; wahrscheinlich ist sie auch sicherer als die Inhalation von Rauch.[149]

In den letzten Jahren hat das Verdampfen von Cannabis an Popularität gewonnen, sowohl wegen der potenziellen gesundheitlichen Vorteile des Verdampfens gegenüber dem Rauchen als auch wegen der diskreten und praktischen Art tragbarer Verdampfer. Die Forschung und Technologie in der Verdampfer-Industrie hat viele Fortschritte gemacht. Darüber hinaus riecht der Dampf nicht so intensiv wie Marihuana-Rauch (oft riecht er überhaupt nicht) und ist daher unauffälliger. Reine Cannabiskonzentrate können bei Einnahme oder Inhalation positive therapeutische Effekte bei Patienten mit chronischer obstruktiver Lungenerkrankung hervorrufen.[150]

Der Siedepunkt von CBD liegt je nach Druck zwischen 160 und 180 °C. Der Siedepunkt von Δ9-THC beträgt 157 °C, und bei Δ8-THC liegt er zwischen 175 und 178 °C. Einige Experten gehen davon aus, dass der optimale Temperaturbereich für das Verdampfen von Cannabinoiden bei 170 °C liegt, obwohl manche Cannabinoide bereits bei niedrigeren Temperaturen zu verdampfen beginnen. Andere bevorzugen das Verdampfen bei etwa 205 °C, um sicherzustellen, dass das gesamte CBD vollständig gekocht ist. Ein Joint kann mit einer Temperatur von 1100 °C oder höher brennen. Einige Verdampfer verfügen über eine digitale Temperaturregelung, die so eingestellt werden kann, dass Cannabis bei niedrigeren Temperaturen erhitzt wird und dadurch die Geschmacksprofile der Terpene erhalten bleiben, die bei höheren Temperaturen verbrannt werden können. Ein Vorteil der höheren Temperaturen ist die Möglichkeit der Herstellung von Medikamenten, die gut für den Schlaf und gegen Schlaflosigkeit sind.

Verdampfer verwenden im Allgemeinen zwei Arten von Heizelementen:

1. Wärmeleitung: Die Wärmeleitungsheizung überträgt die Wärme durch direkten Kontakt (des Krauts oder des Öls) mit einer elektrisch beheizten Oberfläche. Es kann schwierig sein, die Temperaturen bei

Verdampfern mit einer Wärmeleitungsheizung zu regulieren, sie haben aber den Vorteil, dass sie einfach zu konstruieren sind; außerdem sind sie tragbar und batteriebetrieben. Sogenannte Vape-Pens und die meisten tragbaren Verdampfer werden durch Wärmeleitung erhitzt.
2. Konvektion: Die Konvektionserwärmung ist komplexer und leitet erwärmte Luft gleichmäßig und effizient über das Pflanzenmaterial. Das Heizelement kommt niemals in direkten Kontakt mit dem Pflanzenmaterial. Verdampfer für den Heimgebrauch und Tisch-Vaporizer verwenden diese Heizmethode, die leichter zu steuern ist und sich ideal zur Maximierung des Ergebnisses eignet.

Stift-Vaporizer und Vape-Pens: Diese digitalen elektronischen Verdampfer sind unglaublich kompakt, einfach zu bedienen und billiger als andere Arten von Verdampfern. Dass man direkt beginnen kann, ist ein gängiges Merkmal einiger Vape-Pens. Man zieht einfach Luft durch das Mundstück. Dadurch startet die Heizeinheit, und der Dampf strömt direkt vom Heizelement zum Benutzer. Andere Stiftverdampfer verfügen über eine Taste, die gedrückt werden muss, um das Gerät einzuschalten, und die Taste muss während der Inhalation kontinuierlich gedrückt werden, um das Material zu verdampfen. Stift-Vaporizer sind diskret, kompakt, praktisch und geruchlos. Sie sind in der Regel sehr klein und können leicht mit einem Stift oder Marker verwechselt werden. Sie verfügen über vorgeladene Patronen, die recht sparsam sind, oft dreihundert Inhalationen lang halten und in der Regel über einen eingebauten wiederaufladbaren Lithium-Ionen-Akku verfügen. Abhängig von der Art des verwendeten Öls (sofern keine Restgifte oder Chemikalien vorhanden), sind keine nachteiligen Auswirkungen auf die Gesundheit oder Nebenwirkungen durch das Verdampfen bekannt, mit der Ausnahme, dass man zu viel einnehmen kann, wenn man beim Inhalieren nicht vorsichtig ist.

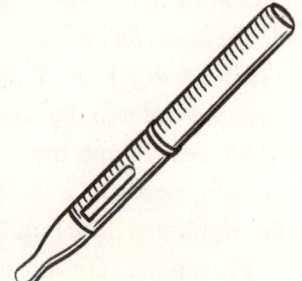

Abb. 17 [YLIVDESIGN] © 123RF.COM

Tragbare Verdampfer: Tragbare Verdampfer sind etwas größer als Vape-Pens, aber immer noch relativ klein im Vergleich zu anderen Geräten. In diese Art von Verdampfer kann man verschiedene Arten von Ölen, Konzentraten oder Blüten geben. Sie werden häufig mit Aufsätzen für unterschiedliche Pflanzenmaterialien geliefert. Hightech-Versionen verfügen über eine fortschrittliche digitale Steuerung zur Temperaturregelung.

Tisch-Vaporizer (Verdampfer für den Heimgebrauch): Diese Verdampfer sind größere stationäre Einheiten, die Strom benötigen. Sie verwenden häufig eine Konvektionsheizung, welche die Dampfqualität optimiert, da die Wärme gleichmäßig verteilt wird und nie in direkten Kontakt mit dem Pflanzenmaterial kommt.

Dabbing oder Dabben: Dabei handelt es sich um eine Form der Verdampfung mit hoch konzentrierten Cannabisformen. Die Verabreichung erfolgt über eine spezielle Art von Wasserpfeife mit einer extrem heißen Oberfläche, die das Konzentrat im Wesentlichen »blitzartig verdampft«. Dabbing ist ein neuerer Trend, der typischerweise für Konzentrate mit hohem THC-Gehalt verwendet wird, um das ultimative Freizeit-»High« zu erzielen. Man kann aber auch CBD-Konzentrate »dabben«. Wenn hohe Dosen erforderlich sind, ist es eine sehr starke und schnelle Art der Medikation.

Konzentrate

Konzentrate werden immer beliebter und sind in vielen Formen erhältlich, die mehrdeutig und verwirrend wirken können. Sie werden allgemein auch als Cannabisextrakte bezeichnet und sind viel wirksamer als Blüten. Konzentrate umfassen eine Vielzahl von Formen, die als Kief, Haschisch, Wax, Shatter, Crumble, RSO, Rosin-Hasch, Honig-Öl, Sap, Nektar und so weiter bezeichnet werden. Der Prozess der Herstellung von Konzentraten kann komplex und potenziell gefährlich sein. Es gibt eine Vielzahl von Extraktionsmethoden, von denen viele Hightech-Verfahren anwenden, um ein hoch konzentriertes Endprodukt zu erzeugen.

Extraktion auf Alkoholbasis: Ein relativ einfaches Verfahren, bei dem hochprozentiger Alkohol oder Ethanol als Lösungsmittel zur Extraktion der

Wirkstoffe in der Pflanze verwendet wird. Alkohol wird in Pflanzenmaterial eingemischt und mehrere Wochen an einem dunklen, kühlen Ort gelagert, das Pflanzenmaterial dann herausgesiebt, entsorgt und der Alkohol zur Herstellung von Tinkturen verwendet. Die Tinkturlösung unterzieht man dann einer Niederdruckverdampfung, und das resultierende Produkt ist reines Cannabisöl. Da mit dieser Methode Chlorophyll nicht entfernt wird, hat das fertige Öl eine dunkelgrüne Farbe.

RSO (Rick-Simpson-Öl): Diese Konzentrationsmethode war eine der ersten und wurde durch das Internet populär gemacht. Sie ähnelt der Alkoholextraktion, bei der ein Lösungsmittel verwendet wird, das dann verdampft. Als Rick Simpson jedoch mit der Herstellung seines Öls begann, verwendete er einige sehr giftige Lösungsmittel, darunter Naphtha, ein Erdöldestillat. Man kann bei dieser Methode viele verschiedene Lösungsmittel wie Hexan, Pentan oder Butan verwenden. Herr Simpson behauptete, dass sein Prozess diese giftigen Substanzen vollständig entfernen würde, was aber sehr schwierig ist, besonders ohne erfahrene Chemiker, die den Prozess leiten. Wir empfehlen, keine Produkte zu verwenden, die toxische Rückstände aus der chemischen Verarbeitung enthalten könnten. Wenn Sie sich nicht ganz sicher sind, wie das Produkt hergestellt wurde, vermeiden Sie bitte die Anwendung.

Überkritische Fluidextraktion: Bei diesem Verfahren wird eine ausgeklügelte Maschine eingesetzt, die eine Komponente unter Verwendung von Kohlendioxid von der anderen trennt und einen »überkritischen« flüssigen Zustand erzeugt. Dieser Extraktionsprozess ist ungiftig und hat sich zum Standard für sichere, saubere Cannabiskonzentrate entwickelt. Das Verfahren nutzt die ungewöhnlichen Eigenschaften von Gasen, die über ihren »überkritischen Punkt« hinaus komprimiert wurden. Kohlendioxid (CO_2) ist hierbei das am häufigsten verwendete Gas, da sein kritischer Punkt bei etwa 32 °C erreicht werden kann, was kühl genug ist, um empfindliche Terpene und Cannabinoide nicht zu deaktivieren.

Butan (BHO): Butan-Haschöl, allgemein als BHO bezeichnet, ist ein Cannabiskonzentrat, das unter Verwendung von Butan als Lösungsmittel zur Entfernung von Cannabinoiden hergestellt wird. Viele Konzentrate fallen in diese Kategorie, einschließlich Wax, Shatter, Crumble, Honig-Öl und andere. n-Butan ist leicht entzündlich und kann giftige Rückstände im Endprodukt hinterlassen. BHO kann daher extrem gefährlich sein. Leider ist es sehr beliebt geworden, weil es billig und leicht verfügbar ist. Wir empfehlen, nichts einzunehmen, das möglicherweise Butanrückstände aufweisen könnte. Die meisten Wax-Produkte werden aus Butan hergestellt.

> **VORSICHT BEIM KAUF VON CBD-ÖL AUS INDUSTRIEHANF**
> Aus Industriehanf gewonnenes CBD-Öl ist eine dicke, teerartige Substanz, die oft mit einer Verbindung wie Propylenglykol verdünnt werden muss. Propylenglykol ist ein weitverbreitetes Additiv, das in CBD-Vape-Patronen enthalten ist. Beim Erhitzen und Einatmen kann es sich in Formaldehyd, ein bekanntes Karzinogen, umwandeln.[151]

Verschiedene Konzentrat-Arten

Kief: Dies ist das am wenigsten komplizierte Konzentrat und rein natürlich. Bei Kief handelt es sich um eine Ansammlung von Trichomen, deren kristalline Strukturen die Außenfläche der getrockneten Blüten bedecken. Es kann mithilfe von Filtersieben aufgefangen werden und sieht aus wie ein feines Pulver.

Haschisch: Haschisch wird seit Jahrhunderten auf der ganzen Welt aus Cannabispflanzen hergestellt. In den Vereinigten Staaten ist die Herstellung von Bubble-Hasch mithilfe von Eiswasser die gebräuchlichste Methode zur Erzeugung von Haschisch ohne Lösungsmittel. Die Trichome der Pflanze werden gefroren, unter Verwendung verschiedener Filterschichten isoliert, getrocknet und gepresst. Es gibt viele andere Methoden, darunter das Reiben der weiblichen Blüten, wobei ein schwarzer Teer auf den Händen und Fingern zurückbleibt, der dann mit einem Messer abgekratzt und zu Kugeln aufgerollt wird.

Rosin: Rosin ist ein Pflanzenharz-Trichom, das durch Zugabe von hohem Druck und Hitze zu getrocknetem Pflanzenmaterial gewonnen wird. Man kann dazu eine industrielle Heizpresse oder für kleine Mengen sogar einen Haartrockner verwenden. Es ist eine relativ einfache Technik mit einem lösungsmittelfreien, hochwertigen Endprodukt.

CO_2-Öl: Dieses Öl wird in einem überkritischen Extraktionsverfahren hergestellt. CO_2-Gas ist unter hohem Druck und niedriger Temperatur eine Flüssigkeit, die als Lösungsmittel zur Extraktion des Cannabisöls verwendet wird. Diese Methode erfordert sehr teure Maschinen und ist das gängigste Verfahren des kommerziellen Betriebs. Patienten mit medizinischen Beschwerden bevorzugen das Öl, da es die reinste und gesündeste Extraktionsmethode ist. Normalerweise werden die nach dem Konzentrieren verbleibenden Wachse durch ein anderes Verfahren entfernt, bei dem Ethanol, Gefrieren oder die Verwendung von Lösungsmitteln verwendet werden. Wir empfehlen, keine Produkte einzunehmen oder zu rauchen, die Lösungsmittel verwenden.

Topische/transdermale/externe Anwendung von CBD-Produkten

Salben/Lotionen/Öle

Cannabisprodukte können topisch auf den Körper aufgetragen werden, wo sie transdermal (über die Haut) absorbiert werden, um Schmerzen, Entzündungen, Muskelkater, Psoriasis, Ausschläge, Arthritis und andere Erkrankungen lokal zu lindern. Topika sind in Form von Salben, Balsamen, Ölen und Lotionen erhältlich. Diese Form der Cannabismedizin ist nicht psychoaktiv und die am wenigsten invasive Art und Weise, Cannabis therapeutisch einzusetzen. Topische Salben sind nützlich für Krankheiten, die maximal einen Zentimeter unter der Oberfläche der Haut liegen. Sie dringen nicht in tiefere Bereiche ein und eignen sich hervorragend für eine Vielzahl von

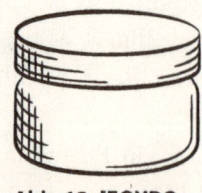

Abb. 18 [FOXROAR]© 123RF.COM

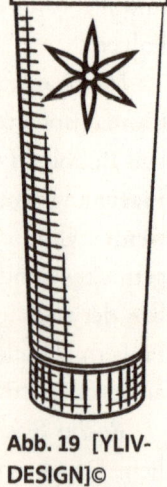

Abb. 19 [YLIV-DESIGN]© 123RF.COM

Hauterkrankungen. Bei extremen Erkrankungen, wie beispielsweise Hautkrebs, können reine Cannabisöl-Konzentrate wie CO_2-Extrakte verwendet werden.

Transdermale Pflaster

Transdermale Pflaster sind medizinische Haftpflaster, die auf der Haut platziert werden und über einen langen Zeitraum kleine Mengen von Medikamenten in den Blutkreislauf abgeben. Pflaster unterscheiden sich von Topika dadurch, dass sie in alle sieben Epidermisschichten der Haut eindringen und in die Blutbahn gelangen können. Sie haben, im Gegensatz zu den meisten Topika, eine systemische und nicht eine lokalisierte Wirkung. Sie bieten eine längere Medikationsdauer, die von sechs bis zehn Stunden dauern kann. Pflaster können in kleinere Größen geschnitten werden, wenn weniger Arznei benötigt wird. Aufgrund ihrer systemischen Funktionsweise haben THC-Pflaster eine psychoaktive Wirkung.

Suppositorien

Suppositorien (Zäpfchen) werden seit Jahrhunderten verwendet, um durch den Dickdarm Medikamente zuzuführen, wo sie direkt unter Umgehung von Magen und Leber aufgenommen werden können. Sie sind eine ausgezeichnete Möglichkeit, die gesundheitlichen Vorteile von CBD zu nutzen, insbesondere wenn die orale Aufnahme eingeschränkt ist. Die Resorption und Bioverfügbarkeit von Medikamenten ist höher, wenn diese über rektales oder vaginales Gewebe eingeführt werden. Zäpfchen sind besonders nützlich für Krebspatienten mit Unterleibs-, Rektal-, Dickdarm-, Prostata- oder Eierstockkrebs. Darüber hinaus berichten die meisten Menschen, dass sie dazu in der Lage sind, große Dosen von THC durch Zäpfchen einzunehmen, ohne das psychoaktive »High« anderer Darreichungsformen zu erleben. Sie werden für Krebspatienten empfohlen, die hohe Dosen von CBD und THC benötigen und die psychoaktiven Nebenwirkungen minimieren möchten.

Suppositorien werden am besten aus einer Mischung von konzentriertem Cannabisöl mit Kakaobutter hergestellt.

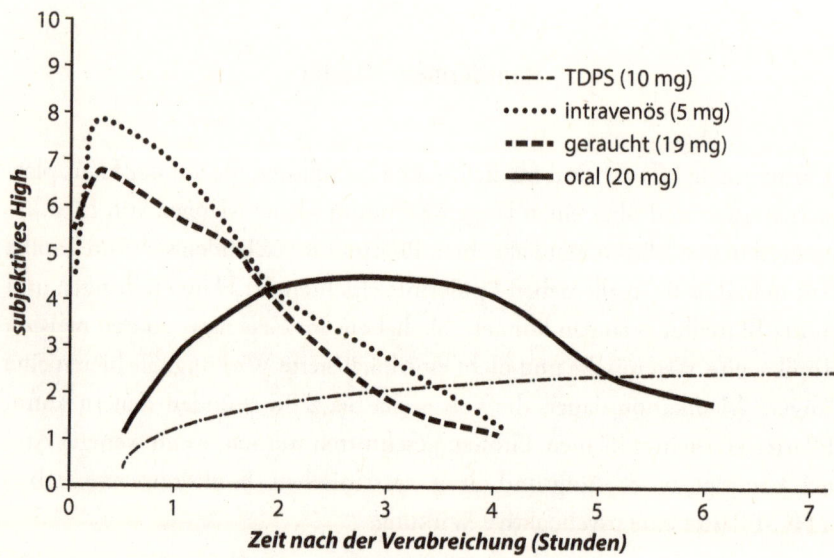

Abb. 20 Zeitspanne verschiedener Einnahmemethoden

Pharmazeutische und synthetische Versionen von Cannabis

Die folgende Liste enthält einige der wichtigsten Arzneimittel, die Cannabis enthalten und bereits entwickelt wurden oder sich derzeit in der Entwicklung befinden.

Sativex (Nabiximols) ist ein Cannabis-Pflanzenmedikament von *GW Pharmaceuticals*, das zum Zeitpunkt der Drucklegung dieses Buchs in 24 Ländern (mit Ausnahme der USA) für Multiple Sklerose und Muskelspastik zugelassen war. Die Formel beinhaltet ein 1:1-Verhältnis von THC zu CBD, das als oromukosales Spray angeboten wird. Es wurde 2010 in Großbritannien als weltweit erstes Cannabis-basiertes verschreibungspflichtiges Medikament zugelassen und eingeführt. In den USA starteten Ende 2006 klinische Phase-III-Studien zur Behandlung von Schmerzen bei Krebspatienten, und

2011 wurde ein US-Patent für *Sativex* zur Behandlung von Krebsschmerzen erteilt. Im Jahr 2014 erteilte die FDA *Sativex* den »Fast-Track«-Status für die Behandlung von Schmerzen bei Patienten mit fortgeschrittenem Krebs.[152]

Epidiolex (Cannabidiol) ist eine pflanzliche, orale, pharmazeutische Formulierung aus reinem CBD, hergestellt von *GW Pharmaceuticals*, für die Behandlung einer Reihe von seltenen, im Kindesalter auftretenden Epilepsie-Erkrankungen, die sich noch in der Entwicklung befindet. Seit 2007 führt GW umfangreiche präklinische Untersuchungen zur Behandlung von CBD bei Epilepsie durch. Diese Untersuchungen, bei denen eine Vielzahl von In-vitro- und In-vivo-Modellen verwendet werden, haben gezeigt, dass CBD eine signifikante antiepileptiforme und antikonvulsive Aktivität aufweist und Anfälle bei verschieden akuten Epilepsie-Tiermodellen reduziert. Bislang hat GW von der FDA den Orphan-Drug-Status für Epidiolex zur Behandlung von Dravet-Syndrom, LGS, Tuberöse Sklerose und Infantile Spasmen erhalten. Darüber hinaus hat GW von der FDA den Fast-Track-Status und von der *European Medicines Agency* für *Epidiolex* den Orphan-Status für die Behandlung des Dravet-Syndroms erhalten. GW evaluiert derzeit weitere klinische Entwicklungsprogramme für andere seltene Anfallsleiden.

Dronabinol (Verkaufsform: Marinol) ist eine synthetische Version von THC, die von *Solvay Pharmaceuticals* hergestellt wird. Es wurde von der FDA 1985 in den Vereinigten Staaten zur Behandlung von Übelkeit und 1992 für die Appetitstimulation zugelassen; 1999 wurde es zu einem Medikament der Liste 3.

In Dänemark wurde es 2003 für Multiple Sklerose zugelassen. Es ist in Kanada für AIDS-bedingte Kachexie (seit 2000) und für Übelkeit und Erbrechen im Zusammenhang mit einer Krebs-Chemotherapie (seit 1988) zugelassen.

Nabilon (Verkaufsform: Cesamet) ist ein synthetisches Cannabinoid-Arzneimittel von *Valeant Pharmaceuticals*, das zur Behandlung von Übelkeit und Erbrechen, die als Nebenwirkung einer Chemotherapie auftreten, und als Schmerzmittel gegen neuropathische Schmerzen verschrieben wird. Es ist eine synthetische Nachahmung von THC, der primären psychoaktiven Verbindung, die natürlicherweise in Cannabis vorkommt. Ursprünglich wurde es 1985 von der FDA für den Einsatz in den USA zugelassen, wurde dann aber vom Markt genommen, bis es 2006 erneut zugelassen wurde. Es wurde 1981 in Kanada, 1982 in Großbritannien und Australien sowie 2007 in Mexiko zugelassen. Im Jahr 2006 genehmigte die FDA Änderungen in der Sicherheitskennzeichnung für Nabilon, um Warnungen und Vorsichtsmaßnahmen im Zusammenhang mit seiner Verwendung auszusprechen, die beispielsweise auf sein Potenzial hinweisen, den psychischen Zustand eines Patienten zu beeinträchtigen.

Synthetische Cannabinoide

Synthetische Cannabinoide beziehen sich auf eine wachsende Anzahl von künstlich hergestellten, bewusstseinsverändernden Chemikalien, die entweder auf getrocknetes, zerkleinertes Pflanzenmaterial gesprüht werden, das dann geraucht werden kann (Räuchermischung) oder als Flüssigkeiten verkauft werden können, die verdampft werden und mittels E-Zigaretten und anderen Geräten (Liquid Incense) eingeatmet werden.

Diese Chemikalien werden als Cannabinoide bezeichnet, weil sie mit den in der Cannabispflanze vorkommenden Chemikalien verwandt sind. Synthetische Cannabinoide werden manchmal irreführend als »synthetisches Cannabis« (auch Fake-Gras oder Fake-Weed) bezeichnet, und sie werden oft als sichere und legale Alternativen vermarktet, obwohl sie es nicht sind. Die Wahrheit ist, dass sie das Gehirn viel stärker beeinflussen können als Cannabis. Ihre tatsächlichen Auswirkungen können unvorhersehbar und in einigen Fällen schwerwiegend oder sogar lebensbedrohlich sein.

Synthetische Cannabinoide gehören zu einer Gruppe von Drogen, die als »neue psychoaktive Substanzen« bezeichnet werden, neu am Markt erhältlich sind und die Wirkung illegaler Drogen nachahmen sollen. Einige dieser Substanzen kursieren vielleicht schon seit Jahren, aber haben den Markt in veränderten chemischen Formen oder aufgrund neuer Popularität wieder erobert.

Die Hersteller verkaufen diese pflanzlichen Räucherprodukte in bunten Folienverpackungen und bieten ähnliche flüssige Räucherprodukte in Kunststoffflaschen an, die aussehen wie die anderer E-Zigarettenflüssigkeiten. Sie vermarkten diese Produkte unter einer Vielzahl spezifischer Markennamen; in den vergangenen Jahren waren K2 und Spice weitverbreitet. Inzwischen gibt es Hunderte von weiteren Markennamen wie Joker, Black Mamba, Kush und Kronic.

Seit einigen Jahren sind synthetische Cannabinoid-Mischungen in Läden für Drogenutensilien, in sogenannten Novelty Stores in den USA, an Tankstellen und über das Internet leicht erhältlich. Da die darin verwendeten Chemikalien ein hohes Missbrauchspotenzial aufweisen und keinen medizinischen Nutzen haben, haben die Behörden den Verkauf, Kauf oder Besitz vieler dieser Chemikalien für illegal erklärt.

Dosierungsrichtlinien

Allein die Dosis macht, dass ein Ding kein Gift ist.
—PARACELSUS, Schweizer Arzt und Chemiker aus dem sechzehnten Jahrhundert

Die richtige CBD-Dosis für einen bestimmten Patienten zu finden ist selbst für Experten keine leichte Aufgabe, da es so viele verschiedene Faktoren gibt, die eine wichtige Rolle für Patientenerfahrung spielen:

- der Gesundheitszustand oder das Problem;
- Stadium oder Intensität der Krankheit;
- Biologie und Stoffwechsel des Patienten und wie er auf CBD reagiert;
- das Endocannabinoid-System des Patienten, wie es funktioniert und sich im Lauf der Zeit an CBD anpasst;
- das Körpergewicht des Patienten;
- die Empfindlichkeit des Patienten gegenüber Cannabis – das ist der wichtigste Faktor;
- die Körperchemie des Patienten, einschließlich der Arzneimittel und Lebensmittel, die dieser zu sich nimmt;
- wie mehr als einhundert verschiedene Moleküle den Körper beeinflussen können (weitgehend unbekannt).

CBD gilt allgemein als sicher im Verbrauch (solange es sauber ist und keine Giftstoffe enthält). Bei der Abgabe von Empfehlungen wenden wir jedoch das »Vorsorgeprinzip« an. Dieses Prinzip dient als Leitfaden, um angesichts von Unsicherheiten kluge Entscheidungen treffen zu können. Es führt zu vorsichtigem Handeln gegenüber dem Unbekannten – keinen Schaden anrichten und Schaden verhindern –, während wir die Ergebnisse beobachten und im Lauf der Zeit kleine Anpassungen vornehmen.

Titration ist ein Begriff aus der Chemie, der bedeutet, dass im Lauf der Zeit kleine Schritte unternommen werden, um eine langsame Anpassung zu ermöglichen. Dieser Prozess verringert das Risiko von Problemen wie Überdosierung, Überlastung oder Überreaktion. Wir empfehlen immer die Titration als beste Methode, um CBD in den Körper einzubringen. Das bedeutet, dass man auf der unteren Skala eines Dosierungsbereichs beginnt und diesen langsam nach oben anpasst, bis der gewünschte Effekt erreicht ist. Dieser vorsichtige Ansatz hat unseren Patienten gute Dienste geleistet, und viele Experten empfehlen ihn nun als Dosierungsprotokoll für medizinisches Cannabis.

Da es eine Vielzahl von Dosierungsmöglichkeiten gibt, haben wir drei Dosierungsbereiche identifiziert, die für verschiedene Gesundheitszustände anwendbar sind: Mikrodosis, Standarddosis und Makrodosis (therapeutische Dosis). Diese drei Bereiche, kombiniert mit dem Körpergewicht des Patienten, bestimmen die empfohlene Start-Dosis:

1. Mikrodosen gelten als ein niedriger Medikamentenspiegel im Bereich von 0,5 mg bis 20 mg CBD pro Dosis und Tag (CBD/Dosis/Tag).
   - Mikrodosen können bei Schlafstörungen, Kopfschmerzen, Stimmungsstörungen, Übelkeit, PTBS, Stress und Stoffwechselstörungen wirksam sein.
2. Standarddosen liegen im mittleren Bereich, zwischen 10 mg und 100 mg CBD/Dosis/Tag.
   - Standarddosen haben sich als wirksam bei Schmerzen, Entzündungen, Autoimmunerkrankungen, Borreliose, Angststörungen, Depressionen, Arthritis, einigen psychischen Störungen, Fibromyalgie, Multipler Sklerose, entzündlichem Darmsyndrom, Autismus und Gewichtsverlust erwiesen.

3. Makro- (oder therapeutische) Dosen liegen im hohen Bereich, zwischen 50 mg und 800 mg CBD/Dosis/Tag.
   - Dosierungen auf dieser Ebene werden häufig zur Behandlung von Krebs, Epilepsie, Anfallsleiden, Lebererkrankungen und anderen schweren lebensbedrohlichen Erkrankungen eingesetzt.

So verwenden Sie die Tabellen:

1. Entscheiden Sie sich zunächst, ob Sie das Mikro-, Standard- oder Makrodosisprotokoll verwenden möchten, und richten Sie sich dann nach dieser Tabelle.
2. Lesen Sie die Ihrem Körpergewicht (in der linken Spalte) entsprechende Zeile.
3. Wir haben fünf Bereiche (mg CBD/Dosis/Tag) im Mikro- und Standardprotokoll und zehn Bereiche im Makroprotokoll angegeben.
4. Die Dosis von CBD kann die Summe von CBD + THC sein. Wenn Sie ein 1:1-Produkt einnehmen und in der Tabelle 20 mg angegeben sind, dann würden Sie 10 mg CBD plus 10 mg THC pro Tag einnehmen.
5. Wenn Sie nur eine Dosis pro Tag einnehmen, dann ist die Zahl in der Tabelle Ihre Dosis, bei zwei Dosen pro Tag nehmen Sie die Hälfte der empfohlenen Dosis ein und bei drei Dosen pro Tag ein Drittel davon. Nehmen Sie Ihre Dosen im Abstand von sieben bis acht Stunden ein.
6. Beginnen Sie mit der niedrigsten Dosierung (linke Spalte) und nehmen Sie Ihre Dosis mindestens eine halbe Stunde vor einer Mahlzeit ein (schauen Sie rechts, um Ihre Dosis zu bestimmen, wenn Sie das Medikament mehr als einmal täglich einnehmen). Dies ist Ihre Anfangsdosis, nicht Ihre Zieldosis.
7. Setzen Sie diese Dosierung zwei bis vier Tage fort, bevor Sie sie erhöhen. Es wird empfohlen, alle Parameter bezüglich Ihrer Dosierungen und deren Auswirkungen auf Sie aufzuzeichnen, damit Sie Anpassungen vornehmen können.
8. Achten Sie auf unangenehme oder negative Reaktionen. Wenn Sie etwas Unangenehmes oder Negatives bemerken, reduzieren Sie Ihre

Dosis auf die Hälfte der Menge und nehmen Sie diese für zwei bis vier Tage ein, bevor Sie die Dosis wieder erhöhen.
9. Nehmen Sie die nächste Dosierung für weitere zwei bis drei Tage ein, bevor Sie die Dosis erhöhen. Wenn Sie die Tabellen nicht verwenden, erhöhen Sie Ihre Dosis um 20 Prozent.
10. Setzen Sie dieses Muster fort und beobachten Sie die Reaktion Ihres Körpers und alle Veränderungen Ihres Zustandes.
11. Möglicherweise erreichen Sie eine Dosierung, bei der Sie eine Verringerung des Nutzens oder eine unangenehme oder negative Reaktion erleben. Wenn dies der Fall ist, kehren Sie zur vorherigen Dosis zurück und setzen Sie diese für mindestens vier Tage fort. Dann gehen Sie vorsichtig wieder eine Stufe nach oben. Wenn Ihr Körper positiv auf dieses Niveau reagiert, fahren Sie mit dieser Dosis fort. Dies ist Ihre Zieldosis.

Beobachten und notieren Sie weiterhin die Bedürfnisse und Wünsche Ihres Körpers. Passen Sie die Einstellungen bei Bedarf nach oben oder unten an, wann immer Ihr Körper – oder Ihre Intuition – Ihnen anzeigt, dass eine Änderung erforderlich ist.

Mikrodosis

Pfund (lb)	.01 mg/lb/ Tag	.03 mg/lb/ Tag	.05 mg/lb/ Tag	.075 mg/ lb/ Tag	0,1 mg/lb/ Tag
20	0,2	0,6	1	1.4	2
30	0,3	0,9	1,5	2,1	3
40	0,4	1,2	2	2,8	4
50	0,5	1,5	2,5	3,5	5
60	0,6	1,8	3	4,2	6
70	0,7	2,1	3,5	4,9	7
80	0,8	2,4	4	5,6	8
90	0,9	2,7	4,5	6,3	9
100	1	3	5	7	10
110	1,1	3,3	5,5	7,7	11

3. Verabreichung der Medikamente

Pfund (lb)	.01 mg/lb/ Tag	.03 mg/lb/ Tag	.05 mg/lb/ Tag	.075 mg/ lb/ Tag	0,1 mg/lb/ Tag
120	1,2	3,6	6	8,4	12
130	1,3	3,9	6,5	9,1	13
140	1,4	4,2	7	9,8	14
150	1,5	4,5	7,5	10,5	15
160	1,6	4,8	8	11,2	16
170	1,7	5,1	8,5	11,9	17
180	1,8	5,4	9	12,6	18
190	1,9	5,7	9,5	13,3	19
200	2	6	10	14	20
220	2,2	6,6	11	15,4	22
240	2,4	7,2	12	16,8	24

Standarddosis

Pfund (lb)	.15 mg/lb/ Tag	0,2 mg/lb/ Tag	0,3 mg/lb/ Tag	0,4 mg/lb/ Tag	0,5 mg/lb/ Tag
20	3	4	6	8	10
30	4,5	6	9	12	15
40	6	8	12	16	20
50	7,5	10	15	20	25
60	9	12	18	24	30
70	10,5	14	21	28	35
80	12	16	24	32	40
90	13,5	18	27	36	45
100	15	20	30	40	50
110	16,5	22	33	44	55
120	18	24	36	48	60
130	19,5	26	39	52	65
140	21	28	42	56	70
150	22,5	30	45	60	75
160	24	32	48	64	80

Pfund (lb)	.15 mg/lb/Tag	0,2 mg/lb/Tag	0,3 mg/lb/Tag	0,4 mg/lb/Tag	0,5 mg/lb/Tag
170	25,5	34	51	68	85
180	27	36	54	72	90
190	28,5	38	57	76	95
200	30	40	60	80	100
220	33	44	66	88	110
240	36	48	72	96	120

Makrodosis

Pfund (lb)	.75 mg/lb/Tag	1,0 mg/lb/Tag	1,25 mg/lb/Tag	1,5 mg/lb/Tag	2,0 mg/lb/Tag	2,5 mg/lb/Tag	3 mg/lb/Tag	3,5 mg/lb/Tag	4,0 mg/lb/Tag	5,0 mg/lb/Tag
20	15	20	25	30	40	50	60	70	80	100
30	22,5	30	37,5	45	60	75	90	105	120	150
40	30	40	50	60	80	100	120	140	160	200
50	37,5	50	62,5	75	100	125	150	175	200	250
60	45	60	75	90	120	150	180	210	240	300
70	52,5	70	87,5	105	140	175	210	245	280	350
80	60	80	100	120	160	200	240	280	320	400
90	67,5	90	112,5	135	180	225	270	315	360	450
100	75	100	125	150	200	250	300	350	400	500
110	82,5	110	137,5	165	220	275	330	385	440	550
120	90	120	150	180	240	300	360	420	480	600
130	97,5	130	162,5	195	260	325	390	455	520	650
140	105	140	175	210	280	350	420	490	560	700
150	112,5	150	187,5	225	300	375	450	525	600	750
160	120	160	200	240	320	400	480	560	640	800
170	127,5	170	212,5	255	340	425	510	595	680	850
180	135	180	225	270	360	450	540	630	720	900
200	150	200	250	300	400	500	600	700	800	1000

Pfund (lb)	.75 mg/ lb/ Tag	1,0 mg/ lb/ Tag	1,25 mg/ lb/ Tag	1,5 mg/ lb/ Tag	2,0 mg/ lb/ Tag	2,5 mg/ lb/ Tag	3 mg/ lb/ Tag	3,5 mg/ lb/ Tag	4,0 mg/ lb/ Tag	5,0 mg/ lb/ Tag
220	165	220	275	330	440	550	660	770	880	1100
240	180	240	300	360	480	600	720	840	960	1200

Allgemeine Dosierungsrichtlinien für neue Patienten

- Es gibt keine einheitliche Dosierempfehlung.
- Wenden Sie sich an Ihren Arzt oder Ihre Gesundheitsfachkraft und hören Sie sich dessen/deren Empfehlung genau an. Besprechen Sie die in diesem Buch enthaltenen Informationen und Ihre individuellen Bedürfnisse und Vorlieben. Wichtige Entscheidungen sollten in Absprache geschehen.
- Entscheiden Sie, in welcher Form Sie Ihre Cannabismedizin einnehmen möchten. Cannabisprodukte sind als Öle, Tinkturen, Sprays, Kapseln, Lebensmittel, Verdampfer, Blüten und andere Produkte erhältlich. Mehr darüber finden Sie weiter vorn in diesem Kapitel behandelt.
- Finden Sie Ihr optimales CBD:THC-Verhältnis. Cannabisprodukte enthalten unterschiedliche Mengen der beiden wichtigsten Cannabinoide CBD und THC. Sie können nach dem Verhältnis von CBD zu THC kategorisiert werden (normalerweise geschrieben als CBD:THC, manchmal aber auch als THC:CBD). Finden Sie die richtige Kombination, um Ihren therapeutischen Cannabiskonsum zu optimieren. In Teil II dieses Buches gehen wir auf das aktuelle »beste Verständnis« des optimalen CBD:THC-Verhältnisses zur Behandlung spezifischer Erkrankungen ein. Finden Sie ein Produkt, welches das richtige Gleichgewicht für Ihren Zustand hält. Wenn Sie sich nicht sicher sind, was Sie wählen sollen, beginnen Sie mit Produkten mit sehr hohem CBD-Gehalt (die wenig oder gar kein bewusstseinsveränderndes THC enthalten). Sie können THC jederzeit später einführen und beobachten, wie Sie darauf reagieren.

- Wählen Sie die Sorte oder den Chemotyp, der wahrscheinlich das beste Ergebnis liefert. Es stehen mehr als tausend Sorten zur Verfügung. Suchen Sie nach Laborergebnissen für jedes Produkt, das Sie in Betracht ziehen, und achten Sie insbesondere auf die Cannabinoid- und Terpenwerte. Die Sorten werden manchmal nur als Sativa oder Indica bezeichnet, was nicht genügend Informationen liefert. Suchen Sie nach Produkten, die die Wirkstärke von CBD und THC in mg/ml oder Prozent angeben. Sorten und Potenzen werden in Teil IV ausführlich erläutert.
- Übertreiben Sie es nicht. In der Cannabistherapie stellen wir oft fest, dass »weniger mehr ist«. Wenn Sie nicht die gewünschte Wirkung erzielen, obwohl Sie versucht haben, Ihre Dosis zu erhöhen, versuchen Sie stattdessen, sie zu senken. Dies hat vielen Menschen geholfen, ihren »Sweet Spot« zu finden, den besten Dosisbereich für ihren jeweiligen Zustand und diesen Zeitraum. Denken Sie daran, dass sich der Sweet Spot im Lauf der Zeit verschieben kann. Sie müssen sich weiterhin selbst überwachen und bei Bedarf eine Anpassung vornehmen.
- Achten Sie auf mögliche Nebenwirkungen und Wechselwirkungen mit anderen Medikamenten. Mehr dazu später in diesem Kapitel.
- Gehen Sie vorsichtig vor, insbesondere wenn Sie in der Vergangenheit an Alkohol- oder Drogenmissbrauch oder psychischen Erkrankungen gelitten haben, schwanger sind oder stillen.

Wenn hohe Dosierungen erforderlich sind: Optionen für die Titration von THC bei gleichzeitig minimaler Beeinträchtigung

- Beginnen Sie bei oraler Anwendung mit einer niedrigeren Dosis im Verhältnis 1:1 und erhöhen Sie die Dosis alle drei bis vier Tage. Der Körper ist dazu in der Lage, sich anzupassen und zu akklimatisieren, und nach vier bis sechs Wochen können Patienten sehr hohe Dosen ohne ebenso viele psychoaktive Nebenwirkungen tolerieren.
oder

- Beginnen Sie mit Makrodosen von CBD 20:1 für orale Anwendungen. Der Körper ist dazu in der Lage, große Mengen an CBD ohne psychoaktive Nebenwirkungen zu verarbeiten. Nachdem der Körper eine Toleranz gegenüber CBD aufgebaut hat, führen Sie langsam THC ein und arbeiten sich durch ein 4:1-Verhältnis, bis sie bei einem 1:1-Niveau angelangt sind.

  oder

- Nehmen Sie tagsüber niedrigere Dosen von THC ein, wenn Sie möglicherweise Auto fahren oder arbeiten. Dies kann mit reduzierten Dosen oder mit Produkten mit hohem CBD-Anteil erreicht werden. Verwenden Sie dann abends vor dem Schlafengehen ein stärkeres 1:1-Verhältnis mit mehr THC (im Allgemeinen empfehlen sich dafür Indica- oder sedierend-dominante Sorten).

  oder

- Nehmen Sie hochdosierte 1:1-CBD:THC-Medikamente als rektale Zäpfchen, vorzugsweise zwei- bis dreimal mal täglich ein. THC, das rektal in hohen Dosen eingenommen wird, verursacht bei den meisten Menschen keine psychoaktiven Nebenwirkungen. Einige Ansätze zur Behandlung von Krebs befürworten diese Methode, obwohl mehr Forschung erforderlich ist, um bewährte Verfahren für bestimmte Krebsarten zu ermitteln.
- Verwenden Sie hohe Dosen der Rohpflanze, mit hohem THCA-Gehalt (da THCA viele Ähnlichkeiten mit THC aufweist, ohne eine psychoaktive Beeinträchtigung hervorzurufen).

Toleranz

Wenn ein Mensch Cannabis über einen längeren Zeitraum – von einigen Monaten bis zu einigen Jahren – konsumiert, gewöhnt sich der Körper an das Medikament, und es kann sich eine Toleranz aufbauen. Viele Menschen stellen fest, dass sie ihre Anwendungsmenge langsam erhöhen müssen, um die gleiche medizinische Wirkung beizubehalten. Einige Menschen erreichen eine maximale Wirkung, wenn die Erhöhung der Dosis den Effekt nicht mehr verstärkt. Starker Cannabiskonsum desensibilisiert die CB1-Rezeptoren in Gehirn und Nervensystem. Dies kann sehr gut für diejenigen sein, die gegen Krebs oder andere Krankheiten kämpfen und Makrodosis-Protokolle benötigen, insbesondere wenn sie ihre Toleranz gegenüber hohen THC-Werten aufbauen wollen. Für diejenigen, die ihre frühere Sensibilität wiederherstellen wollen, gibt es folgende Lösungen:

- Machen Sie eine Toleranzpause. Stoppen Sie die Einnahme von Cannabis etwa alle drei Monate für drei Tage oder eine Woche. Diese kurze Pause sollte keine Auswirkung haben, da Cannabinoide im Fettgewebe gespeichert werden, die der Körper nutzt, wenn die externe Versorgung unterbrochen wird. Sobald diese gelagerten Vorräte aufgebraucht sind, sinkt die Toleranz in der Regel wieder, und das Endocannabinoid-System wird »zurückgesetzt«.
- Senken Sie Ihre Dosis deutlich und bauen Sie sie dann langsam wieder auf.
- Wechseln Sie die Sorte. Jede Sorte hat ein völlig anderes Cannabinoid-Profil. Wenn Sie mehrere verschiedene Sorten haben, die Sie durchlaufen, ist es wahrscheinlich, dass Sie keine Toleranz entwickeln werden. Das ist oft die beste Lösung.

Der biphasische Effekt

Das Wort biphasisch bedeutet einfach »zwei Phasen«. Cannabisverbindungen haben zweiphasige Eigenschaften, was bedeutet, dass sich die Wirkung mit zunehmender Dosis nicht unbedingt verbessert. In der Tat kann eine höhere Dosis tatsächlich den gegenteiligen Effekt hervorrufen. Im Allgemeinen neigen kleine Dosen von Cannabis dazu, den Körper zu stimulieren, und große Dosen beruhigen ihn eher. Zu viel THC kann Angstzustände, Paranoia oder Stimmungsstörungen verstärken. Zu viel CBD könnte therapeutisch weniger wirksam sein als eine moderate Dosis. »Weniger ist mehr« ist bei Cannabis-Therapeutika oft der Fall.

Wenn eine bestimmte Dosis nicht mehr wirkt, versuchen Sie, die Dosis zu senken, anstatt sie zu erhöhen, oder die Belastung zu ändern.

3. Verabreichung der Medikamente

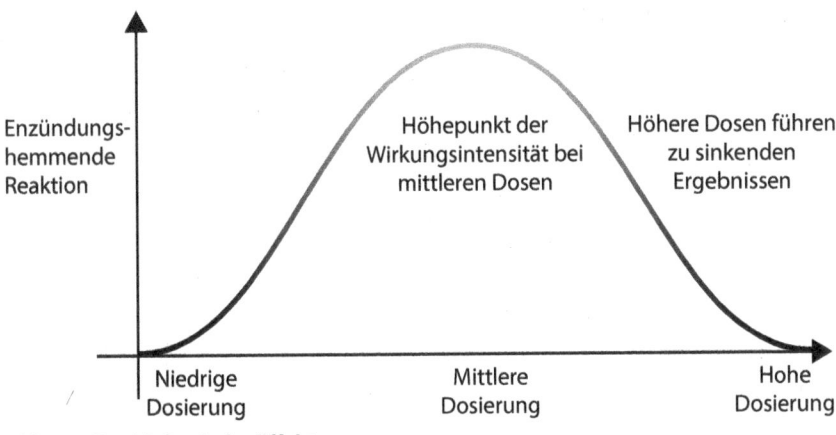

Abb. 21 Der biphasische Effekt

Vorsichtsmaßnahmen, Nebenwirkungen und Wechselwirkungen mit anderen Medikamenten

CBD hat in jeder Dosierung sehr wenige bekannte unerwünschte Nebenwirkungen. THC in hohen Dosen kann dazu führen, dass sich eine Person für eine Weile sehr ungewohnt fühlt, aber es gibt keine bekannten Todesfälle durch Überdosierungen von Cannabis, wie dies bei vielen Arzneimitteln der Fall ist.

Viele Studien belegen die Wirksamkeit der CBD-Behandlung bei verschiedenen Erkrankungen, und die meisten kommen zu dem Schluss, dass sie sicher und praktisch frei von Nebenwirkungen ist. Ein Übersichtsartikel aus dem Jahr 2011 schlussfolgerte, dass eine kontrollierte Verabreichung von Cannabidiol bei Mensch und Tier relativ sicher und ungiftig zu sein scheint, ohne die Nahrungsaufnahme oder physiologische Parameter wie Herzfrequenz, Körpertemperatur oder Blutdruck zu beeinflussen – obwohl hier noch weitere Tests erforderlich sind. Dem Forschungsbericht zufolge scheinen hohe CBD-Dosen von bis zu 1500 mg/Tag bei Menschen gut verträglich zu sein.[153]

Cannabisprodukte, die THC enthalten, jene Verbindung, die für das »High«, das man mit Cannabis assoziiert, verantwortlich ist, haben mehr Kontraindikationen, und es sind zusätzliche Vorsichtsmaßnahmen geboten.

Im Folgenden werden wir auch auf diese eingehen, da die meisten Produkte zumindest eine geringe Menge an THC enthalten und einige davon höhere Werte aufweisen. Es ist wichtig zu beachten, dass einige Patienten *möglicherweise empfindlich* auf kleine Mengen reagieren, obwohl die meisten Menschen bei der Einnahme von CBD-dominanten Produkten (in diesem Buch definiert als 20:1 oder höher) nicht die mit THC verbundenen Nebenwirkungen verspüren. Aus diesem Grund wird empfohlen, immer mit einer Mikrodosis zu beginnen und von dort aus die Dosis zu erhöhen, bis die Symptome nachlassen.

Denken Sie daran, dass alle Cannabinoide **ungiftige, nicht tödliche Medikamente** sind. Forscher haben keine tödliche akute Cannabis-Dosierung gefunden. Sie stellen fest, dass die langfristigen Dosen von Cannabis, die erforderlich sind, um Toxizität und Tod bei Tieren zu erzeugen, so hoch waren, dass es für einen Menschen nahezu unmöglich wäre, solche Mengen durch eine orale Einnahme oder Inhalation zu konsumieren.

Vorsichtsmaßnahmen und Nebenwirkungen

CBD und andere pflanzliche Cannabinoide können mit vielen Pharmazeutika potenziell interagieren und deren Wirksamkeit verringern, indem sie die Aktivität der Cytochrome P450, einer Familie von Leberenzymen, hemmen. Diese Schlüsselenzymgruppe metabolisiert viele der häufig verschriebenen Medikamente (mehr über Wechselwirkungen mit anderen Medikamenten finden Sie später in diesem Kapitel).

Die meisten Medikamente führen eine ganze Reihe von möglichen Nebenwirkungen auf, und einige dieser Listen sind ziemlich erschreckend. Die am häufigsten berichteten Nebenwirkungen von Cannabis (meist verbunden mit hohen THC-Werten) sind Schwindel, Mundtrockenheit, Übelkeit, Müdigkeit, Schläfrigkeit, Euphorie, Depression, Erbrechen, Durchfall, Orientierungslosigkeit, Angstzustände, Verwirrung, Gleichgewichtsstörungen, Beeinträchtigung des Kurzzeitgedächtnisses, Halluzinationen und Paranoia. Die meisten Menschen berichten, dass Cannabis die Körpertemperatur vorüberge-

3. Verabreichung der Medikamente

hend leicht senkt, obwohl einige den gegenteiligen Effekt berichten – wir gehen auf diese bidirektionale Qualität der Cannabinoide noch näher ein.

Cannabissorten mit einem hohen THC-Gehalt können die Herzfrequenz vorübergehend für 15 bis 20 Minuten erhöhen. Dieser Zustand, die sogenannte Tachykardie, klingt von selbst ab, und zwar schneller, wenn der Patient ruhig bleibt. Indica-Sorten scheinen weniger Tachykardie-Effekte zu verursachen als Sativa-Sorten. CBD hat diese Wirkung nicht, und es gibt Hinweise darauf, dass CBD für Patienten mit bestimmten Herzerkrankungen von Vorteil ist. Es wird derzeit zur Behandlung von Arteriosklerose, einer Verstopfung der Arterien, die zu Herz-Kreislauf-Erkrankungen führt, untersucht.

Es hat sich gezeigt, dass das Autofahren unter Einwirkung von Cannabis mit hohem THC-Gehalt das Unfallrisiko erheblich erhöht, insbesondere bei Neuanwendern. Obwohl CBD in der Regel nicht mit diesen Risiken verbunden ist, ist es ratsam, bei Beginn der Einnahme des Medikaments oder bei der Anpassung der Dosis **keine schweren Maschinen zu bedienen und keine Fahrzeuge zu steuern.** Seien Sie bitte vorsichtig, wenn Sie Cannabis-Medikamente einnehmen, bis Sie über ausreichende Erfahrung mit den Medikamenten verfügen, mit denen Sie sich wohlfühlen.

Alkoholkonsum während der Verwendung von Produkten auf Cannabisbasis ist **nicht** empfehlenswert. Die Kombination von Alkohol und Cannabinoiden kann zu Schwindel, Schläfrigkeit und Urteilsstörungen führen. Darüber hinaus können Cannabisprodukte die Nebenwirkungen anderer Medikamente erhöhen, die Schläfrigkeit verursachen, einschließlich Antidepressiva, Antihistaminika, Beruhigungsmittel, Schmerzmittel, Medikamente gegen Angst, gegen Krampfanfälle und Muskelrelaxanzien.

Einige Untersuchungen zeigen, dass ein starker chronischer Gebrauch von Produkten mit hohem THC-Gehalt zu einem kurzfristigen Rückgang der Konzentration, des Gedächtnisses und bestimmter Arten von Denk- und Entscheidungsprozessen führen kann. Die meisten Ergebnisse haben gezeigt, dass diese Effekte einige Wochen nach dem Absetzen nicht mehr signifikant sind, obwohl einige Studien eine langfristige Wirkung zeigten, wenn eine starke Nutzung bereits seit Jugendtagen vorlag (mehr zum Gebrauch bei Jugendlichen lesen Sie später in diesem Abschnitt).[154]

Bidirektionale Wirkungen

Viele der Nebenwirkungen, über die berichtet wird, gleichen seltsamerweise den Symptomen, die durch Cannabis auch gelindert werden können. Dieses interessante Phänomen, das als bidirektionale Wirkung bekannt ist, hängt mit der Funktion des Endocannabinoid-Systems zusammen. Da seine Rolle mit der Aufrechterhaltung der Homöostase oder des zellulären Gleichgewichts verbunden ist, kann es die Physiologie auch in entgegengesetzter Richtung beeinflussen, abhängig von der Dosis, der individuellen Körperchemie und anderen Faktoren. So neigt zum Beispiel eine kleine Minderheit von Personen dazu, das Gegenteil als die Mehrheit zu berichten, was die Wirkung eines bestimmten Cannabinoids auf Appetit, Stimmung, Körpertemperatur oder Schlaf betrifft.

»Durch eine übermäßige Stimulation des ECS [Endocannabinoid-Systems] können Patienten versehentlich die gleichen Symptome auslösen oder verschlimmern, die Cannabis bei richtiger Anwendung sonst lindern würde«, berichtet Dustin Sulak, ein zugelassener osteopathischer Arzt mit Erfahrung in der Cannabinoidmedizin.[155]

Aus diesem Grund ist es wichtig, dass Sie die Dosierungsempfehlungen Ihres Arztes sowie die Empfehlungen in diesem Buch befolgen und die Einnahme jedes neuen Cannabinoid-basierten Produkts in Mikrodosen beginnen, um sich auf Empfindlichkeit zu testen.

Potenzielle Risiken

Wenn Cannabis stark und chronisch geraucht oder verdampft wird, kann es zu Lungenreizungen und einem erhöhten Risiko für die Entwicklung einer chronischen Bronchitis führen.

Cannabisrauch kann *nicht* eindeutig mit Krebs beim Menschen in Verbindung gebracht werden, einschließlich der mit dem Tabakkonsum verbundenen Krebsarten. Während es viele der gleichen Karzinogene wie Tabakrauch enthält, einschließlich höherer Konzentrationen bestimmter aromatischer Kohlenwasserstoffe wie Benzopyren, ist es auch reich an Cannabinoiden, die krebshemmende Eigenschaften aufweisen. Nikotin hingegen fördert die Entwicklung von Krebszellen und deren Blutversorgung.

Darüber hinaus stimulieren Cannabinoide andere biologische Aktivitäten und Reaktionen, welche die krebserregenden Auswirkungen von Rauch mildern können, wie beispielsweise die Herunterregulierung des Entzündungsarms des Immunsystems, der für die Produktion potenziell krebserregender freier Radikale verantwortlich ist.[156]

Durch die Cannabisverdampfung werden Atemtoxine begrenzt, indem Cannabis auf eine Temperatur erhitzt wird, bei der sich Cannabinoid-Dämpfe bilden, die jedoch unter dem Verbrennungspunkt liegt, an dem schädlicher Rauch und die damit verbundenen Giftstoffe auftreten. Über die Verdampfung und die Auswahl der sichersten Produkte erfahren Sie mehr auf S. 94–97.

Abhängigkeit/Sucht: Der Cannabiskonsum birgt nicht wie die meisten Betäubungsmittel das Risiko einer körperlichen Abhängigkeit. Es hat sich jedoch gezeigt, dass Cannabis mit hohem THC-Gehalt das Potenzial für emotionale oder mentale Abhängigkeit hat.[157] Es ist wahrscheinlich (wenn auch nicht durch Studien belegt), dass eine angemessene medizinische Verwendung innerhalb der empfohlenen Dosierungsrichtlinien nicht das Risiko einer Abhängigkeit birgt.

Produkte mit hohem THC-Gehalt können bei plötzlichem Absetzen Entzugserscheinungen verursachen, darunter Reizbarkeit, Aggression, verminderter Appetit, Angstzustände, Unruhe und Schlafstörungen. Diese Symptome treten einige Tage nach dem Absetzen von Cannabis auf und klingen nach ein bis zwei Wochen ab. Viele Patienten vergleichen den Schweregrad des Cannabisentzugs mit dem Koffeinentzug. CBD ist nach dem neuesten Forschungsstand zum Zeitpunkt der Drucklegung dieses Buches nicht mit diesen Risiken verbunden. Tatsächlich hat sich CBD als wirksam bei der Behandlung von Nikotin-, Alkohol- und anderer Drogenabhängigkeit erwiesen. Cannabis-Gegner nutzen die alte Propaganda, die behauptet, dass es sich um eine »Einstiegsdroge« handelt, die zur Abhängigkeit von härteren Drogen wie Methamphetamin und Heroin führt. Aus unserer Forschung und Erfahrung kann CBD als Tor *aus* der Sucht fungieren, nicht als Türöffner *für* die Sucht.[158] (Mehr über Sucht finden Sie auf S. 238.)

Kontraindikationen

Auch wenn CBD-Produkte unter den in diesem Abschnitt beschriebenen Bedingungen einen therapeutischen Wert haben können, konsultieren Sie bitte vor der Verwendung von Produkten, die mehr als eine Mindestmenge an THC (etwa 5 mg) enthalten, einen Arzt, wenn bei Ihnen eine der folgenden Erkrankungen diagnostiziert wurde oder ein hohes Risiko besteht, dass Sie eine davon entwickeln könnten:

- Schizophrenie, bipolare Störung, schwere Depressionen;
- Herzerkrankungen, Bluthochdruck, Angina oder Herzrhythmusstörungen;
- Immun- oder Autoimmunerkrankungen.

Schwangerschaft und Stillen

In Kapitel 5 finden Sie Vorsichtsmaßnahmen und Informationen zu gesundheitlichen Belangen bei Frauen.

Jugendliche und Pubertierende

Bei der Verwendung von THC-haltigen Produkten zur Behandlung von Kindern, Jugendlichen und jungen Erwachsenen ist Vorsicht geboten. Die Wirkung von THC auf das sich entwickelnde Gehirn unterscheidet sich von der Wirkung auf das erwachsene Gehirn. Und obwohl es eindeutig Fälle gibt, in denen seine Anwendung medizinisch notwendig und gerechtfertigt ist, ist die Überwachung der Dosis unerlässlich, und vor der Anwendung sollte ein Arzt konsultiert werden. Für Personen unter 22 Jahren werden Produkte, die alternative Cannabinoide zu THC enthalten, wie CBD und THCA, empfohlen.[159] (Einzelheiten zur Behandlung von Jugendlichen mit CBD-dominanten Produkten finden Sie in Kapitel 4.)

Jugendliche, die THC konsumieren, sind einem höheren Abhängigkeitsrisiko ausgesetzt als ältere Nutzer. In einer Reihe von Studien wurde nach Zusammenhängen zwischen dem Konsum von Marihuana mit hohem THC-Gehalt und verminderter akademischer Leistung oder geringeren IQ-Werten gesucht. Einige Studien haben diese Zusammenhänge festgestellt, insbesondere bei »starkem Konsum«, definiert als fünf oder mehr Joints pro Woche, obwohl die Auswirkung auf die allgemeine Intelligenz langfristig nicht messbar war.[160] Zwei Studien haben bei Jugendlichen und Erwachsenen mit täglichem Cannabiskonsum verminderte intellektuelle Funktionen und einen Verlust des Gehirnvolumens in bestimmten Gehirnregionen festgestellt.[161, 162] Trotz der Kritik, den sozioökonomischen Status sowie den andauernden Alkoholkonsum und -missbrauch zu ignorieren, wurden diese Studien in der Gesetzgebung von Staaten, die den medizinischen Cannabiskonsum einschränken, zitiert.

In einer aktuelleren Studie, die 2015 an der University of Colorado durchgeführt wurde, untersuchten die Forscher sowohl erwachsene als auch jugendliche tägliche Cannabiskonsumenten und Nichtkonsumenten auf Alkohol- und Tabakkonsum, Depressionen, Angstzustände, Impulsivität, Sensationssucht und Bildung. Sie verglichen ein hoch entwickeltes bildgebendes Verfahren, welches das Gehirnvolumen in Bereichen zeigte, die in den vorangegangenen Studien als schrumpfend bezeichnet worden waren, und fanden keinen Unterschied in der Struktur, dem Volumen oder der Form einer der Zielregionen oder anderer Regionen des Gehirns.[163] Eine Studie aus dem Jahr 2016 mit mehr als 2200 Studenten kam zu dem Schluss, dass ein bescheidener Cannabiskonsum bei Teenagern, bei denen Faktoren wie der Tabakkonsum unter Kontrolle gehalten werden, weniger kognitive Auswirkungen haben kann, als dies epidemiologische Untersuchungen früherer Jahrgänge nahegelegt haben.[164]

Andere Forschungen haben den starken Konsum von Cannabis mit hohem THC-Gehalt bei Jugendlichen mit einem höheren Risiko für die Entwicklung von Schizophrenie in Verbindung gebracht.[165] Der Autor einer Studie aus dem Jahr 2016 schrieb: »Die Pubertät ist eine kritische Phase der Gehirnentwicklung, und das jugendliche Gehirn ist besonders anfällig. Gesundheitspolitische Entscheidungsträger müssen sicherstellen, dass Marihuana, insbesondere Marihuana-Sorten mit hohem THC-Gehalt, nicht in die Hände von Teenagern gelangt. Im Gegensatz dazu deuten unsere Ergebnisse darauf hin, dass der Konsum von Marihuana durch Erwachsene kein erhebliches Risiko darstellt.« [166]

> **Überdosierung von THC?**
> Die häufigste Form der versehentlichen Überdosierung von Cannabis hängt mit dem Konsum von Cannabis-Lebensmitteln zusammen. Es ist beruhigend zu wissen, dass selbst unglaublich hohe Cannabisdosen keine Hirnschäden, Organschäden oder andere Arten von körperlicher Toxizität verursachen, obwohl sie Delirien und Halluzinationen verursachen können. Diese Effekte vergehen in der Regel innerhalb von drei bis acht Stunden. Die Verwendung eines Cytochrom-P450-Deaktivators, wie CBD oder Grapefruit, kann unerwünschte Auswirkungen einer THC-Überdosis reduzieren. Um Sie zu beruhigen, sollten Sie wissen, dass es in der fünftausendjährigen Geschichte keine Aufzeichnungen darüber gibt, dass jemand an einer Überdosis Cannabis oder THC gestorben ist.

Wechselwirkungen mit anderen Medikamenten

CBD verändert bei oraler Einnahme in ausreichender Dosierung vorübergehend die Aktivität der Cytochrome P450, einer Familie von Leberenzymen. Dies wirkt sich möglicherweise auf den Stoffwechsel des Körpers für eine Vielzahl von Wirkstoffen aus – bei bis zu 60 Prozent der häufig verschriebenen Arzneimittel. Das Problem ist, dass CBD durch Cytochrom-P450-Enzyme metabolisiert wird, welche die Stelle der enzymatischen Aktivität einnehmen und verhindern, dass andere Verbindungen metabolisiert werden. Interessanterweise können Bestandteile der Grapefruit die gleiche Wirkung haben, was einige Ärzte dazu veranlasst, davon abzuraten, sie bei der Einnahme bestimmter Medikamente zu konsumieren.

»Das Ausmaß, in dem sich Cannabidiol als konkurrenzfähiger Inhibitor der Cytochrome P450 verhält, hängt davon ab, wie eng CBD vor und nach der Oxidation an die aktive Stelle des Stoffwechselenzyms bindet«, schreibt Adrian Devitt-Lee, ein Forscher bei *Project CBD*, der sich intensiv mit dem

3. Verabreichung der Medikamente

Thema der Wechselwirkungen mit anderen Medikamenten beschäftigt hat. »Dies kann sich erheblich ändern, je nachdem, wie und wie viel CBD verabreicht wird, welche besonderen Eigenschaften die Person hat, die dieses Medikament einnimmt, und ob isoliertes CBD oder ein pflanzliches Arzneimittel angewendet wird.«[167] Das bedeutet, dass Patienten, die CBD-Produkte einnehmen, auf Veränderungen der Blutwerte bei wichtigen Medikamenten in ihrem Protokoll achten und die Dosierung unter ärztlicher Aufsicht entsprechend anpassen sollten.

Devitt-Lee weist darauf hin, dass bei der Krebsbehandlung die genaue Dosierung der Chemotherapie äußerst wichtig ist und das Ziel häufig darin besteht, die maximale Dosis zu erreichen, die nicht katastrophal toxisch ist. Bei Patienten, die CBD verwenden, **kann die gleiche Dosis der Chemotherapie zu einer höheren Blutkonzentration der Chemopharmaka führen.** Wenn CBD den zytochromvermittelten Metabolismus der Chemotherapie hemmt und keine Dosierungsanpassungen vorgenommen werden, könnte das Chemotherapeutikum im Körper hochgiftige Werte erreichen.

Allerdings wurden unter den vielen Krebspatienten, die Cannabis verwenden, um mit den verheerenden Nebenwirkungen der Chemotherapie fertigzuwerden, selten von unerwünschten Cannabinoid-Wechselwirkungen berichtet. Es ist möglich, dass Cannabis aus der ganzen Pflanze mit seinen reichhaltigen ausgleichenden Synergien anders interagiert als das isolierte CBD, das in den meisten Forschungseinrichtungen verabreicht wird. Außerdem kann die zytoprotektive Wirkung der Cannabinoide einen Teil der chemotherapeutischen Toxizität mildern.

Bei Epilepsiepatienten hat sich gezeigt, dass CBD die Plasmaspiegel erhöht und die langfristigen Blutkonzentrationen von Clobazam, einem Antikonvulsivum, und Norclobazam, einem aktiven Metaboliten dieses Medikaments, erhöht. Eine Mehrheit dieser Patienten musste ihre Clobazam-Dosis aufgrund von Nebenwirkungen reduzieren. Ein Bericht aus dem Jahr 2015 kam zu dem Schluss, dass CBD für die Behandlung von refraktiver Epilepsie bei Patienten, die Clobazam erhalten, sicher und wirksam ist, betonte aber, wie wichtig die Überwachung der Blutwerte für Clobazam und Norclobazam bei Patienten ist, die sowohl CBD als auch Clobazam verwenden.[168]

Andere Forschungen haben gezeigt, dass CBD die Aktivität bestimmter Cytochrom-P450-Enzyme verstärken kann. Diese Erkenntnisse legen nahe, dass CBD den Abbau anderer Arzneimittel entweder erhöhen oder verringern kann, abhängig von dem betreffenden Medikament und der verwendeten Dosis.[169]

»Wechselwirkungen mit anderen Medikamenten müssen besonders beachtet werden, wenn man lebensrettende oder sinnerhaltende Medikamente einsetzt oder Medikamente mit engen therapeutischen Fenstern oder Medikamente mit großen Nebenwirkungen«, berichtet Devitt-Lee. »Insbesondere Patienten, die hohe Dosen von CBD-Konzentraten und -Isolaten verwenden, sollten diese Faktoren der gleichzeitigen Einnahme anderer Arzneimittel berücksichtigen.«[170]

Beachten Sie bitte, dass die folgende Liste nicht unbedingt alle Medikamente enthält, die in Wechselwirkung zu CBD stehen könnten, und nicht jedes Medikament in jeder der aufgeführten Kategorien eine Wechselwirkung hervorruft. Konsultieren Sie daher vor der gleichzeitigen Einnahme einer Kombination von Medikamenten einen Arzt, da alternative Medikamente oder Dosierungsanpassungen erforderlich sein können. »Wenn Sie befürchten, dass Ihr Cytochrom-P450-Enzymsystem nicht richtig funktioniert«, schreibt Devitt-Lee, »können Ärzte das System testen, um sicherzustellen, dass die Medikamente, die Sie einnehmen, wie erwartet metabolisiert werden.«[171]

Zu den Arzneimitteln, die das Cytochrom-P450-System verwenden, gehören:[172]

- Steroide,
- HMG-CoA-Reduktasehemmer,
- Calciumkanalblocker,
- Antihistaminika,
- Prokinetika,
- HIV-Virostatika,
- Immunmodulatoren,
- Benzodiazepine,
- Antiarrhythmika,

- Antibiotika,
- Anästhetika,
- Antipsychotika,
- Antidepressiva,
- Antiepileptika,
- Betablocker,
- PPIs,
- nichtsteroidale Antirheumatika,
- Angiotensin-II-Rezeptor-Blocker,
- orale hypoglykämische Mittel,
- Sulfonylharnstoffe.

Der subjektiv-intuitive Ansatz für medizinisches Cannabis

Obwohl es immer ideal ist, einen Arzt zur Diagnose und Beratung zu konsultieren, sind nur sehr wenige Ärzte mit den Nuancen der Cannabistherapie, der Sortenauswahl, der Auswahl des richtigen CBD:THC-Verhältnisses und der Dosierungsanleitung vertraut. (Aus diesem Grund haben wir uns dazu entschieden, dieses Buch zu schreiben.) Darüber hinaus haben alle Menschen ein unterschiedliches Körpergewicht und eine unterschiedliche chemische Zusammensetzung sowie eine einzigartige Empfindlichkeit oder Toleranz gegenüber Cannabinoiden. Zu diesen Faktoren kommt noch hinzu, dass jeder Mensch ständig andere Nahrungsmittel zu sich nimmt und sich auch die Arzneimittel ändern, außerdem ist das Hormon- und emotionale Stressniveau immer unterschiedlich. Der individuelle Körperaufbau variiert also von Mensch zu Mensch und auch bei jeder individuellen Person. Daher kann die Cannabistherapie für jede Medikation im Einklang mit den Informationen darüber, was in diesem Moment für den Patienten das Beste ist, genau angepasst werden.

Konsultieren Sie nach Möglichkeit einen erfahrenen Arzt. Wenn Sie sich jedoch nicht auf das einstellen, was Ihr Körper kommuniziert, besteht die Gefahr, dass Sie jemandem, der nicht über die Fähigkeit oder das Wissen verfügt, um fundierte Entscheidungen darüber zu treffen, was für Sie am besten ist, Macht in die Hand geben. Viele Menschen haben kein wirkliches Vertrauen in ihre eigenen intuitiven Fähigkeiten, jedoch ist es unsere Erfahrung, dass Cannabis dabei hilft, die Tür zu diesen Informationen zu öffnen und die Kommunikation auf allen Ebenen zu erleichtern. Der Körper ist ein intelligenter und komplexer Organismus und hat die Fähigkeit zu kommunizieren, was er braucht, um Gesundheit, Gleichgewicht und Ganzheitlichkeit zu erreichen. Im Epilog am Ende dieses Buches finden Sie eine geführte Übung zur intuitiven Verbindung mit der Medizin.

Jeder Patient sollte auf die Reaktion seines Körpers hören, um seine eigene optimale Einnahmeform, die Sorte des Cannabis-Medikaments und das therapeutische Fenster für die Dosierung zu ermitteln. Eine zu kleine Dosis ist suboptimal und hat möglicherweise keine nennenswerte Wirkung, während eine zu große Dosierung die Symptome, die man zu behandeln versucht, tatsächlich verstärken kann. So kann Cannabis beispielsweise verwendet werden, um Stress und Angst zu reduzieren und einen Zustand der ruhigen Entspannung zu erzeugen. Wenn jedoch zu viel eingenommen wird, kann dies den Stress sogar erhöhen, was zu mehr Angst und dem Gefühl der Unruhe oder gar Paranoia führt. Dies ist der biphasische Aspekt von Cannabis. Das Ermitteln des eigenen subjektiv-intuitiven therapeutischen Fensters wird von drei Faktoren bestimmt: dem gegenwärtigen Gleichgewichts- oder Mangelzustand des Körpers an Endocannabinoiden, dem Cannabinoid-Profil in dem einzunehmenden Arzneimittel und der Form, in der es eingenommen werden soll.[173]

> Alles Leben hat Bewusstsein, und alles Leben ist miteinander verbunden. Dies ist die Prämisse, die wir bei der Herstellung und dem Angebot unserer Cannabis-Medikamente bei **Synergy Wellness** verfolgen. Darüber hinaus glauben wir, dass der Körper ein intelligenter Organismus ist, der die Kraft hat, sich selbst auszugleichen und zu heilen. Unsere ganzheitliche Sichtweise ist, dass CBD die Selbstheilungskräfte des Körpers ermöglicht und stärkt. Es vollbringt dieses Wunder durch das Endocannabinoid-System und fördert das Gleichgewicht im physischen, mentalen, emotionalen und spirituellen Bereich. Cannabis kann dabei helfen, Ihre Fähigkeit zu aktivieren, auf Ihre Intuition zuzugreifen und Ihre subjektive (oder universelle) Wissensbasis zu nutzen, sodass Sie die spezifische Dosis und Sorte bestimmen können, die Sie in diesem Moment benötigen.

3. Verabreichung der Medikamente

Um diesen Punkt zu veranschaulichen, nehmen Sie Schmerz als Beispiel. Warum verspüren Sie Schmerzen? Da der Körper ein intelligenter und bewusster Organismus ist, muss er versuchen, Ihrem Bewusstsein etwas mitzuteilen. Er versucht, Ihre Aufmerksamkeit zu erregen, indem er sagt: »Etwas stimmt nicht oder ist aus dem Gleichgewicht geraten. Ich brauche hier etwas Hilfe.« Wenn der Körper Schmerzsignale sendet, will er eine Antwort von Ihnen. Erhält er keine adäquate Antwort, werden die Signale lauter, und die Schmerzen werden schlimmer. Das Universum gibt uns wichtige Lektionen, die wir lernen müssen. Wenn wir sie nicht angemessen lernen, werden die Lektionen intensiver, ebenso wie die Konsequenzen.

Die meisten Ärzte empfehlen eine pharmazeutische Behandlung von Schmerzen, bei der Opioid-Präparate eingesetzt werden. Opioide bewirken eine Schmerzkontrolle, indem sie die Schmerzrezeptoren betäuben und die Schmerzsignale, die zum Gehirn gelangen, dämpfen. Dies führt im Wesentlichen und vorübergehend zum »Tod des Boten«. Ihre Fähigkeit, die Schmerzen wahrzunehmen, kann nachlassen, es treten jedoch häufig schwerwiegende Nebenwirkungen auf. In vielen Fällen wirken Opioide nicht besonders gut, zumal sich Ihre Toleranz gegenüber dem Medikament erhöht. Infolgedessen werden Opioide oft zu häufig konsumiert, und der langfristige Gebrauch macht oft süchtig. Es gibt Momente, in denen ein Opioid die perfekte Lösung für das Problem ist. Sie sind nicht immer schlecht, Opioide heilen jedoch nicht wirklich die zugrunde liegende Ursache des Problems. Sie behandeln das Schmerzsymptom, indem sie das Signal und die Meldung, dass etwas nicht stimmt, unterbrechen. Sie dienen als Hilfsmittel, das zu bestimmten Zeiten eingesetzt werden kann, aber nicht als Grundlage für den Heilungsprozess.

Anstatt das Kommunikationssystem des Körpers abzuschalten, wie es Opioide tun, erhöht Cannabis die zelluläre Kommunikation und lenkt das Bewusstsein auf die zugrunde liegende Ursache des Problems. Erstens lindert es den Schmerz. Es ist ein schmerzstillendes und krampflösendes Mittel, das den Muskeln ermöglicht, sich zu entspannen, sodass sich der Körper als Reaktion auf den Schmerz nicht zusammenzieht. Zweitens ist es entzündungshemmend und verringert die Schwellung, die oft eine der Ursachen für die Schmerzen ist. Drittens beschleunigt es den gesamten Heilungsprozess, wodurch Lebensenergie in die betroffenen Bereiche strömt, das Gesamtsystem entspannt und das Bewusstsein für Gesundheit und Ganzheitlichkeit gestärkt wird.

Vor über fünfzig Jahren brachte mir ein dummer Unfall im College einen zerquetschten Wirbel ein, und mehrere Skiunfälle führten zu einem stark beeinträchtigten Knie und einem geschwächten unteren Rücken. Vor zwanzig Jahren empfahl mir mein Orthopäde einen Knieersatz, um die Degeneration meines medialen Meniskus und den Riss im vorderen Kreuzband zu behandeln. Stattdessen benutzte ich Cannabis, um die Knieschmerzen zu lindern und eine Ersatzoperation zu vermeiden. Darüber hinaus hat Cannabis meine Intuition angeregt, die mich zu den besten Übungen für meinen Zustand und zur richtigen Behandlung der Entzündungen führt, wenn diese auftreten.

Im Alter von 74 Jahren bin ich immer noch dazu in der Lage, Ski zu fahren, und ich erklimme wöchentlich mit dem Mountainbike die 300 Meter auf den Berg in unserer Nähe, den Tamalpais, zu den wunderschönen Seen in der Nähe des Gipfels. Cannabis hat es mir ermöglicht, meine Gesundheit zu kontrollieren, indem ich auf die Intelligenz meines Körpers höre. Ich mache Kräftigungsübungen, um meine Gesundheit zu erhalten, und wenn ein Vorfall auftritt, der Entzündungen verursacht, führt mich meine Intuition sofort zu der richtigen Aktivität. Manchmal reicht es, wenn ich mit Eis kühle, ein anders Mal verwende ich eine Rückenbandage oder Knieschiene, und manchmal ist vollständige Ruhe angezeigt, um die Verletzung mit der heiligen Pflanze Cannabis zu heilen.

Ich hatte das Privileg, an der Heilungsreise vieler Patienten teilzunehmen. Aus dieser Erfahrung habe ich gelernt, dass Cannabis mit anderen Heilmethoden kombiniert werden kann, einschließlich westlicher medizinischer Ansätze, und mit anderen, die aus dem internen Leitsystem der Patienten stammen. Viele Menschen finden, dass die Visualisierung positiver Ergebnisse ihre Heilung beschleunigt, Entzündungen reduziert und den Fluss der Heilenergie zu den betroffenen Körperteilen erhöht. Wo Aufmerksamkeit ist, fließt Energie. Dies kann die Wirkung von Medikamenten verstärken, und der Körper scheint schneller zu reagieren.

Heilung ist ein Prozess, der auf vielen Ebenen gleichzeitig stattfindet – physisch, mental, emotional und spirituell. Praktiken wie Meditation, Tai-Chi, Yoga und tiefes Atmen können helfen, Stress und Angst zu reduzieren. Wandern in der Natur, Musik hören und inspirierendes Lesen haben eine heilende Wirkung. Liebe und Freude sind zwei der größten Heilkräfte, die Sie in Ihren Heilungsprozess einbringen können, und Ihre Intuition kann Sie zu einer bestimmten Art von Medizin oder einem bestimmten Arzt führen, der Ihnen helfen kann. All diese Heilmethoden arbeiten synergistisch zusammen, was einer der Gründe dafür ist, dass unser Firmenname **Synergy Wellness** lautet.

Ich wünsche Ihnen alles Gute auf Ihrem Heilungsweg zu Ihrer optimalen Gesundheit. Sie haben meine besten Wünsche und Unterstützung, während Sie Ihren Weg gehen.

Leonard Leinow

Teil II

CBD für die Gesundheit

Die alten Ärzte und Heiler auf der ganzen Welt, die Cannabis vor Tausenden von Jahren verschrieben haben, taten dies, weil sie die medizinischen Vorteile aus erster Hand miterlebten. In den letzten fünfzig Jahren hat die moderne Wissenschaft begonnen, die biologischen Prozesse hinter der Heilung zu beleuchten, bei denen die Pflanzen- und Tierchemie zusammenarbeitet. Die Forschung zu CBD, THC und anderen Cannabinoiden ist in den letzten zehn Jahren exponentiell gewachsen. Im Folgenden werden die neuesten wissenschaftlichen Studien und Geschichten von Patienten und Ärzten mit Hinweisen zur Behandlung spezifischer Symptome zusammengefasst. Sie finden hier auch Dosierungsvorschläge und Informationen über empfohlene Arten von Arzneimitteln auf Cannabinoid-Basis für die jeweilige Erkrankung.

Eine Stellungnahme der Autoren einer Studie über Cannabinoide und Magen-Darm-Erkrankungen aus dem Jahr 2016 fasst die aktuelle Stimmung zusammen und fordert die medizinische Gemeinschaft auf, die Cannabis-basierte Medizin mit unserem derzeitigen Verständnis von Neurochemie in Einklang zu bringen.

Trotz der damit verbundenen politischen und sozialen Kontroversen muss die medizinische Gemeinschaft erkennen, dass Cannabinoide als allgegenwärtiges Signalsystem in vielen Organsystemen existieren. Unser Verständnis von Cannabinoiden und wie sie sich nicht nur auf die Homöostase, sondern auch auf den Krankheitszustand auswirken, muss durch Forschung sowohl klinisch als auch im Labor gefördert werden.[174]

Die Worte dieser Wissenschaftler vermitteln die Bedeutung des Endocannabinoid-Systems, das Mitte der 1990er-Jahre erstmals von Raphael Mechoulam identifiziert wurde. Dies ist möglicherweise eine der wichtigsten aktuellen Entdeckungen über die endogenen chemischen Transmitter, die zur Erhaltung der Gesundheit beitragen. Endogene Cannabinoide (die auf natürliche Weise im Körper produziert werden) und ihre Rezeptoren finden sich nicht nur im Gehirn, sondern auch in vielen Organen sowie in Bindegewebe, Haut, Drüsen und Immunzellen (mehr über das Endocannabinoid-System finden Sie in Kapitel 2). Die Liste der gesundheitlichen Probleme, die mit CBD behandelt werden können, ist so lang, weil diese Rezeptoren in so vielen Körpersystemen integriert sind. Dies ist auch der Grund, warum Cannabinoide als allgemeine Präventivmedizin eingesetzt werden können, um den Körper vor den Schäden von Stress und Alterung zu schützen.

CBD als Präventivmedizin

Die Cannabinoid-Therapie ist mit dem Teil der biologischen Matrix verbunden, in dem sich der Körper und das Gehirn treffen. Da CBD und andere Verbindungen in Cannabis den Chemikalien unseres eigenen Körpers so ähneln, sind sie besser integriert als viele synthetische Drogen. Laut Bradley E. Alger, einem führenden Wissenschaftler in der Erforschung von Endocannabinoiden mit einem Doktortitel in experimenteller Psychologie aus Harvard, »sind die Endocannabinoide mit ihren komplexen Wirkungen auf unser Immunsystem, unser Nervensystem und praktisch alle Organe des Körpers buchstäblich eine Brücke zwischen Körper und Geist. Wenn wir dieses System verstehen, beginnen wir, einen Mechanismus zu erkennen, der die Gehirnaktivität und die körperlichen Gesundheits- und Krankheitszustände miteinander verbinden könnte.«[175]

Reduziertes Risiko für Diabetes und Adipositas

Mehrere Studien haben gezeigt, dass regelmäßige Cannabiskonsumenten einen niedrigeren Body-Mass-Index, einen geringeren Taillenumfang und ein geringeres Risiko für Diabetes und Fettleibigkeit aufweisen. Ein Bericht aus dem Jahr 2011, der im *American Journal of Epidemiology* veröffentlicht wurde, kam auf der Grundlage einer Umfrage unter mehr als 52 000 Teilnehmern zu dem Schluss, dass die Adipositas-Rate bei Cannabiskonsumenten um etwa ein Drittel niedriger ist.[176] Das ist so, obwohl man feststellte, dass die Teilnehmer tendenziell mehr Kalorien pro Tag konsumieren, eine Aktivität, die möglicherweise mit der Stimulation von Ghrelin durch THC zusammenhängt, einem Hormon, das den Appetit erhöht, aber auch den Stoffwechsel von Kohlenhydraten steigert. 2006 wurde erforscht, dass CBD allein die Inzidenz von Diabetes bei Laborratten senkt,[177] und 2015 begann ein israelisch-amerikanischer biopharmazeutischer Verband mit Studien der Stufe 2 im Zusammenhang mit der Verwendung von CBD zur Behandlung von Diabetes.[178] Die Forschung hat gezeigt, dass CBD dem Körper hilft, weißes Fett in gewichtsreduzierendes braunes Fett umzuwandeln und somit die normale Insulinproduktion und den Zuckerstoffwechsel zu fördern.[179]

Bei der Untersuchung von über 4600 Testpersonen fanden die Forscher heraus, dass derzeitige Cannabiskonsumenten einen bis zu 16 Prozent niedrigeren Nüchtern-Insulinspiegel als Nicht-Konsumenten hatten, außerdem einen höheren HDL-Cholesterinspiegel, der vor Diabetes schützt, und eine 17 Prozent niedrigere Insulinresistenz. Befragte, die zu Lebzeiten Cannabis konsumiert hatten, aber keine aktuellen Konsumenten waren, zeigten ähnliche, aber weniger ausgeprägte Reaktionen, was darauf hindeutet, dass die schützende Wirkung von Cannabis mit der Zeit nachlässt.[180]

Überschüssiges Insulin fördert die Umwandlung von Zucker in gespeichertes Fett und führt zu Gewichtszunahme und Fettleibigkeit. Die Forschung über das Zusammenspiel von Cannabinoiden und der Insulinregulierung könnte zu einigen großen Durchbrüchen bei der Prävention von Fettleibigkeit und Typ-2-Diabetes führen.

Bessere Cholesterinwerte und geringeres Risiko für Herz-Kreislauf-Erkrankungen

Eine Studie aus dem Jahr 2013, in der Daten von 4652 Teilnehmern über die Wirkung von Cannabis auf das Stoffwechselsystem gemessen wurden, verglich Nichtkonsumenten mit aktuellen und ehemaligen Konsumenten. Es wurde festgestellt, dass die heutigen Konsumenten einen höheren Blutzuckerspiegel an hochdichtem Lipoprotein (HDL-C) oder »gutem Cholesterin« hatten. Im selben Jahr ergab eine Analyse von über 700 Mitgliedern der kanadischen Inuit-Gemeinschaft, dass bei regelmäßigen Cannabiskonsumenten im Durchschnitt der HDL-C-Spiegel etwas höher und der LDL-C-Spiegel (»schlechtes Cholesterin«) leicht gesenkt war.

Aufgrund der Ernährungsweise und des Lebensstils ist Atherosklerose in den entwickelten westlichen Nationen weitverbreitet und kann zu Herzerkrankungen oder Schlaganfällen führen. Es handelt sich dabei um eine chronisch entzündliche Erkrankung, bei der sich fortlaufend atherosklerotische Plaques (Immunzellen mit oxidiertem LDL oder Lipoproteinen niedriger Dichte) ablagern. Eine wachsende Anzahl von Beweisen deutet darauf hin, dass die Signalübertragung von Endocannabinoiden eine entscheidende Rolle in der Pathologie der Atherogenese spielt.[181] Die Erkrankung wird heute als eine physische Reaktion auf Verletzungen in der Auskleidung der Arterienwände verstanden, die durch hohen Blutdruck, infektiöse Mikroben oder übermäßiges Vorhandensein einer Aminosäure namens Homocystein verursacht werden. Studien haben gezeigt, dass Entzündungsmoleküle den Zyklus stimulieren, der zu atherosklerotischen Läsionen führt.[182] Bestehende Behandlungen sind mäßig wirksam, haben jedoch zahlreiche Nebenwirkungen. CB2-Rezeptoren verdreifachen sich als Reaktion auf Entzündungen, sodass Anandamid und 2-AG, die natürlichen Cannabinoide des Körpers, die Entzündungsreaktionen verringern können. Der CB2-Rezeptor wird auch durch pflanzliche Cannabinoide stimuliert.[183]

Ein Tierversuch aus dem Jahr 2005 zeigte, dass niedrig dosierte orale Cannabinoide das Fortschreiten der Atherosklerose verlangsamen. Forscher schrieben im folgenden Jahr, dass die immunmodulatorische Kapazität von Cannabinoiden in der Wissenschaft »gut etabliert« sei, und bemerkten, dass sie hier ein breites therapeutisches Potenzial für eine Vielzahl von Krankheiten, einschließlich Atherosklerose, sahen.[184]

Eine Tierstudie mit CBD aus dem Jahr 2007 belegte, dass es bei Herzinfarkten eine kardiovaskuläre Schutzwirkung hat,[185] und im selben Jahr wurden weitere Details über die Beteiligung der CB1- und CB2-Rezeptoren an Herz-Kreislauf-Erkrankungen und Gesundheit veröffentlicht.[186]

Reduziertes Krebsrisiko

Der Einsatz von CBD zur Behandlung von Krebs wird in Kapitel 4 erörtert, aber eine Frage stellen wir jetzt schon einmal: Könnte Cannabidiol helfen, Tumore und andere Krebsarten zu verhindern, bevor sie wachsen? Eine Studie aus dem Jahr 2012 zeigte, dass mit CBD behandelte Tiere signifikant seltener Dickdarmkrebs entwickeln, nachdem sie in einem Labor mit Karzinogenen induziert worden waren.[187] Mehrere Studien hatten bereits gezeigt, dass THC Tumoren vorbeugt und diese reduziert. Darunter war 1996 eine Studie an Tiermodellen, die herausfand, dass THC die Inzidenz sowohl von gutartigen als auch von hepatischen Adenom-Tumoren verringert.[188] Im Jahr 2015 analysierten Wissenschaftler die medizinischen Unterlagen von über 84 000 männlichen Patienten in Kalifornien und fanden heraus, dass diejenigen, die Cannabis, aber keinen Tabak konsumierten, eine Blasenkrebsrate hatten, die 45 Prozent unter der Norm lag.[189] Zur Behandlung und Vorbeugung von Hautkrebs können topische Produkte verwendet werden. Die aktuelle Forschung konzentriert sich auf das beste Verhältnis von CBD zu THC und die effektivste Dosierung in der Krebsprävention und -behandlung.

Cannabinoide helfen dabei, die Gesundheit des Gehirns zu erhalten und die Widerstandsfähigkeit gegen Traumata und den geistigen Verfall zu erhöhen

Cannabinoide sind neuroprotektiv, was bedeutet, dass sie zur Aufrechterhaltung und Regulierung der Gehirngesundheit beitragen. Die Auswirkungen scheinen mit mehreren Einflüssen auf das Gehirn in Zusammenhang zu stehen, darunter die Entfernung geschädigter Zellen und die verbesserte Effizienz der Mitochondrien.[190] CBD und andere antioxidative Verbindungen in Cannabis bewirken außerdem eine Reduzierung der Glutamat-Toxizität. Zusätzliches Glutamat, das die Nervenzellen im Gehirn zum Feuern anregt, bewirkt eine Überstimulation der Zellen, was letztendlich zu Zellschäden oder zum Tod führt. So tragen Cannabinoide dazu bei, Gehirnzellen vor Schäden zu schützen, indem sie das Organ gesund und funktionstüchtig halten. Es wurde auch gezeigt, dass CBD eine entzündungshemmende Wirkung auf das Gehirn hat.[191]

Mit zunehmendem Alter des Gehirns verlangsamt sich die Bildung neuer Neuronen erheblich. Um die Gesundheit des Gehirns zu erhalten und degenerativen Erkrankungen vorzubeugen, müssen kontinuierlich neue Zellen geschaffen werden. Eine Studie aus dem Jahr 2008 zeigte, dass niedrige Dosen von CBD- und THC-ähnlichen Cannabinoiden die Bildung neuer Nervenzellen in Tiermodellen auch im alternden Gehirn fördern.[192] CBD hilft auch, andere nervenbedingte Krankheiten wie Neuropathie und Alzheimer zu verhindern.

Schutz vor Knochenerkrankungen und Knochenbrüchen

Cannabinoide begünstigen den Prozess des Knochenstoffwechsels – den Zyklus, in dem altes Knochenmaterial mit einer Rate von etwa 10 Prozent pro Jahr durch neues ersetzt wird, was für den Erhalt starker, gesunder Knochen im Lauf der Zeit entscheidend ist. Es wurde gezeigt, dass insbesondere CBD ein Enzym blockiert, das knochenbildende Verbindungen im Körper zerstört und damit das Risiko altersbedingter Knochenerkrankungen wie Osteoporose und Arthrose reduziert. Bei beiden Erkrankungen bildet der Körper keine neuen Knochen- und Knorpelzellen mehr. CBD hilft, den Prozess der Neubildung von Knochenzellen voranzutreiben. Daher wurde festgestellt, dass es die Heilung von Knochenbrüchen beschleunigt und aufgrund eines stärkeren Frakturkallus die Wahrscheinlichkeit eines erneuten Knochenbruchs verringert (die Knochen waren 35 bis 50 Prozent stärker als bei unbehandelten Probanden).[193]

Schutz und Heilung der Haut

Die Haut hat die höchste Menge und Konzentration an CB2-Rezeptoren im Körper. Bei topischer Anwendung als infundierte Lotion, Serum, Öl oder Salbe können die Antioxidantien in CBD (stärkere Antioxidantien als die Vitamine E und C)[194] Schäden durch freie Radikale wie UV-Strahlen und Umweltschadstoffe reparieren. Cannabinoid-Rezeptoren sind in der Haut zu finden und scheinen mit der Regulierung der Ölproduktion in den Talgdrüsen verbunden zu sein.[195] Daher werden Cannabis-basierte topische Produkte entwickelt, um Probleme von Akne bis Psoriasis zu behandeln, welche die Heilung geschädigter Haut beschleunigen können. Schon historische Dokumente zeigen, dass Cannabis-Präparate zur Wundheilung bei Tieren und Menschen in einer Vielzahl von Kulturen verwendet wurden, die sich über den ganzen Globus erstrecken und Tausende von Jahren zurückreichen. Die Verwendung konzentrierter Cannabisöle zur Behandlung von Hautkrebs gewinnt bei einer Reihe gut dokumentierter Fälle von Menschen, die sowohl schwarzen als auch weißen Hautkrebs mit der topischen Anwendung von CBD- und THC-Produkten geheilt haben, an Beliebtheit. Am bekanntesten ist der Fall von Rick Simpson, der sein Basalzellkarzinom mit Cannabisöl geheilt hat und heute eine erfolgreiche eigene Produktlinie vertreibt. Topisch angewendetes Cannabis ist nicht psychoaktiv.

Entzündungshemmend

In zahlreichen Studien wurde nachgewiesen, dass Cannabinoide entzündungshemmend wirken.[196] CBD greift in vielen Organen des Körpers mit dem Endocannabinoid-System ein und trägt so dazu bei, Entzündungen systemisch zu reduzieren. Das therapeutische Potenzial ist beeindruckend vielfältig, da die Entzündungen an einem breiten Spektrum von Krankheiten beteiligt sind.

4. Alphabetische Liste der Erkrankungen und Medikation

ADHS (Aufmerksamkeitsdefizit-/Hyperaktivitätsstörung)
ALS (Amyotrophe Lateralsklerose)
Alzheimer
Anfallsleiden
Angst und Stress
Antibiotikaresistente bakterielle Infektionen
Arthritis
Asthma
Autismus-Spektrum-Störungen
Autoimmunerkrankungen
Depressionen und Stimmungsstörungen
Diabetes
Essstörungen (Anorexie, Kachexie, Adipositas)
Gehirnerschütterungen, Hirn- und Rückenmarksverletzungen und verwandte Syndrome
Hauterkrankungen (einschließlich Akne, Dermatitis, Psoriasis)
Krebs
Migräne
Multiple Sklerose und Spastik
Neurodegenerative Erkrankungen (Huntington und Parkinson)
Posttraumatische Belastungsstörung (PTBS)
Reizdarmsyndrom und entzündliche Darmerkrankung (IBS und IBD)
Schizophrenie
Schlafstörungen (Schlaflosigkeit, Schlafapnoe)
Schmerzen
Sucht
Übelkeit und Erbrechen

Hinweis zum Bewertungssystem des Cannabis Health Index

Einfach ausgedrückt basiert der *Cannabis Health Index (CHI)*-Wert auf einem von Uwe Blesching entwickelten evidenzbasierten Bewertungssystem, das den Grad von Zutrauen in Cannabis (im Allgemeinen nicht nach bestimmten Cannabinoiden wie CBD aufgeschlüsselt) als wirksame Behandlung für eine bestimmte Krankheit zeigt. Dabei werden Art und Umfang der Forschungsstudie berücksichtigt, was sich auf die Zuverlässigkeit der Schlussfolgerungen einer Studie auswirkt. Jedes Experiment wird auf einer Skala von 1 bis 5 nach Art der Studie bewertet. Diese Zahl wird dann mit +1 (positiv) multipliziert, wenn die Studie zu dem Schluss kommt, dass die medizinische Verwendung von Cannabis wirksam war, oder mit -1 (negativ), wenn sie ergibt, dass die Behandlung für diese Erkrankung unwirksam war. Schließlich werden alle Bewertungen für einzelne Studien, die in die Analyse einer Krankheit einfließen, addiert und zu einem Gesamt-CHI-Wert zusammengefasst. Ein insgesamt hoher Wert bedeutet, dass eine große Menge an hochkarätiger Forschung durchgeführt wurde und dass die Wahrscheinlichkeit der Wirksamkeit für diese Erkrankung höher ist, basierend auf der Grundlage der derzeit verfügbaren Erkenntnisse. Die Punktzahl spiegelt jedoch den Umfang der verfügbaren veröffentlichten Forschung in einem viel größeren Ausmaß wider als den tatsächlichen Grad der Wirksamkeit zur Behandlung der jeweiligen Krankheit.

Evidenzbasierte Bewertungen möglicher CHI-Werte

Art der Studie	Evidenzbasierte Bewertungen möglicher CHI-Werte
Doppelblindstudien, placebokontrollierte, klinische und Crossover-Studien am Menschen	+/–5
Klinische Studien am Menschen und Kohortenstudien	+/–4
Übersichten relevanter Literatur und Studien sowie menschlicher Fallstudien	+/–3

Art der Studie	Evidenzbasierte Bewertungen möglicher CHI-Werte
Tierversuche	+/−2
Laborstudien	+/−1

Die Bewertungen liegen auf einer Skala von Null bis Fünf, wobei Null keinen beobachteten therapeutischen Wert anzeigt und Fünf einen signifikanten und nachweislich wissenschaftlichen therapeutischen Wert. Der CHI-Wert ist der Gesamtwert jeder Studie geteilt durch die Anzahl der Studien, die für diese Bedingung durchgeführt wurden.
Ein Punkt
mögliche Wirksamkeit bei der Behandlung dieser Erkrankung
Zwei Punkte
mögliche bis wahrscheinliche Wirksamkeit bei der Behandlung dieser Erkrankung
Drei Punkte
wahrscheinliche Wirksamkeit bei der Behandlung dieser Erkrankung
Vier Punkte
wahrscheinliche bis nachweisbare Wirksamkeit bei der Behandlung dieser Erkrankung
Fünf Punkte
nachweisbare Wirksamkeit bei der Behandlung dieser Erkrankung

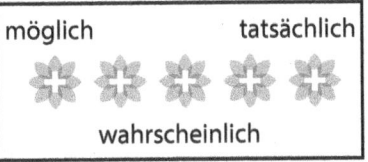

Abb. 22 Einführende CHI-Indexskala

ADHS (Aufmerksamkeitsdefizit-/Hyperaktivitätsstörung)

ADHS (auch bekannt als HKS oder hyperkinetische Störung) ist gekennzeichnet durch Schwierigkeiten bei der Konzentration auf Aufgaben und übermäßige Aktivität und ist die am häufigsten diagnostizierte Entwicklungsstörung bei Kindern und Jugendlichen. Sie betrifft auch 2 bis 5 Prozent der Erwachsenen. Die Diagnose wie auch die Behandlung von ADHS, die oft durch eine Kombination aus Verhaltenstherapie und pharmazeutischen Stimulanzien durchgeführt wird, werden recht kontrovers diskutiert. ADHS-Patienten werden in Subtypen unterteilt: vorwiegend hyperaktiv-impulsiver ADHS-Typ, vorwiegend unaufmerksamer ADHS-Typ und ADHS-Mischtyp.

ADHS gilt als Risikofaktor für Süchte, einschließlich des problematischen Cannabiskonsums mit hohem THC-Gehalt.[197] Es hat sich jedoch gezeigt, dass Cannabis die Symptome der Erkrankung lindert, und wenn es richtig dosiert und sicher verabreicht wird, zeigen CBD-dominante Sorten vielversprechende Ergebnisse. Während die meisten Menschen auf Stimulanzien reagieren, indem sie dynamischer werden, zeigen ADHS-Gehirne die entgegengesetzte Reaktion – Stimulanzien beruhigen sie. Die meisten anderen Medikamente gegen diese Störungen wirken, indem sie Dopamin im Gehirn besser verfügbar machen, was zur Regulierung des Verhaltens und zur Fokussierung der Aufmerksamkeit beiträgt. Diese Medikamente haben jedoch negative Nebenwirkungen, insbesondere wenn sie Kindern verabreicht werden, und es ist fraglich, ob ihre Anwendung langfristige Vorteile hat. Daher ist weitere Forschung erforderlich, wobei begrenzte Studien und anekdotische Beweise bereits darauf hindeuten, dass der bei ADHS-Patienten beobachtete Dopaminmangel durch eine Cannabinoid-Therapie ausgeglichen werden kann. Medikamente mit hohem CBD-Gehalt können möglicherweise eine stärkere Konzentration und Fokussierung ohne die Psychoaktivität ermöglichen, obwohl einige Studien auch gezeigt haben, dass THC für diese Patienten von Vorteil ist und sogar ihre Fahrleistung verbessert.[198]

Dr. David Bearman, ein bedeutender Vertreter der Cannabisforschung, verfügt über vierzig Jahre Erfahrung in der Erarbeitung von Drogenmissbrauchsprogrammen und war Mitglied der Task Force für Drogenmissbrauch. Er hat die Beziehung zwischen dem Cannabinoid-System und ADHS untersucht und einen potenziellen therapeutischen Wert entdeckt, da Cannabinoide mit den Dopamin-Managementsystemen des Gehirns interagieren.

»Cannabis scheint ADS und ADHS zu behandeln, indem es die Verfügbarkeit von Dopamin erhöht«, sagt Bearman. »Dies hat dann die gleiche Wirkung, ist aber ein anderer Wirkmechanismus als Stimulanzien wie Ritalin (Methylphenidat) und Dexamphetamin, die durch Bindung an das Dopamin wirken und den Stoffwechsel von Dopamin stören.«

»Die am meisten akzeptierte Theorie über ADHS basiert auf der Tatsache, dass etwa 70 Prozent der Gehirnfunktion darin besteht, den Input für die anderen 30 Prozent zu regulieren«, erklärt Bearman. »Im Grunde genommen ist das Gehirn mit zu vielen Informationen überfordert, die zu schnell eintreffen. Bei ADHS ist das Gehirn mit all den Nuancen des täglichen Erlebens einer Person überladen und ist sich dessen zu sehr bewusst.«[199]

Hinweise zur Einnahme: Dosierung und Darreichungsformen

Die Patienten sollten mit einem Arzt zusammenarbeiten, der über Erfahrung in der Empfehlung von CBD oder medizinischem Cannabis verfügt, damit Dosierung und Darreichungsformen individuell entwickelt und abgestimmt werden können. Gleichzeitig können informierte Patienten als ihr eigener, qualifizierter Gesundheitsberater fungieren (Informationen über den subjektiv-intuitiven Ansatz beim Umgang mit Arzneimitteln auf Cannabisbasis finden Sie auf S. 125).

Für alle oral verabreichten Medikamente gelten die Dosierungstabellen auf S. 108–111 als Richtlinien zur CBD-Dosierung nach Körpergewicht. Die Dosierung sollte zwischen dem **Mikro- und dem Standardbereich** liegen. Beginnen Sie immer mit der Mikrodosis, um die Empfindlichkeit zu testen, und erhöhen Sie bei Bedarf die Dosis nach Körpergewicht, bis die Symptome nachlassen.

Bei der Behandlung von ADHS bei jungen Menschen wird empfohlen, Tropfen oder Lebensmittel zu verwenden, die Sorten mit einem sehr hohen CBD:THC-Verhältnis wie beispielsweise 24:1 enthalten. Für Kinder werden CBD-Ölinfusionen, Glycerin-Tinkturen, sublinguale Produkte oder reine CO_2-extrahierte Konzentrate empfohlen (keine Alkohol-Tinkturen). Das Öl kann pur oder gemischt mit Joghurt oder anderen Lebensmitteln verabreicht werden. Konzentrate sind besser geeignet, wenn höhere Dosen benötigt werden, und können auch mit Lebensmitteln wie Apfelmus oder Nussbutter gemischt oder zu Kapseln verarbeitet werden.

Erwachsene können eine der oben genannten Substanzen sowie alkoholhaltige Tinkturen, Kapseln und andere Lebensmittel einnehmen.

Weitere Informationen zu den verschiedenen Darreichungsformen (zum Beispiel sublingual, oral, inhalativ) für Medikamente auf Cannabinoidbasis finden Sie ab S. 81/82.

Für ADHS werden Sorten mit hohem Pinen- und Terpinolen-Gehalt ohne hohen Myrcen-Gehalt empfohlen. Wenn Hyperaktivität ein größeres Problem darstellt, können höhere Werte von Myrcen und Linalool beruhigend wirken.[200]

Wirksamkeit: Wissenschaft aktuell – ADHS

möglich   tatsächlich

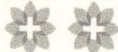

wahrscheinlich

Abb. 23

Der *Cannabis Health Index* (CHI) ist ein evidenzbasiertes Bewertungssystem für Cannabis (im Allgemeinen, nicht nur CBD) und seine Wirksamkeit bei verschiedenen Gesundheitsproblemen auf der Grundlage von derzeit verfügbaren Forschungsdaten. Weitere Informationen zu den CHI-Werten finden Sie auf S. 140, und auf *cannabishealthindex.com* sind aktualisierte Informationen verfügbar. Im CHI erzielte die Behandlung mit Cannabis bei ADHS auf der Grundlage der sieben Studien, die zum Zeitpunkt der Veröffentlichung dieses Buches verfügbar waren, einen Wert im Bereich der möglichen bis wahrscheinlichen Wirksamkeit für die Behandlung.

Die ADHS-Behandlung mit Cannabis wird erst seit Kurzem durchgeführt. Während sich eine Reihe von Studien mit den Vor- und Nachteilen von THC für die Erkrankung bei Erwachsenen befassen, wurden bisher nur wenige Studien mit CBD abgeschlossen. Eine Tierstudie aus dem Jahr 2012 zeigte, dass CBD die Hyperaktivität und »Defizite in der sozialen Interaktion« signifikant reduziert.[201]

Patienten mit Aufmerksamkeitsstörungen wurden in einer Studie aus dem Jahr 2014 in die Subtypen unterteilt. Diejenigen, die als hyperaktiv-impulsiv eingestuft wurden, waren viel eher bereit, sich selbst mit Cannabis zu »behandeln«. Die Ergebnisse unterstützen indirekt die Forschung, die relevante Cannabinoid-Rezeptoren mit der regulatorischen Kontrolle in Verbindung bringt.[202]

ALS (Amyotrophe Lateralsklerose)

Alle 90 Minuten wird bei einem Menschen Amyotrophe Lateralsklerose (ALS) diagnostiziert, eine Erkrankung der Nervenzellen in Gehirn und Rückenmark, welche die willkürliche Muskelbewegung steuern,[203] auch bekannt als Lou-Gehrig-Syndrom (weitere Informationen finden Sie auch unter dem Stichpunkt *Neurodegenerative Erkrankungen.*), welches schnell fortschreiten kann; die meisten Menschen leben nach den ersten Anzeichen einer Erkrankung nur noch zwei bis fünf Jahre, und nur ein kleiner Prozentsatz viel länger. Derzeit gibt es nur wenige medizinische Optionen für Patienten mit dieser Krankheit – nur ein von der FDA zugelassenes Medikament, das die Progression im Durchschnitt um einige Monate verlangsamt. Der ungedeckte Bedarf ist sehr hoch, und in den letzten Jahren wurden sowohl beim wissenschaftlichen Verständnis von ALS als auch im öffentlichen Bewusstsein erhebliche Fortschritte erzielt, was jedoch noch nicht in effektive medizinische Behandlungen umgesetzt wurde.

CBD lindert Muskelkrämpfe und ist ein entzündungshemmendes und stärkeres Antioxidans als die Vitamine C oder E. Es hat nachweislich positive Auswirkungen auf alle Krankheiten, welche die mitochondrialen und basalen Ganglienanteile des Gehirns betreffen, und hat eine neuroprotektive Wirkung, die das Überleben der neuronalen Zellen verlängern kann.[204] Weitere wichtige Cannabinoide für ALS-Betroffene sind das krampflösende Cannabinol (CBN), entzündungshemmendes Tetrahydrocannabivarin (THCV), entzündungshemmendes und schmerzstillendes Cannabichromen (CBC), das auch das Gehirnwachstum fördert, und schmerzstillendes Cannbicyclol (CBL).[205]

Eigenschaften von Marihuana für das Symptommanagement von ALS

ALS-Symptom	Wirkung von Marihuana
Schmerzen	Nonopioid-Analgesie und entzündungshemmend
Spastizität	Muskelrelaxans
Auszehrung	Appetitanreger
Dyspnoe	Bronchodilatator
Sabbern	Trockener Mund
Depression	Euphorie
Dysautonomie	Vasodilatation
Neuronale Oxidation	Neuroprotektives Antioxidans

Übernommen aus: Gregory T. Carter and Bill S. Rosen, »Marijuana in the Management of Amyotrophic Lateral Sclerosis«

RS, Absolvent der Harvard University und begeisterter Radfahrer, litt seit 1998 unter den Symptomen von ALS, insbesondere unter Funktionsverlust in seinem rechten Arm und unter Schluckbeschwerden. Er hat jahrzehntelang intensiv Cannabis konsumiert, was seiner Meinung nach das Fortschreiten seiner Krankheit verlangsamt hat. 2012 begann er allerdings, sein eigenes Cannabisöl herzustellen und dosierte sich 60 Tage lang mit etwa einem Gramm pro Tag. Nach zehn Tagen dieser Kur erlangte er wieder die Kontrolle über seinen rechten Arm und konnte auf die Verwendung von Opiaten zur Behandlung seiner Schmerzen verzichten.

Ein weiterer bemerkenswerter Fall kommt von CJ, bei der 1986 ALS diagnostiziert wurde und der man gesagt hatte, dass sie nur noch weniger als fünf Jahre zu leben hätte. Im Winter 1989 machte sie Urlaub in Florida und bereitete sich auf das Ende ihres Lebens vor, als sie eine entscheidende Entdeckung machte. Als sie eines Abends am Strand spazieren ging, rauchte sie einen Joint mit Myakka Gold und fühlte, wie ihre Symptome nachließen.[206] Obwohl sie nie beabsichtigt hatte, eine Cannabis-Aktivistin zu werden, ist sie aufgrund der Verbesserung ihrer Symptome zu einer erklärten Fürsprecherin geworden. Diese Verbesserung der Symptome erlebte sie weiterhin, und sie hat das Gefühl, dass die Behandlung ihr Jahrzehnte ihres Leben geschenkt hat.

Hinweise zur Einnahme: Dosierung und Darreichungsformen

Die Patienten sollten mit einem Arzt zusammenarbeiten, der über Erfahrung in der Empfehlung von CBD oder medizinischem Cannabis verfügt, damit Dosierung und Darreichungsformen individuell entwickelt und abgestimmt werden können. Gleichzeitig können informierte Patienten als ihr eigener, qualifizierter Gesundheitsberater fungieren (Informationen über den subjektiv-intuitiven Ansatz beim Umgang mit Arzneimitteln auf Cannabisbasis finden Sie auf S. 125).

Für alle oral verabreichten Medikamente gelten die Dosierungstabellen auf S. 108–111 als Richtlinien zur CBD-Dosierung nach Körpergewicht. Beginnen Sie immer mit der Mikrodosis, um die Empfindlichkeit zu testen, und erhöhen Sie bei Bedarf die Dosis nach Körpergewicht, bis die Symptome nachlassen.

Die Dosierung für ALS liegt im Allgemeinen im makrotherapeutischen Bereich, mit einem empfohlenen Bereich von 1–2 mg/lb Cannabinoiden pro Tag. Das am häufigsten vorgeschlagene Verhältnis ist 1:1, da es aufgrund von Studien mit dem Arzneimittel *Sativex*, das ein ausgewogenes Verhältnis von CBD zu THC hat, am besten untersucht wurde. Hat ein Patient jedoch Probleme mit der Verträglichkeit von Medikamenten mit einer höheren Menge an THC, können tagsüber Mittel mit höherem CBD-Gehalt verwendet werden, wobei nachts mehr THC hinzugefügt wird (im Allgemeinen werden Indica-dominante oder sedierende Sorten empfohlen; weitere Informationen dazu finden Sie in Kapitel 7).

Wenn hohe Dosen erforderlich sind, verwenden viele Patienten konzentrierte Formen von Cannabisöl und nehmen es oral ein, entweder in Kapselform oder durch Zusatz zu Lebensmitteln (Nussbutter scheint gut zu funktionieren). Die reinsten, potentesten Konzentrate werden in einem CO_2-Extraktionsverfahren hergestellt. Weitere Informationen zu den verschiedenen Darreichungsformen (zum Beispiel sublingual, oral, inhalativ) für Medikamente auf Cannabinoidbasis finden Sie ab S. 81/82.

Zur Linderung von unmittelbaren Symptomen wie Sabbern kann Verdampfen oder Rauchen von Cannabis sehr effektiv sein, um den Speichel schnell zu reduzieren. Diese Methode wird auch bevorzugt, um Schmerzen sofort zu lindern. Die Wirkung des Medikaments hält eine bis drei Stunden an, während die meisten eingenommenen Produkte 30 bis 60 Minuten zur Wirkung benötigen und diese sechs bis acht Stunden anhält. Verdampfer, die eine mit dem CO_2-Konzentrat gefüllte Patrone verwenden, sind hochwirksam und in verschiedenen Verhältnissen von CBD zu THC erhältlich. Kräuterverdampfer, bei denen mit der ganzen Pflanze gearbeitet wird, sind ebenfalls eine effektive Darreichungsform.

Wirksamkeit: Wissenschaft aktuell – ALS

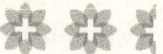

möglich tatsächlich

wahrscheinlich

Abb. 24

Der *Cannabis Health Index* (CHI) ist ein evidenzbasiertes Bewertungssystem für Cannabis (im Allgemeinen, nicht nur CBD) und seine Wirksamkeit bei verschiedenen Gesundheitsproblemen auf der Grundlage von derzeit verfügbaren Forschungsdaten. Weitere Informationen zu den CHI-Werten finden Sie auf S. 140, und auf *cannabishealthindex.com* sind aktualisierte Informationen verfügbar. Im CHI erzielte die Behandlung mit Cannabis bei ALS auf der Grundlage von zwölf Studien einen Wert im Bereich der möglichen bis wahrscheinlichen Wirksamkeit für die Behandlung.

Die Forschung zu ALS und Cannabis ist rar, obwohl in letzter Zeit viel über die anekdotische Wirksamkeit von Cannabis diskutiert wurde und eine Reihe von Artikeln in medizinischen Fachzeitschriften erfolgreiche Fallstudien kommentierte und auf die Notwendigkeit weiterer Untersuchungen hinwies. In einem Forschungsbericht aus dem Jahr 2010 wurden die potenziellen Anwendungen erörtert und auf einen früheren Tierversuch verwiesen, bei dem Cannabis das Fortschreiten der Krankheit verlangsamte. Die Forscher forderten klinische Studien und kamen zu dem Schluss: »Es ist vernünftig zu denken, dass Cannabis das Fortschreiten von ALS signifikant verlangsamen, die Lebenserwartung potenziell verlängern und die Gesamtlast der Krankheit erheblich reduzieren könnte«.[207] Weitere Untersuchungen zeigten, dass CBD in Kombination mit THC die Lebenserwartung weit mehr verlängert als THC allein.[208]

Eine der bekannten Ursachen für die Degeneration von Motoneuronen in der Wirbelsäule und im zentralen Nervensystem von ALS-Patienten ist das Fehlen eines Enzyms namens Superoxid-Dismutase (SOD1), einem starken Antioxidans, das den Körper vor Schäden durch toxische freie Radikale schützt. Die antioxidativen Eigenschaften von CBD sind jedoch nur einer seiner potenziell nützlichen Wirkstoffe bei ALS. Die Autoren des Artikels von 2010 weisen darauf hin:

»Es scheint, dass eine Reihe anormaler physiologischer Prozesse gleichzeitig bei dieser verheerenden Krankheit auftreten. Im Idealfall wäre ein Kur mit verschiedenen Medikamenten, die Glutamatantagonisten, Antioxidantien, ein zentral wirkendes entzündungshemmendes Mittel, Modulatoren für Mikrogliazellen (einschließlich Tumornekrosefaktor-α–Inhibitoren [TNF-α]), ein antiapoptotisches Mittel, ein oder mehr neurotrophe Wachstumsfaktoren und ein mitochondriales funktionsverbesserndes Mittel enthält, um die bekannte Pathophysiologie von ALS umfassend zu behandeln. Bemerkenswerterweise scheint Cannabis in all diesen Bereichen eine Aktivität zu haben.«[209]

Alzheimer

Die Signalübertragung von Endocannabinoiden scheint »für eine Reihe von molekularen und zellulären Ereignissen, die für das Lernen und Gedächtnis wichtig sind, unerlässlich zu sein«.[210] Die Alzheimer-Krankheit ist durch eine fortschreitende geistige Verschlechterung gekennzeichnet, die im mittleren oder hohen Alter einsetzt und mit genetischen Faktoren, Lebensstil und Umweltfaktoren zusammenhängt. Sie führt zu einem Verlust des Gedächtnisses, der Sprache und der kognitiven Fähigkeiten. Während in der Vergangenheit Cannabis-Indica-Sorten verwendet wurden, um Patienten zu beruhigen und Symptome der Krankheit zu lindern, zeigen neue wissenschaftliche Erkenntnisse, dass die Krankheit in engem Zusammenhang mit dem Endocannabinoid-System steht. Daher ist es mit dem Wiederauftreten der CBD-Medizin wahrscheinlich, dass Behandlungen auf Cannabinoid-Basis immer mehr zum Standard werden. Tatsächlich zeigen solche Behandlungen vielversprechende Ergebnisse für eine Reihe von Hirnerkrankungen, da Cannabinoide durch verschiedene Prozesse vor der Zerstörung neuronaler Schaltkreise schützen: Neutralisierung freier Radikale, Verringerung von Entzündungen, Verbesserung der Funktion der Mitochondrien, Reinigung von Beta-Amyloid und Beseitigung von Zelltrümmern.[211]

Im Jahr 2004 stellten Wissenschaftler fest, dass die schützenden, antioxidativen und antiapoptotischen Wirkungen von CBD auf das Gehirn zu einer Verringerung der durch Amyloidbildung verursachten Neurotoxizität führen.[212] In Anbetracht des synergetischen Potenzials von Cannabisbestandteilen wie CBD und THC schrieben Forscher fünf Jahre später:

»Der hohe therapeutische Wert von CBD, entweder allein oder in Verbindung mit THC, ergibt sich aus der Überlegung, dass es sich um eine seltene, wenn nicht sogar einzigartige Verbindung handelt, die in der Lage ist, durch die Kombination verschiedener Arten von Eigenschaften (zum Beispiel antiglutamatergene Wirkung, entzündungshemmende und antioxidative Wirkung), welche nahezu alle Spektren neurotoxischer Mechanismen abdecken, die bei neurodegenerativen Störungen (Excitotoxizität, entzündliche Ereignisse, oxidative Schäden usw.) wirken, eine Neuroprotektion zu gewähren.«[213]

Einer der charakterisierenden pathologischen Marker der Alzheimer-Krankheit ist die toxische Plaquebildung im Nervengewebe und die damit verbundene Entzündung. Im Jahr 2008 fand eine Studie heraus,[214] dass THC das Überwachsen der Plaque verlangsamt, eine Entdeckung, die in späteren Studien bestätigt wurde.[215, 216] Darüber hinaus entdeckten die Forscher, dass es Entzündungen blockiert, die Neuronen im Gehirn schädigen.

»Es ist vernünftig, daraus zu folgern, dass Cannabinoide ein therapeutisches Potenzial für die Behandlung der Alzheimer-Krankheit haben«, schrieb Dr. David Schubert, ein leitender Forscher der Studie.[217]

4. Alphabetische Liste der Erkrankungen und Medikation

Hinweise zur Einnahme: Dosierung und Darreichungsformen

Die Patienten sollten mit einem Arzt zusammenarbeiten, der über Erfahrung in der Empfehlung von CBD oder medizinischem Cannabis verfügt, damit Dosierung und Darreichungsformen individuell entwickelt und abgestimmt werden können. Gleichzeitig können informierte Patienten als ihr eigener, qualifizierter Gesundheitsberater fungieren (Informationen über den subjektiv-intuitiven Ansatz beim Umgang mit Arzneimitteln auf Cannabisbasis finden Sie auf S. 125).

Für alle oral verabreichten Medikamente gelten die Dosierungstabellen auf S. 108–111 als Richtlinien zur CBD-Dosierung nach Körpergewicht. Beginnen Sie immer mit der Mikrodosis, um die Empfindlichkeit zu testen, und erhöhen Sie bei Bedarf die Dosis nach Körpergewicht, bis die Symptome nachlassen. Patienten mit Alzheimer sollten vorsichtig sein, wenn sie bis zu einem **Standard- oder Makrodosierbereich** titrieren, damit sie nur minimale psychoaktive Effekte erfahren. Sorten mit hohem Myrcen-Gehalt wirken entspannender.

Allerdings können Produkte, die mit sedierenden, Indica-dominanten Sorten hergestellt werden, die einen höheren THC-Gehalt aufweisen, bei Schlafstörungen hilfreich sein (mehr über Schlafstörungen finden Sie in diesem Kapitel). Es wird ein maximaler Bereich von 5–10 mg THC pro Dosis empfohlen. Vermeiden Sie Produkte mit Sativa-dominanten Sorten, da diese die Hyperaktivität und Dissoziation fördern können. Aus Sicherheitsgründen werden geräucherte oder verdampfte Produkte für Patienten mit fortgeschrittener Demenz nicht empfohlen.

Wenn hohe Dosen erforderlich sind, verwenden viele Patienten konzentrierte Formen von Cannabisöl und nehmen es oral ein, entweder in Kapselform oder durch Zusatz zu Lebensmitteln (Nussbutter scheint gut zu funktionieren). Die reinsten, potentesten Konzentrate werden in einem CO_2-Extraktionsverfahren hergestellt. Weitere Informationen zu den verschiedenen Darreichungsformen (zum Beispiel sublingual, oral, inhalativ) für Medikamente auf Cannabinoidbasis finden Sie ab S. 81/82.

Wirksamkeit: Wissenschaft aktuell – Alzheimer

möglich   tatsächlich

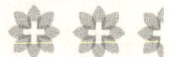

wahrscheinlich

Abb. 25

Der *Cannabis Health Index* (CHI) ist ein evidenzbasiertes Bewertungssystem für Cannabis (im Allgemeinen, nicht nur CBD) und seine Wirksamkeit bei verschiedenen Gesundheitsproblemen auf der Grundlage von derzeit verfügbaren Forschungsdaten. Weitere Informationen zu den CHI-Werten finden Sie auf S. 140, und auf *cannabishealthindex.com* sind aktualisierte Informationen verfügbar. Für die Behandlung von Alzheimer wird es anhand von 25 Studien (2,5 Punkte) in den möglichen bis wahrscheinlichen Bereich eingestuft.

Neben den antioxidativen, entzündungshemmenden und neuroprotektiven Wirkungen von Cannabinoiden haben mehrere Studien gezeigt, dass sie auch eine Rolle beim Wachstum von Nervengewebe im Hippocampus spielen, dem Bereich des Gehirns, der mit dem Gedächtnis assoziiert wird.[218, 219]

Mehrere Forschungsergebnisse aus dem Jahr 2014 deuten darauf hin, dass die Aktivierung von CB1- und CB2-Rezeptoren durch natürliche oder synthetische Agonisten, die bei nicht psychoaktiven Dosen eine Wirkung hervorrufen, sich in Versuchsmodellen günstig auswirkt, indem die schädliche Wirkung von β-Amyloidpeptiden und die Tau-Phosphorylierung verringert werden und die intrinsischen Reparaturmechanismen des Gehirns gefördert werden. »Es wurde nachgewiesen, dass die Endocannabinoid-Signalisierung zahlreiche begleitende pathologische Prozesse reguliert«, schrieben die Autoren einer Studie, »einschließlich Neuroinflammation, Exzitotoxizität, mitochondrialer Dysfunktion und oxidativem Stress.«[220] Im selben Jahr zeigte eine australische Studie,[221] dass die CBD-Behandlung kognitive Defizite in der Studie an Mäusen umkehrte, und man vermutete, dass sie ein therapeutisches Potenzial für diese Beeinträchtigungen hätte.[222]

Eine Studie an elf Alzheimer-Patienten aus dem Jahr 2016, die mit THC behandelt wurden, zeigte eine signifikante Verringerung der Ausprägung der

Symptome, einschließlich Wahnvorstellungen, Unruhe, Aggression und Schlaflosigkeit.[223]

Anfallsleiden

Von all den vielen medizinischen Anwendungen von CBD hat seine Verwendung zur Kontrolle von Anfällen einige der spektakulärsten und bekanntesten Ergebnisse gezeigt. Es ist dramatisch und potenziell lebensbedrohlich, wenn eine Person, insbesondere ein Säugling oder ein Kind, einen epileptischen Anfall erleidet. Nach der Verabreichung der richtigen Dosis eines medizinischen pflanzlichen CBD-Medikaments reduzieren sich bei vielen Patienten die Anfälle stark und hören in einigen Fällen ganz auf. Die Studien variieren hinsichtlich der Wirksamkeitsrate (weitere Informationen dazu finden Sie weiter unten in diesem Abschnitt), aber bei vielen Patienten ist eine Verringerung der Häufigkeit, Intensität und Dauer von Anfällen festzustellen.

Bei den meisten Kindern, die an Epilepsie oder einer der vielen ähnlichen Erkrankungen leiden, wurden viele verschiedene Medikamente in Kombination versucht oder immer noch angewendet, um ihre Anfälle zu kontrollieren. Die verwendeten Medikamente können aber eine Abhängigkeit verursachen. Sedierung und kognitive Beeinträchtigungen sind häufige Nebenwirkungen. Oftmals nehmen die Patienten gleichzeitig mehrere verschiedene Arten von Medikamenten ein. In vielen Fällen hat der Patient eine »hartnäckige Epilepsie« (auch refraktäre oder unkontrollierte Epilepsie genannt), was bedeutet, dass alle Arzneimittel einfach nicht wirken.

> Dr. Sanjay Gupta erstellte nach gründlicher Recherche die Dokumentationsreihe *Weed* für den Sender CNN. In der ersten Folge dieser Serie im Jahr 2013 präsentierte er ein dreijähriges Mädchen namens Charlotte Figi, die an Epilepsie litt. Er filmte sie, während sie Anfälle hatte, und tat dies vor und nach der Anwendung von CBD. Die Ergebnisse waren wie Tag und Nacht. Früher konnten ihre Anfälle nicht kontrolliert werden, und die Medikamente versetzten sie in einen Zustand der Betäubung.

> Nach der Verabreichung der CBD-basierten Pflanzenmedizin wurde sie zu einem anderen Menschen, einem Kind, das richtig lebendig war, spielte, lachte und in der Lage war, ein normales Kleinkind zu sein. Die beliebte CBD-Sorte **Charlotte's Web** wurde nach ihr benannt, und Tausende Eltern von Kindern mit ähnlichen Problemen strömten nach Colorado, wo diese Sorte angebaut wurde.
>
> ZJ hatte das Glück, in der Nähe des Hofes zu leben, der diese Sorte im Sommer 2012 anbaute. Er war neun Jahre alt und litt seit seiner frühesten Kindheit an Krampfanfällen, die im Jahr zuvor so schlimm geworden waren, dass er tonische Phasen erlebte, die potenziell tödlich sind. Nachdem seine Familie bei ihm erfolglos siebzehn verschiedene Medikamente zur Behandlung seiner Krankheit ausprobiert hatte, beschlossen sie, nur noch ihre gemeinsame Zeit zu genießen. Nach dem allerersten Abend, an dem ZJ ein Extrakt von **Charlotte's Web** erhielt, hatte er 48 Stunden lang keinen epileptischen Anfall, etwas, das es noch nie gegeben hatte. Seine Mutter erhöhte die Dosis in den folgenden Monaten, und im Herbst 2012 erlitt er seinen letzten großen Anfall. »Es hat seinen Zustand buchstäblich in eine Remission versetzt«, sagte sie in einem Interview. »Früher hatte er sehr starke autistische Tendenzen. Jetzt ist er wie ein normaler Junge. Er hat Freunde, mit denen er spielt und Fahrrad fährt.«[224]

Hinweise zur Einnahme: Dosierung und Darreichungsformen

Die Patienten sollten mit einem Arzt zusammenarbeiten, der über Erfahrung in der Empfehlung von CBD oder medizinischem Cannabis verfügt, damit Dosierung und Darreichungsformen individuell entwickelt und abgestimmt werden können. Gleichzeitig können informierte Patienten als ihr eigener, qualifizierter Gesundheitsberater fungieren (Informationen über den subjektiv-intuitiven Ansatz beim Umgang mit Arzneimitteln auf Cannabisbasis finden Sie auf S. 125).

Dr. Bonni Goldstein schlägt als Anfangsdosis für pädiatrische Epilepsie eine CBD-Dosis von 0,5 mg/lb/Tag vor, die abhängig von der Reaktion alle zwei Wochen um 0,5 mg/lb/Tag erhöht wird. Es ist ratsam, diese Tagesdosis in drei getrennte Dosen von 0,16 mg/lb aufzuteilen, die alle sieben bis acht Stunden eingenommen werden, vorzugsweise zwischen den Mahlzeiten. Die Ergebnisse sollten kontinuierlich überwacht werden. Die meisten ihrer Patienten, die positiv ansprechen, nehmen eine Zieldosis zwischen 2 und 8 mg/lb/Tag ein. Nach dieser Empfehlung würde ein 25 kg schweres Kind 25 mg CBD pro Tag zu Beginn nehmen, oder dreimal täglich 8,3 mg.

Für alle oral verabreichten Medikamente gelten die Dosierungstabellen auf S. 108–111 als Richtlinien zur CBD-Dosierung nach Körpergewicht. Beginnen Sie immer mit einer Mikrodosis, um die Empfindlichkeit zu testen, und steigern Sie diese bei Bedarf innerhalb des Dosierbereichs nach Körpergewicht, bis die Anfälle nachlassen.

Für Kinder werden reine CBD-Ölinfusionen, Glycerin-Tinkturen, sublinguale Produkte oder reine CO_2-extrahierte Konzentrate empfohlen (keine Alkohol-Tinkturen). Das Öl kann direkt oder gemischt mit Joghurt oder anderen Lebensmitteln verabreicht werden. Konzentrate können auch mit Lebensmitteln wie Nussbutter gemischt, zu Kapseln verarbeitet oder zu Zäpfchen für Säuglinge verarbeitet werden. Wenn die Anfälle nicht weniger werden oder ganz nachlassen, sind Mischungen, denen eine kleine Menge THC oder THCA hinzugefügt wird, manchmal effektiv. Auf S. 112/113 finden Sie weitere Informationen zur Einführung von THC bei gleichzeitiger Minimierung von Nebenwirkungen oder Beeinträchtigungen.

Erwachsene können eine der oben genannten Substanzen sowie alkoholhaltige Tinkturen, Kapseln und andere Lebensmittel einnehmen. Für unmittelbarere Symptome eignen sich Verdampfen oder Rauchen gut. Die medikamentöse Wirkung setzt sofort ein und dauert eine bis drei Stunden an, wohingegen es bei den meisten eingenommenen Produkten 30 bis 60 Minuten dauert, bis sie wirken (bei leerem Magen schneller), und die Wirkung sechs bis acht Stunden anhält. Verdampfer, die eine mit dem CO_2-Konzentrat gefüllte Patrone verwenden, sind hochwirksam und in verschiedenen Verhältnissen von CBD zu THC erhältlich. Kräuterverdampfer, welche die ganze Pflanze nutzen, sind ebenfalls eine effektive Darreichungsform. Sublinguale Sprays oder Tinkturen in Form von Tropfen wirken ebenfalls schnell und halten länger als inhalierte Produkte. Weitere Informationen zu den verschiedenen Darreichungsformen (zum Beispiel sublingual, oral, inhalativ) für Medikamente auf Cannabinoidbasis finden Sie ab S. 81/82.

Manchmal kann es wirksam sein, die Sorte oder das Verhältnis von CBD zu THC zu ändern. Dies sollte man tun, wenn ein Patient nicht reagiert oder eine Toleranz gegenüber einer bestimmten Sorte aufbaut. *AC/DC* und *Valentine X* haben sich als effektive Sorte zur Kontrolle von Anfällen erwiesen (der heilige Valentin ist der Schutzpatron der Epilepsie, und diese Sorte wurde nach ihm benannt). *Charlotte's Web* und *Remedy* sind ebenfalls wirksame Sorten.

Wirksamkeit: Wissenschaft aktuell – Anfallsleiden

möglich   tatsächlich

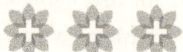

wahrscheinlich

Abb. 26

Der *Cannabis Health Index* (CHI) ist ein evidenzbasiertes Bewertungssystem für Cannabis (im Allgemeinen, nicht nur CBD) und seine Wirksamkeit bei verschiedenen Gesundheitsproblemen auf der Grundlage von derzeit verfügbaren Forschungsdaten. Weitere Informationen zu den CHI-Werten finden Sie auf S. 140, und auf *cannabishealthindex.com* sind aktualisierte Informationen verfügbar. Der Einsatz von Cannabis bei Anfallsleiden wurde im wahrscheinlichen Wirksamkeitsbereich bewertet, basierend auf etwa 28 Studien, die zum Zeitpunkt der Veröffentlichung dieses Buches verfügbar waren.

Cannabis wurde seit dem Mittelalter zur Behandlung von Epilepsie verwendet, was arabische medizinische Texte belegen.[225] Dennoch hat die wissenschaftliche Forschung erst vor Kurzem einen Durchbruch beim Verständnis der Beziehung zwischen Cannabinoiden und Anfallsleiden erzielt. Klinische Studien gibt es bisher noch wenige. Es hat sich gezeigt, dass Cannabinoide sowohl prokonvulsiv als auch antikonvulsiv sein können,[226] dass die Dosierung entscheidend ist und die Kenntnis der chemischen Zusammensetzung der verwendeten Sorte. CBD zeigt die vielversprechendsten Ergebnisse unter den Cannabinoiden, die zur Kontrolle von Anfällen untersucht wurden; einige Arten von Anfällen scheinen jedoch besser auf höhere THC-Verhältnisse zu reagieren. Untersuchungen haben ergeben, dass die

Auswirkungen der CB1-Rezeptorsignale auf Anfälle mit der Art und Weise zusammenhängen, wie spezifische Cannabinoide mit dem Rezeptor entweder als Agonist oder Antagonist interagieren.[227]

In einer 2015 in Zentren in den USA durchgeführten offenen Studie mit 162 pädiatrischen Epilepsie-Patienten verabreichten die Forscher CBD mit einer Rate von 4–10 mg/lb pro Tag und titrierten diese bis zur Unverträglichkeit oder bis zu einer maximalen Dosis von 50 mg/lb/Tag hoch. Dieses Vorgehen reduzierte die Anfälle mit einer ähnlichen Rate wie bei bestehenden Medikamenten, einem Median von 36,5 Prozent. Darüber hinaus wurden 4 Prozent der Patienten völlig frei von motorischen Anfällen.

In einer 2016 vorgestellten Studie mit 201 Kindern, die an Epilepsie leiden, wurden Öle mit hohem CBD-Gehalt in den von Dr. Bonni Goldstein empfohlenen Dosen eingesetzt. 68 Prozent der Epilepsie-Patienten zeigten eine Verbesserung von über 50 Prozent, und 15 Prozent der Patienten sind seitdem frei von Anfällen. Über 40 Prozent der Untersuchten konnten ihre pharmazeutischen Medikamente reduzieren oder ganz weglassen.[228] Zu den positiven Nebenwirkungen gehörten eine Verbesserung der Energie, der Stimmung und des Schlafs, verbesserter Appetit und bessere Konzentration sowie weniger Aufenthalte in der Notfallaufnahme und reduzierte Krankenhausaufenthalte. Negative Nebenwirkungen waren unter anderem Schläfrigkeit und Durchfall.

Eine retrospektive Studie aus dem Jahr 2016 mit 74 pädiatrischen Patienten in israelischen Kliniken fand heraus, dass 89 Prozent der Teilnehmer nach der CBD-Therapie über eine Verringerung und fünf Patienten von einer Verschlimmerung der Anfälle berichteten.[229]

GW Pharmaceuticals hat mehrere randomisierte, doppelblinde, placebokontrollierte klinische Studien mit seinem Prüfarzneimittel *Epidiolex* (CBD als orale Tropfen, die aus der ganzen Cannabis-Pflanze gewonnen werden) zur Behandlung von Anfällen durchgeführt und dabei positive Ergebnisse erzielt. Seit Juni 2018 hat *Epidiolex* von der FDA eine Zulassung für die schweren Epilepsieformen Dravet- und Lennox-Gastaut-Syndrom erhalten.[230]

Angst und Stress

Der orale Gebrauch von Cannabis zur Behandlung von Angstzuständen findet sich in einem vedischen Text aus der Zeit um 2000 v. Chr.[231] Wie man weiß, ist diese Art der Anwendung der Pflanze in verschiedenen Kulturen weitverbreitet. Während THC bei einigen Patienten die Angst erhöhen kann, senkt es sie bei anderen. Es hat sich jedoch gezeigt, dass CBD die Angst dauerhaft reduziert, wenn es in höheren Konzentrationen in der Cannabispflanze vorhanden ist. Eine Reihe von Tier- und Humanstudien hat gezeigt, dass CBD in Alleingabe Angstzustände lindert. Die stressreduzierende Wirkung scheint mit der Aktivität sowohl im limbischen als auch im paralimbischen Gehirnbereich zusammenzuhängen.

Ein Forschungsbericht aus dem Jahr 2012 bewertete eine Reihe internationaler Studien und kam zu dem Schluss, dass CBD in mehreren Studien nachweislich die Angst, insbesondere die soziale Angst, reduziert, und es wurden weitere klinische Studien gefordert.[232] Zwei Jahre später veröffentlichten die Forscher einer Tierstudie, die sich mit Stress und dem Endocannabinoid-System befasste, dass die Verstärkung des Endocannabinoid-Systems eine wirksame Strategie zur Milderung von verhaltensbezogenen und physischen Folgen von Stress sein könnte.[233]

Diese Ergebnisse scheinen zu bestätigen, dass die anxiolytische Wirkung der chronischen CBD-Verabreichung bei gestressten Mäusen von ihrer proneurogenen Wirkung im erwachsenen Hippocampus abhängt, indem sie die Endocannabinoid-vermittelte Signalübertragung erleichtert.[234]

Hinweise zur Einnahme: Dosierung und Darreichungsformen

Die Patienten sollten mit einem Arzt zusammenarbeiten, der über Erfahrung in der Empfehlung von CBD oder medizinischem Cannabis verfügt, damit Dosierung und Darreichungsformen individuell entwickelt und abgestimmt werden können. Gleichzeitig können informierte Patienten als ihr eigener, qualifizierter Gesundheitsberater fungieren (Informationen über den subjektiv-intuitiven Ansatz beim Umgang mit Arzneimitteln auf Cannabisbasis finden Sie auf S. 125).

Es werden CBD-Produkte mit einem Verhältnis von 20:1 oder höher empfohlen, die als Tropfen, Kapseln oder Lebensmittel verabreicht werden. Cannabinoide mit hohem CBD-Gehalt können sehr effektiv sein, um chronische Angstzustände zu reduzieren, vorübergehenden Stress zu behandeln und den Körper vor den physiologischen Auswirkungen beider Faktoren zu schützen. Sorten mit hohem Linalool-Gehalt, einem Terpen, das auch in Lavendel vorkommt, sind bekannt dafür, dass sie die Angst lindern. Vor allem die Sorte *AC/DC* hat sich als sehr effektiv erwiesen.

Für alle oral verabreichten Medikamente gelten die Dosierungstabellen auf S. 108–111 als Richtlinien zur CBD-Dosierung nach Körpergewicht. Beginnen Sie immer mit der Mikrodosis, um die Empfindlichkeit zu testen, und erhöhen Sie bei Bedarf die Dosis nach Körpergewicht, bis die Symptome nachlassen. Die **Mikro- bis Standarddosis** wird in der Regel zur Behandlung von Angst und Stress empfohlen.

Zur Linderung von unmittelbaren Symptomen, wie bei einer Panik- oder Angstattacke, funktionieren Verdampfen oder Rauchen gut. Das Medikament hält eine bis drei Stunden an, während die meisten eingenommenen Produkte 30 bis 60 Minuten benötigen, bis sie wirken, und die Wirkung sechs bis acht Stunden anhält. Verdampfer, die eine mit CO_2-Konzentrat gefüllte Patrone verwenden, sind hochwirksam und in verschiedenen Verhältnissen von CBD zu THC erhältlich. Eine effektive Darreichungsform sind auch Kräuterverdampfer, welche die ganze Pflanze nutzen. Sublinguale Sprays oder Tinkturen, die als Tropfen eingenommen werden, wirken schnell und halten länger als inhalierte Produkte. Weitere Informationen zu den verschiedenen Darreichungsformen (zum Beispiel sublingual, oral, inhalativ) für Medikamente auf Cannabinoidbasis finden Sie ab S. 81/82.

Wirksamkeit: Wissenschaft aktuell – Angst und Stress

möglich   tatsächlich

wahrscheinlich

Abb. 27

Der *Cannabis Health Index* (CHI) ist ein evidenzbasiertes Bewertungssystem für Cannabis (im Allgemeinen, nicht nur CBD) und seine Wirksamkeit bei verschiedenen Gesundheitsproblemen auf der Grundlage von derzeit verfügbaren Forschungsdaten. Weitere Informationen zu den CHI-Werten finden Sie auf S. 140, und auf *cannabishealthindex.com* sind aktualisierte Informationen verfügbar. Im CHI-Index wurde Cannabis auf der Basis von elf Studien im möglichen bis wahrscheinlichen Wirkungsbereich für die Behandlung von Angstzuständen bewertet.

Antibiotikaresistente bakterielle Infektionen

Antibiotikaresistente Bakterien sind heute eines der größten Gesundheitsprobleme der Welt. Häufige Infektionen, die seit Langem gut behandelbar sind, können in Gegenwart dieser »Super-Erreger«, die Resistenzen gegen häufig verwendete Antibiotika entwickelt haben, lebensbedrohlich werden. Methicillin-resistente *Staphylococcus aureus* (MRSA), ein in Krankenhäusern verbreitetes Staphylokokkenbakterium, ist zum Beispiel jedes Jahr für viele Tausend Todesfälle verantwortlich. Am meisten gefährdet sind Menschen mit geschwächtem Immunsystem, aber auch gesunde Menschen können sich infizieren, wenn sie den Bakterien ausgesetzt werden. Im Jahr 2014 erließ Präsident Obama eine Durchführungsverordnung und stellte Mittel für die Einrichtung einer speziellen Task Force bereit, die sich diesem Thema widmete und einen Aktionsplan zur Eindämmung der raschen Ausbreitung antibiotikaresistenter Bakterien wie MRSA entwickeln sollte.

Cannabis wurde im Lauf der Jahrhunderte erfolgreich eingesetzt und regelmäßig zur Behandlung anderer bakterieller Infektionen untersucht, die für globale Epidemien wie Tuberkulose und Gonorrhö verantwortlich sind. Forschungen aus dem Jahr 1976 zeigten, dass THC und CBD beide wirksam gegen Staphylokokken- und Streptokokken-Infektionen waren.[235] Eine große Studie über die Auswirkungen von Cannabinoiden auf multiresistente Bakterien im Jahr 2008 ergab, dass alle fünf untersuchten Cannabinoide (THC, CBD, CBG, CBC und CBN) sehr wirksam gegen Bakterien waren. Die effektivste Anwendung war ein topisches Antiseptikum direkt auf den betroffenen Stellen, aber auch orale CBD-Produkte können als systemische antibakterielle Mittel verwendet werden.[236]

Darüber hinaus zeigte sich, dass Pinen genauso wirksam gegen MRSA ist wie Vancomycin und andere Wirkstoffe. Pinen hat zudem die Fähigkeit, die Hautdurchlässigkeit zu erhöhen, die eine große Barriere gegen die Aufnahme von Phytocannabinoiden darstellt. Die Untersuchung von CBD/CBG-basierten Extrakten mit Pinen kann sich bei der Bekämpfung von MRSA und anderen behandlungsresistenten Bakterien als nützlich erweisen.[237]

»Die praktischste Anwendung von Cannabinoiden wäre die topische Behandlung von Geschwüren und Wunden in einem Krankenhausumfeld, wodurch die Belastung durch Antibiotika verringert würde«, sagte Giovanni Appendino, Professor an der italienischen Università del Piemonte Orientale und Co-Autor der Studie von 2008.[238]

Hinweise zur Einnahme: Dosierung und Darreichungsformen

Die Patienten sollten mit einem Arzt zusammenarbeiten, der über Erfahrung in der Empfehlung von CBD oder medizinischem Cannabis verfügt, damit Dosierung und Darreichungsformen individuell entwickelt und abgestimmt werden können. Gleichzeitig können informierte Patienten als ihr eigener, qualifizierter Gesundheitsberater fungieren (Informationen über den subjektiv-intuitiven Ansatz beim Umgang mit Arzneimitteln auf Cannabisbasis finden Sie auf S. 125).

Zum Auftragen auf die Haut können topische Produkte mit CBD-dominantem Cannabis oder anderen Sorten hergestellt werden. Diese Methode wird angewendet, wenn sich bakterielle Infektionen auf die Haut oder eine Wundstelle auswirken. Topische Produkte, die THC enthalten, beeinflussen die Zellen in der Nähe der Anwendung, überschreiten aber nicht die Blut-Hirn-Schranke und sind daher nicht psychoaktiv. Diese Produkte sind als Öle, Salben, Sprays oder in anderen Formen und mit unterschiedlichen Verhältnissen von CBD und THC erhältlich (ein Verhältnis von 1:1 wird oft als ideal für die Hautanwendung empfohlen). Die Haut hat die höchste Menge und Konzentration an CB2-Rezeptoren im Körper. Laut der zuvor in diesem Abschnitt erwähnten Studie aus dem Jahr 2008 können Produkte, die eines der wichtigsten Cannabinoide enthalten, gegen eine antibiotikaresistente Infektion wirksam sein.

Für alle oral verabreichten Medikamente gelten die Dosierungstabellen auf S. 108–111 als Richtlinien zur CBD-Dosierung nach Körpergewicht. Beginnen Sie immer mit der Mikrodosis, um die Empfindlichkeit zu testen, und erhöhen Sie bei Bedarf die Dosis nach Körpergewicht, bis die Symptome nachlassen. Weitere Informationen zu den verschiedenen Darreichungsformen (zum Beispiel sublingual, oral, inhalativ) für Medikamente auf Cannabinoidbasis finden Sie ab S. 81/82.

Wirksamkeit: Wissenschaft aktuell – Antibiotikaresistente bakterielle Infektionen

möglich   tatsächlich

wahrscheinlich

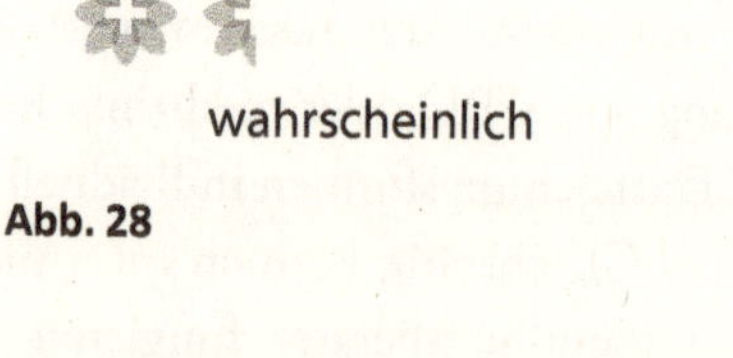

Abb. 28

Der *Cannabis Health Index* (CHI) ist ein evidenzbasiertes Bewertungssystem für Cannabis (im Allgemeinen, nicht nur CBD) und seine Wirksamkeit bei verschiedenen Gesundheitsproblemen auf der Grundlage von derzeit verfügbaren Forschungsdaten. Weitere Informationen zu den CHI-Werten finden Sie auf S. 140, und auf *cannabishealthindex.com* sind aktualisierte Informationen verfügbar. Basierend auf drei Studien wurde Cannabis für die Behandlung von MRSA als möglicherweise wirksam eingestuft.

Das Endocannabinoid-System ist am Heilungsprozess und an der Bildung von Narbengewebe auf der Haut beteiligt. Eine Studie aus dem Jahr 2010 in China ergab, dass die CB1-Rezeptoren an der Stelle von Hautverletzungen sechs Stunden nach der Verletzung anstiegen, nach fünf Tagen ihren Höhepunkt erreichten und nach vierzehn Tagen wieder zum Ausgangswert zurückkehrten.[239]

Arthritis

Arthrose, auch als degenerative Gelenkerkrankung bekannt, ist die Entzündung eines Gelenkes, das zwei Knochen verbindet, die sich über viele Jahre allmählich entwickelt. Anfänglich treten gelegentlich leichte Gelenkschmerzen auf, die zu chronischen Schmerzen, Steifheit und Schwellungen führen. Arthritis ist in den Vereinigten Staaten zur Hauptursache für Behinderungen geworden, wobei mehr als 46 Millionen Menschen unter verschiedenen Formen von körperlichen Schwierigkeiten leiden. Sie kommt bei älteren Erwachsenen am häufigsten vor.

Rheumatoide Arthritis ist jedoch eine Autoimmunerkrankung, die Menschen in jedem Alter, auch Kinder, betreffen kann. Das Immunsystem greift die Gelenkinnenhaut an und verursacht eine Entzündung ähnlich der Arthrose. Die rheumatoide Arthritis wirkt sich stärker auf die Gelenke aus und erreicht aufgrund der großen Schäden, die sie an den Blutgefäßen verursachen kann, alle Organsysteme. Mehr über die Anwendung von CBD bei dieser Art von Arthritis finden Sie in diesem Kapitel unter dem Stichpunkt *Autoimmunerkrankungen*.

Eine Studie aus dem Jahr 2001 zeigte, dass Cannabinoid-Rezeptoren an der mit Arthritis verbundenen Reaktion des Nervensystems beteiligt sind, und kam zu dem Schluss, dass »diese neuen Ansätze für die Behandlung von entzündlichen Schmerzen von Vorteil sein können«.[240] Die Forschungsergebnisse deuten darauf hin, dass die Behandlung mit Cannabinoiden auch bei anderen Arten von entzündlichen Gelenkerkrankungen wie Gicht wirksam sein kann.

> JS hatte schwere Arthritis und Fibromyalgie mit ständigen Schmerzen in den Knien. Sie begann, ihre Knie zweimal täglich mit CBD-Öl zu massieren. In weniger als einer Woche war sie fast schmerzfrei. »Ich kann sogar die Treppe hinauf- und hinuntergehen, ohne mich dabei zu quälen«, berichtete sie. »Ich benutze zusätzlich den Stiftverdampfer zweimal täglich. CBD funktioniert besser als die verschreibungspflichtige Schmerzsalbe, die ich benutzt habe! Ich habe das Gefühl, dass dieses Produkt mir mein Leben zurückgegeben hat.«

Hinweise zur Einnahme: Dosierung und Darreichungsformen

Die Patienten sollten mit einem Arzt zusammenarbeiten, der über Erfahrung in der Empfehlung von CBD oder medizinischem Cannabis verfügt, damit Dosierung und Darreichungsformen individuell entwickelt und abgestimmt werden können. Gleichzeitig können informierte Patienten als ihr eigener, qualifizierter Gesundheitsberater fungieren (Informationen über den subjektiv-intuitiven Ansatz beim Umgang mit Arzneimitteln auf Cannabisbasis finden Sie auf S. 125).

Zum Auftragen auf die Haut eignen sich topische Produkte mit CBD-dominantem Cannabis oder aus anderen Sorten. Topische Produkte, die THC enthalten, haben Auswirkung auf die Zellen in der Nähe der Anwendung, überschreiten aber nicht die Blut-Hirn-Schranke und sind daher nicht psychoaktiv. Diese Produkte sind als Öle, Salben, Sprays oder in anderen Formen und mit unterschiedlichen Verhältnissen von CBD und THC erhältlich (ein Verhältnis von 1:1 wird oft als ideal für die Hautanwendung empfohlen). Die Haut hat die größte Menge und Konzentration an CB2-Rezeptoren im Körper.

CBD-dominante Produkte (4:1-Verhältnis von CBD:THC), die sublingual oder als Tropfen, Kapseln oder Lebensmittel eingenommen werden, sind bei der Reduzierung chronischer Schmerzen durch Arthritis am effektivsten. Für alle oral verabreichten Medikamente gelten die Dosierungstabellen auf S. 108–111 als Richtlinien zur CBD-Dosierung nach Körpergewicht. Beginnen Sie immer mit der Mikrodosis, um die Empfindlichkeit zu testen, und erhöhen Sie bei Bedarf die Dosis nach Körpergewicht, bis die Symptome nachlassen. Zur Behandlung von Arthritis wird in der Regel die **Mikro- bis Standarddosis** empfohlen. Wenn die Gesamtmenge an THC unerwünschte Nebenwirkungen verursacht, dann senken Sie entweder die Dosis oder wechseln Sie zu einem Produkt mit einem höheren Verhältnis (20:1 CBD:THC). Sorten mit hohem Cannabichromen-Gehalt (CBC), die für ihre entzündungshemmende Wirkung bekannt sind, können besonders bei Arthritis hilfreich sein. Cannabissorten mit einem hohen Gehalt an Terpenen wie Linalool, Myrcen und Limonen können synergistische Effekte hervorrufen.[241]

Zur Linderung von akuten Schmerzen funktioniert Verdampfen oder Rauchen gut. Die medikamentöse Wirkung setzt sofort ein und dauert ein bis drei Stunden, wohingegen es bei den meisten eingenommenen Produkten 30 bis 60 Minuten nach der Einnahme dauert, bis sie wirken (bei leerem Magen schneller), und die Wirkung sechs bis acht Stunden anhält. Verdampfer, die eine mit dem CO_2-Konzentrat gefüllte Patrone verwenden, sind hochwirksam und in verschiedenen Verhältnissen von CBD zu THC erhältlich. Kräuterverdampfer, welche die ganze Pflanze nutzen, sind ebenfalls eine effektive Darreichungsform. Weitere Informationen zu den verschiedenen Darreichungsformen (zum Beispiel sublingual, oral, inhalativ) für Medikamente auf Cannabinoid-Basis finden Sie ab S. 81/82.

Eine Studie aus dem Jahr 2016 zeigte Erfolge bei der Behandlung von Arthritis-Schmerzen bei Tieren durch die transdermale Anwendung eines reinen CBD-Gels. Die Studie kam zu dem Schluss, dass »die topische CBD-Anwendung ein therapeutisches Potenzial zur Linderung von Arthritis-Schmerzverhalten und Entzündungen hat und keine offensichtlichen Nebenwirkungen zeigt«.[242]

Wirksamkeit: Wissenschaft aktuell – Arthritis

Abb. 29

Der *Cannabis Health Index* (CHI) ist ein evidenzbasiertes Bewertungssystem für Cannabis (im Allgemeinen, nicht nur CBD) und seine Wirksamkeit bei verschiedenen Gesundheitsproblemen auf der Grundlage von derzeit verfügbaren Forschungsdaten. Weitere Informationen zu den CHI-Werten finden Sie auf S. 140, und auf *cannabishealthindex.com* sind aktualisierte Informationen verfügbar. Im CHI-Index wird Cannabis auf der Basis von vier Studien in den möglichen bis wahrscheinlichen Wirkungsbereich für die Behandlung von Arthritis eingestuft.

In einer im Jahr 2000 durchgeführten Tierstudie wurde CBD nach Einsetzen der klinischen Symptome mit einer Dosis von 25 mg/kg oral verabreicht, und in beiden Arthritis-Modellen blockierte die Behandlung das Fortschreiten wirksam.[243] In einer Studie aus dem Jahr 2006 mit *Sativex*, einem aus Cannabis gewonnenen Arzneimittel, wurde eine »signifikante analgetische Wirkung beobachtet und die Krankheitsaktivität nach der Behandlung deutlich unterdrückt«.[244]

Weitere relevante Informationen finden Sie in diesem Kapitel unter dem Stichpunkt *Schmerzen*.

Asthma

Asthma ist eine chronische Atemwegserkrankung, von der weltweit bis zu 300 Millionen Menschen betroffen sind. Die Atemwege kontrahieren sowohl spontan als auch als Reaktion auf eine Vielzahl von Umweltfaktoren und endogenen Reizen. Kinder und ältere Menschen sind am anfälligsten für Asthma, aber es kann Menschen in jedem Alter betreffen, mit Symptomen, die von leicht bis lebensbedrohlich reichen. Die Überempfindlichkeit der Atemwege geht einher mit Entzündungen, die durch Cannabinoide sehr effektiv reduziert werden können.[245] Die konventionelle Behandlung von Asthma bleibt problematisch und beinhaltet oft eine Kombination von Medikamenten mit unterschiedlichen Nebenwirkungen.

Die Forschung hat gezeigt, dass sowohl CB1- als auch CB2-Rezeptoren im Bronchialgewebe vorhanden und am Lungenschutz beteiligt sind. Die Aktivierung von CB1-Rezeptoren an den Nervenenden in der Lunge erzeugt einen bronchodilatatorischen Effekt, indem sie auf die glatte Muskulatur der Atemwege einwirkt. Untersuchungen haben ergeben, dass dies bei einer Überreaktivität der Atemwege und Asthma von Vorteil sein kann.[246] Mehrere Studien aus den 1970er-Jahren deuten darauf hin, dass das Targeting von Cannabinoid-Rezeptoren eine neuartige präventive therapeutische Strategie bei Asthmatikern sein könnte.[247]

Es gibt immer mehr Hinweise darauf, dass Asthma in der frühen Kindheit durch bakterielle oder virale Infektionen wie *Streptokokken* ausgelöst werden kann, die das Immunsystem anfälliger für Allergene machen. Die daraus resultierende Entwicklung von Behandlungsstrategien mit Antibiotika hat jedoch zu antibiotikaresistenten Super-Erregern geführt. Cannabinoide haben nachweislich ein breites Spektrum bakterizider Wirkung.

Da sich die Atemwege bei Asthmaanfällen zusammenziehen und verengen, kann die krampflösende Wirkung von Cannabinoiden auch bei der Bronchodilatation eine Rolle spielen. In den letzten Jahren sind Cannabinoid-Inhalationssysteme auf den Markt gekommen, da diese Behandlungen für Asthma immer besser erforscht und anerkannt werden.

Hinweise zur Einnahme: Dosierung und Darreichungsformen

Die Patienten sollten mit einem Arzt zusammenarbeiten, der über Erfahrung in der Empfehlung von CBD oder medizinischem Cannabis verfügt, damit Dosierung und Darreichungsformen individuell entwickelt und abgestimmt werden können. Gleichzeitig können informierte Patienten als ihr eigener, qualifizierter Gesundheitsberater fungieren (Informationen über den subjektiv-intuitiven Ansatz beim Umgang mit Arzneimitteln auf Cannabisbasis finden Sie auf S. 125).

> Es ist seit vielen Jahren bekannt, dass das Rauchen von Cannabis wie ein Bronchodilatator wirkt und bei der Behandlung von Asthma nützlich sein kann. In der Regel besteht bei Asthma ein Problem mit Bronchospasmen (Keuchen) und erhöhter Schleimbildung in den kleineren Atemwegen unserer Lunge. Mit Asthma ist immer auch große Angst verbunden, denn wer hätte keine Angst, wenn das Atmen schwerfällt. Mehr Angst verursacht eine Verschlechterung der Bronchospasmen, was zu noch mehr Angst führt. Typische Inhalatoren enthalten adrenerge (adrenalinähnliche) Stimulanzien, die gut wirken, aber dazu neigen, die Angst zu verstärken. Es wäre schön, mehr Alternativen zur Behandlung von Bronchospasmen zu haben. Da höhere THC-Werte vermehrt zu Angst führen können, erscheint es sinnvoll, CBD zu verwenden.
>
> Letzte Woche kam ein Patient in unsere Praxis, nachdem er bei einem lokalen Verband eine CBD-reiche Tinktur erhalten hatte, von der er glaubte, dass sie seinem Asthma hilft. Er hatte seinen Advair-Inhalator eine Woche lang nicht benutzt und wollte sich untersuchen lassen. Wir führten einen Spirometrie-Basistest durch und wiederholten den Test dann 15 Minuten, nachdem der Patient drei Tropfen seiner CBD-reichen Tinktur genommen hatte. Der Test zeigte, dass sich das erzwungene Ausatmungsvolumen des Patienten und die maximale Ausatmungsflussrate verdoppelt hatten. Dies wäre grundsätzlich eine großartige Reaktion auf einen typischen Bronchodilatator! Die Einnahme von CBD, egal mit welcher Methode, führt zu einem verminderten Atemwegswiderstand. Warum sollte man es dann nicht durch Einatmen einnehmen, ganz ohne zu rauchen? Es gibt mittlerweile Vape-Pens, die CBD-Öl enthalten. Im Allgemeinen erhält der Patient durch ein paar Züge 6–8 mg CBD aus der ganzen Pflanze plus etwas THC direkt in die Lunge.
>
> Dr. Allan Frankel

Zur Linderung der unmittelbaren Symptome von Asthma wirken sublinguale Tropfen und oromukosale Sprays ebenso gut wie das Verdampfen mit einem hochwertigen CBD-konzentrierten Öl ohne Zusatzstoffe. Das Medikament hält eine bis drei Stunden an, während die meisten eingenommenen Produkte 30 bis 60 Minuten benötigen, bevor sie wirken (schneller auf nüchternen Magen) und sechs bis acht Stunden dauern. Die effektivsten

Verdampfer und Inhalatoren verwenden eine mit CO_2-Konzentrat gefüllte Patrone. Sublinguale Mittel wirken ebenfalls schnell und halten länger als inhalierte Produkte.

Wirksamkeit: Wissenschaft aktuell – Asthma

möglich tatsächlich

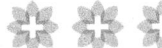

wahrscheinlich

Abb. 30

Der *Cannabis Health Index* (CHI) ist ein evidenzbasiertes Bewertungssystem für Cannabis (im Allgemeinen, nicht nur CBD) und seine Wirksamkeit bei verschiedenen Gesundheitsproblemen auf der Grundlage von derzeit verfügbaren Forschungsdaten. Weitere Informationen zu den CHI-Werten finden Sie auf S. 140, und auf *cannabishealthindex.com* sind aktualisierte Informationen verfügbar. Im CHI-Index wurde Cannabis auf der Basis von elf Studien im möglichen bis wahrscheinlichen Wirkungsbereich für die Wirksamkeit bei Asthma bewertet.

Eine Reihe von Studien in den 1970er-Jahren zeigte die bronchodilatatorische Wirkung von Cannabis und verglich sie mit anderen Medikamenten gegen Asthma.[248, 249] Eine Studie aus dem Jahr 1978 stellte fest, dass THC bei Asthmapatienten eine Bronchodilatation hervorgerufen hatte und dass der Beginn, das Ausmaß und die Dauer der bronchodilatatorischen Wirkung dosisabhängig war.[250] In einer kürzlich durchgeführten Tierstudie aus dem Jahr 2015 wurde berichtet, dass CBD nur wenige Nebenwirkungen hat und ein »potenzielles neues Medikament zur Regulierung der entzündlichen Reaktion bei Asthma« darstellt.[251]

Autismus-Spektrum-Störungen

Autismus ist eine komplexe neurologische Verhaltensstörung mit einem breiten Spektrum an Schweregraden, von geringfügig bis pflegebedürftig. Die Krankheit ist gekennzeichnet durch Beeinträchtigungen der sozialen, sprachlichen und kommunikativen Fähigkeiten und wird häufig durch starre, repetitive Verhaltensweisen erschwert. Die gegenwärtige Schätzung geht davon aus, dass etwa 1 Prozent der Kinder in den Vereinigten Staaten an irgendeiner Form von Autismus leiden und dass Jungen fünfmal häufiger betroffen sind als Mädchen. Leider scheint die Zahl der Fälle stark zuzunehmen. Eine Studie aus dem Jahr 2013, in der autistische Kinder mit nicht autistischen Probanden verglichen wurden, zeigte einen Unterschied bei den CB2-Rezeptoren und wies insbesondere auf Neurotransmitter als potenzielle therapeutische Ziele für Autismus hin.[252]

Obwohl die Forschung noch sehr begrenzt ist, zeigt CBD vielversprechende Ergebnisse bei der Behandlung der Verhaltenssymptome von Autismus, einschließlich gewalttätiger Ausbrüche, Hyperaktivität, sich wiederholender Verhaltensweisen und Überempfindlichkeit gegenüber körperlichen Empfindungen. Da die derzeitigen Behandlungsmöglichkeiten so begrenzt sind und die Erkrankung so schwerwiegend sein kann, prüfen viele Eltern von autistischen Kindern alternative Therapien wie Cannabinoide. Bemerkenswerterweise ist die Behandlung von CBD bei Autismus mit Krampfanfällen, die in bis zu 30 Prozent der Fälle auftreten, besser dokumentiert (mehr erfahren Sie unter dem Stichpunkt *Anfallsleiden* in diesem Kapitel).

Eine Studie aus dem Jahr 2013 fand einen unerwarteten Zusammenhang zwischen einem an Autismus beteiligten Protein und einem Signalsystem, das zuvor nicht als besonders wichtig für den Autismus angesehen wurde. Der leitende Autor Dr. Thomas Südhof von der Stanford University schrieb, dass die Ergebnisse ein neues Forschungsgebiet eröffneten und »möglicherweise auf neue Strategien zum Verständnis der zugrunde liegenden Ursachen komplexer Hirnerkrankungen hinweisen könnten«.[253] Die Ergebnisse wiesen darauf hin, dass das gezielte Ansprechen von Komponenten des Endocannabinoid-Signalsystems dazu beitragen kann, Autismus-Symptome umzukehren. Eine klinische Studie mit CBD an 120 autistischen Kindern und jungen Erwachsenen wurde 2016 in Israel gestartet.[254]

> KS, ein Kind mit Autismus, der so stark war, dass es nicht sprechen konnte, sprach seine ersten Worte nach der zweimal täglichen Anwendung eines Cannabinoid-Sprays, so Dr. Giovanni Martinez, klinischer Psychologe in Puerto Rico. »Er hat vor drei Wochen mit der Anwendung des Produkts begonnen. Er war ein komplett nonverbaler Patient. Er machte nur Geräusche. Die einzige Änderung in seiner Behandlung war, dass CBD hinzugekommen war.« Die Eltern führten die Behandlung selbstständig weiter. Dr. Martinez hat seine eigenen Forschungen über CBD durchgeführt und diese auch mit den Eltern geteilt. »Ich bin sehr beeindruckt von den Sprachfähigkeiten, die er erworben hat«, meinte Dr. Martinez. Wie Dr. Martinez bemerkte, war sein Verhalten krankhaft, als KS noch nicht kommunizieren konnte, weil er aufgrund seiner Frustrationen handelte. Aber durch seine neuen Kommunikationsmöglichkeiten hat sich sein Verhalten verbessert. »Er lacht jedes Mal, wenn er seine Stimme hört«, erklärte Dr. Martinez.[255]

Hinweise zur Einnahme: Dosierung und Darreichungsformen

Die Patienten sollten mit einem Arzt zusammenarbeiten, der über Erfahrung in der Empfehlung von CBD oder medizinischem Cannabis verfügt, damit Dosierung und Darreichungsformen individuell entwickelt und abgestimmt werden können. Gleichzeitig können informierte Patienten als ihr eigener, qualifizierter Gesundheitsberater fungieren (Informationen über den subjektiv-intuitiven Ansatz beim Umgang mit Arzneimitteln auf Cannabisbasis finden Sie auf S. 125).

Für Autismus bei Kindern wird eine ähnliche Anfangsdosis wie bei Epilepsie empfohlen, etwa 1 mg/kg pro Tag alle acht Stunden. Erhöhen Sie diese Dosis alle zwei Wochen in Schritten von 0,5–1 mg/kg/Tag. Die durchschnittliche Dosis für Epilepsie beträgt 5–8 mg/kg/Tag (2,5–4 mg/lb/Tag), die Menge, die zur Behandlung von Symptomen des Autismus benötigt wird, variiert aber je nach Schweregrad der Erkrankung. Es wird empfohlen, die Dosis in drei Einnahmen aufzuteilen, die alle sieben bis acht Stunden eingenommen werden, vorzugsweise zwischen den Mahlzeiten.

Für alle Medikamente gelten die Dosierungstabellen auf S. 108–111 als Richtlinien zur CBD-Dosierung nach Körpergewicht. Beginnen Sie immer mit der Mikrodosis, um die Empfindlichkeit zu testen, und erhöhen Sie bei Bedarf die Dosis nach Körpergewicht, bis die Symptome nachlassen.

Für Kinder werden reine CBD-Ölinfusionen, Glyzerin-Tinkturen, sublinguale Produkte oder reine CO_2-extrahierte Konzentrate empfohlen (keine Alkohol-Tinkturen). Das Öl kann pur oder gemischt mit Joghurt oder anderen Lebensmitteln verabreicht werden. Konzentrate können auch mit Lebensmitteln wie Nussbutter gemischt oder zu Kapseln oder Zäpfchen verarbeitet werden. Wenn die Symptome nicht verringert oder beseitigt werden, sind Mischungen, denen eine kleine Menge THC hinzugefügt wird, manchmal effektiv.

Erwachsene können jede der oben genannten Substanzen sowie Tinkturen, Kapseln und andere Lebensmittel auf Alkoholbasis einnehmen. Für unmittelbarere Symptome eignen sich Verdampfen oder Rauchen gut. Die medikamentöse Wirkung setzt unmittelbar ein und dauert eine bis drei Stunden, während die meisten eingenommenen Produkte 30 bis 60 Minuten benötigen, bis sie wirksam werden (bei leerem Magen schneller), und die Wirkung sechs bis acht Stunden andauert. Verdampfer, die eine mit dem CO_2-Konzentrat gefüllte Patrone verwenden, sind hochwirksam und in verschiedenen Verhältnissen von CBD zu THC erhältlich. Kräuterverdampfer, welche die ganze Pflanze nutzen, sind ebenfalls eine effektive Darreichungsform. Weitere Informationen zu den verschiedenen Darreichungsformen (zum Beispiel sublingual, oral, inhalativ) für Medikamente auf Cannabinoidbasis finden Sie ab S. 81/82.

Wirksamkeit: Wissenschaft aktuell – Autismus

möglich   tatsächlich

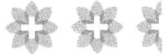

wahrscheinlich

Abb. 31

Der *Cannabis Health Index* (CHI) ist ein evidenzbasiertes Bewertungssystem für Cannabis (im Allgemeinen, nicht nur CBD) und seine Wirksamkeit bei verschiedenen Gesundheitsproblemen auf der Grundlage von derzeit verfügbaren Forschungsdaten. Weitere Informationen zu den CHI-Werten finden Sie auf S. 140, und auf *cannabishealthindex.com* sind aktualisierte Informationen verfügbar. Im CHI-Index wird Cannabis auf der Basis von zwei Studien in den möglichen bis wahrscheinlichen Wirkungsbereich für die Behandlung von Autismus eingestuft.

Die Autoren einer Tierstudie zu autistischem Verhalten aus dem Jahr 2011 schrieben, dass es »verlockend sei«, Cannabinoide für »Reizbarkeit, Wutausbrüche und selbstverletzendes Verhalten bei autistischen Personen« zu empfehlen.[256]

Ein Artikel aus dem Jahr 2015 über die Endocannabinoid-Signalisierung (im folgenden Auszug als »ECB-Signalisierung« bezeichnet) bei Autismus nannte es einen Teil des Puzzles, der vier Merkmale des Autismus zusammenführt: 1) soziale Belohnungsreaktivität, 2) neuronale Entwicklung, 3) zircadianer Rhythmus und 4) angstbedingte Symptome.

Daher ... ist es unwahrscheinlich, dass ein möglicher therapeutischer Ansatz eine einfache Wahl zwischen Aktivierung und Hemmung des ECB-Systems beinhaltet, um spezifische Merkmale im Zusammenhang mit Autismus zu erfassen. Ein solcher Ansatz muss genau auf den Entwicklungszeitplan und die spezifischen pathogenetischen Grundlagen des Autismus beim einzelnen Patienten abgestimmt sein. Im Vergleich zu anderen Erkrankungen des Zentralnervensystems oder des peripheren Gewebes, bei denen die ECB-basierten Therapien bereits präklinische und klinische Phasen erreicht haben, steckt unser Verständnis der ECB-Signalisierung bei Autismus noch in den Kinderschuhen. Die Forschung auf diesem Gebiet entwickelt sich jedoch rasant, und neue Medikamente, die dazu in der Lage sind, spezifisch auf ein bestimmtes Element des ECB-Systems einzuwirken, werden mit überraschender Geschwindigkeit entwickelt.[257]

Autoimmunerkrankungen

Autoimmunerkrankungen beziehen sich auf Probleme mit der Immunantwort des Körpers. Bei einer Autoimmunreaktion zielen Antikörper und Immunzellen versehentlich auf das eigene gesunde Gewebe und signalisieren dem Körper, dass er sie in fast jedem Teil des Körpers angreifen muss – Herz, Gehirn, Nerven, Muskeln, Haut, Augen, Gelenke, Lungen, Nieren, Drüsen, Verdauungstrakt und Blutgefäße können von diesen Störungen betroffen sein.

Autoimmunerkrankungen verursachen typischerweise Entzündungen, wobei die Lokalisation davon abhängt, welcher Teil des Körpers betroffen ist. Manchmal manifestiert sich eine Entzündung an mehreren Stellen. Die Ursache für Autoimmunerkrankungen ist unbekannt und wahrscheinlich eine Kombination von genetischen und exogenen Faktoren. Häufige Autoimmunerkrankungen sind Addison-Krankheit, Zöliakie, Morbus Basedow, Hashimoto-Thyreoiditis, Multiple Sklerose, rheumatoide Arthritis, Lupus erythematodes und Diabetes. Die Borreliose, die durch einen Zeckenstich verursachte Entzündungsstörung, kann schwere Autoimmunsymptome verursachen.

Cannabinoide haben sich bei der Behandlung von Erkrankungen, bei denen eine übermäßige Aktivierung der Immunantwort und der damit verbundene oxidative Stress eine Rolle spielen, als wirksam erwiesen.[258] Cannabinoid-Rezeptoren (CB1 und CB2) befinden sich in den Zellen des Immunsystems. Cannabinoide wie THC und CBD lösen diese Rezeptoren aus, was die Immunregulation stimuliert, da die Zytokin- und Chemokin-Produktion herunterreguliert wird und regulatorische T-Zellen hochreguliert werden. Cannabinoide können bei den durch chronische Autoimmunerkrankungen verursachten Schmerzen helfen, sowohl durch ihre schmerzstillenden Eigenschaften als auch durch die Reduzierung der Entzündung, die häufig die Schmerzen verursacht. THC und CBD wirken auf CB1- und

CB2-Rezeptoren, die nachweislich an der Vermittlung von entzündungsbedingten Schmerzen beteiligt sind.[259]

> Die Psychologin Constance Finley erkrankte im Alter von 44 Jahren schwer an einer nicht diagnostizierten Autoimmunerkrankung und war zehn Jahre lang ans Haus gebunden. Während ihres Kampfes kam sie infolge des Arzneimittels *Adalimumab*, das zur Behandlung ihres Leidens angewendet wurde, dem Tod nahe. Aus völliger Verzweiflung begann sie mit der Erforschung alternativer Medikamente, die bei ihren chronischen Schmerzen und Entzündungen helfen könnten, und entdeckte Cannabis als mögliche Option. Obwohl sie anfangs sehr zögerlich war, probierte sie Cannabis aus, und es half sofort gegen ihre Schmerzen und Schlaflosigkeit. Ihre Ergebnisse waren so bemerkenswert, dass Constance beschloss, den Cannabisanbau zu studieren und Jahre damit verbrachte, ihre Rezepturen und Verhältnisse für infundiertes Öl zu perfektionieren. Sie vermarktet nun ihre eigenen Medikamente, die von ihrem Team im heimischen Labor hergestellt werden.[260]

Hinweise zur Einnahme: Dosierung und Darreichungsformen

Die Patienten sollten mit einem Arzt zusammenarbeiten, der über Erfahrung in der Empfehlung von CBD oder medizinischem Cannabis verfügt, damit Dosierung und Darreichungsformen individuell entwickelt und abgestimmt werden können. Gleichzeitig können informierte Patienten als ihr eigener, qualifizierter Gesundheitsberater fungieren (Informationen über den subjektiv-intuitiven Ansatz beim Umgang mit Arzneimitteln auf Cannabisbasis finden Sie auf S. 125).

Es ist schwierig, die Behandlung für chronische Autoimmunerkrankungen zu verallgemeinern, da sie den Körper auf so unterschiedliche Weise betreffen. Es wird jedoch empfohlen, eine Grunddosis (**Mikro bis Standard**) CBD zu verabreichen, um Entzündungen zu reduzieren und die Überreaktion des Immunsystems zu behandeln. Für alle oral verabreichten Medikamente gelten die Dosierungstabellen auf S. 108–111 als Richtlinien zur CBD-Dosierung nach Körpergewicht. Beginnen Sie immer mit der Mikrodosis, um die Empfindlichkeit zu testen, und erhöhen Sie bei Bedarf die Dosis nach Körpergewicht, bis die Symptome nachlassen.

Zur Linderung sofortiger Symptome wirken sublinguale Tropfen und oromukosale Sprays ebenso gut wie das Verdampfen mit hochwertigem CBD-konzentriertem Öl ohne Zusatzstoffe. Die medikamentöse Wirkung setzt sofort ein und dauert eine bis drei Stunden, während die meisten eingenommenen Produkte 30 bis 60 Minuten benötigen, bis sie wirksam werden (bei leerem Magen schneller) und die Wirkung sechs bis acht Stunden andauert. Verdampfer, die eine mit dem CO_2-Konzentrat gefüllte Patrone verwenden, sind hochwirksam und in verschiedenen Verhältnissen von CBD zu THC erhältlich. Kräuterverdampfer, welche die ganze Pflanze nutzen, sind ebenfalls eine effektive Darreichungsform. Weitere Informationen zu den verschiedenen Darreichungsformen (zum Beispiel sublingual, oral, inhalativ) für Medikamente auf Cannabinoidbasis finden Sie ab S. 81/82.

Wirksamkeit: Wissenschaft aktuell – Autoimmunerkrankungen

möglich   tatsächlich

wahrscheinlich

Abb. 32

Der *Cannabis Health Index* (CHI) ist ein evidenzbasiertes Bewertungssystem für Cannabis (im Allgemeinen, nicht nur CBD) und seine Wirksamkeit bei verschiedenen Gesundheitsproblemen auf der Grundlage von derzeit verfügbaren Forschungsdaten. Weitere Informationen zu den CHI-Werten finden Sie auf S. 140, und auf *cannabishealthindex.com* sind aktualisierte Informationen verfügbar. Die Behandlung von Autoimmunerkrankungen mit Cannabinoiden wurde nicht allgemein bewertet, aber einige der in dieser Kategorie enthaltenen Krankheiten individuell. Die Behandlung von Morbus Basedow mit Cannabis wurde anhand einer Studie zur Autoimmunität aus dem Jahr 2016 im Bereich der wahrscheinlichen bis nachweisbaren Wirksamkeit (4

Punkte) bewertet. Die Wirksamkeit der Behandlung bei Morbus Crohn wurde als wahrscheinlich eingestuft (3,3 Punkte) und die von Diabetes im möglichen bis wahrscheinlichen Bereich. (Mehr erfahren Sie unter den Stichpunkten *Reizdarmsyndrom und entzündliche Darmerkrankung*, *Diabetes* und *Arthritis*.)

Eine Tierstudie der University of South Carolina im Jahr 2014 zeigte, dass die Unterdrückung der Immunantwort durch THC eine nützliche Behandlung bei Autoimmunerkrankungen sein könnte. Cannabinoide können kritische Histone verändern und Entzündungen unterdrücken, indem sie die Cannabinoid-Rezeptoren CB2 auf den Immunzellen aktivieren. Obwohl sich diese Studie nur mit THC befasste, ist CBD ebenfalls dafür bekannt, das Immunsystem zu unterstützen. Es wird vermutet, dass CBD die Fähigkeit des Immunsystems verbessert, den Unterschied zwischen normalen inneren Körperfunktionen und Fremdkörpern zu erkennen, und den Körper davon abhält, sich selbst anzugreifen.[261]

Depressionen und Stimmungsstörungen

Die klinische Depression ist eine schwere Stimmungsstörung, die durch anhaltende Traurigkeit und Verlust des Interesses gekennzeichnet ist und manchmal zu vermindertem Appetit, verminderter Energie und zu Selbstmordgedanken führt. Häufig verwendete Medikamente gegen Depressionen zielen häufig auf Serotonin, einen chemischen Botenstoff, von dem angenommen wird, dass er als Stimmungsstabilisator wirkt. Das neuronale Netzwerk des Endocannabinoid-Systems funktioniert ähnlich wie Serotonin, Dopamin und andere Systeme, und laut einigen Untersuchungen haben Cannabinoide einen Einfluss auf den Serotoninspiegel. Während eine niedrige THC-Dosis Serotonin erhöht, verursachen hohe Dosen einen Rückgang, der den Zustand verschlechtern könnte.[262] Im Jahr 2009 kamen Forscher zu dem Schluss, dass es substanzielle Hinweise darauf gibt, dass Endocannabinoid-Signale ein Ziel für die Pharmakotherapie von Depressionen sind.[263] Die Autoren einer Studie aus dem Jahr 2016 schrieben, dass »CBD ein neuartiges schnelles Antidepressivum darstellen könnte, indem es sowohl die serotonerge als auch die kortikale Glutamat-Signalübertragung über einen 5-HT1A-Rezeptor-abhängigen Mechanismus verstärkt.«[264]

CBD könnte insbesondere bei Depressionen im Zusammenhang mit chronischem Stress wirksam sein, der nachweislich zu einem Rückgang des Endocannabinoid-Gehalts führt.[265, 266]

Hinweise zur Einnahme: Dosierung und Darreichungsformen

Die Patienten sollten mit einem Arzt zusammenarbeiten, der über Erfahrung in der Empfehlung von CBD oder medizinischem Cannabis verfügt, damit Dosierung und Darreichungsformen individuell entwickelt und abgestimmt werden können. Gleichzeitig können informierte Patienten als ihr eigener, qualifizierter Gesundheitsberater fungieren (Informationen über den subjektiv-intuitiven Ansatz beim Umgang mit Arzneimitteln auf Cannabisbasis finden Sie auf S. 125).

Hier werden CBD-Produkte mit einem Verhältnis von 20:1 oder höher empfohlen und als Tropfen, Kapseln oder Lebensmittel verabreicht. Insbesondere Produkte, die aus *Valentine X* oder *Electra 4* hergestellt werden, sind energetisierender und helfen dabei, Depressionen zu lindern. Wenn mangelnde Energie ein Problem ist, können Sativa- oder andere stimulierende Sorten (mehr zu diesen Klassifizierungen erfahren Sie in Kapitel 7) hilfreich sein, um die Energie und die Konzentration zu verbessern, sofern THC toleriert werden kann. Sorten mit hohem Terpen-Limonen-Gehalt werden zur Stimmungserhöhung empfohlen.

Für alle oral verabreichten Medikamente gelten die Dosierungstabellen auf S. 108–111 als Richtlinien zur CBD-Dosierung nach Körpergewicht. Beginnen Sie immer mit der Mikrodosis, um die Empfindlichkeit zu testen, und erhöhen Sie bei Bedarf die Dosis nach Körpergewicht, bis die Symptome nachlassen. Zur Behandlung von Depressionen wird in der Regel die **Mikro- bis Standarddosis** empfohlen.

Verdampftes oder gerauchtes Cannabis wird zur Linderung sofortiger Symptome oder zur Erhöhung der Dosierung empfohlen und kann auch bei Schlafstörungen hilfreich sein. Sublinguale Sprays oder Tinkturen, die als

Tropfen eingenommen werden, wirken schnell und halten länger als inhalierte Produkte. Weitere Informationen zu den verschiedenen Darreichungsformen (zum Beispiel sublingual, oral, inhalativ) für Medikamente auf Cannabinoidbasis finden Sie ab S. 81/82.

Wirksamkeit: Wissenschaft aktuell – Depressionen

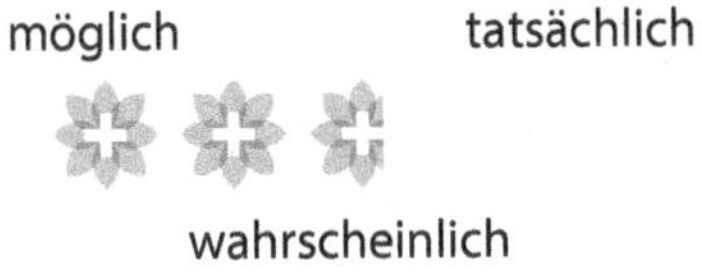

möglich   tatsächlich

wahrscheinlich

Abb. 33

Der *Cannabis Health Index* (CHI) ist ein evidenzbasiertes Bewertungssystem für Cannabis (im Allgemeinen, nicht nur CBD) und seine Wirksamkeit bei verschiedenen Gesundheitsproblemen auf der Grundlage von derzeit verfügbaren Forschungsdaten. Weitere Informationen zu den CHI-Werten finden Sie auf S. 140, und auf *cannabishealthindex.com* sind aktualisierte Informationen verfügbar. Im CHI-Index wird Cannabis auf der Basis von 21 Studien in den möglichen bis wahrscheinlichen Wirkungsbereich für die Behandlung von Depressionen eingestuft.

Untersuchungen aus dem Jahr 2005 forderten klinische Studien zur Untersuchung der Wirksamkeit von Cannabinoiden bei bipolaren Störungen (manische Depressionen).[267] Im Jahr 2010 ergab eine Studie, dass CBD für die mit bipolaren Störungen verbundenen manischen Episoden nicht geeignet sei.[268] Bei depressiven Episoden deuten die Beweise jedoch auf ein größeres Wirksamkeitspotenzial hin.[269]

Die Autoren einer Überprüfung von Tierstudien aus dem Jahr 2013 schrieben, dass CBD in mehreren Modellen eine Wirksamkeit gegen Ängste sowie antidepressive Wirkungen zeigte, und legten nahe, dass der Wirkstoff durch eine Wechselwirkung mit dem 5-HT1A-Neurorezeptor funktionierte.[270]

»Man sollte wissen, dass CBD die Aktivität im Endocannabinoid-System verbessert, indem es die Zeit verlängert, in der Anandamid an den CB1- und

CB2-Rezeptoren wirkt«, schreibt Dr. Michael Moskowitz. »Anandamid wirkt auf die Serotonin-, Noradrenalin- und Dopaminsysteme. Es wirkt auch auf das GABA-Glutamat-System und die Hypothalamus-Hypophysen-Nebennierenrinden-Achse. Seine Hauptaufgabe ist die Wiederherstellung des Gleichgewichts durch Hemmung bei zu hohen Werten und die Verbesserung bei zu niedrigen Werten. Dies ist der wahrscheinlichste Grund, warum Phytocannabinoide im Allgemeinen und CBD im Besonderen dazu in der Lage sind, Depressionen und Angstzustände zu kontrollieren.«[271]

Diabetes

Diabetes mellitus bezieht sich auf eine Gruppe von Stoffwechselerkrankungen, die durch Hyperglykämie gekennzeichnet sind, welche durch Defekte in der Insulinsekretion, Insulinwirkung oder beides verursacht wird.

Die chronische Hyperglykämie von Diabetes ist mit Langzeitschäden, Dysfunktion und Versagen verschiedener Organe verbunden, insbesondere der Augen, Nieren, Nerven, des Herzens, Gehirns und der Blutgefäße. An der Entstehung von Diabetes sind mehrere pathogene Prozesse beteiligt. Diese reichen von der autoimmunen Zerstörung der β-Zellen der Bauchspeicheldrüse mit daraus resultierendem Insulinmangel bis hin zu Stoffwechselstörungen und Entzündungen, die zu einer Insulinresistenz führen.

Die Behandlung mit Cannabinoiden kann sowohl bei Typ-1- als auch bei Typ-2-Diabetes hilfreich sein. Die Forscher kamen 2011 zu dem Schluss, dass »sowohl zentrale als auch periphere Aspekte der Endocannabinoid-Regulierung des Energiehaushalts verzerrt sein und zu Fettleibigkeit, Dyslipidämie und Typ-2-Diabetes beitragen können, was die Möglichkeit erhöht, dass CB1-Antagonisten zur Behandlung dieser Stoffwechselstörungen eingesetzt werden können. Es gibt Hinweise darauf, dass einige nicht psychotrope pflanzliche Cannabinoide wie CBD, CBDV und THCV verwendet werden können, um β-Zellschäden bei Typ-1-Diabetes zu verzögern.«[272]

Im Jahr 2013 ergab eine der größten Studien an menschlichen Patienten im Zusammenhang mit Cannabis und Stoffwechselprozessen, dass der Konsum von Marihuana mit einem geringeren Nüchterninsulin- und HOMA-

IR-Spiegel verbunden war, ganz zu schweigen von einem verminderten Taillenumfang.[273]

Potenzielle Vorteile von Cannabinoiden für Menschen mit Diabetes sind unter anderem:

- die Stabilisierung des Blutzuckers;
- neuroprotektive Effekte, die helfen, Entzündungen der Nerven entgegenzuwirken und die Schmerzen bei Neuropathie zu lindern, indem sie Rezeptoren in Körper und Gehirn aktivieren;
- krampflösende Mittel zur Linderung von Muskelkrämpfen und Schmerzen bei Magen-Darm-Erkrankungen;
- Vasodilatator, der die Blutgefäße offen hält und die Durchblutung verbessert, was mit der Zeit zu einem niedrigeren Blutdruck beiträgt (wichtig für Diabetiker);
- entzündungshemmende Wirkung, die helfen kann, einige der bei Diabetes[274] vorkommenden arteriellen Entzündungen zu unterdrücken.

Hinweise zur Einnahme: Dosierung und Darreichungsformen

Die Patienten sollten mit einem Arzt zusammenarbeiten, der über Erfahrung in der Empfehlung von CBD oder medizinischem Cannabis verfügt, damit Dosierung und Darreichungsformen individuell entwickelt und abgestimmt werden können. Gleichzeitig können informierte Patienten als ihr eigener, qualifizierter Gesundheitsberater fungieren (Informationen über den subjektiv-intuitiven Ansatz beim Umgang mit Arzneimitteln auf Cannabisbasis finden Sie auf S. 125).

Bei Diabetes werden CBD-Produkte mit einem Verhältnis von 20:1 oder höher empfohlen und als Tropfen, Kapseln oder Lebensmittel verabreicht. Für alle oral verabreichten Medikamente gelten die Dosierungstabellen auf S. 108–111 als Richtlinien zur CBD-Dosierung nach Körpergewicht. Beginnen Sie immer mit der Mikrodosis, um die Empfindlichkeit zu testen, und erhöhen Sie bei Bedarf die Dosis nach Körpergewicht, bis die Symptome nachlassen. Die **Standarddosis** wird zur Behandlung von Diabetes empfohlen.

Zur Linderung von unmittelbaren Symptomen wie neuropathischen Schmerzen oder dem »Restless-Legs-Syndrom« ist das Verdampfen oder Rauchen gut geeignet. Es ist auch bei Schlafstörungen nützlich. Sublinguale Sprays oder Tinkturen in Form von Tropfen wirken schnell und halten länger als inhalierte Produkte. Weitere Informationen zu den verschiedenen Darreichungsformen (zum Beispiel sublingual, oral, inhalativ) für Medikamente auf Cannabinoidbasis finden Sie ab S. 81/82.

Wenn neuropathische Schmerzen vorliegen, können topische Produkte angewendet werden. Diese können aus CBD-dominantem Cannabis oder anderen Sorten hergestellt werden. Topika beeinflussen die Zellen in der Nähe der Anwendung und gelangen durch mehrere Gewebeschichten, überschreiten aber nicht die Blut-Hirn-Schranke und sind daher nicht psychoaktiv. Diese sind als Öle, Wundbalsam, Salben oder anderen Formen mit unterschiedlichen Verhältnissen von CBD und THC erhältlich (ein Verhältnis von 1:1 wird oft als ideal für die Anwendung auf der Haut empfohlen). Die Haut hat die höchste Menge und Konzentration an CB2-Rezeptoren im Körper.

Wirksamkeit: Wissenschaft aktuell – Diabetes

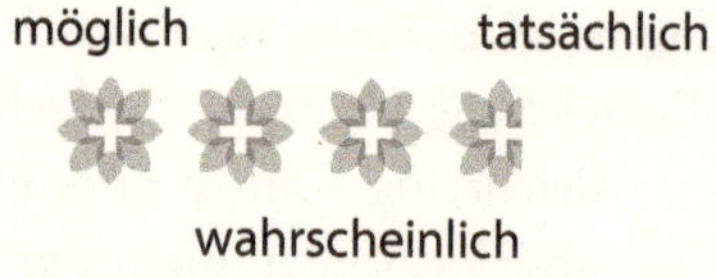

möglich   tatsächlich

✿ ✿ ✿ ✿

wahrscheinlich

Abb. 34

Der *Cannabis Health Index* (CHI) ist ein evidenzbasiertes Bewertungssystem für Cannabis (im Allgemeinen, nicht nur CBD) und seine Wirksamkeit bei verschiedenen Gesundheitsproblemen auf der Grundlage von derzeit verfügbaren Forschungsdaten. Weitere Informationen zu den CHI-Werten finden Sie auf S. 140, und auf *cannabishealthindex.com* sind aktualisierte Informationen verfügbar. Im CHI-Index wird Cannabis auf der Basis von 23 Studien in den möglichen bis wahrscheinlichen Wirkungsbereich für die Behandlung von Diabetes eingestuft.

Untersuchungen in den Jahren 2006 und 2008 ergaben, dass die CBD-Behandlung die Manifestation von Diabetes bei Tieren, die mit der Erkrankung induziert wurden, reduzieren könnte. Die Krankheit wurde nur bei 32 Prozent der Mäuse in der mit CBD behandelten Gruppe diagnostiziert, verglichen mit 86 Prozent und 100 Prozent in der mit Emulgatoren behandelten und unbehandelten Gruppe.[275, 276]

Die Autoren einer Studie aus dem Jahr 2010 kamen zu dem Schluss, dass »diese Ergebnisse in Verbindung mit dem ausgezeichneten Sicherheits- und Verträglichkeitsprofil von CBD beim Menschen ein starkes therapeutisches Potenzial bei der Behandlung von diabetischen Komplikationen und möglicherweise anderen Herz-Kreislauf-Erkrankungen hat, indem es oxidativen/nitrosativen Stress, Entzündungen, Zelltod und Fibrose abschwächt«.[277]

Essstörungen (Anorexie, Kachexie, Adipositas)

Eine Reihe von Krankheiten, die extreme Gewichtszunahme und -abnahme mit sich bringen, einschließlich Fettleibigkeit im Zusammenhang mit Binge Eating (Essattacken), weisen ähnliche biologische und psychologische Faktoren auf.[278] Neue Erkenntnisse haben einen Zusammenhang zwischen Defekten im Endocannabinoid-System und Essstörungen aufgewiesen, und einige Untersuchungen haben gezeigt, dass die Verwendung von Cannabinoiden zur Behandlung dieser Krankheiten vielversprechend ist.

Interessanterweise wurde Cannabis in der Vergangenheit sowohl zur Steigerung als auch zur Unterdrückung des Appetits verwendet. Tier- und Humanstudien deuten darauf hin, dass CB1-Rezeptor-*Agonisten* mit der Appetitzügelung und einer Erhöhung des wahrgenommenen Belohnungswertes von Lebensmitteln in Verbindung stehen, während CB1-*Antagonisten* die Nahrungsaufnahme nachweislich hemmen. Dies hat zur klinischen Entwicklung mehrerer Arzneimittel geführt, die das Endocannabinoid-System bei der Behandlung von Essstörungen mit gemischtem Erfolg modulieren.[279] Die aktuelle Wissenschaft deutet darauf hin, dass bestimmte Cannabinoide dazu neigen, die Nahrungsaufnahme zu steigern, während andere diese verringern.[280] Hinzu kommt, dass Cannabinoide manchmal Menschen auf entgegengesetzte Weise beeinflussen können (auf S. 118 lesen Sie mehr über bidirektionale Wirkungen), was die Hypothese unterstützt, dass sich Cannabinoide möglicherweise an verschiedene Körperchemien anpassen, um die Homöostase zu erleichtern.

Eine Studie untersuchte im Jahr 2016 die Beziehung zwischen CBD und dem sogenannten braunen Fett, der Art von Fettzelle, die Kalorien verbrennt, um Wärme zu erzeugen, anstatt diese zu speichern. Die Studiendaten deuten darauf hin, dass »CBD eine doppelte modulatorische Rolle spielt, indem es den braunen Phänotyp induziert und den Lipidstoffwechsel fördert. So kann CBD als potenziell vielversprechendes Therapeutikum zur Prävention von Fettleibigkeit erforscht werden.«[281]

Umgekehrt sind Anorexie und Kachexie mit körperlicher Erschöpfung und Mangelernährung verbunden. Während Anorexie sowohl biologischer als auch psychologischer Natur ist, geht Kachexie mit Krebs, AIDS, Lungenerkrankungen, Multipler Sklerose, Herzinsuffizienz, Tuberkulose, schweren neurologischen Erkrankungen, Schwermetallvergiftungen und einem extremen Hormonungleichgewicht einher. Charakteristisch für beide Erkrankungen sind Gewichtsverlust, Muskelschwund, Müdigkeit, Schwäche und Appetitlosigkeit. Die Forschung hat bestätigt, dass Cannabinoide bei vielen Betroffenen helfen, die Symptome der Kachexie zu lindern, und auch bei der Behandlung verwandter Erkrankungen nützlich sind.[282]

Im Jahr 2013 zeigten zwei Studien vielversprechende Ergebnisse im Zusammenhang mit der Anwendung von Cannabinoiden bei Anorexie-Patienten. THC aktiviert den CB1-Rezeptor, der den Appetit steigert. CB1 ist auch am Rezeptor für Ghrelin beteiligt, einem Hormon, das zu einer Erhöhung des Hungergefühls beiträgt. Eine der Studien betraf die Verwendung eines synthetischen Cannabinoids, *Dronabinol*, das bei Magersuchtpatienten zu einer geringen, aber signifikanten Gewichtszunahme führte.[283] Die andere fand heraus, dass Cannabinoide magersüchtigen Mäusen half, sich zu erholen und zu einem gesunden Gewicht zurückzukehren.[284]

Hinweise zur Einnahme: Dosierung und Darreichungsformen

Die Patienten sollten mit einem Arzt zusammenarbeiten, der über Erfahrung in der Empfehlung von CBD oder medizinischem Cannabis verfügt, damit Dosierung und Darreichungsformen individuell entwickelt und abgestimmt werden können. Gleichzeitig können informierte Patienten als ihr eigener, qualifizierter Gesundheitsberater fungieren (Informationen über den subjektiv-intuitiven Ansatz beim Umgang mit Arzneimitteln auf Cannabisbasis finden Sie auf S. 125).

Bei Fettleibigkeit werden CBD-Produkte mit einem Verhältnis von 20:1 oder höher empfohlen und als Tropfen oder Kapseln verabreicht. Sorten mit hohem THCV-Gehalt können den Appetit hemmen.[285]

Sativa-Sorten wie *Sour Diesel* sind normalerweise die effektivsten, sofern THC toleriert werden kann, um den Appetit bei Anorexie- und Kachexie-Patienten zu stimulieren. Es ist jedoch ein individuelles Experimentieren mit Sorte und Dosis erforderlich. In der Regel wird mit einer kleinen Dosis THC (ca. 2,5 mg) ein schwacher Appetit behandelt, wobei nur sehr geringe Nebenwirkungen beobachtet wurden. Personen ohne Erfahrung mit THC sollten vorsichtig sein und langsam bis zu höheren Dosen titrieren (mehr darüber lesen Sie auf S. 105). Ein Verhältnis von CBD zu THC von 1:1 kann verwendet werden, wenn Patienten über zu viel Psychoaktivität berichten, da CBD antipsychotisch ist. Ein weiteres Cannabinoid, das für seine Verwendung zur Appetitanregung untersucht wird, ist CBG. Daher können Sorten mit hohem Gehalt dieser Verbindung von Vorteil sein.

Für alle oral verabreichten Medikamente gelten die Dosierungstabellen auf S. 108–111 als Richtlinien zur CBD-Dosierung nach Körpergewicht. Beginnen Sie immer mit der Mikrodosis, um die Empfindlichkeit zu testen, und erhöhen Sie bei Bedarf die Dosis nach Körpergewicht, bis die Symptome nachlassen. Die **Mikro- bis Standarddosis** wird in der Regel zur Behandlung von Essstörungen empfohlen.

Für eine sofortige Wirkung auf den Appetit kann verdampftes oder gerauchtes Cannabis sehr effektiv sein, um das Verlangen nach Nahrung schnell zu steigern oder zu unterdrücken (abhängig von der individuellen Körperchemie und der Art des Cannabis). Die Wirkung des Medikaments hält eine bis drei Stunden an, wohingegen die meisten eingenommenen Produkte 30 bis 60 Minuten bis zur Wirksamkeit benötigen und diese sechs bis acht Stunden andauert. Die effektivsten Verdampfer verwenden eine mit dem CO_2-Konzentrat gefüllte Patrone, die mit verschiedenen Verhältnissen von CBD zu THC erhältlich ist. Sublinguale Sprays oder Tinkturen in Form von Tropfen wirken schnell und halten länger als inhalierte Produkte. Weitere Informationen zu den verschiedenen Darreichungsformen (zum Beispiel sublingual, oral, inhalativ) für Medikamente auf Cannabinoidbasis finden Sie ab S. 81/82.

Wirksamkeit: Wissenschaft aktuell – Anorexie, Kachexie, Adipositas

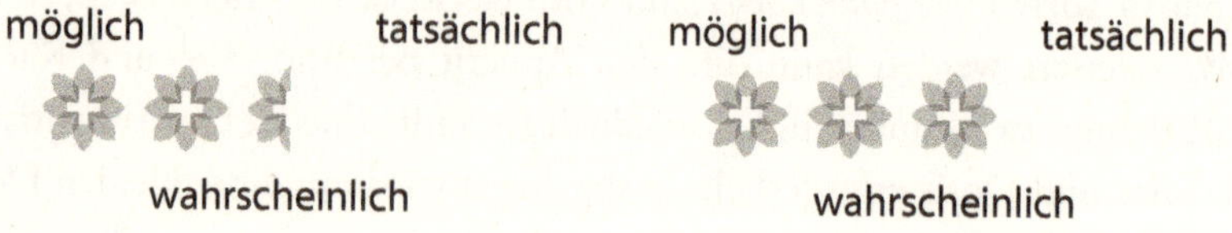

möglich	tatsächlich	möglich	tatsächlich
✽ ✽ ✽		✽ ✽ ✽	
wahrscheinlich		wahrscheinlich	

Abb. 35

Der *Cannabis Health Index* (CHI) ist ein evidenzbasiertes Bewertungssystem für Cannabis (im Allgemeinen, nicht nur CBD) und seine Wirksamkeit bei verschiedenen Gesundheitsproblemen auf der Grundlage von derzeit verfügbaren Forschungsdaten. Weitere Informationen zu den CHI-Werten finden Sie auf S. 140, und auf *cannabishealthindex.com* sind aktualisierte Informationen verfügbar. Die Behandlung von Anorexie und Kachexie mit Cannabis wurde anhand von dreizehn Studien im Bereich der möglichen bis wahrscheinlichen Wirksamkeit (2,5 Punkte) bewertet. Die Behandlung bei Adipositas wurde anhand von sechs Studien als wahrscheinlich eingestuft (3 Punkte).

Es wurden mehrere Studien durchgeführt, welche die Möglichkeit untersuchten, dass Mutationen in Genen, die mit dem Endocannabinoid-System zusammenhängen, die Träger anfälliger für Essstörungen wie Anorexie machen könnten. Eine 2009 veröffentlichte Studie kam zu dem Schluss, dass eine einzelne Nukleotidveränderung des Gens, das für die Expression des CB1-Rezeptors kodiert, sowie ein zweiter Polymorphismus in einem Gen, das die Produktion des Anandamid-Abbau-Moleküls FAAH steuert, zu einer biologischen Empfindlichkeit gegenüber Anorexie und Bulimie beitragen kann.[286]

Gehirnerschütterungen, Hirn- und Rückenmarksverletzungen und verwandte Syndrome

Man hat festgestellt, dass Cannabidiol die Neuroprotektion in mehreren experimentellen Modellen für Hirnverletzungen fördert. Eine Studie aus dem Jahr 2003, in der ein Verhältnis von CBD zu THC zur Behandlung neurogener Symptome mit verschiedenen Ursachen, einschließlich Rückenmarksverletzungen, verwendet wurde, ergab, dass sich eine Reihe damit zusammenhängender Symptome verbesserten, darunter Schmerzen, Muskelkrämpfe und Blasenkontrolle.[287] Im Jahr 2012 zeigte eine Studie eine verbesserte funktionelle Erholung des Bewegungsapparats und ein geringeres Ausmaß an Verletzungen, was darauf hindeutet, dass es bei der Behandlung von Rückenmarksläsionen nützlich sein könnte.[288] Im folgenden Jahr schrieben die Forscher, dass sich »die Modulation des Endocannabinoid-Systems als effektive neuroprotektive Strategie zur Prävention und Reduzierung neonataler Hirnverletzungen bei verschiedenen Tiermodellen und -arten erwiesen hat«.[289] Diese Schlussfolgerung hat enorme klinische Auswirkungen auf Patienten nach einem Schlaganfall und hirngeschädigte Patienten sowie Säuglinge, die von perinatalen Hirnschädigungen betroffen sind.

> Die beiden prominenten ehemaligen NFL-Quarterbacks Jake Plummer und Jim McMahon haben über die Vorteile von CBD bei Hirntraumata gesprochen. In einem Werbevideo von 2016 erklärt Plummer: »Ich hatte Freunde, Typen, mit denen ich zusammen gespielt habe, deren Stimmung sich über Nacht geändert hat. Ich kenne andere, die unglaublich große Mengen an Schmerzmitteln durch CBD ersetzt haben ... und ich hoffe, dass noch mehr unserer Jungs mitmachen. Je mehr wir sind, desto größer ist die Chance, dass wir mit Roger Goodell, dem Commissioner der NFL, sprechen und sagen können: »Das müssen Sie finanzieren. Nicht nur für Football-Spieler, sondern auch für die Millionen anderer Menschen, denen es helfen könnte.«[290]

Hinweise zur Einnahme: Dosierung und Darreichungsformen

Die Patienten sollten mit einem Arzt zusammenarbeiten, der über Erfahrung in der Empfehlung von CBD oder medizinischem Cannabis verfügt, damit Dosierung und Darreichungsformen individuell entwickelt und abgestimmt werden können. Gleichzeitig können informierte Patienten als ihr eigener, qualifizierter Gesundheitsberater fungieren (Informationen über den subjektiv-intuitiven Ansatz beim Umgang mit Arzneimitteln auf Cannabisbasis finden Sie auf S. 125).

Hier werden CBD-Produkte mit einem Verhältnis von 20:1 oder höher empfohlen und als Tropfen, Kapseln oder Lebensmittel verabreicht. Gegebenenfalls können Produkte, die verschiedene Verhältnisse von THC aus Indica-Stämmen enthalten, bei hartnäckigen Schmerzen wirken, und THCV wird auch wegen seiner entzündungshemmenden Wirkung empfohlen. Für alle oral verabreichten Medikamente gelten die Dosierungstabellen auf S. 108–111 als Richtlinien zur CBD-Dosierung nach Körpergewicht. Beginnen Sie immer mit der Mikrodosis, um die Empfindlichkeit zu testen, und erhöhen Sie bei Bedarf die Dosis nach Körpergewicht, bis die Symptome nachlassen. Die **Standarddosis** wird in der Regel zur Behandlung von Hirn- und Rückenmarksverletzungen empfohlen.

Wenn hohe Dosen erforderlich sind, verwenden viele Patienten konzentrierte Formen von Cannabisöl und nehmen es oral ein, entweder in Kapselform oder durch Zusatz zu Lebensmitteln (Nussbutter scheint gut zu funktionieren). Die reinsten, potentesten Konzentrate werden in einem CO_2-Extraktionsverfahren hergestellt.

Zur Linderung von Schmerzen oder anderen unmittelbaren Symptomen ist das Verdampfen oder Rauchen gut geeignet. Die medikamentöse Wirkung setzt unmittelbar ein und dauert eine bis drei Stunden, während die meisten eingenommenen Produkte 30 bis 60 Minuten brauchen, bis sie wirksam werden (bei leerem Magen schneller) und die Wirkung sechs bis acht Stunden anhält. Verdampfer, die eine mit dem CO_2-Konzentrat gefüllte Patrone verwenden, sind hochwirksam und in verschiedenen Verhältnissen von CBD zu THC erhältlich. Kräuterverdampfer, welche die ganze Pflanze nutzen, sind ebenfalls eine effektive Darreichungsform. Weitere Informationen zu den verschiedenen Darreichungsformen (zum Beispiel sublingual, oral, inhalativ) für Medikamente auf Cannabinoidbasis finden Sie ab S. 81/82.

In einem randomisierten, placebokontrollierten Experiment wurden 2016 zwei verschiedene Dosen von verdampftem THC an 42 Patienten mit neuropathischen Schmerzen im Zusammenhang mit Rückenmarksverletzungen oder -erkrankungen untersucht. »Die Abnahme der Schmerzintensität blieb signifikant. Die niedrigere Dosis [von THC] scheint das beste Risiko-Nutzen-Verhältnis zu bieten.«[291] Weitere Informationen zur Dosierung und zur Wirkung von Cannabinoiden finden Sie unter dem Stichpunkt *Schmerzen* in diesem Kapitel.

Wirksamkeit: Wissenschaft aktuell – Rückenmarksverletzungen

möglich   tatsächlich

wahrscheinlich

Abb. 36

Der *Cannabis Health Index* (CHI) ist ein evidenzbasiertes Bewertungssystem für Cannabis (im Allgemeinen, nicht nur CBD) und seine Wirksamkeit bei verschiedenen Gesundheitsproblemen auf der Grundlage von derzeit verfügbaren Forschungsdaten. Weitere Informationen zu den CHI-Werten finden Sie auf S. 140, und auf *cannabishealthindex.com* sind aktualisierte Informationen verfügbar. Im CHI-Index wird Cannabis in den wahrscheinlichen Wirkungsbereich für die Behandlung von Rückenmarksverletzungen eingestuft.

Hauterkrankungen (einschließlich Akne, Dermatitis, Psoriasis)

So wie das Endocannabinoid-Netzwerk die Homöostase in verschiedenen Körpersystemen erleichtert, finden sich dieselben Rezeptoren auch in den Hautzellen. Sie erhalten die Immunkompetenz der Haut sowie die richtige und ausgewogene Proliferation, Differenzierung und das Überleben der Hautzellen. Die Störung dieses empfindlichen Gleichgewichts könnte die Entwicklung von pathologischen Erkrankungen und Hautkrankheiten fördern (wie Akne, Seborrhö, allergische Dermatitis, Juckreiz und Schmerzen, Psoriasis, Haarwuchsstörungen, systemische Sklerose und Krebs).[292]

Cannabinoide sind bekannt für ihre Rolle bei der Regulierung von Entzündungen, und es scheint, dass diese Rolle der Schlüssel für ihre Fähigkeit sein könnte, Ekzeme und Psoriasis zu behandeln. Eine Studie aus dem Jahr 2006 berichtete, dass hoch konzentrierte Cremes auf Cannabinoidbasis gegen Juckreiz wirksam waren.[293] Bei topischer Anwendung binden die Wirkstoffe in Cannabis an Zellrezeptoren in den Immunzellen der Haut und behandeln allergische Reaktionen auf der Haut – da Cannabinoide immunsuppressiv sind, dämpfen sie die überaktive Immunantwort, die den entzündlichen Ausschlag verursacht.[294] Die Haut hat die höchste Menge und Konzentration von CB2-Rezeptoren im Körper.

Psoriasis ist eine entzündliche Erkrankung, die zum Teil durch die epidermale Hyperproliferation der Keratinozyten gekennzeichnet ist. Cannabinoide sind entzündungshemmend und haben hemmende Wirkung auf eine Reihe von tumorigenen Zelllinien, von denen einige über Cannabinoid-Rezeptoren behandelt werden. Forscher einer Studie aus dem Jahr 2007 kamen zu dem Schluss: »Unsere Ergebnisse zeigen, dass Cannabinoide die Proliferation von Keratinozyten hemmen, was dafür spricht, dass Cannabinoide eine potenzielle Rolle bei der Behandlung von Psoriasis spielen sollten.«[295]

> In einer informellen Studie, an der eine Patientin mit akuter Psoriasis im *Gwynedd Cannabis Club* in Wales teilnahm, führte die Frau, die zuvor eine konventionelle pharmazeutische Therapie (mit einem Chemotherapeutikum namens **Methotrexat**) durchgeführt hatte, neun Tage lang drei Behandlungen pro Tag mit topischem Cannabisöl durch. Innerhalb dieser neun Tage erlebte sie eine vollständige Heilung ihrer Haut ohne negative Nebenwirkungen. Tatsächlich konnte sie nach der Cannabistherapie zum ersten Mal seit Jahren wieder mit ihrer Familie schwimmen gehen.[296]

CBD scheint Akne zu verbessern, indem es die Apoptose der Talgdrüse induziert; und eine Reihe anderer Terpene, die in Cannabis vorhanden sind, können ergänzende Wirkungen bieten. Limonen hemmt nachweislich *Propionibacterium acnes* (mit einer höheren Wirksamkeit als Triclosan). Pinen hemmt ebenfalls P. acnes, und Linalool unterdrückt durch Akne bedingte Entzündungen. Die Autoren einer Studie aus dem Jahr 2014 kamen zu dem Schluss, dass »die Ergebnisse darauf hindeuten, dass CBD aufgrund der kombinierten lipostatischen, antiproliferativen und entzündungshemmenden Wirkungen ein Potenzial als vielversprechendes Therapeutikum für die Behandlung von Akne vulgaris hat.«[297]

Hinweise zur Einnahme: Dosierung und Darreichungsformen

Die Patienten sollten mit einem Arzt zusammenarbeiten, der über Erfahrung in der Empfehlung von CBD oder medizinischem Cannabis verfügt, damit Dosierung und Darreichungsformen individuell entwickelt und abgestimmt werden können. Gleichzeitig können informierte Patienten als ihr eigener, qualifizierter Gesundheitsberater fungieren (Informationen über den subjektiv-intuitiven Ansatz beim Umgang mit Arzneimitteln auf Cannabisbasis finden Sie auf S. 125).

Topische Produkte können aus CBD-dominantem Cannabis oder anderen Sorten hergestellt werden. Topische Produkte, die THC enthalten, beeinflussen die Zellen und Gewebeschichten in der Nähe der Anwendung, überschreiten aber nicht die Blut-Hirn-Schranke und sind daher nicht psychoaktiv. Sie sind als Öle, Salben, Sprays und andere Formen erhältlich.

Wählen Sie sorgfältig aus und suchen Sie nach Inhaltsstoffen, die für das jeweilige Hautproblem am besten geeignet sind. Die Produkte funktionieren mit unterschiedlichen Verhältnissen von CBD und THC gut (ein Verhältnis von 1:1 wird oft als ideal für die Anwendung auf der Haut empfohlen). Studien zeigen, dass Produkte, die irgendeines der wichtigsten Cannabinoide enthalten, bei Hauterkrankungen wirksam sein können und dass eine höhere Konzentration an Cannabinoiden sicher angewendet werden kann, wenn eine stärkere Dosis an topischen Medikamenten erforderlich ist. Bei schweren Erkrankungen wie Hautkrebs wird empfohlen, reines Cannabisöl im Verhältnis 1:1 von CBD zu THC topisch anzuwenden. Die Haut hat die höchste Menge und Konzentration an CB2-Rezeptoren im Körper.

Zur sofortigen Behandlung von Juckreiz im Zusammenhang mit Hautproblemen ist verdampftes und gerauchtes Cannabis ebenso wirksam wie oral eingenommene Cannabinoide. Sie sollten beachten, dass man vermutet, dass extrem hohe Dosen von THC die Akne verschlimmern können. Für alle oral verabreichten Medikamente gelten die Dosierungstabellen auf S. 108–111 als Richtlinien zur CBD-Dosierung nach Körpergewicht. Beginnen Sie immer mit der Mikrodosis, um die Empfindlichkeit zu testen, und erhöhen Sie bei Bedarf die Dosis nach Körpergewicht, bis die Symptome nachlassen. Weitere Informationen zu den verschiedenen Darreichungsformen (zum Beispiel sublingual, oral, inhalativ) für Medikamente auf Cannabinoidbasis finden Sie ab S. 81/82. Beliebte Sorten für Hautprobleme sind *Harlekin*, *Cannatonic* und *Purple-Indica*-Sorten.

Wirksamkeit: Wissenschaft aktuell – Hauterkrankungen

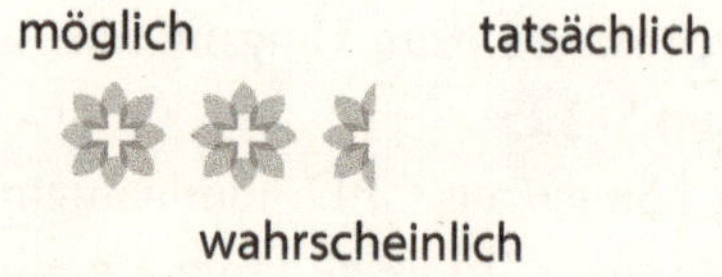

möglich   tatsächlich

wahrscheinlich

Abb. 37

Der *Cannabis Health Index* (CHI) ist ein evidenzbasiertes Bewertungssystem für Cannabis (im Allgemeinen, nicht nur CBD) und seine Wirksamkeit bei verschiedenen Gesundheitsproblemen auf der Grundlage von derzeit verfügbaren Forschungsdaten. Weitere Informationen zu den CHI-Werten finden Sie auf S. 140, und auf *cannabishealthindex.com* sind aktualisierte Informationen verfügbar. Die Verwendung von Cannabis-basierten Produkten zur Behandlung von Hauterkrankungen wird basierend auf vier zum Zeitpunkt der Veröffentlichung verfügbaren Studien in den möglichen bis wahrscheinlichen Wirkungsbereich (2,5 Punkte) eingestuft.

Eine im Jahr 2007 veröffentlichte Studie zeigte, dass die wichtigsten Cannabinoide alle eine gewisse Wirksamkeit bei der Hemmung der Keratinozyten-Produktion in der Epidermis, die an der Psoriasis beteiligt ist, aufweisen. Die Autoren schrieben, dass »Cannabinoid-Rezeptoren selbst in den kleinsten Nervenfasern gefunden wurden, die die Haarfollikel kontrollieren. Es wurde auch gezeigt, dass Keratinozyten Anandamid, das produktivste Endocannabinoid, binden und metabolisieren.«[298]

Untersuchungen aus dem Jahr 2013 zeigten, dass die Phytocannabinoide CBD und CBG Transkriptionsrepressoren sind, die die Zellproliferation und -differenzierung kontrollieren können. »Dies deutet darauf hin, dass sie (insbesondere Cannabidiol) das Potenzial haben, Leitsubstanzen für die Entwicklung neuer Therapeutika für Hautkrankheiten zu sein.«[299]

> MM hatte fünf Läsionen des Plattenepithelkarzinoms auf seinem Hals und Gesicht. Er unterzog sich traditionellen Behandlungen wie Chemotherapie, Bestrahlung und Operation, und obwohl die Behandlungen die Karzinome vorübergehend zerstörten, kehrte der Zustand immer wieder zurück. Als der Arzt bei ihm ein erneutes Wiederauftreten desselben Krebses diagnostizierte, entschied MM sich, eine reine Form von Cannabisöl als topische Anwendung zu verwenden. Nach zehn Tagen begann die Krankheit zu heilen, und nach drei Monaten verschwand der Krebs vollständig.[300]

Krebs

Cannabinoide haben bekanntlich in der Onkologie palliative Wirkungen, einschließlich der Linderung von chemotherapeutisch bedingter Übelkeit und Erbrechen, Appetitstimulation, Schmerzlinderung, Stimmungsaufhellung und Schlafproblemen bei Krebspatienten (weitere Informationen zur Behandlung dieser Symptome finden Sie auch unter den Stichpunkten *Übelkeit und Erbrechen*, *Essstörungen*, *Schmerzen*, *Depressionen* und *Schlafstörungen* in diesem Kapitel).

In den letzten Jahrzehnten hat sich gezeigt, dass Cannabinoide auch über die Palliativmedizin hinaus eine positive Wirkung haben und in den Bereich der Krankheitsbehandlung eintreten.[301] Es bedarf noch einer qualitativ hochwertigeren Forschung, aber die bisher nachgewiesenen direkten Anti-Krebs-Effekte umfassen tumorschrumpfende Eigenschaften, die Hemmung des Wachstums neuer Krebszellen und die Vorbeugung von Metastasen. Forscher haben außerdem die Regression einer Reihe von verschiedenen Krebsarten nachgewiesen.

Die Autoren einer 2013 durchgeführten Evidenzanalyse zu CBD und Krebs schrieben, dass »Cannabinoide antiproliferative und proapoptotische Wirkung haben und bekanntermaßen die Tumor-Neovaskularisierung, die Migration von Krebszellen, Adhäsion, Invasion und Metastasierung stören. Der klinische Einsatz von Δ9-THC und weiteren Cannabinoid-Agonisten ist jedoch oft durch seine unerwünschten psychoaktiven Nebenwirkungen eingeschränkt, und aus diesem Grund ist das Interesse an nicht psychoaktiven Cannabinoid-Verbindungen ... wie Cannabidiol (CBD) in den letzten Jahren stark angestiegen.«[302]

Eine Reihe von Studien, die sich auf THC und CBD als synthetische Cannabinoide beschränkten, zeigten krebshemmende Wirkungen. Eine japanische Studie mit THC ergab, dass es entzündungshemmend wirkt und das Wachstum von Tumoren bei Mäusen verringert.[303]

Eine weitere Studie zeigte, dass CBD Krebs vorbeugen kann, der durch Tabakrauch verursacht wird, in Verbindung mit Cytochrom P450, Familie 1, Mitglied A1 (CYP1A1). CYP1A1 ist ein Protein, das beim Menschen vorkommt. Dieses Protein ist bei niedrigen Werten harmlos, hat sich aber in hohen Mengen als krebserregend erwiesen. Es wurde gezeigt, dass CBD an das

Protein bindet und es daran hindert, zu wachsen. CBD kontrolliert CYP1A1 auf einem normalen, gesunden Niveau und übt eine vorbeugende Wirkung auf durch Rauchen verursachten Krebs aus.[304]

Die Verwendung von Cannabis als Therapie zur Reduzierung der Krebsaktivität und der Tumorgröße erfordert hohe Dosen von Cannabis-Medikamenten. THC ist bei der Schrumpfung der Tumorgröße sehr wirksam[305] und CBD sehr effektiv darin, das Entstehen neuer Krebszellen zu verhindern.[306] Obwohl sowohl THC als auch CBD wirksame Krebsmedikamente sind, hat die Kombination von CBD und THC eine noch größere Wirksamkeit bei der Heilung gezeigt. Zwischen CBD und THC besteht eine echte synergistische Beziehung; das Ganze ist mehr als die Summe seiner Teile. Es gibt Hinweise darauf, dass eine Kombination der verschiedenen Cannabinoide und Terpene, die in Produkten aus der gesamten Pflanze vorkommen, der effektivste Ansatz ist (mehr dazu finden Sie in Kapitel 2, Entourage-Effekt).

»Neben aktiven Cannabinoiden enthalten Cannabispflanzen auch eine Vielzahl anderer therapeutischer Wirkstoffe«, sagt Dr. David Meiri, leitender Forscher einer israelischen Studie, die als die bisher ausführlichste Studie über Krebspatienten und Cannabis gilt und fünfzig verschiedene Cannabissorten und über zweihundert Krebszelllinien umfasst. »Terpenoide und Flavonoide sind in der Regel in geringen Mengen vorhanden, können aber eine positive therapeutische Wirkung haben, insbesondere als synergistische Verbindungen zu Cannabinoiden.«[307] Es werden Sorten mit hohem Gehalt an Myrcen, Limonen und Linalool empfohlen.[308]

Eine britische Studie aus dem Jahr 2013 zeigte, dass eine breite Palette von Cannabinoiden bei der Behandlung von Leukämiezellen im Vergleich zu jedem einzelnen Präparat wirksamer ist.[309] Dr. Meiri und sein Team führen eine Reihe von Studien durch, in denen die Auswirkungen von Cannabinoiden und anderen Phytochemikalien auf das Tumorwachstum dokumentiert werden:

»Die Auswirkungen wurden in vitro in verschiedenen Krebszelllinien weiter untersucht und zeigten proapoptotische (den Krebszellentod fördernde) und antiproliferative Reaktionen auf Cannabinoide sowie die Hemmung der Invasion und Migration. Der medizinische Gebrauch von Cannabis bleibt jedoch, aufgrund der großen Anzahl von aktiven Wirkstoffen, die zusammen mit der Variabilität bei den verschiedenen Cannabissorten und Anbaumethoden unsere Fähigkeit beeinträchtigen, den spezifischen klinischen Effekt vorherzusagen und die empfohlene Dosis zu bestimmen, eher begrenzt.«[310]

Während die anderen aktiven Wirkstoffe in Cannabis wie Terpene (siehe Kapitel 2) weiter erforscht werden und hochkarätige Studien an menschlichen Probanden veröffentlicht werden, haben einige Krebspatienten keine Zeit mehr zu verlieren. Es gibt Hunderte von Geschichten über Patienten, deren Krebs nach einer Cannabinoid-Therapie beseitigt wurde. Sie sollten aber wissen, dass jede krebsbekämpfende Wirkung von Cannabinoiden entweder aus Reagenzglas- oder Tierversuchen stammt, und noch keine Daten aus Studien am Menschen vorliegen, die diese individuellen Patientenempfehlungen unterstützen. Im Folgenden finden Sie einen dramatischen Fall, der eine junge Frau mit Hirntumor betrifft.

> Im April 2012 ging die erfolgreiche Modedesignerin AP im Alter von 39 Jahren mit neurologischen Symptomen ins Krankenhaus und erfuhr, dass sie eine der seltensten Formen eines Gehirntumors hatte. Der Krebs war inoperabel, und selbst mit Bestrahlung und Chemotherapie gaben ihr ihre Ärzte noch etwa achtzehn Monate zu leben. AP stand einer konventionellen Behandlung skeptisch gegenüber, fühlte sich jedoch unter Druck gesetzt und hatte das Gefühl, dass sie wahrscheinlich früher sterben würde, wenn sie sich nicht sechs Wochen täglicher Bestrahlung und Chemotherapie im Universitätskrankenhaus unterziehen würde. »Mir wurde gesagt, dass mein Gehirn in der dritten Woche anfangen würde, zu schwellen und gegen meinen Schädel zu drücken, und dass ich Steroide brauchen würde«, schrieb sie. »Ich würde meine Haare dauerhaft dort verlieren, wo ich bestrahlt wurde. Nach sechs Wochen Behandlung sagten sie mir, dass ich noch eine Runde brauchen würde – dieses Mal weitere sechs Monate. Meine Haut fühlte sich an, als würde sie kribbeln, ich konnte es nicht ertragen. Schließlich beschloss ich, den Ärzten zu sagen, dass ich ihre Behandlung ablehnte.«
>
> In den nächsten Monaten wurde ihr mitgeteilt, dass die Behandlung offenbar fehlgeschlagen sei, was jedoch aufgrund von Schwellungen schwer zu bestätigen war. Dann las sie Geschichten von Menschen, deren Hirntumore mit Cannabisöl geheilt worden waren. Sie bat den Autor Leonard Leinow um Rat und Tat, den sie heute liebevoll »Den Zauberer von Woodacre« nennt. Im Januar 2013 begann sie mit einer Hochdosisbehandlung von 200 mg/Tag (120 mg CBD + 80 mg THC).

> Im Juni 2013 bestätigten ihre Onkologen, dass der Tumor noch wuchs, jedoch langsamer als erwartet. Sie gaben ihr weniger als sechs Monate Zeit zu leben. »Ich ging in den Kampfmodus und beschloss, meine Cannabinoid-Dosis zu verdoppeln. Dann, im November, setzte sich meine Onkologin nach dem MRT mit sehr ernster Miene zu mir, hatte aber wunderbare Neuigkeiten – mein Tumor begann sich zurückzuentwickeln ... meine Medizin wirkte! Die Ärztin erzählte mir, dass viele ihrer Patienten versucht hatten, ihre eigene Behandlung zu finden, aber alle gescheitert wären. Sie war erstaunt, und obwohl sie mich in der Behandlung nicht unterstützen konnte, freute sie sich für mich.«
>
> Ein Jahr später war der Tumor so weit geschrumpft, dass nur noch Narbengewebe vorhanden war. Bis April 2015 reduzierte AP ihre Dosis auf ein Erhaltungsniveau, und im Januar 2016 zeigten Tests, dass die durch die Strahlung verursachten Schäden am Gehirn ebenfalls verschwunden waren. »Meine Onkologin hatte noch nie ein derart erstaunliches Ergebnis gesehen. Jeder andere ihrer Patienten mit der gleichen Diagnose war gestorben. Das Cannabis hatte nicht nur meinen unheilbaren Hirntumor mit anaplastischem Astrozytom Grad 3–4 geschrumpft, sondern auch die Schäden an meinem Gehirn rückgängig gemacht. Ich bin überzeugt davon, dass Cannabis zu 100 Prozent mein Leben gerettet hat. Zusätzlich zu meiner Cannabis-Behandlung ernähre ich mich rein basisch und trainiere jeden Tag in der Woche. Ich helfe jetzt Familien mit Ratschlägen zur Cannabis-Behandlung bei Krebs. Dieses Medikament sollte überall legal sein. Ich möchte den Rest meines Lebens damit verbringen, für Cannabiskonzentrate auf Pflanzenbasis mit niedrigem THC- und hohem CBD-Gehalt als Heilmittel gegen Krebs und viele andere Krankheiten zu werben und denen zu helfen, die geheilt werden müssen.«

Hinweise zur Einnahme: Dosierung und Darreichungsformen

Die Patienten sollten mit einem Arzt zusammenarbeiten, der über Erfahrung in der Empfehlung von CBD oder medizinischem Cannabis verfügt, damit Dosierung und Darreichungsformen individuell entwickelt und abgestimmt werden können. Gleichzeitig können informierte Patienten als ihr eigener, qualifizierter Gesundheitsberater fungieren (Informationen über den subjektiv-intuitiven Ansatz beim Umgang mit Arzneimitteln auf Cannabisbasis finden Sie auf S. 125).

Für alle oral verabreichten Medikamente gelten die Dosierungstabellen auf S. 108–111 als Richtlinien zur CBD-Dosierung nach Körpergewicht.

Beginnen Sie immer mit der Mikrodosis, um die Empfindlichkeit zu testen, und erhöhen Sie bei Bedarf die Dosis nach Körpergewicht, bis die Symptome nachlassen.

Die Dosierung für fortgeschrittenen Krebs liegt im Allgemeinen im Makrodosisbereich mit einem empfohlenen Bereich von 200 mg bis 2 000 g Gesamt-Cannabinoiden pro Tag. Das am häufigsten empfohlene Verhältnis von CBD zu THC ist 1:1. Bei der Makrodosis haben die Patienten jedoch oft Schwierigkeiten, Medikamente mit der höheren THC-Menge zu tolerieren. Zu Beginn der Einnahme von Makrodosen vertragen die meisten bei oraler Anwendung nicht mehr als 20 bis 30 mg THC. Über einen Zeitraum von vier bis sechs Wochen können die Patienten ihre Toleranz erhöhen und sich an hohe Dosen gewöhnen. (Mehr über die Titration von THC-Dosierungen bei gleichzeitiger Minimierung von Nebenwirkungen oder Beeinträchtigungen finden Sie auf S. 112/113.)

Wenn hohe Dosen erforderlich sind, verwenden viele Patienten konzentrierte Formen von Cannabisöl und nehmen es oral ein, entweder in Kapselform oder durch Zusatz zu Lebensmitteln (Nussbutter scheint gut zu funktionieren). Die reinsten, potentesten Konzentrate werden in einem CO_2-Extraktionsverfahren hergestellt. Weitere Informationen zu den verschiedenen Darreichungsformen (zum Beispiel sublingual, oral, inhalativ) für Medikamente auf Cannabinoidbasis finden Sie ab S. 81/82.

Zur Linderung von unmittelbaren Symptomen wie Schmerzen, Appetitlosigkeit oder Übelkeit kann verdampftes Cannabis oder das Rauchen sehr effektiv sein. Das Medikament hält eine bis drei Stunden an, während die meisten eingenommenen Produkte 30 bis 60 Minuten benötigen, bis sie wirksam sind, und die Wirkung sechs bis acht Stunden andauert. Die effektivsten Verdampfer verwenden eine mit dem CO_2-Konzentrat gefüllte Patrone, die in verschiedenen Verhältnissen von CBD zu THC erhältlich ist.

Wirksamkeit: Wissenschaft aktuell – Krebs

Der *Cannabis Health Index* (CHI) ist ein evidenzbasiertes Bewertungssystem für Cannabis (im Allgemeinen, nicht nur CBD) und seine Wirksamkeit bei

4. Alphabetische Liste der Erkrankungen und Medikation

verschiedenen Gesundheitsproblemen auf der Grundlage von derzeit verfügbaren Forschungsdaten. Weitere Informationen zu den CHI-Werten finden Sie auf S. 140, und auf *cannabishealthindex.com* sind aktualisierte Informationen verfügbar.

Bauchspeicheldrüsenkrebs:	1,2	
Blasenkrebs:	3,0	
Brustkrebs:	1,5	
Darmkrebs:	1,3	
Gebärmutterhalskrebs:	1,0	
Gehirntumor:	2,0	
Hautkrebs (schwarzer):	1,0	
Hautkrebs (weißer):	3,7	
Kaposi-Sarkom:	0,0	
Knochenkrebs:	2,7	
Leberkrebs:	1,2	
Leukämie:	1,3	
Lungenkrebs:	1,2	
Lymphom:	1,2	
Magenkrebs:	1,0	
Nierenkrebs:	2,0	
Prostatakrebs:	1,4	
Schilddrüsenkrebs:	1,5	

Abb. 38

Blasenkrebs

Eine Studie im Jahr 2010 zeigte, dass CBD menschliche Urothelkarzinom-Zellen abtötet, und kam zu dem Schluss, dass ein potenzielles therapeutisches Ziel für Blasenkrebs identifiziert wurde.[311] Eine weitere Studie im Jahr 2013 ergab bei der Bewertung von fast 85 000 Männern in Kalifornien, dass der Cannabiskonsum das Risiko für Blasenkrebs zu verringern schien.

Brustkrebs

Eine Studie aus dem Jahr 2006 bestätigte die Anti-Tumor-Wirkung von THC und konzentrierte sich auf die Anti-Tumor-Aktivitäten anderer pflanzlicher Cannabinoide, einschließlich CBD für Brustkrebs und andere Krebsarten. Die Ergebnisse, die in einem Panel von Tumorzelllinien erzielt wurden, deuten eindeutig darauf hin, dass CBD von den fünf getesteten natürlichen Verbindungen der stärkste Inhibitor des Krebszellwachstums ist.[312]

Die präklinische Forschung im Jahr 2010 konzentrierte sich auf HER2-positive Brustkrebsarten, die in der Regel therapieresistent sind. Sie kam zu dem Schluss, dass es überzeugende Anhaltspunkte für die Verwendung von Cannabinoiden zur Behandlung dieser Krebsart gibt.[313]

Im Jahr 2015 konzentrierte sich eine Studie auf die Anti-Tumor-Rolle und die Mechanismen von CBD gegen hochaggressive Brustkrebs-Zelllinien, darunter Triple-Negativ (TNBC). Es zeigte sich zum ersten Mal, dass CBD das Wachstum und die Metastasierung von Brustkrebs durch neuartige Mechanismen hemmt, indem es die EGF/EGFR-Signalübertragung hemmt und die Tumor-Mikroumgebung moduliert. Diese Ergebnisse deuten auch darauf hin, dass CBD als neuartige therapeutische Option zur Hemmung des Wachstums und der Metastasierung von hochaggressiven Brustkrebs-Subtypen einschließlich TNBC eingesetzt werden kann, die derzeit nur begrenzte therapeutische Möglichkeiten haben und mit schlechter Prognose und niedrigen Überlebensraten verbunden sind.[314]

In einem Interview im Jahr 2015 erklärte Cristina Sanchez, dass ihre Forschung zeigte, dass Brustkrebs auf die Cannabistherapie angesprochen hat und noch besser ansprach, wenn das CBD:THC-Verhältnis mehr CBD aufwies.[315]

> Im Alter von 30 Jahren wurde bei SLR metastasierender Brustkrebs im Stadium 4 diagnostiziert, und man gab ihr noch weniger als ein Jahr zu leben. Nach der Operation und der Chemotherapie kehrte der Krebs zurück. Sie lehnte danach traditionelle Behandlungen ab und entschied sich für eine Cannabistherapie mit hohem CBD-Gehalt. »Das Cannabisöl hat alle Tumore in meinem Körper getötet. Meine monatlichen Labor- und vierteljährlichen Scan-Ergebnisse sind ein Beweis dafür, dass die Cannabisöl-Behandlung funktioniert hat«, sagt sie. Ihr Arzt, der zuvor skeptisch war, nennt diese »alternativen« Behandlungen jetzt den Grund für ihre rasche Genesung.[316]

Darmkrebs

Eine Studie aus dem Jahr 2011 zeigte, dass CBD den Tod von Prostata- und Darmkrebszellen fördern kann und dass diese Aktivität mit Enzymen verknüpft war, die Phosphate aus Proteinen entfernen und die Aktivitäten dieser Enzyme modulieren. Im folgenden Jahr zeigte ein Tierversuch, dass in kolorektalen Karzinomzelllinien »Cannabidiol die DNA vor oxidativen Schäden, erhöhten Endocannabinoid-Spiegeln und reduzierter Zellproliferation bei CB(1)-, TRPV1- und PPARγ-Antagonisten in einer sensitiven Art und Weise schützt. Es wird der Schluss gezogen, dass Cannabidiol in vivo eine chemopräventive Wirkung ausübt und die Zellproliferation durch mehrere Mechanismen reduziert.«[317]

> Bei DH wurde Darmkrebs zusammen mit infizierten Lymphknoten diagnostiziert, und er unterzog sich einer Chemotherapie sowie Bestrahlungen. Nach der chirurgischen Entfernung des Krebses aus seinem Dickdarm galt er als krebsfrei. Ein Jahr später kehrte der Krebs in die Lunge zurück und wurde nun als terminal bezeichnet. »Ich fing dann an, etwa ein Gramm CBD-reiches Cannabisöl pro Tag einzunehmen«, berichtete er. »Ein anschließender PET-Scan ergab, dass der Krebs in meiner Lunge verschwunden war. Der Arzt wollte dann meine Lymphknoten entfernen und anschließend eine konventionelle Behandlung durchführen. Ich habe die Behandlung abgelehnt und bin seitdem mit einer Erhaltungsdosis krebsfrei geblieben.«[318]

Endokrine Tumore

Eine Forschungsanalyse aus dem Jahr 2008 ergab, dass »jüngste Erkenntnisse darauf hindeuten, dass Endocannabinoide die intrazellulären Ereignisse beeinflussen, welche die Vermehrung zahlreicher Arten von endokrinen und verwandten Krebszellen steuern, was sowohl in vitro als auch in vivo zu Anti-Tumor-Wirkungen führt. Insbesondere sind sie dazu in der Lage, das Zellwachstum, die Invasion und Metastasierung von Schilddrüsen-, Brust- und Prostatatumoren zu hemmen.«[319]

Gehirntumor

Eine Studie aus dem Jahr 2004 zeigte, dass CBD in der Lage war, sowohl in vitro als auch in vivo eine signifikante Anti-Tumor-Aktivität hervorzurufen, was auf eine mögliche Anwendung von CBD als antineoplastisches Mittel hindeutet.[320] Autoren einer Forschungsstudie aus dem Jahr 2010 schrieben:

»Der CB1- und CB2-Rezeptoragonist Δ-9 Tetrahydrocannabinol (THC) hat sich als Breitbandinhibitor von Krebs in Kultur und in vivo erwiesen und wird derzeit in einer klinischen Studie zur Behandlung von Glioblastomen eingesetzt. Es wurde vermutet, dass andere pflanzliche Cannabinoide, die nicht effizient mit CB1- und CB1-Rezeptoren interagieren, die Aktionen von Δ-9 THC modulieren können.«[321]

In mehreren Glioblastom-Zelllinien wirkten THC und Cannabidiol synergistisch, um die Zellproliferation zu hemmen. Die Behandlung von Glioblastomzellen mit beiden Verbindungen führte zu signifikanten Modulationen des Zellzyklus und der Induktion von reaktiven Sauerstoffspezies und Apoptose sowie zu spezifischen Modulationen von extrazellulären signalregulierten Kinase- und Caspase-Aktivitäten. Diese spezifischen Veränderungen wurden bei keiner der beiden Substanzen einzeln beobachtet, was darauf hindeutet, dass die von der Kombinationsbehandlung betroffenen Signalübertragungswege einzigartig waren. Die Ergebnisse legen nahe, dass die Zugabe von CBD zur THC-Therapie die Gesamtwirksamkeit bei der Behandlung von Glioblastomen bei Krebspatienten verbessern könnte.[322]

Im Jahr 2013 begann *GW Pharmaceuticals* mit den ersten Humanstudien, um den potenziellen Nutzen seines Produkts *Sativex* mit einem 1:1-Verhältnis bei der Behandlung von Glioblastoma multiforme zu untersuchen, einer aggressiven Form des Hirntumors, welche die Hälfte aller neuen Hirntumor-Diagnosen in den USA ausmacht. Das Unternehmen gab Anfang 2017 positive Topline-Ergebnisse aus der placebokontrollierten Phase-2-Explorationsstudie bekannt.[323] Eine Literaturstudie aus dem Jahr 2014 bestätigte, dass Cannabinoide in zahlreichen experimentellen Studien in vitro eine Anti-Tumor-Aktivität ausübten und/oder in vivo in mehreren Modellen von Tumorzellen und Tumoren einen Anti-Tumor-Nachweis produzierten. Die Anti-Tumor-Aktivität umfasste antiproliferative Wirkungen (Stillstand des Zellzyklus), verminderte Lebensfähigkeit und Zelltod durch Toxizität, Apoptose, Nekrose, Autophagie sowie antiangiogene und antimigratorische Wirkungen. Die Anti-Tumor-Anzeichen schlossen eine Verringerung der Tumorgröße, antiangiogene und antimetastatische Wirkungen ein. Darüber hinaus wurde in den meisten Studien beschrieben, dass die Cannabinoide in mehreren unterschiedlichen Tumormodellen eine selektive Anti-Tumor-Wirkung ausübten. Dadurch wurden normale Zellen, die als Kontrollzellen verwendet werden, nicht beeinträchtigt. Die verschiedenen Cannabinoide, die in mehreren Tumormodellen getestet wurden, zeigten sowohl in vitro als auch in vivo eine Anti-Tumor-Wirkung. Diese Ergebnisse deuten darauf hin, dass Cannabinoide vielversprechende Wirkstoffe für die Behandlung von Gliomen sind.[324] Cristina Sanchez, Krebsforscherin an der Universität Spanien, erklärte in einem Interview im Jahr 2015, dass Glioblastom-Tumore besser auf einen höheren THC-Gehalt im Verhältnis CBD:THC ansprechen.[325]

Hautkrebs

Hautkrebs ist die häufigste Krebsart. In den USA werden jedes Jahr 3,5 Millionen Neuerkrankungen diagnostiziert.[326] Eine Studie aus dem Jahr 2013 zeigte die Anti-Krebs-Aktivität von Anandamid in menschlichen kutanen Melanomzellen.[327] CBD kann wirksam sein, indem es Anandamid, die endogene neurochemische Substanz, die THC am ähnlichsten ist, dem Körper zugänglicher macht.

> DT hatte schwarzen Hautkrebs auf der Nase, der mit konventioneller Medizin behandelt wurde und dann zurückkam. Sein Arzt empfahl eine Chemotherapie-Creme, die er ablehnte. Er benutzte das CBD+THC-Öl drei bis vier Wochen lang, bevor Ergebnisse deutlich wurden, und dann waren diese Ergebnisse dramatisch. Das Öl heilte nicht nur seine Nase, es schien auch »den Krebs an die Oberfläche gebracht zu haben, von dem sie nicht einmal gewusst hatten, dass er dort war«. Dies wurde behandelt und er ist weiterhin krebsfrei.[328]

Kaposi-Sarkom

Eine Studie aus dem Jahr 2012 fand einen potenziellen biochemischen Mechanismus für die Auswirkungen von CBD auf Tumore, die durch das Kaposi-Sarkom-assoziierte Herpesvirus (KSHV) verursacht werden. Diese Art von Krebs ist bei älteren Menschen im Mittelmeerraum, bei den Bewohnern Afrikas südlich der Sahara und bei Personen mit geschwächtem Immunsystem wie Organtransplantationsempfängern und AIDS-Patienten weitverbreitet. Aktuelle Behandlungen des Kaposi-Sarkoms können das Tumorwachstum hemmen, sind aber nicht dazu in der Lage, KSHV aus dem Wirt zu eliminieren. Wenn das Immunsystem des Wirts geschwächt ist, beginnt sich das KSHV erneut zu vermehren, und es kommt zu einem aktiven Tumorwachstum. »Neue therapeutische Ansätze sind notwendig«, schrieben die Autoren und berichteten, dass CBD »vielversprechende Anti-Tumor-Wirkungen aufweist, ohne psychoaktive Nebenwirkungen hervorzurufen«.[329]

Leukämie

Eine Initiative aus dem Jahr 2013 unter der Leitung von Dr. Wai Liu und Kollegen führte Laboruntersuchungen mit einer Reihe von Cannabinoiden durch, entweder allein oder in Kombination miteinander, um ihre Anti-Krebs-Wirkung in Bezug auf Leukämie zu messen. Von sechs untersuchten Cannabinoiden wies jedes einzelne Anti-Krebs-Eigenschaften auf, die genauso wirksam waren wie die von THC. Wichtig ist, dass sie in Kombination miteinander eine erhöhte Wirkung auf Krebszellen hatten.

Diese Wirkstoffe sind dazu in der Lage, die Entwicklung von Krebszellen zu stören, sie auf ihrem Weg aufzuhalten und ihr Wachstum zu verhindern.

In einigen Fällen können sie durch die Verwendung bestimmter Dosierungsmuster Krebszellen selbstständig zerstören.

»In Kombination mit der bestehenden Behandlung konnten wir einige hochwirksame Strategien zur Krebsbekämpfung entdecken. Bezeichnenderweise sind diese Verbindungen kostengünstig in der Herstellung, und die bessere Nutzung ihrer einzigartigen Eigenschaften könnte in Zukunft zu wesentlich kostengünstigeren Krebsmedikamenten führen.«[330]

Die Studie untersuchte zwei Formen von Cannabidiol (CBD), zwei Formen von Cannabigerol (CBG) und zwei Formen von Cannabidivarin (CBGV), die neben THC die häufigsten Cannabinoide in der Cannabispflanze darstellen.

Lungenkrebs

Eine Studie aus dem Jahr 2010 lieferte erstmals Belege für den Mechanismus, welcher der antiinvasiven Wirkung von CBD auf menschliche Lungenkrebszellen zugrunde liegt. Die im Jahr 2012 veröffentlichte deutsche Forschung zeigte erstmals den chemischen Prozess, mit dem CBD bei menschlichen Lungenkrebserkrankungen den Tod von Krebszellen hervorruft.[331]

> SK wurde mit terminalem Lungenkrebs im Stadium 4 diagnostiziert. Ihr wurde gesagt, dass es keine praktikable Behandlung gäbe und dass sie noch sechs bis neun Monate zu leben hätte. Sie nahm dann sieben Monate lang Cannabisöl. Der zweite Scan fand keine aktiven Krebszellen mehr in ihrem Körper – sie war krebsfrei. Die Onkologin meinte, dies sei Neuland für sie, da sie noch nie von einer »vollständigen Stoffwechselreaktion« auf die üblichen pharmazeutischen Behandlungen gehört habe.[332]

Prostatakrebs

Eine im Jahr 2013 veröffentlichte Studie lieferte umfassende Beweise dafür, dass pflanzliche Cannabinoide, insbesondere Cannabidiol, die Lebensfähigkeit von Prostatakarzinomen in vitro stark hemmen. Die Studie zeigte auch, dass der Extrakt in vivo aktiv war, entweder allein oder in Kombination mit Medikamenten, die üblicherweise zur Behandlung von Prostatakrebs (*Taxotere* oder *Casodex*) verabreicht werden, und untersuchte die potenziellen Mechanismen hinter diesen antineoplastischen Effekten.[333] Im folgenden Jahr schrieben die Autoren einer weiteren Studie über CBD und Prostatakrebs, dass die Ergebnisse eindeutig darauf hindeuten, dass CBD ein potenter Inhibitor des Krebszellenwachstums ist, mit deutlich geringerer Wirksamkeit in Nicht-Krebszellen. Die Behandlung mit CBD »kann die Sphäroidbildung in Krebsstammzellen wirksam hemmen. Diese Aktivität kann zu ihrer krebshemmenden und chemosensitiven Wirkung gegen Prostatakrebs beitragen.«[334]

> Vor drei Jahren erhielt DH nach einer Prostatabiopsie die Diagnose eines aggressiven Adenokarzinoms im Stadium 3. Mit einem 1:1 CBD:THC-Öl war der Primärkrebs innerhalb von drei Monaten verschwunden, und es blieben nur geringfügige metastatische Läsionen übrig. Nach weiteren drei Monaten war die Metastasierung vollständig verschwunden. Er nimmt weiterhin eine Erhaltungsdosis ein, um ein erneutes Auftreten zu verhindern.[335]

Reduzierung der Nebenwirkungen der Chemotherapie

Das National Cancer Institute, eine Organisation des U.S. Department of Health and Human Services (Gesundheitsministerium), erkennt Cannabis als eine wirksame Behandlung zur Linderung einer Reihe von Symptomen an, die mit Krebs- und Chemotherapie-Behandlungen verbunden sind, einschließlich Schmerzen, Übelkeit und Erbrechen, Angstzustände und Appetitlosigkeit.[336] Es ist seit Langem nachgewiesen, dass Cannabis die Übelkeit und das Erbrechen, die häufig nach Chemotherapie-Behandlungen auftreten, wirksam lindert. Studien haben ergeben, dass CBD wirksam ist, um die hartnäckigeren Symptome von Übelkeit zu behandeln und zu erwartende Übelkeit bei Chemotherapie-Patienten zu verhindern[337, 338] (mehr dazu auch unter dem Stichpunkt *Übelkeit und Erbrechen*).

In einer Studie stellten Krebspatienten mit neuropathischen Schmerzen, die zuvor erfolglos versucht hatten, ihre Beschwerden mit Opioiden zu behandeln, nach zwei Wochen eine signifikante Verringerung der Schmerzniveaus fest, nachdem sie mit Cannabis behandelt worden waren, das sowohl THC als auch CBD[339] enthielt (mehr dazu auch unter dem Stichpunkt *Schmerzen*).

Cannabis kann auch dazu beitragen, Gewichtsverlust und Appetitlosigkeit bei Chemotherapie-Patienten zu verhindern. Es hat sich gezeigt, dass THC den Appetit bei Patienten mit krebsbedingter Kachexie deutlich anregt. Darüber hinaus haben Patienten, die sich einer Chemotherapie unterziehen und mit THC behandelt werden, einen größeren Appetit und berichten, dass

Lebensmittel ihnen »besser schmecken«[340] (mehr dazu auch unter dem Stichpunkt *Essstörungen*). Normalerweise hilft eine kleine Dosis THC von etwa 2,5 mg bei Appetitlosigkeit und hat dabei sehr geringe Nebenwirkungen. Die Forschung deutet auch darauf hin, dass Cannabis helfen kann, die Schwellungen in Händen und Füßen zu reduzieren, die neben der Chemotherapie auftreten können. Sowohl THC als auch CBD haben nachweislich entzündungshemmende Eigenschaften.[341]

Eine Umfrage unter 131 Krebspatienten, die sechs bis acht Wochen lang an Cannabis-Behandlungen teilnahmen, berichtete von signifikanten Verbesserungen bei allen gemessenen Symptomen, einschließlich Übelkeit, Erbrechen, Stimmungsstörungen, Müdigkeit, Gewichtsverlust, Anorexie, Verstopfung, sexuelle Funktion, Schlafstörungen, Juckreiz und Schmerzen.[342] Patienten, die mit THC behandelt wurden, zeigten nachweislich auch eine höhere Schlaf- und Entspannungsqualität.[343]

Migräne

Eine Migräne ist eine Kopfschmerzerkrankung, die durch wiederkehrende mittelschwere bis schwere Kopfschmerzen gekennzeichnet ist, die meistens eine Kopfhälfte betreffen. Migräne ist in der Regel pulsierend und dauert vier bis zweiundsiebzig Stunden oder länger. Ihre Symptome können von Natur aus behindernd sein: Sehstörungen; Übelkeit; Erbrechen; Schwindel; extreme Empfindlichkeit gegenüber Geräuschen, Licht, Berührung und Gerüchen; Kribbeln oder Taubheitsgefühl in den Extremitäten oder im Gesicht.[344] Körperliche Aktivität kann den Schmerz verschlimmern.[345] Migräne betrifft etwa eine Milliarde Menschen weltweit und etwa 38 Millionen Männer und Frauen in den Vereinigten Staaten. Migräne ist weltweit die am dritthäufigsten verbreitete Krankheit und die sechsthäufigste behindernde Krankheit der Welt.[346] Migräne verursacht in vielen Fällen so schwere Symptome, dass sich die Patienten nicht auf die Arbeit, ihre Kinder oder andere Aufgaben konzentrieren können. Ihre zugrunde liegenden Mechanismen sind nicht vollständig bekannt. Es wird allgemein angenommen, dass Migräne die Nerven und Blutgefäße des Gehirns betrifft, aber auch durch Probleme an der Halswirbelsäule verursacht werden kann. Depressionen, Angstzustände und Schlafstörungen treten bei Menschen mit chronischer Migräne häufig auf.[347]

Interessanterweise ist ein übermäßiger Gebrauch von Medikamenten der häufigste Grund, warum eine episodische Migräne chronisch wird. Ebenfalls interessant ist, dass die mit Migräne verbundenen Kosten für Gesundheitsversorgung und Produktivitätsverlust in den Vereinigten Staaten auf bis zu 36 Milliarden US-Dollar pro Jahr geschätzt werden. Und obwohl 25 Prozent der Betroffenen von einer präventiven Behandlung profitieren würden, erhalten diese nur 12 Prozent aller Betroffenen.[348]

Diese Zahlen sind ein deutliches Zeichen dafür, dass verbesserte Behandlungsmöglichkeiten für diese beeinträchtigende Erkrankung entwickelt werden müssen. Neuere Studien zeigen, dass Migräne-Kopfschmerzen auf einen Mangel an Endocannabinoiden und eine abnormale entzündliche Reaktion zurückzuführen sein könnten. Tatsächlich haben Patienten, die an Migräne leiden, das Gefühl, dass das Hirngewebe selbst entzündet ist und physisch gegen den Schädel stößt. Die Verwendung von CBD und THC kann den Mangel an Endocannabinoiden verbessern und Entzündungen mildern oder reduzieren.

GN litt unter einer schweren Augenmigräne, die sein tägliches Leben störte und oft mit viel Unbehagen und Schmerzen einherging. Seitdem er CBD aus Cannabis entdeckt hat, konnte er diese Migräne fast vollständig beseitigen und braucht kaum noch Schmerzmittel. Wo er vorher fast wöchentlich Migräneanfälle hatte, waren sie in den letzten Jahren nur selten und sehr leicht. Seine bevorzugte Sorte ist *Valentine X*, das er zwei- bis dreimal täglich vorbeugend in kleinen Dosen in Form von Tropfen einnimmt.

GN wurde auch *Sumatriptan* zur Unterstützung der CBD-Therapie verschrieben. Er berichtet jedoch, dass »das Medikament meist noch in meinem Medizinschrank ist, nachdem das Verfallsdatum längst abgelaufen ist. Außerdem bin ich viel weniger an Alkohol oder Koffein interessiert, die beide eine Migräne auslösende Substanz sein können. Mit dem jetzt erhältlichen CBD aus Cannabis hat sich meine Lebensqualität um ein Vielfaches verbessert.«

Hinweise zur Einnahme: Dosierung und Darreichungsformen

Die Patienten sollten mit einem Arzt zusammenarbeiten, der über Erfahrung in der Empfehlung von CBD oder medizinischem Cannabis verfügt, damit Dosierung und Darreichungsformen individuell entwickelt und abgestimmt werden können. Gleichzeitig können informierte Patienten als ihr eigener, qualifizierter Gesundheitsberater fungieren (Informationen über den subjektiv-intuitiven Ansatz beim Umgang mit Arzneimitteln auf Cannabisbasis finden Sie auf S. 125).

Orale CBD-Produkte mit einem Verhältnis von 20:1 oder höher, verabreicht als Tropfen, Kapseln oder Lebensmittel, können sehr effektiv bei der Schmerzbehandlung sein. Die meisten Erörterungen über die Behandlung von Schmerzen mit CBD legen nahe, dass es entscheidend ist, die richtige Dosierung zu finden. Für alle oral verabreichten Medikamente gelten die Dosierungstabellen auf S. 108–111 als Richtlinien zur CBD-Dosierung nach Körpergewicht. Beginnen Sie immer mit der Mikrodosis, um die Empfindlichkeit zu testen, und erhöhen Sie bei Bedarf die Dosis nach Körpergewicht, bis die Symptome nachlassen. Die **Mikro- bis Standarddosis** wird normalerweise zur Behandlung von Migräne empfohlen, aber die Patienten müssen ihren Zustand sorgfältig überwachen und experimentieren, um die richtige Dosierung zu finden.

In den meisten Fällen ist die Verwendung von CBD zur Verhinderung der Manifestation von Symptomen viel einfacher als die Behandlung einer Migräne nach deren Einsetzen, denn der Patient muss zu diesem Zeitpunkt CBD oft mit einer gewissen Menge THC ergänzen. Personen ohne Erfahrung mit THC sollten vorsichtig sein und nur langsam bis zu höheren Dosen titrieren. Ein Verhältnis von CBD zu THC von 1:1 kann verwendet werden, wenn Patienten über zu viel Psychoaktivität berichten, da CBD diese reduziert. Spezifische entzündungshemmende Cannabissorten mit hohem CBD-Gehalt, wie *Swiss Gold*, *Sour Tsunami* und *Harlequin*, können die Symptome hervorragend lindern. *Sour Diesel* hat zwar ein höheres THC- und ein niedrigeres CBD-Profil, ist aber trotzdem eine weitere hochwirksame Sorte zur Schmerzlinderung, besonders nach dem Auftreten schwerwiegenderer Symptome. Forscher haben festgestellt, dass die Inhalation eine effektivere Wirkung hat als die Einnahme, da die Cannabinoide so dazu in der Lage sind, schneller und ohne Verzögerung in den Blutkreislauf zu gelangen.

Dr. Allan Frankel, ein Arzt, der Migränepatienten mit CBD behandelt, erklärte: »Jeder Migränepatient, den ich gesehen habe, litt seit jeher unter Angstzuständen und Verspannungen der Halsmuskulatur. Unabhängig davon, ob es sich nun um eine echte Migräne, Cluster- oder andere nicht vaskuläre Kopfschmerzen handelt, empfehle ich fast immer eine bescheidene Dosis einer CBD:THC-Kapsel mit hohem CBD-Gehalt.«[349]

Eine weitere von Dr. Michael Moskowitz empfohlene Methode der Behandlung von Migräne besteht darin, einige Tropfen Tinktur auf Alkoholbasis auf die innere Wange neben dem Kiefermuskel aufzutragen, wo sich die sensorischen und motorischen Zweige des Trigeminusnervs befinden (die Stelle, an der ein Zahnarzt eine Spritze ansetzt, um den Kiefer zu betäuben). Eine Sativa-Sorte mit hohem THC-Gehalt kann als Alkoholtinktur mit einem Wattestäbchen oder dem Finger verabreicht werden. Dies ist eine sehr schnell wirkende und effektive Methode bei Migräne. Auch ein Verhältnis von CBD zu THC von 1:1 (es werden Sativa-Sorten empfohlen) kann sehr effektiv sein, um Medikamente direkt an die Stelle zu bringen. Selbst eine Tinktur auf Ölbasis mit hohem CBD- und THC-Gehalt kann wirksam sein. Bei der überwiegenden Mehrheit der Patienten verursacht keine dieser Behandlungen psychotrope Effekte.

Angstzustände, die sich nach mehreren Migräne-Anfällen entwickeln, werden als »vorausschauendes Symptom« bezeichnet und können am besten mit einer minimalen Dosis CBD am Morgen behandelt werden. Die Halsmuskelspannung, die eine Migräne auslösen kann, kann ebenfalls mit dem gleichen CBD-Regime behandelt werden. Dr. Frankel sagt dazu: »Meiner Erfahrung nach funktioniert das fast immer.«[350]

Man hat auch festgestellt, dass andere Cannabinoide Schmerzen lindern, darunter CBC, CBG, THCV und THCA. Sorten mit hohem Beta-Caryophyllen-, Myrcen- und Linalool-Gehalt bieten zusätzliche Schmerzlinderung und erhöhen die Wirksamkeit anderer Cannabinoide gegen Analgesie.

Zur Linderung der unmittelbaren Symptome, wie bei einem aufflammenden Schmerz, eignen sich Verdampfen oder Rauchen gut. Die medikamentöse Wirkung setzt sofort ein und dauert eine bis drei Stunden, während die meisten eingenommenen Produkte 30 bis 60 Minuten brauchen, bis sie wirken (bei leerem Magen schneller), und die Wirkung sechs bis acht Stunden andauert. Verdampfer, die eine mit dem CO_2-Konzentrat gefüllte Patrone verwenden, sind hochwirksam und in verschiedenen Verhältnissen von CBD zu THC erhältlich. Kräuterverdampfer, welche die ganze Pflanze nutzen, sind ebenfalls eine effektive Darreichungsform. Sublinguale Sprays oder Tinkturen in Form von Tropfen wirken ebenfalls schnell und halten länger als inhalierte Produkte. Weitere Informationen zu den verschiedenen Darreichungsformen (zum Beispiel sublingual, oral, inhalativ) für Medikamente auf Cannabinoidbasis finden Sie ab S. 81/82.

Wirksamkeit: Wissenschaft aktuell – Migräne

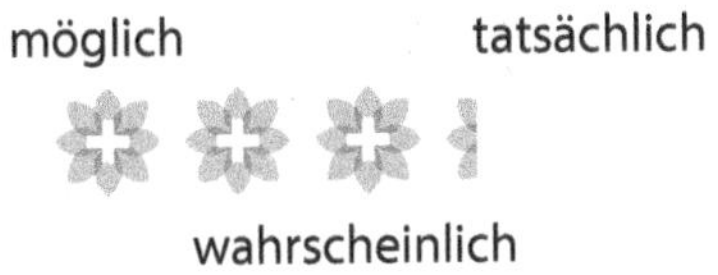

möglich   tatsächlich

wahrscheinlich

Abb. 39

Der *Cannabis Health Index* (CHI) ist ein evidenzbasiertes Bewertungssystem für Cannabis (im Allgemeinen, nicht nur CBD) und seine Wirksamkeit bei verschiedenen Gesundheitsproblemen auf der Grundlage von derzeit verfügbaren Forschungsdaten. Weitere Informationen zu den CHI-Werten finden Sie auf S. 140, und auf *cannabishealthindex.com* sind aktualisierte Informationen verfügbar. Im CHI wurde Cannabis hier basierend auf sechs Studien im möglichen bis wahrscheinlichen Bereich bewertet.

Eine Studie aus dem Jahr 2014 ergab, dass medizinisches Cannabis die Migränehäufigkeit reduzieren könnte. Die Studie stellte fest, dass bei Migränepatienten, die medizinisches Marihuana konsumierten, die Migränehäufigkeit im Durchschnitt signifikant abnahm.[351] Während erste Ergebnisse in Bezug auf die Behandlung von Migräne mit CBD ermutigend sind, könnte die zukünftige Forschung mehr Aufschluss darüber geben, wie sich Migräne manifestiert und wie CBD daran beteiligt ist, die Symptome zu verringern.

Multiple Sklerose und Spastik

Spastik oder schmerzhafte Muskelsteifigkeit und Krämpfe sind eines der primären Symptome von Multipler Sklerose (MS), zerebraler Lähmung, ALS und Rückenmarksverletzungen (mehr dazu finden Sie unter den entsprechenden Stichpunkten in diesem Kapitel). Als Autoimmun- und Entzündungsstörung mit unbekannten Ursachen führt MS zur Degeneration der Nervenfasern des Gehirns und ist in den Industrieländern im Westen recht verbreitet. Die Symptome können von leichten bis hin zu schweren Behinderungen reichen, und seit Jahren vermelden MS-Kranke, dass sie von Cannabis erheblich profitieren (mehr dazu unter dem Stichpunkt *Autoimmunerkrankungen*), obwohl die Ergebnisse von dramatisch bis subtil variieren können. In den letzten Jahren hat die Wissenschaft Fortschritte dabei gemacht, die Rolle des Endocannabinoid-Systems bei der Regulierung der neuronalen Signalübertragung zur Kontrolle der Spastik und ihrer zugrunde liegenden Zustände zu verstehen. Arzneimittel auf Cannabis-Basis sind in einer Reihe von Staaten und Ländern zur Behandlung von Schmerzen und Spastik im Zusammenhang mit MS zugelassen, darunter ein pharmazeutisches Mundspray namens *Sativex* mit 1:1 CBD:THC-Verhältnis (mehr dazu auf S. 102). *Sativex* ist pflanzlich und kein synthetisches Cannabinoid.

Bei EK wurde 1995 MS diagnostiziert. Etwa ein Jahrzehnt verging, und die chronischen, allgemeinen Schmerzen, die typischerweise mit MS einhergehen, begannen zuzunehmen und beeinträchtigten ihre Funktionsfähigkeit und ihren psychischen Zustand (Depression durch das ständige Gefühl, krank zu sein). Nachdem sie die unerwünschten Nebenwirkungen verschiedener ärztlich verschriebener Opioide erlebt hatte, die bei ihren MS-Schmerzen nicht halfen, fragte ihre Ärztin, ob sie medizinisches Marihuana in Betracht ziehen würde.

> EK war mehr als bereit, alles zu versuchen, was ihr wieder etwas Normalität zurückbringen würde. Die Ärztin brachte sie mit einer Krankenschwester in Kontakt, die CBD (das zu diesem Zeitpunkt nur sehr begrenzt verfügbar war) und THC-Sorten für ihre eigenen Gesundheitsprobleme anwendete. Die Informationen, die diese Frau zur Verfügung stellte, führten EK auf den Weg, den sie mittlerweile für sich entwickelt hat und der wirklich funktioniert.
>
> Sie begann mit THC-dominanten Sorten, weil dies die einzigen waren, die sie finden konnte. Diese reduzierten die täglichen Schmerzen deutlich, aber EK war nicht begeistert von der daraus resultierenden psychoaktiven Wirkung. Dann entdeckte sie *Synergy Wellness* und begann, CBD-dominante Sorten zu verwenden. EK sagt, dass die Tinkturen aus *AC/DC*, *Valentine X* und anderen Sorten mit hohem CBD-Gehalt nahezu ein Wunder bei ihren Schmerzen und damit für ihre allgemeine Lebensqualität bewirkt haben. Sie hat nur selten wirklich schreckliche Tage, seitdem sie ein Gefühl dafür entwickelt hat, wie sie die verschiedenen Sorten und Verhältnisse verwendet. An diesen Tagen, wenn das Schmerzniveau hoch ist, passt sie ihren CBD-Ausgangswert an, indem sie ein wenig THC (normalerweise etwa im 4:1-Verhältnis) zumischt. Mit Verhältnissen von 4:1 oder höher wird der Schmerz ohne signifikante psychoaktive Effekte kontrolliert. Dieser verantwortungsvolle Umgang mit Cannabis ermöglicht es EK, trotz dieser verheerenden Krankheit ein ziemlich normales Leben zu führen.

Der Nutzen der Cannabinoid-Aktivität für MS wird »sowohl durch die Biologie der Krankheit als auch durch die Biologie der Cannabispflanze und des Endocannabinoid-Systems unterstützt«, so die Autoren einer Studie aus dem Jahr 2012. »MS beeinträchtigt die Neurotransmission, und dies wird durch Cannabinoid-Rezeptoren und endogene Cannabinoid-Liganden gesteuert. Cannabinoide können die Spastik einschränken und auch die Prozesse beeinflussen, die zur Akkumulation von fortschreitender Behinderung führen.«[352]

Hinweise zur Einnahme: Dosierung und Darreichungsformen

Die Patienten sollten mit einem Arzt zusammenarbeiten, der über Erfahrung in der Empfehlung von CBD oder medizinischem Cannabis verfügt, damit Dosierung und Darreichungsformen individuell entwickelt und abgestimmt werden können. Gleichzeitig können informierte Patienten als ihr eigener, qualifizierter Gesundheitsberater fungieren (Informationen über den subjektiv-intuitiven Ansatz beim Umgang mit Arzneimitteln auf Cannabisbasis finden Sie auf S. 125).

Orale CBD-Produkte mit einem Verhältnis von 20:1 oder höher, verabreicht als Tropfen, Kapseln oder Lebensmittel, können sehr wirksam bei der Behandlung von Schmerzen, insbesondere des entzündlichen Typs, sein. Die meisten Erörterungen über die Behandlung von Symptomen mit CBD legen nahe, dass es entscheidend ist, die richtige Dosierung zu finden. Andere Cannabinoide mit geringer Psychoaktivität wirken ebenfalls schmerzlindernd, darunter CBC, CBG, THCV und THCA. Cannabissorten mit hohem Beta-Caryophyllen-, Myrcen- und Linalool-Gehalt bieten zusätzliche Schmerzlinderung und erhöhen die Wirksamkeit anderer Cannabinoide für die Schmerzfreiheit.

Zur Behandlung der Spastik werden manchmal Produkte mit einem höheren THC-Anteil empfohlen, um die Symptome besser zu behandeln. Im Allgemeinen werden bei Schmerzen, insbesondere abends und nachts, breitblättrige Sorten wie Indica bevorzugt, die eine beruhigende Wirkung haben. Personen ohne Erfahrung mit THC sollten vorsichtig sein und langsam bis zu höheren Dosen titrieren.

Für alle oral verabreichten Medikamente gelten die Dosierungstabellen auf S. 108–111 als Richtlinien zur CBD-Dosierung nach Körpergewicht. Beginnen Sie immer mit der Mikrodosis, um die Empfindlichkeit zu testen, und erhöhen Sie bei Bedarf den Dosisbereich nach Körpergewicht, bis die Symptome nachlassen. Zur Behandlung von Multipler Sklerose wird üblicherweise die **Standarddosis** empfohlen.

Für die sofortige Linderung eignen sich Verdampfen oder Rauchen gut. Die medikamentöse Wirkung setzt sofort ein und dauert eine bis drei Stunden, wohingegen es bei den meisten eingenommenen Produkten 30 bis 60 Minuten dauert, bis sie wirken (bei leerem Magen schneller) und die Wirkung sechs bis acht Stunden anhält. Verdampfer, die eine mit dem CO_2-Konzentrat gefüllte Patrone verwenden, sind hochwirksam und in verschiedenen Verhältnissen von CBD zu THC erhältlich. Kräuterverdampfer, welche die ganze Pflanze nutzen, sind ebenfalls eine effektive Darreichungsform. Sub-

4. Alphabetische Liste der Erkrankungen und Medikation

linguale Sprays oder in Form von Tropfen wirken ebenfalls schnell und halten länger als inhalierte Produkte. Weitere Informationen zu den verschiedenen Darreichungsformen (zum Beispiel sublingual, oral, inhalativ) für Medikamente auf Cannabinoidbasis finden Sie ab S. 81/82.

Wirksamkeit: Wissenschaft aktuell – Multiple Sklerose

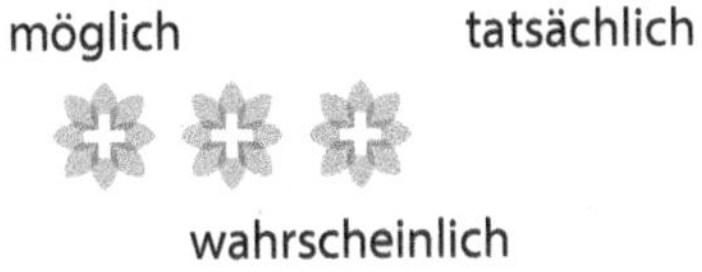

möglich   tatsächlich

✽ ✽ ✽

wahrscheinlich

Abb. 40

Der *Cannabis Health Index* (CHI) ist ein evidenzbasiertes Bewertungssystem für Cannabis (im Allgemeinen, nicht nur CBD) und seine Wirksamkeit bei verschiedenen Gesundheitsproblemen auf der Grundlage von derzeit verfügbaren Forschungsdaten. Weitere Informationen zu den CHI-Werten finden Sie auf S. 140, und auf *cannabishealthindex.com* sind aktualisierte Informationen verfügbar. Basierend auf 37 Studien von 1981 bis heute wurde Cannabis im Bereich der wahrscheinlichen Wirksamkeit für die Behandlung von MS eingestuft.

Eine britische Studie aus dem Jahr 1997 ergab, dass 30 Prozent der befragten MS-Patienten über eine Linderung von Symptomen wie Spastik, chronische Schmerzen und Gedächtnisverlust berichten.

GW Pharmaceuticals hat ein Produkt mit einem ausgewogenen Verhältnis 1:1 von THC zu CBD namens *Sativex* entwickelt, das als oromukosales Spray erhältlich ist. Mehrere klinische Studien haben gezeigt, dass es wirksam ist[353, 354], und es wurde für die Behandlung von MS-Symptomen in zahlreichen Ländern zugelassen, darunter Kanada, Großbritannien, Australien und mindestens zwanzig weitere.[355]

Neurodegenerative Erkrankungen (Huntington und Parkinson)

Obwohl die Parkinson- und Huntington-Krankheit unterschiedliche Ursprünge haben und in der Regel in verschiedenen Bevölkerungsgruppen vorkommen, betreffen beide den Teil des Gehirns, der die Bewegung steuert (mehr finden Sie auch unter den Stichpunkten ALS und *Alzheimer*). Parkinson betrifft üblicherweise Menschen über fünfzig Jahren und kann zu Zittern, verlangsamter Bewegung, Steifheit und Gleichgewichtsstörungen sowie Koordinationsstörungen führen. Huntington tritt bei einer jüngeren Bevölkerung auf, hat immer genetische Ursprünge und beeinträchtigt die Bewegung, die Kognition und die Stimmung. Es gibt Hinweise darauf, dass Cannabinoide sehr effektiv in der Behandlung für diese Arten von Krankheiten sein können, da sie dazu in der Lage sind, die Excitotoxizität, Gliazellenaktivierung (eine Quelle zentraler Schmerzen) und oxidative Schäden, die eine neuronale Degeneration verursachen, zu unterdrücken. Sie wirken auf mehreren Ebenen als Neuroprotektoren, die das Fortschreiten dieser Krankheiten möglicherweise verlangsamen, während sie gleichzeitig eine Reihe von Symptomen behandeln.[356]

Forscher kamen 2008 und 2014 zu dem Schluss, dass CBD nachweislich dazu in der Lage ist, Gedächtnisdefizite, die durch die Anhäufung von Eisen im Gehirn verursacht werden und an der Pathogenese einer Reihe von neurologischen Erkrankungen beteiligt sind, wiederherzustellen.[357] Es kann auch die Funktion der Mitochondrien in den Zellen verbessern und die Beseitigung von Ablagerungen aktivieren, was die Gesundheit der Neuronen weiter fördert.[358] Darüber hinaus kann CBD Patienten mit neurodegenerativer Psychose helfen.[359]

THC hilft nachweislich auch bei der Behandlung von neurodegenerativen Erkrankungen, indem es vor Schäden durch freie Radikale schützt und die Bildung neuer Mitochondrien aktiviert.[360] Zur Verbesserung der Symptome zeigen Produkte mit unterschiedlichen Verhältnissen von CBD zu THC signifikante Verbesserungen bei motorischen Beeinträchtigungen, Bradykinesie, Zittern, Schmerzen und Schlaf.[361, 362, 363] Eine Studie an Parkinson-Patienten aus dem Jahr 2014 ergab nach einer Woche Behandlung mit CBD eine messbare Verbesserung des Wohlbefindens und der allgemeinen Lebensqualität.[364]

Obwohl eine Studie mit CBD und Huntington im Jahr 1991 zu enttäuschenden Ergebnissen geführt hatte,[365] startete *GW Pharmaceuticals* zwanzig Jahre später, unter Hinweis auf die Grenzen früherer Forschungen, präklinische Studien mit *Sativex*, dem 1:1-CBD:THC-Mundspray, das in zahlreichen Ländern außerhalb der Vereinigten Staaten für Spastik im Zusammenhang mit Multipler Sklerose zugelassen wurde.[366] Erste Ergebnisse zeigten keine statistisch signifikante Verbesserung der motorischen oder kognitiven Defizite, aber das Medikament wurde gut vertragen, und Studien mit höheren Dosen sind im Gange.[367] Im Jahr 2015 bewies eine Studie, dass CBG als Neuroprotektor vielversprechend ist und zahlreiche positive Wirkungen auf die Gesundheit des Gehirns hat.[368]

Hinweise zur Einnahme: Dosierung und Darreichungsformen

Die Patienten sollten mit einem Arzt zusammenarbeiten, der über Erfahrung in der Empfehlung von CBD oder medizinischem Cannabis verfügt, damit Dosierung und Darreichungsformen individuell entwickelt und abgestimmt werden können. Gleichzeitig können informierte Patienten als ihr eigener, qualifizierter Gesundheitsberater fungieren (Informationen über den subjektiv-intuitiven Ansatz beim Umgang mit Arzneimitteln auf Cannabisbasis finden Sie auf S. 125).

Für alle oral verabreichten Medikamente gelten die Dosierungstabellen auf S. 108–111 als Richtlinien zur CBD-Dosierung nach Körpergewicht. Beginnen Sie immer mit der Mikrodosis, um die Empfindlichkeit zu testen, und erhöhen Sie bei Bedarf die Dosis nach Körpergewicht, bis die Symptome nachlassen. Patienten sollten vorsichtig sein, wenn es darum geht, langsam bis zu einem Zielwert des **Standard- bis Makrobereichs** zu titrieren, damit minimale psychoaktive Effekte zu gewährleistet werden. Sorten mit hohem Myrcen-Gehalt wirken entspannender, und Sorten mit hohem THCV-Anteil sind aufgrund ihrer potenziell neuroprotektiven Eigenschaften ratsam.

Produkte mit breitblättrigen, Indica-dominanten Sorten mit höherem THC-Gehalt können bei Schlafstörungen hilfreich sein (mehr dazu finden Sie unter dem Stichpunkt *Schlafstörungen* in diesem Kapitel) oder eine beruhigende und sedierende Wirkung haben. Es wird ein maximaler Bereich von 5–10 mg THC pro Dosis empfohlen. Vermeiden Sie Produkte aus Sativa-dominanten Sorten, da diese die Hyperaktivität und Dissoziation fördern können. Verdampftes oder gerauchtes Cannabis wird zur Linderung der unmittelbaren Symptome oder zur Erhöhung der Dosierung empfohlen und kann auch bei Schlafstörungen nützlich sein. Sublinguale Sprays oder Tinkturen in Form von Tropfen wirken schnell und halten länger als inhalierte Produkte. Aus Sicherheitsgründen werden Produkte zum Rauchen oder Verdampfen nicht für Patienten mit fortgeschrittenen kognitiven Symptomen empfohlen.

Wenn hohe Dosen erforderlich sind, verwenden viele Patienten konzentrierte Formen von Cannabisöl und nehmen es oral ein, entweder in Kapselform oder durch Zusatz zu Lebensmitteln (Nussbutter scheint gut zu funktionieren). Die reinsten, potentesten Konzentrate werden in einem CO_2-Extraktionsverfahren hergestellt. Weitere Informationen zu den verschiedenen Darreichungsformen (zum Beispiel sublingual, oral, inhalativ) für Medikamente auf Cannabinoidbasis finden Sie ab S. 81/82.

LS ist ein ehemaliger Polizeichef, der jahrzehntelang an Parkinson gelitten hatte und alle konventionellen Behandlungsmethoden, alle Medikamente und sogar Gehirnoperationen ausgeschöpft hatte. Er weigerte sich aufzugeben und entdeckte das medizinische Cannabis für sich. Seine Experimente umfassten die Verwendung von CBD-reichen Produkten wie sublinguale Tropfen, von denen er in hohem Maße profitierte. Seit 2011 dokumentieren Filmemacher seine Erfahrungen, die als mehrteilige Serie veröffentlicht wurden. LS ist zu einem Aktivisten geworden, der das Bewusstsein für die Krankheit schärft, und gesund genug ist, um weiterhin Bildungs- und Spendenaktionen für Langstrecken-Fahrradtouren durchzuführen.[369]

Wirksamkeit: Wissenschaft aktuell – Neurodegenerative Erkrankungen

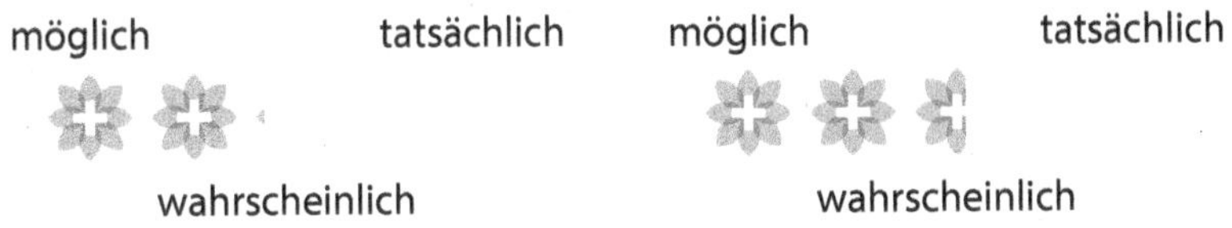

möglich　　　　　tatsächlich　　　möglich　　　　　tatsächlich

✽ ✽　　　　　　　　　　　　✽ ✽ ✽

　　wahrscheinlich　　　　　　wahrscheinlich

Abb. 41

Der *Cannabis Health Index* (CHI) ist ein evidenzbasiertes Bewertungssystem für Cannabis (im Allgemeinen, nicht nur CBD) und seine Wirksamkeit bei verschiedenen Gesundheitsproblemen auf der Grundlage von derzeit verfügbaren Forschungsdaten. Weitere Informationen zu den CHI-Werten finden Sie auf S. 140, und auf *cannabishealthindex.com* sind aktualisierte Informationen verfügbar. Für die Behandlung der Huntington-Krankheit erzielte Cannabis basierend auf 32 Studien einen Wert im Bereich der möglichen bis wahrscheinlichen Wirksamkeit (2,1 Punkte). Für Parkinson lag die Punktzahl im gleichen Bereich und basierte auf 28 Studien (2,6 Punkte).

Die Ergebnisse einer Studie aus dem Jahr 2007 zeigten, dass Cannabinoide eine Neuroprotektion gegen die fortschreitende Degeneration nigrostriataler Dopamin-Neuronen bei Parkinson bieten. Im Jahr 2009 deuteten die Daten darauf hin, dass CBD für die Behandlung der Psychose bei neurodegenerativen Störungen wirksam, sicher und gut verträglich sein könnte,[370] und im Jahr 2011 kam eine Studie zu dem Schluss, dass THCV »ein vielversprechendes pharmakologisches Profil zur Verzögerung des Krankheitsverlaufs und auch zur Linderung der Parkinson-Symptome aufweist«.[371]

Eine Hochregulierung des CB2-Rezeptors wurde bei vielen neurodegenerativen Erkrankungen, einschließlich Huntington und Parkinson, festgestellt, was die vorteilhaften Wirkungen unterstützt, die für CB2-Rezeptor-Agonisten bei beiden Erkrankungen gefunden wurden. Bisher gemeldete Erkenntnisse stützen die antioxidativen Eigenschaften dieser Cannabinoide und/oder deren Fähigkeit, CB2-Rezeptoren als vielversprechende Therapeutika bei der Behandlung beider Krankheiten zu aktivieren, und verdienen daher eine rasche klinische Bewertung.[372, 373]

Posttraumatische Belastungsstörung (PTBS)

Posttraumatische Belastungsstörung (PTBS) ist eine lähmende Erkrankung, die sich auf Körper, Geist und Seele auswirkt und mit der Störung zusammenhängt, die Wissenschaftler als den »Löschungsprozess« des Gehirns bezeichnen, der die Auswirkungen traumatischer Erinnerungen vermindert. PTBS resultiert aus einer direkten oder beobachteten Belastung durch ein extremes, traumatisches Ereignis und ist durch Symptome wie Angst, Albträume, Rückblenden und Depressionen gekennzeichnet. Manchmal geht sie mit Alkohol- oder Drogenmissbrauch einher. Kriegsveteranen mit PTBS scheinen einem besonderen Risiko ausgesetzt zu sein, eine hohe Cannabisabhängigkeit zu entwickeln, und viele Studien haben sich trotz der vielen Berichte, dass Cannabis eine Linderung der Symptome bewirkt hat, auf diese Tatsache konzentriert. Jüngste Forschungen bestätigen, dass CBD das Potenzial hat, Symptome von PTBS sicher und effektiv ohne Psychoaktivität zu behandeln, und unterstreichen einen Zusammenhang zwischen dem Endocannabinoid-System und der Verarbeitung traumatischer Erinnerungen im Gehirn.

Es gibt Hinweise auf eine Verringerung des Endocannabinoid-Spiegels bei Personen mit PTBS, darunter auch eine Studie aus dem Jahr 2013, in der Personen, die den Angriffen auf das World Trade Center ausgesetzt waren, untersucht wurden. »Diese Daten stützen die Hypothese, dass eine mangelhafte ECB [Endocannabinoid]-Signalisierung eine Komponente der Fehlregulation der Glukokortikoide, die mit PTBS im Zusammenhang steht, sein könnte«, schlossen die Autoren.[374]

Selbst das U.S. Department of Veterans Affairs erkennt auf seiner Website an, dass die Verbindung zwischen PTBS und dem Endocannabinoid-System eindeutig nachgewiesen wurde und dass Cannabis kurzfristig bei Symptomen helfen kann, warnt aber vor den langfristigen Risiken einer Abhängigkeit von Cannabis mit hohem THC-Gehalt. Es wird erwähnt, dass CBD nachweislich wirksam bei der Behandlung von Angstzuständen ist, die mit anderen Ursachen zusammenhängen, dass jedoch die Forschung über den Einsatz von Cannabis zur Behandlung von PTBS noch nicht ausreichend ist.

4. Alphabetische Liste der Erkrankungen und Medikation 221

> MP kämpfte mit PTBS aufgrund einer Reihe von Erfahrungen, darunter sexueller Missbrauch, Dienst in der israelischen Armee und die Tatsache, dass sie persönlich von terroristischer Gewalt betroffen gewesen war. Der Einsatz von THC- und CBD-reichen Produkten linderte ihre Symptome, und sie berichtete, dass es für sie entscheidend ist, eine Vielzahl von Sorten zu verwenden. »Bei Albträumen reduziert die nächtliche Einnahme von CBD die Angst vor dem Schlafengehen. Frühes Erwachen ist ein Problem für Menschen mit PTBS – sie wachen nachts auf und können nicht mehr einschlafen ... ein wenig Indica zu diesem Zeitpunkt hilft dabei, müde zu werden.«[375]

Hinweise zur Einnahme: Dosierung und Darreichungsformen

Die Patienten sollten mit einem Arzt zusammenarbeiten, der über Erfahrung in der Empfehlung von CBD oder medizinischem Cannabis verfügt, damit Dosierung und Darreichungsformen individuell entwickelt und abgestimmt werden können. Gleichzeitig können informierte Patienten als ihr eigener, qualifizierter Gesundheitsberater fungieren (Informationen über den subjektiv-intuitiven Ansatz beim Umgang mit Arzneimitteln auf Cannabisbasis finden Sie auf S. 125).

Für alle oral verabreichten Medikamente gelten die Dosierungstabellen auf S. 108–111 als Richtlinien zur CBD-Dosierung nach Körpergewicht. Beginnen Sie immer mit der Mikrodosis, um die Empfindlichkeit zu testen, und erhöhen Sie bei Bedarf die Dosis nach Körpergewicht, bis die Symptome nachlassen. Zur Behandlung von PTBS wird im Allgemeinen eine **Mikro- bis Standarddosis** empfohlen. Sorten, die reich an Myrcen und Linalool sind, einem Terpen, das auch in Lavendel enthalten ist, wirken entspannender und helfen auch beim Schlafen.

Produkte, die mit Indica-dominanten Sorten hergestellt werden und einen höheren THC-Gehalt aufweisen, können auch bei Schlafstörungen hilfreich sein (mehr dazu finden Sie unter dem Stichpunkt *Schlafstörungen* in diesem Kapitel). Sie können außerdem eine beruhigende und sedierende Wirkung haben. Es wird ein maximaler Bereich von 5–10 mg THC pro Dosis empfohlen. Vermeiden Sie Produkte mit Sativa-Sorten, da diese Hyperaktivität und Dissoziation fördern können. Produkte mit einem höheren CBD-Gehalt mit einem Verhältnis von mehr als 20:1 sollten zuerst ausprobiert werden, um zu viel Psychoaktivität zu verhindern. Wenn dies nicht funktioniert, kann THC langsam in das Protokoll eingeführt werden, wobei auf ein Verhältnis von 1:1 hingearbeitet wird.

Während CBD-dominante Produkte einigen Menschen beim Schlafen helfen, fördern sie in anderen Fällen die Wachsamkeit (auf S. 118 lesen Sie mehr über bidirektionale Wirkungen). Oral verabreichtes THC, insbesondere Produkte von schwereren Indica-Kush-Breitblattsorten und lilafarbenen Cannabissorten, sind bei Schlafstörungen sehr wirksam. Diese sind tendenziell reich an Myrcen und Linalool, einem Terpen, das auch in Lavendel vorkommt und bekanntermaßen zur Entspannung beiträgt. Ein Verhältnis von CBD zu THC von 1:1 kann verwendet werden, wenn Patienten über zu viel Psychoaktivität berichten, da CBD diese reduziert.

Für die sofortige Linderung eignen sich Verdampfen oder Rauchen gut. Dies kann bei Wachheit während der Ruhezeit hilfreich sein, dauert aber nur eine bis drei Stunden an. Die medikamentöse Wirkung setzt sofort ein, wohingegen es bei den meisten eingenommenen Produkten 30 bis 60 Minuten dauert, bis sie wirken (bei leerem Magen schneller) und die Wirkung sechs bis acht Stunden anhält. Verdampfer, die eine mit dem CO_2-Konzentrat gefüllte Patrone verwenden, sind hochwirksam und in verschiedenen Verhältnissen von CBD zu THC erhältlich. Kräuterverdampfer, welche die ganze Pflanze nutzen, sind ebenfalls eine effektive Darreichungsform. Sublinguale Sprays oder Tinkturen in Form von Tropfen wirken ebenfalls schnell und halten länger als inhalierte Produkte.

Wenn hohe Dosen erforderlich sind, verwenden viele Patienten konzentrierte Formen von Cannabisöl und nehmen es oral ein, entweder in Kapselform oder durch Zusatz zu Lebensmitteln (Nussbutter scheint gut zu funktionieren). Die reinsten, potentesten Konzentrate werden in einem CO_2-Extraktionsverfahren hergestellt. Weitere Informationen zu den verschiedenen Darreichungsformen (zum Beispiel sublingual, oral, inhalativ) für Medikamente auf Cannabinoidbasis finden Sie ab S. 81/82.

Wirksamkeit: Wissenschaft aktuell – PTBS

möglich   tatsächlich

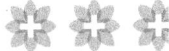

wahrscheinlich

Abb. 42

Der *Cannabis Health Index* (CHI) ist ein evidenzbasiertes Bewertungssystem für Cannabis (im Allgemeinen, nicht nur CBD) und seine Wirksamkeit bei verschiedenen Gesundheitsproblemen auf der Grundlage von derzeit verfügbaren Forschungsdaten. Weitere Informationen zu den CHI-Werten finden Sie auf S. 140, und auf *cannabishealthindex.com* sind aktualisierte Informationen verfügbar. Für die Behandlung von PTBS wurde Cannabis basierend auf 16 Studien in den möglichen bis wahrscheinlichen Wirkungsbereich eingestuft (2,8 Punkte).

Eine Tierstudie aus dem Jahr 2016 bestätigte die antipsychotischen Eigenschaften von CBD in Bezug auf Schizophrenie und identifizierte den Mechanismus für seine Funktion im Gehirn, der eng mit dem anderer Medikamente verbunden ist, die für die PTBS-bezogene Psychose verschrieben werden. »CBD kann ähnliche Wirkungen wie antipsychotische Medikamente hervorrufen, indem es molekulare Signalwege auslöst, die mit den Wirkungen klassischer antipsychotischer Medikamente verbunden werden«.[376] Eine Studie, die einige Jahre zuvor an menschlichen Patienten in Deutschland durchgeführt wurde, zeigte, dass CBD genauso wirksam war wie regelmäßig verschriebene Antipsychotika und weniger Nebenwirkungen aufwies.[377]

Reizdarmsyndrom und entzündliche Darmerkrankung (IBS und IBD)

Entzündliche Darmerkrankungen werden nach den primären Symptomen klassifiziert, die in der Regel durch Durchfall, Verstopfung oder wechselnde

Symptome beider Krankheitszeichen gekennzeichnet sind und durch Stress verschlimmert werden (mehr dazu erfahren Sie unter dem Stichpunkt *Angst und Stress* in diesem Kapitel). Zu diesen Erkrankungen gehören die *Colitis ulcerosa*, eine Form, die auch andere Körperteile betreffen kann, und Morbus Crohn sowie weitere ähnliche Syndrome. Das Epithel des Gastrointestinaltrakts ist in das enterische Nervensystem eingebettet, einem Netz von Neuronen, welche die Darmfunktion regulieren und in dem sowohl CB1- als auch CB2-Rezeptoren im Überfluss vorhanden sind. Dies ist ein Aspekt der Gesamtbeziehung zwischen Stoffwechsel und Energiebilanz sowie dem Endocannabinoid-System.

Entzündliche Darmerkrankungen betreffen Millionen von Menschen, dennoch ist die pharmakologische Behandlung enttäuschend unbefriedigend. CBD hat antioxidative und andere pharmakologische Wirkungen, die potenziell für den entzündeten Darm von Vorteil sind.[378]

In den letzten zehn Jahren haben eine Reihe von Studien gezeigt, dass die chemischen Botenstoffe und Endocannabinoid-Rezeptoren an der Modulation und dem Ausgleich des Gastrointestinaltrakts beteiligt sind. Dies gilt insbesondere für FAAH, ein Enzym, das maßgeblich an der Modulation der Darmphysiologie durch Anandamid und andere Endocannabinoide beteiligt ist.[379] CBD stimuliert nachweislich das Endocannabinoid-System, indem es das für den Abbau von Anandamid verantwortliche FAAH-Enzym blockiert und damit seine Verfügbarkeit erhöht. Eine Studie aus dem Jahr 2016 hat erstmals im Labor gezeigt, dass die Hemmung von FAAH eine Colitis unterdrücken kann, indem sie aktivierte T-Zellen und die Entzündungsreaktion im Dickdarm reduziert.[380]

»Diese Prozesse könnten Stress mit Bauchschmerzen verbinden«, schrieben die Forscher 2016. »Das Endocannabinoid-System (ECS) ist auch zentral an der Manifestation von Stress beteiligt, und die Signalübertragung von Endocannabinoiden reduziert die Aktivität der Hypothalamus-Hypophysen-Nebennierenrinden-Bahnen durch Aktionen in bestimmten Gehirnregionen, insbesondere dem präfrontalen Cortex, der Amygdala und dem Hypothalamus. Wirkstoffe, die die ECS modulieren, befinden sich in einem frühen Entwicklungsstadium zur Behandlung von Magen-Darm-Erkrankungen. Die Erweiterung unseres Verständnisses der ECS wird unser Wissen über die Wechselwirkungen zwischen Gehirn und Darm erheblich erweitern und könnte zu neuen Behandlungen von Magen-Darm-Erkrankungen führen.«[381]

Hinweise zur Einnahme: Dosierung und Darreichungsformen

Die Patienten sollten mit einem Arzt zusammenarbeiten, der über Erfahrung in der Empfehlung von CBD oder medizinischem Cannabis verfügt, damit Dosierung und Darreichungsformen individuell entwickelt und abgestimmt werden können. Gleichzeitig können informierte Patienten als ihr eigener, qualifizierter Gesundheitsberater fungieren (Informationen über den subjektiv-intuitiven Ansatz beim Umgang mit Arzneimitteln auf Cannabisbasis finden Sie auf S. 125).

Es werden CBD-Produkte mit einem Verhältnis von 20:1 oder höher empfohlen und als Tropfen in Öl, Kapseln oder Lebensmitteln verabreicht. Die Patienten sollten beurteilen, welche Darreichungsform am wenigsten störend ist und am besten von ihrem Körper aufgenommen wird. Cannabinoide können sehr wirksam sein, um chronische Entzündungen zu reduzieren, vorübergehenden Stress zu behandeln und den Körper vor den physiologischen Auswirkungen von beidem zu schützen. Neben CBD ist CBG ein vielversprechendes Cannabinoid für Magen-Darm-Entzündungen. Die Sorten *Purple* und *Afghan* sowie solche mit hohem Limonen-Gehalt sind bei Patienten mit entzündlichen Darmerkrankungen beliebt.[382] Alkoholbasierte Tinkturen sind bei Patienten mit Reizdarmsyndrom in der Regel zu vermeiden. Beachten Sie auch, dass Sorten mit hohem THCV-Gehalt den Appetit unterdrücken können.[383]

Für alle oral verabreichten Medikamente gelten die Dosierungstabellen auf S. 108–111 als Richtlinien zur CBD-Dosierung nach Körpergewicht. Beginnen Sie immer mit der Mikrodosis, um die Empfindlichkeit zu testen, und erhöhen Sie bei Bedarf die Dosis nach Körpergewicht, bis die Symptome nachlassen. **Die Mikro- bis Standarddosis** wird in der Regel zur Behandlung entzündlicher Darmerkrankungen empfohlen.

Zur Linderung von Übelkeit oder anderen unmittelbaren Symptomen wirken Verdampfen oder Rauchen gut. Die medikamentöse Wirkung setzt sofort ein und dauert eine bis drei Stunden, wohingegen es bei den meisten eingenommenen Produkten 30 bis 60 Minuten dauert, bis sie wirken (bei leerem Magen schneller) und die Wirkung sechs bis acht Stunden anhält. Verdampfer, die eine mit dem CO_2-Konzentrat gefüllte Patrone verwenden, sind hochwirksam und in verschiedenen Verhältnissen von CBD zu THC erhältlich. Kräuterverdampfer, welche die ganze Pflanze nutzen, sind ebenfalls eine effektive Darreichungsform. Sublinguale Sprays oder Tinkturen in Form von Tropfen wirken ebenfalls schnell und halten länger als inhalierte Produkte. Weitere Informationen zu den verschiedenen Darreichungsformen (zum Beispiel sublingual, oral, inhalativ) für Medikamente auf Cannabinoidbasis finden Sie ab S. 81/82.

Wirksamkeit: Wissenschaft aktuell – Reizdarm und Morbus Crohn

möglich   tatsächlich

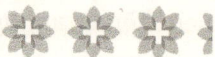

wahrscheinlich

Abb. 43

Der *Cannabis Health Index* (CHI) ist ein evidenzbasiertes Bewertungssystem für Cannabis (im Allgemeinen, nicht nur CBD) und seine Wirksamkeit bei verschiedenen Gesundheitsproblemen auf der Grundlage von derzeit verfügbaren Forschungsdaten. Weitere Informationen zu den CHI-Werten finden Sie auf S. 140, und auf *cannabishealthindex.com* sind aktualisierte Informationen verfügbar.

Die Behandlung des Reizdarmsyndroms mit Cannabis wurde anhand von neun Studien im Bereich der möglichen Wirksamkeit (1,9 Punkte) eingestuft sowie als möglich bis wahrscheinlich (3,3 Punkte), basierend auf Studien, die sich speziell auf Morbus Crohn beziehen.

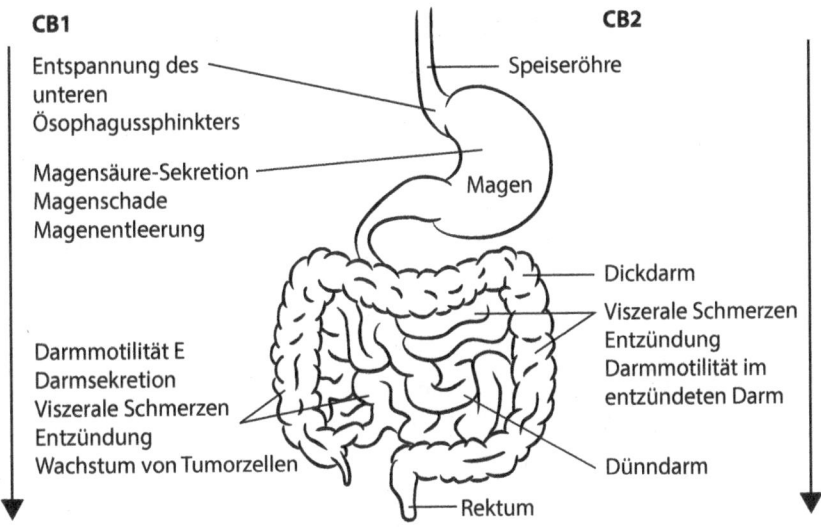

Abb. 44

Forschungen aus dem Jahr 2012 zeigten, dass die intrarektale Verabreichung von Cannabinoiden (über ein Zäpfchen) einen nützlichen therapeutischen Verabreichungsweg für die Behandlung von Colon-Entzündungen darstellen kann.[384] Im darauffolgenden Jahr kamen Forscher zu dem Schluss, dass die Aktivität von Cannabinoiden bisher für Gastroenterologen und Pharmakologen ein Rätsel war, dass aber neue Erkenntnisse auf CBD als einen potenziellen Kandidaten für die Entwicklung einer neuen Klasse von Medikamenten gegen das Reizdarmsyndrom hindeuten.[385, 386]

Schizophrenie

Die Beziehung zwischen dem Endocannabinoid-System und der Schizophrenie ist seit mehreren Jahrzehnten Gegenstand wissenschaftlicher Forschung. Erste Studien zeigten, dass die Schizophrenie den Anandamid-Spiegel (ein endogener Neurotransmitter, der auf dem gleichen Rezeptor wie THC arbeitet) erhöhte. Dies führte zu Spekulationen, dass dies ein Teil der Krankheitsursache sein könnte. 2012 zeigte eine Studie, dass bei einer Linderung der Symptome bei den Patienten durch CBD gleichzeitig der Anandamid-Spiegel anstieg. Einer der Hauptautoren der Studie, D. Piomelli, vermutete, dass die hohen Werte, die bei Menschen mit Schizophrenie beobachtet werden, nicht die Ursache des Problems sind, sondern das Ergebnis der Versuche des Gehirns, selbiges zu lösen. »Es sieht so aus, als ob Anandamid ein Signalmolekül ist, das sich entwickelt hat, um uns zu helfen, mit Stress umzugehen«, schrieb Piomelli. »Im Gehirn scheint alles, was es tut, mit Möglichkeiten zur Stressbewältigung zusammenzuhängen. Es kann Angst lindern und die Stressreaktion reduzieren. Es ist an stressbedingter Analgesie beteiligt [wenn Sie während des Kampfes oder der Flucht keine Schmerzen mehr verspüren]. Dies sind alles Mechanismen, die uns helfen, dies [negative Ergebnisse im Zusammenhang mit Stress] zu verhindern.«[387]

Es gibt Hinweise darauf, dass die Hemmung der Anandamid-Deaktivierung zu der antipsychotischen Wirkung von Cannabidiol beitragen könnte, was möglicherweise einen völlig neuen Mechanismus in der Behandlung von Schizophrenie darstellt.[388]

Im Jahr 2016 identifizierte eine Studie über die Mechanismen, mit denen CBD antipsychotische Effekte hervorruft, eine neurologische Grundlage für seine Wirksamkeit und berichtete, dass es »molekulare Signalwege ausgelöst hat, die mit den Wirkungen klassischer antipsychotischer Medikamente verbunden sind«.[389]

> Vor zwei Wochen besuchte mich ein 28-jähriger Mann mit Schizophrenie. Er hatte CBD auf Hanfbasis verwendet und täglich ganze 150 mg eingenommen. Trotz dieser hohen Tagesdosis hatten sich seine Symptome, zu denen Halluzinationen, Paranoia, Angst und weitere gehörten, nicht verbessert, und er war verzweifelt. Ich schlug vor, dass er die Einnahme der Hanfprodukte einstellen und stattdessen CBD aus Cannabis im Verhältnis 20:1 einnehmen sollte. Er hob die Dosierung langsam auf bis zu 30 mg täglich an, und jetzt geht es ihm rund 80 Prozent besser. Wir müssen *vielleicht* seine Dosis erhöhen, aber ich werde ihn noch ein paar Wochen diese angenehme Dosis einnehmen lassen. Ich denke, dass es ihm, wie vielen meiner anderen schizophrenen Patienten, gut gehen wird, auch wenn wir täglich auf 60 mg CBD erhöhen müssen.
>
> Schwere Krankheiten wie Schizophrenie erfordern die besten Medikamente, und meiner Erfahrung nach sind Arzneimittel auf Hanfbasis für diese Anforderungen nicht geeignet.
>
> Dr. Allan Frankel

Hinweise zur Einnahme: Dosierung und Darreichungsformen

Die Patienten sollten mit einem Arzt zusammenarbeiten, der über Erfahrung in der Empfehlung von CBD oder medizinischem Cannabis verfügt, damit Dosierung und Darreichungsformen individuell entwickelt und abgestimmt werden können. Gleichzeitig können informierte Patienten als ihr eigener, qualifizierter Gesundheitsberater fungieren (Informationen über den subjektiv-intuitiven Ansatz beim Umgang mit Arzneimitteln auf Cannabisbasis finden Sie auf S. 125).

Für alle oral verabreichten Medikamente gelten die Dosierungstabellen auf S. 108–111 als Richtlinien zur CBD-Dosierung nach Körpergewicht. Beginnen Sie immer mit der Mikrodosis, um die Empfindlichkeit zu testen, und erhöhen Sie bei Bedarf die Dosis nach Körpergewicht, bis die Symptome nachlassen. Um minimale psychoaktive Effekte zu gewährleisten, sollten Patienten mit Schizophrenie vorsichtig sein und nur langsam bis zu einem Zielbereich zwischen einer **Standard- und** einer **Makrodosis** titrieren. Es wird dringend empfohlen, Produkte mit einem Verhältnis von 20:1 CBD:THC oder höher für diesen Zustand zu verwenden. Häufig können *minimale Dosen von THC den Zustand verschlechtern*. AC/DC hat sich als sehr effektiv bei Schizophrenie erwiesen. Sorten mit hohem Myrcen-Gehalt wirken entspannender.

Wirksamkeit: Wissenschaft aktuell – Schizophrenie

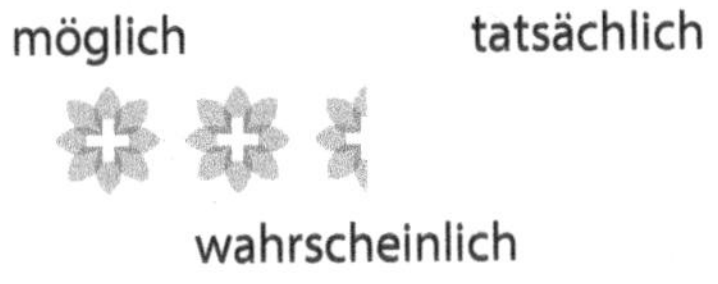

möglich   tatsächlich

� ✿ ✦

wahrscheinlich

Abb. 45

Der *Cannabis Health Index* (CHI) ist ein evidenzbasiertes Bewertungssystem für Cannabis (im Allgemeinen, nicht nur CBD) und seine Wirksamkeit bei verschiedenen Gesundheitsproblemen auf der Grundlage von derzeit verfügbaren Forschungsdaten. Weitere Informationen zu den CHI-Werten finden

Sie auf S. 140, und auf *cannabishealthindex.com* sind aktualisierte Informationen verfügbar. Für die Behandlung von Schizophrenie wird Cannabis basierend auf acht Studien mit einer wahrscheinlichen Wirksamkeit (2,5 Punkte) bewertet.

Eine Studie aus dem Jahr 2011 ergab, dass die Verwendung von Cannabis mit hohem CBD-Gehalt mit einem deutlich geringeren Ausmaß an psychotischen Symptomen verbunden war, was das antipsychotische Potenzial von Cannabidiol weiter untermauert.[390] Im darauffolgenden Jahr kam eine Überprüfung von Forschungsdaten aus dreißig Jahren über CBD und Psychosen zu dem Schluss, dass die Ergebnisse »die Vorstellung unterstützen, dass CBD in Zukunft eine therapeutische Option bei Psychosen im Allgemeinen und bei Schizophrenie im Besonderen sein könnte«.[391]

In einer Zwischenstudie aus dem Jahr 2015 mit 88 Patienten wurde festgestellt, dass ein von *GW Pharmaceuticals* in Großbritannien entwickeltes experimentelles Medikament auf Cannabisbasis zur Behandlung von Schizophrenie einem Placebo gegenüber überlegen ist.[392]

Schlafstörungen (Schlaflosigkeit, Schlafapnoe)

Cannabis und Schlaf haben eine komplexe Beziehung, welche die Wissenschaft gerade erst zu verstehen beginnt. Im Allgemeinen sind Indica-Sorten für die meisten Menschen entspannender und bei Schlafstörungen wirksamer, während Sativa-Sorten stimulierender sind und die Menschen eher wach halten (mehr zu diesen Klassifizierungen lesen Sie in Kapitel 7).

Mehrere zwischen 2004 und 2008 durchgeführte Studien zeigten, wie unterschiedlich verschiedene Cannabinoide auf den Schlaf wirken. In einem Fall zeigten 15 mg THC beruhigende Eigenschaften, während 15 mg CBD wach machende Eigenschaften hatten.[393] In einem anderen Fall wurden die Auswirkungen von CBD auf Tiermodelle sowohl bei eingeschalteter als auch bei ausgeschalteter Beleuchtung untersucht. Man fand heraus, dass dieser nicht psychoaktive Cannabiswirkstoff die Aufmerksamkeit bei eingeschaltetem Licht erhöhte und keine erkennbaren Auswirkungen auf den Schlaf bei Dunkelheit hatte. Die Autoren der Studie kamen zu dem Schluss, dass CBD tatsächlich gute Heilungschancen für Menschen mit Somnolenz oder übermäßiger Müdigkeit am Tag aufgrund einer suboptimalen Nachtruhe haben könnte. Eine andere Studie ergab, dass CBD auf die meisten Probanden wach machend wirkt, obwohl einige von ihnen berichteten, einige Stunden nach der Einnahme besser schlafen zu können.[394]

»Viele meiner Patienten berichten entweder von mehr Energie oder von Schläfrigkeit bei denselben Pflanzen mit hohem CBD- und niedrigem THC-Wert«, berichtete Dr. Michael Moskowitz. »Die meisten fühlen sich jedoch bei Cannabis mit hohem CBD-Gehalt energiegeladener.«[395]

Im Allgemeinen scheinen Indica-Sorten von THC am besten als Schlafmittel für die meisten Menschen zu wirken. Jedoch findet eine beträchtliche Anzahl von Menschen, dass THC, sogar Indica-Sorten, den Geist aktiver macht. Für diese Menschen wirkt CBD in der Regel gut und bietet Entspannung und Ruhe für den Geist wie auch für den physischen Körper. Diesen Menschen verhilft CBD, das abends vor dem Schlafengehen eingenommen wird, zu einem erholsamen Schlaf und erzielt nicht die Wachsamkeit, die tagsüber erzeugt wird. Diese bidirektionale Wirkung von CBD ist das Ergebnis der Ausbalancierung des Endocannabinoid-Systems.

In Bezug auf Schlafapnoe wurde in einer Tierstudie aus dem Jahr 2002 die Fähigkeit von THC zur Wiederherstellung der Atemstabilität durch Modulation des Serotoninsignals und Verringerung der spontanen schlafbezogenen Atmungsstörung beobachtet.[396] Im Jahr 2013 stellte eine Studie mit dem pharmazeutischen Medikament *Dronabinol*, einem synthetischen THC-Mimetikum, Verbesserungen bei 15 von 17 Studienteilnehmern nach 21 Tagen der Behandlung fest.[397]

> LS hatte schon eine ganze Weile an Schlafapnoe gelitten, als ihm CBD empfohlen wurde. In der ersten Nacht nahm er ein paar Tropfen der Tinktur und hatte zum ersten Mal seit Wochen einen ununterbrochenen Schlaf. Er begann, seine Ernährung, seine Bewegung und seinen Tagesablauf zu ändern und besuchte regelmäßig einen Akupunkteur. Besonders wenn er Stress hat, nimmt er heute die CBD-Tropfen und hat deutlich weniger bis keine Episoden von Schlafapnoe. »Ich benutze es sparsam, da ich mich nicht darauf verlassen möchte«, schrieb er. »Aber ich respektiere es als Geschenk und Medizin.«

Hinweise zur Einnahme: Dosierung und Darreichungsformen

Die Patienten sollten mit einem Arzt zusammenarbeiten, der über Erfahrung in der Empfehlung von CBD oder medizinischem Cannabis verfügt, damit Dosierung und Darreichungsformen individuell entwickelt und abgestimmt werden können. Gleichzeitig können informierte Patienten als ihr eigener, qualifizierter Gesundheitsberater fungieren (Informationen über den subjektiv-intuitiven Ansatz beim Umgang mit Arzneimitteln auf Cannabisbasis finden Sie auf S. 125).

Wie bereits erwähnt helfen CBD-dominante Produkte einigen Menschen beim Schlafen, bei anderen fördern sie die Wachsamkeit (auf S. 118 lesen Sie mehr über bidirektionale Wirkung). Oral verabreichtes THC, insbesondere Produkte aus den schwereren Kush-Sorten und aus Purple-Cannabissorten, sind bei Schlafstörungen sehr wirksam. Diese sind in der Regel reich an Myrcen und Linalool, einem Terpen, das auch in Lavendel vorkommt und bekanntermaßen zur Entspannung beiträgt. Cannabis-Kombinationen mit Verhältnissen von 1:1, 4:1 oder 24:1 CBD:THC können eingesetzt werden, wenn Patienten die Psychoaktivität reduzieren möchten.

Für alle oral verabreichten Medikamente gelten die Dosierungstabellen auf S. 108–111 als Richtlinien zur CBD-Dosierung nach Körpergewicht. Beginnen Sie immer mit der Mikrodosis, um die Empfindlichkeit zu testen, und erhöhen Sie bei Bedarf den Dosisbereich nach Körpergewicht, bis die Symptome nachlassen. Die **Mikro- bis Standarddosis** wird in der Regel zur Behandlung von Schlaflosigkeit und Schlafapnoe empfohlen. Wenn entspannende Indica-Sorten mit höheren THC-Werten verwendet werden, ist eine Dosis von 5–10 mg normalerweise ausreichend. Manche Menschen stellen fest, dass sie größere Dosen, wie zum Beispiel 15–40 mg, benötigen. Als Tinktur oder essbares Mittel eingenommenes CBD sorgt für einen erholsamen Schlaf von sechs bis sieben Stunden. Diese Art von Erkrankung ist von Patient zu Patient sehr unterschiedlich. Oftmals muss man einige experimentelle Untersuchungen durchführen und Sorten mit unterschiedlichen CBD:THC-Verhältnissen ausprobieren, um die beste Dosierung zu finden.

Für eine sofortige medizinische Wirkung eignen sich Verdampfen oder Rauchen gut. Dies kann hilfreich sein, um erst einmal einschlafen zu können, oder wenn Sie während einer Ruhephase wach sind, dauert aber nur ein bis drei Stunden an. Die medikamentöse Wirkung setzt sofort ein, wohingegen es bei den meisten eingenommenen Produkten 30 bis 60 Minuten dauert, bis sie wirken (bei leerem Magen schneller) und die Wirkung sechs bis acht Stunden anhält. Verdampfer, die eine mit dem CO_2-Konzentrat gefüllte Patrone verwenden, sind hochwirksam und in verschiedenen Verhältnissen von CBD zu THC erhältlich. Kräuterverdampfer, welche die ganze Pflanze nutzen, sind ebenfalls eine effektive Darreichungsform. Sublinguale Sprays oder Tinkturen in Form von Tropfen wirken ebenfalls schnell und halten länger als inhalierte Produkte. Weitere Informationen zu den verschiedenen Darreichungsformen (zum Beispiel sublingual, oral, inhalativ) für Medikamente auf Cannabinoidbasis finden Sie ab S. 81/82.

Wirksamkeit: Wissenschaft aktuell – Schlafstörungen

möglich   tatsächlich

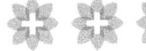

wahrscheinlich

Abb. 46

Der *Cannabis Health Index* (CHI) ist ein evidenzbasiertes Bewertungssystem für Cannabis (im Allgemeinen, nicht nur CBD) und seine Wirksamkeit bei verschiedenen Gesundheitsproblemen auf der Grundlage von derzeit verfügbaren Forschungsdaten. Weitere Informationen zu den CHI-Werten finden Sie auf S. 140, und auf *cannabishealthindex.com* sind aktualisierte Informationen verfügbar. Die Verwendung von Cannabis-basierten Produkten zur Behandlung von Schlaflosigkeit wird basierend auf vier zum Zeitpunkt der Veröffentlichung verfügbaren Studien mit einer wahrscheinlichen Wirksamkeit bewertet (3,4 Punkte).

Eine Studie aus dem Jahr 2007 mit einem pharmazeutischen 1:1-Spray (CBD:THC) zeigte gute Ergebnisse bei der Verbesserung des Schlafes von Patienten mit chronischen Schmerzen.[398]

Die REM-Schlaf-Verhaltensstörung (RBD) ist gekennzeichnet durch den Verlust der vollständigen Muskelentspannung während des REM-Schlafes, verbunden mit Albträumen und körperlicher Aktivität während des Träumens. Vier Patienten in einer 2014 mit CBD behandelten Fallserie zeigten eine sofortige und deutliche Verringerung der Häufigkeit von RBD-bezogenen Ereignissen ohne Nebenwirkungen.[399]

Schmerzen

»Zur Linderung bestimmter Arten von Schmerzen gibt es, glaube ich, keine greifbarere, nützlichere Medizin als Cannabis«, schrieb Sir John Russell Reynolds, Neurologe, Pionier der Epilepsieforschung und Arzt bereits 1859 an Königin Victoria.[400] Tatsächlich wurde Cannabis in allen großen antiken Zivilisationen von Asien über den Nahen Osten bis nach Europa und Amerika zur Schmerzlinderung verwendet. Die wissenschaftliche Untersuchung von Cannabis in den letzten Jahrzehnten hat bestätigt, dass es ein wirksames und sicheres Analgetikum für viele Arten von Schmerzen ist.

Von all den Gründen, warum Menschen heute CBD verwenden, sind Schmerzen die häufigsten. Dasselbe kann man von Cannabis im Allgemeinen sagen. In den Vereinigten Staaten leiden über 70 Millionen Menschen an chronischen Schmerzen, die so definiert sind, dass der Patient an über 100 Tagen pro Jahr Schmerzen verspürt. Ärzte unterscheiden zwischen neuropathischen (meist chronischen) und nozizeptiven Schmerzen (meist zeitlich begrenzt), und Cannabis wirkt bei den meisten neuropathischen und vielen nozizeptiven Schmerzarten. Eine Reihe von Studien hat gezeigt, dass das Endocannabinoid-System sowohl zentral als auch peripher an der Verarbeitung von Schmerzsignalen beteiligt ist.[401] Die meisten Erörterungen über die Behandlung von Schmerzen mit CBD deuten darauf hin, dass die Wahl der richtigen Dosierung entscheidend ist.

Cannabinoide können zusammen mit Opioid-Präparaten verwendet werden. Zahlreiche Studien haben gezeigt, dass Cannabinoide die Menge der benötigten Opioide reduzieren, die Toleranzentwicklung verringern und den Schweregrad des Entzugs vermindern können.[402] Mindestens zehn randomisierte, kontrollierte Studien mit über 1000 Patienten haben die Wirksamkeit von Cannabinoiden bei neuropathischen Schmerzen verschiedener Herkunft nachgewiesen.

> BV leidet an Monarthritis und benötigte einen vollständigen Kniersatz. Er hatte starke Schmerzen und Probleme mit der Beweglichkeit. Er leidet außerdem an der Hashimoto-Krankheit. BV begann, CBD-Öl für beide Krankheiten einzunehmen. Nach nur wenigen Wochen fühlte er sich viel besser, war von den Nerven- und tiefen Muskelschmerzen befreit, die er normalerweise aufgrund seiner Hashimoto-Erkrankung hatte. Als er eine Tagesdosis ausließ, wurde ihm klar, wie viel das Öl wirklich half.[403]

Hinweise zur Einnahme: Dosierung und Darreichungsformen

Die Patienten sollten mit einem Arzt zusammenarbeiten, der über Erfahrung in der Empfehlung von CBD oder medizinischem Cannabis verfügt, damit Dosierung und Darreichungsformen individuell entwickelt und abgestimmt werden können. Gleichzeitig können informierte Patienten als ihr eigener, qualifizierter Gesundheitsberater fungieren (Informationen über den subjektiv-intuitiven Ansatz beim Umgang mit Arzneimitteln auf Cannabisbasis finden Sie auf S. 125).

Orale CBD-Produkte mit einem Verhältnis von 20:1 oder höher, die als Tropfen, Kapseln oder Lebensmittel verabreicht werden, können bei der Behandlung von Schmerzen, insbesondere beim entzündlichen Typ, sehr wirksam sein. Die meisten Erörterungen über die Behandlung von Schmerzen mit CBD legen nahe, dass die richtige Dosierung entscheidend ist. Für alle oral verabreichten Medikamente gelten die Dosierungstabellen auf S. 108–111 als Richtlinien zur CBD-Dosierung nach Körpergewicht. Beginnen Sie immer mit der Mikrodosis, um die Empfindlichkeit zu testen, und erhöhen Sie bei Bedarf die Dosis nach Körpergewicht, bis die Symptome nachlassen. Die **Mikro- bis Standarddosis** wird in der Regel zur Schmerzbehandlung empfohlen, aber die Patienten müssen ihren Zustand sorgfältig überwachen und experimentieren, um die richtige Dosierung zu finden; 10–40 mg CBD oder CBD plus THC zusammen sind in der Regel ausreichend.

Wenn CBD-dominante Produkte allein nicht ausreichen, um einen bestimmten Fall zu behandeln, werden manchmal Produkte mit einem höheren Anteil an THC empfohlen, um Schmerzen besser zu behandeln. Für den täglichen Gebrauch könnten der Dosierung stimulierendere Sativa-Sorten mit höheren Myrcen-Konzentrationen hinzugefügt werden (mehr zu diesen Klassifizierungen finden Sie in Kapitel 7). Im Allgemeinen werden Indica-Sorten bei Schmerzen bevorzugt und insbesondere abends und nachts wegen ihrer entspannenden, beruhigenden Wirkung eingesetzt. Personen ohne Erfahrung mit THC sollten vorsichtig sein und nur langsam bis zu höheren Dosen titrieren (mehr über Strategien zur Erhöhung der THC-Dosen mit minimalen Nebenwirkungen finden Sie auf S. 112/113). Sowohl die Forschung als auch die Rückmeldungen der Patienten haben gezeigt, dass ein Verhältnis von 4:1 CBD:THC im Allgemeinen am effektivsten sowohl für neuropathische als auch für entzündliche Schmerzen ist. Jeder Mensch ist jedoch anders, daher kann für einige ein Verhältnis von 1:1 von CBD:THC effektiver sein, während andere eine Sorte mit hohem THC-Gehalt bevorzugen, sofern sie toleriert werden kann. Die Toleranz und Empfindlichkeit jedes einzelnen Patienten ist unterschiedlich, und durch Titration kann die richtige Kombination aus den Sorten und ihrem Verhältnis gefunden werden.

Es hat sich gezeigt, dass auch andere Cannabinoide Schmerzen lindern, einschließlich CBC, CBG, THCV und THCA. Sorten mit hohem Beta-Caryophyllen-, Myrcen- und Linalool-Gehalt lindern die Schmerzen zusätzlich und erhöhen die Wirksamkeit anderer Cannabinoide bei Analgesie.

Zur Linderung von unmittelbaren Symptomen, wie beispielsweise einem aufflammenden Schmerz, eignen sich Verdampfen oder Rauchen gut. Die medikamentöse Wirkung setzt sofort ein und dauert eine bis drei Stunden, wohingegen es bei den meisten eingenommenen Produkten 30 bis 60 Minuten dauert, bis sie wirken (bei leerem Magen schneller) und die Wirkung sechs bis acht Stunden anhält. Verdampfer, die eine mit dem CO_2-Konzentrat gefüllte Patrone verwenden, sind hochwirksam und in verschiedenen Verhältnissen von CBD zu THC erhältlich. Kräuterverdampfer, welche die ganze Pflanze nutzen, sind ebenfalls eine effektive Darreichungsform. Auch sublinguale Sprays oder Tinkturen in Form von Tropfen wirken schnell und halten länger als inhalierte Produkte. Weitere Informationen zu den verschiedenen Darreichungsformen (zum Beispiel sublingual, oral, inhalativ) für Medikamente auf Cannabinoidbasis finden Sie ab S. 81.

Bei lokalisierten Schmerzen können topische Produkte angewendet werden. Diese können sowohl mit CBD-dominanten Cannabis als auch mit THC-Sorten hergestellt werden. Topika wirken durch mehrere Gewebeschichten auf die Zellen in der Nähe der Anwendung, überschreiten jedoch nicht die Blut-Hirn-Schranke und sind daher nicht psychoaktiv. Diese sind als Öle, Salben, Balsame oder in anderen Formen und mit unterschiedlichen Verhältnissen von CBD und THC erhältlich (ein Verhältnis von 1:1 wird oft als ideal für die Hautanwendung empfohlen). Die Haut hat die höchste Menge und Konzentration an CB2-Rezeptoren im Körper.

Wirksamkeit: Wissenschaft aktuell – Schmerzen

möglich   tatsächlich

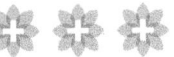

wahrscheinlich

Abb. 47

Der *Cannabis Health Index* (CHI) ist ein evidenzbasiertes Bewertungssystem für Cannabis (im Allgemeinen, nicht nur CBD) und seine Wirksamkeit bei verschiedenen Gesundheitsproblemen auf der Grundlage von derzeit verfügbaren Forschungsdaten. Weitere Informationen zu den CHI-Werten finden Sie auf S. 140, und auf *cannabishealthindex.com* finden Sie aktualisierte Informationen und mehr über Studien zu bestimmten Arten von Schmerzen. Betrachtet man alle Studien zusammen, deren Anzahl bei über 40 liegt (für verschiedene Arten von Schmerzen), so zeigt sich, dass Cannabis eine wahrscheinliche Wirksamkeit aufweist. Die Schmerzbehandlung ist eine der am besten fundierten medizinischen Anwendungen von Cannabinoiden.

Sativex, ein aus Cannabis hergestelltes oromukosales Spray mit gleichen Anteilen an THC und CBD, wurde in einer Reihe von Ländern für die Behandlung bestimmter Arten von Schmerzen zugelassen. Zahlreiche randomisierte klinische Studien haben die Sicherheit und Wirksamkeit von *Sativex* bei der Behandlung von zentralen und peripheren neuropathischen Schmerzen, rheumatoider Arthritis und Krebserkrankungen gezeigt.[404]

Cannabinoide beeinflussen die Übertragung von Schmerzsignalen von der betroffenen Region zum Gehirn (aufsteigend) und vom Gehirn zu der betroffenen Region (absteigend). Eine Studie aus dem Jahr 2011 zeigte, dass CBD und CBC absteigende schmerzblockierende Bahnen im Nervensystem stimulierten und Analgesie verursachten, indem sie mit mehreren Zielproteinen interagierten, die an der nozizeptiven Kontrolle beteiligt waren. Die Autoren kamen zu dem Schluss, dass die Cannabinoide »nützliche Therapeutika mit mehreren Wirkungsmechanismen darstellen könnten«.[405] Im folgenden Jahr berichteten die Forscher, dass CBD chronische Entzündungen und neuropathische Schmerzen signifikant unterdrückte, ohne bei Tieren eine offensichtliche analgetische Verträglichkeit hervorzurufen.[406] Im Jahr 2013 kamen die Forscher zu dem Schluss, dass Patienten mit chronischen Schmerzen, denen *Hydrocodon* verschrieben wurde, das Schmerzmittel *weniger* wahrscheinlich einnahmen, wenn sie Cannabis verwendeten.[407]

Suchterkrankungen

Man nimmt an, dass Cannabidiol verschiedene neuronale Schaltkreise moduliert, die an der Drogenabhängigkeit beteiligt sind. Eine Reihe von Studien deuten darauf hin, dass CBD therapeutische Eigenschaften haben könnte, die Opioid- und Kokainsucht und Abhängigkeit von Psychostimulanzien behandeln, und einige Daten legen nahe, dass es bei der Nikotinabhängigkeit beim Menschen nützlich sein könnte. Es sind jedoch eindeutig weitere Studien notwendig, um das Potenzial von CBD als Intervention bei Suchterkrankungen vollständig zu bewerten.[408]

Allerdings ist offensichtlich, dass in den Staaten, in denen medizinisches Marihuana legal ist, die Sterblichkeitsrate durch verschreibungspflichtige

Opioide sofort messbar sinkt – eine Tendenz, die sich im Lauf der Zeit verstärkt. Im *Journal of the American Medical Association* veröffentlichte Beweise zeigten, dass Staaten mit einem medizinischen Cannabis-Programm eine um 24,8 Prozent niedrigere Überdosisrate an Opioiden hatten als Staaten ohne ein solches Programm.[409] Das allein ist ein starker Beweis für das Potenzial von Cannabis, die Abhängigkeit von pharmazeutischen Schmerzmitteln zu behandeln. In einer Schmerzpraxis in der San Francisco Bay Area wurden über vierhundert Patienten durch eine medizinische Cannabis-Behandlung geführt, um entzündliche und neuropathische Schmerzen, chronische Angstzustände und Abhängigkeit von Opioiden zu reduzieren, mit hervorragenden vorläufigen Ergebnissen in allen drei Bereichen.[410] (Mehr darüber finden Sie in Teil V. Weitere Informationen zur Verwendung von CBD bei Schmerzen erfahren Sie in diesem Kapitel.)

Die Ergebnisse einer Tierstudie aus dem Jahr 2013 mit Morphin deuten darauf hin, dass Cannabidiol in die Belohnungsmechanismen des Gehirns eingreift, die für die Expression der akuten verstärkenden Eigenschaften von Opioiden verantwortlich sind, was nahegelegt, dass Cannabidiol klinisch nützlich sein kann, um das Ausmaß der lohnenden Wirkung von Opioiden zu verringern.[411] Andere Studien haben ähnlich vielversprechende Ergebnisse in Bezug auf weitere Medikamente gezeigt.

CBD kann auch bei der Behandlung von Entzugssymptomen (wie Angst, Schlaflosigkeit, Migräne) aus dem übermäßigen Konsum von Cannabis mit hohem THC-Gehalt wirksam sein, was laut einigen Vorstudien möglicherweise zur Desensibilisierung von CB1-Rezeptoren führen könnte. Ein Fallbericht kam zu dem Schluss, dass CBD all diese Symptome während des Behandlungszeitraums erfolgreich gemildert hat.[412]

»Es ist fair zu sagen, dass CBD ein Gegner von Einstiegsdrogen ist, da es nachweislich Symptome des Entzugs von anderen Arten von Drogenmissbrauch behandelt«, schreibt Dr. Kenneth Stoller. »CBD kann bei Patienten mit Nikotin- und Alkoholsucht sowie der Abhängigkeit von Cannabis mit hohem THC-Gehalt und der Opioid-Abhängigkeit eingesetzt werden. Es ist bei der Behandlung von Süchten synergistisch mit dem Medikament *Baclofen*, aber weil es der Pharmaindustrie nicht das große Geld einbringt, ist es in der klinischen Praxis nahezu unbekannt.«[413]

Hinweise zur Einnahme: Dosierung und Darreichungsformen

Die Patienten sollten mit einem Arzt zusammenarbeiten, der über Erfahrung in der Empfehlung von CBD oder medizinischem Cannabis verfügt, damit Dosierung und Darreichungsformen individuell entwickelt und abgestimmt werden können. Gleichzeitig können informierte Patienten als ihr eigener, qualifizierter Gesundheitsberater fungieren (Informationen über den subjektiv-intuitiven Ansatz beim Umgang mit Arzneimitteln auf Cannabisbasis finden Sie auf S. 125).

Bei der Verwendung von CBD zur Behandlung von Suchtproblemen ist es wichtig, das Ausmaß der physischen und psychischen Abhängigkeit, die zugrunde liegenden Probleme, die zur Erkrankung geführt haben, und spezifische Entzugserscheinungen zu beurteilen. Ein Mensch in den frühen Phasen des Entzugs muss möglicherweise auf die Standard- oder Makrodosis oraler Medikamente aufbauen und auch schnell wirkende Verabreichungssysteme wie Vaporisation, Rauchen oder sublinguale Produkte in »Trigger-Momenten« oder Situationen mit höherem Stress verwenden. Später in der Behandlung kann man die Dosis bis zur Mikrodosis heruntertitrieren.

Informationen über Entzugserscheinungen wie Angst, Schlaflosigkeit, Migräne oder Appetitlosigkeit finden Sie unter den entsprechenden Stichpunkten in diesem Kapitel, ebenso Hinweise zu den besten Sorten und Darreichungsformen. Wenn Sie nach Terpen-Profilen suchen, die bei der Reduzierung von Entzugserscheinungen und Auslösesymptomen nützlich sein könnten, sollten Sie auf beruhigende wie Linalool und Myrcen achten.

Für alle oral verabreichten Medikamente gelten die Dosierungstabellen auf S. 108–111 als Richtlinien zur CBD-Dosierung nach Körpergewicht. Beginnen Sie immer mit der Mikrodosis, um die Empfindlichkeit zu testen, und steigern Sie diese bei Bedarf innerhalb des Dosierbereichs nach Körpergewicht an, bis die Symptome nachlassen. Im Allgemeinen sind Dosen im Standardbereich (10–50 mg) am effektivsten. Weitere Informationen zu den verschiedenen Darreichungsformen (zum Beispiel sublingual, oral, inhalativ) für Medikamente auf Cannabinoidbasis finden Sie ab S. 81.

möglich   tatsächlich

wahrscheinlich

Abb. 48

Wirksamkeit: Wissenschaft aktuell – Suchterkrankungen

Der *Cannabis Health Index* (CHI) ist ein evidenzbasiertes Bewertungssystem für Cannabis (im Allgemeinen, nicht nur CBD) und seine Wirksamkeit bei verschiedenen Gesundheitsproblemen auf der Grundlage von derzeit verfügbaren Forschungsdaten. Weitere Informationen zu den CHI-Werten finden Sie auf S. 140, und auf *cannabishealthindex.com* sind aktualisierte Informationen verfügbar. Zum Zeitpunkt der Drucklegung wurde Cannabis für die Behandlung der Abhängigkeit von Kokain oder Crack als wahrscheinlich eingestuft (3 Punkte). Für die Behandlung von Alkohol-, Heroin-, Opioid- und Nikotinabhängigkeit lagen die CHI-Werte alle im Bereich der möglichen bis wahrscheinlichen Wirksamkeit (2,5 Punkte), und für die Behandlung der Methamphetaminsucht liegt Cannabis derzeit im Bereich der möglichen Wirksamkeit (1,6 Punkte).

Die Ergebnisse einer Tierstudie aus dem Jahr 2009 zeigten, dass CBD (5–20 mg/kg) verhaltensbedingte Auswirkungen auf die Auslöser der Sucht hat, indem es das Schlüsselreiz-induzierte Verlangen nach **Heroin** hemmt. Es hatte eine langanhaltende Wirkung, die über 24 Stunden andauerte und noch zwei Wochen später messbar war. Die Autoren schrieben, dass ihre »Ergebnisse die einzigartigen Beiträge verschiedener Cannabisbestandteile zur Suchtanfälligkeit hervorheben und darauf hindeuten, dass CBD eine potenzielle Behandlung für Heroinverlangen und Rückfälle sein könnte.«[414]

In einer 2013 durchgeführten Studie zur **Nikotinsucht** erhielten 24 Raucher nach dem Zufallsprinzip entweder einen CBD-Inhalator oder ein Placebo und wurden eine Woche lang angewiesen, den Inhalator zu benutzen, wenn sie den Drang zum Rauchen verspürten. Während der Behandlungswoche zeigten Placebo-behandelte Raucher keine Unterschiede in der Anzahl der gerauchten Zigaretten. Im Gegensatz dazu reduzierten die mit CBD behandelten Personen die Anzahl der während der Behandlung gerauchten Zigaretten deutlich um rund 40 Prozent. Die Ergebnisse der Nachuntersuchung zeigten auch eine gewisse Beibehaltung dieses Effekts. Diese vorläufigen Daten und die starke präklinische Begründung für die Verwendung dieses Präparats deuten darauf hin, dass CBD eine potenzielle Behandlung der Nikotinabhängigkeit darstellt, die weitere Untersuchungen rechtfertigt.[415] Mehrere Studien an Ratten im Jahr 2016 deckten einen Zusammenhang zwischen dem Verlangen nach Nikotin und dem Endocannabinoid-System auf und zeigten, dass Phytocannabinoide den Entzug erleichtern könnten.

Eine Studie aus dem Jahr 2016 legte dar, dass CBD zur Verringerung der durch **Methamphetamin** induzierten Psychose nützlich war, was zusätzlich zu den vorläufigen Beweisen, dass CBD Belohnungspfade beeinflusst und zur Verringerung anderer Entzugssymptome beiträgt, einen weiteren Vorteil aufdeckt.[416]

Übelkeit und Erbrechen

Die antiemetischen (gegen Übelkeit und Erbrechen wirksamen) Eigenschaften von Cannabis sind wahrscheinlich eine der anerkanntesten und am besten untersuchten medizinischen Anwendungen der Pflanze, und es gibt eindeutige Beweise für ihre Wirksamkeit. Die Forschung zeigt, dass die Manipulation des Endocannabinoid-Systems Übelkeit und Erbrechen bei Menschen und Tieren reguliert, unabhängig davon, ob die Erkrankung mit Toxinen, Hormonen oder Bewegung zusammenhängt.[417] Cannabis wird seit Jahrtausenden zur Behandlung von Übelkeit und Erbrechen in verschiedenen Kulturen eingesetzt. Mitte der 1970er-Jahre begann sich die wissenschaftliche Forschung auf die Behandlung dieser Symptome bei Chemotherapie-Patienten zu konzentrieren. Die ersten Studien, in denen Cannabis mit hohem THC-Gehalt erfolgreich eingesetzt wurde, führten zur Entwicklung eines synthetischen THC-Arzneimittels namens *Marinol*, das noch heute gegen Übelkeit und zur Appetitstimulation im Zusammenhang mit Krebs und AIDS verschrieben wird. Es gibt jedoch Hinweise darauf, dass *Marinol* und andere synthetische Versionen von Cannabinoiden bei vielen

Krankheiten nicht so wirksam sind wie pflanzliche Produkte. Insbesondere bei Übelkeit und Erbrechen haben inhalierte Produkte eine höhere Erfolgsrate, da sie den Gastrointestinaltrakt umgehen und sofort wirken. Orale Cannabinoide können jedoch auch bei chronischen Problemen helfen.

Im Jahr 2002 begannen die Forscher, sich Cannabinoiden ohne psychoaktive Nebenwirkungen wegen ihres therapeutischen Wertes bei der Behandlung von Übelkeit zuzuwenden, und untersuchten CBD.[418] Im Gegensatz zu THC weist CBD eine geringe Affinität zu den CB1- und CB2-Rezeptoren auf,[419] scheint aber indirekt auf den 5-HT-Rezeptor in der Serotonin-Familie der Neurotransmitter zu wirken.[420]

Hinweise zur Einnahme: Dosierung und Darreichungsformen

Die Patienten sollten mit einem Arzt zusammenarbeiten, der über Erfahrung in der Empfehlung von CBD oder medizinischem Cannabis verfügt, damit Dosierung und Darreichungsformen individuell entwickelt und abgestimmt werden können. Gleichzeitig können informierte Patienten als ihr eigener, qualifizierter Gesundheitsberater fungieren (Informationen über den subjektiv-intuitiven Ansatz beim Umgang mit Arzneimitteln auf Cannabisbasis finden Sie auf S. 125).

Zur Linderung der unmittelbaren Symptome funktioniert das Verdampfen oder Rauchen gut, und viele Übelkeitspatienten bevorzugen dieses Verabreichungssystem, da es nicht eingenommen werden muss (und sie möglicherweise nicht dazu in der Lage sind, das Medikament lange genug unten zu behalten, damit es wirken kann). Oftmals führt schon der Gedanke, etwas zu sich nehmen zu müssen, einschließlich der Medizin, dazu, dass sich die Übelkeit verschlimmert. Die medikamentöse Wirkung beim Verdampfen oder Rauchen setzt sofort ein und dauert eine bis drei Stunden, wohingegen es bei den meisten eingenommenen Produkten 30 bis 60 Minuten dauert, bis sie wirken (bei leerem Magen schneller) und die Wirkung sechs bis acht Stunden anhält. Verdampfer, die eine mit dem CO_2-Konzentrat gefüllte Patrone verwenden, sind hochwirksam und in verschiedenen Verhältnissen von CBD zu THC erhältlich. Kräuterverdampfer, welche die ganze

Pflanze nutzen, sind ebenfalls eine effektive Darreichungsform. Auch sublinguale Sprays oder Tinkturen in Form von Tropfen wirken schnell und halten länger als inhalierte Produkte. Weitere Informationen zu den verschiedenen Darreichungsformen (zum Beispiel sublingual, oral, inhalativ) für Medikamente auf Cannabinoidbasis finden Sie ab S. 81.

Wenn mehr die chronische Übelkeit das Problem ist, werden CBD-Produkte mit einem Verhältnis von 20:1 oder höher empfohlen und als Tropfen, Kapseln oder in Lebensmitteln verabreicht. Für alle oral verabreichten Medikamente gelten die Dosierungstabellen auf S. 108–111 als Richtlinien zur CBD-Dosierung nach Körpergewicht. Beginnen Sie immer mit der Mikrodosis, um die Empfindlichkeit zu testen, und erhöhen Sie bei Bedarf die Dosis nach Körpergewicht, bis die Symptome nachlassen. Bei Übelkeit und Erbrechen wird in der Regel die **Mikro- bis Standard-Dosis** empfohlen. Bei Chemotherapie bedingter Übelkeit kann eine höhere Dosis erforderlich sein (mehr dazu finden Sie in diesem Kapitel unter dem Stichpunkt *Krebs*). Die meisten Cannabissorten wirken effektiv gegen Übelkeit, und einige Behandlungspläne sehen vor, mit 5 mg THC zu beginnen und auf bis zu 15 mg vor Beginn der Chemotherapie zu skalieren.

Wirksamkeit: Wissenschaft aktuell – Übelkeit und Erbrechen

möglich   tatsächlich

wahrscheinlich

Abb. 49

Der *Cannabis Health Index* (CHI) ist ein evidenzbasiertes Bewertungssystem für Cannabis (im Allgemeinen, nicht nur CBD) und seine Wirksamkeit bei verschiedenen Gesundheitsproblemen auf der Grundlage von derzeit verfügbaren Forschungsdaten. Weitere Informationen zu den CHI-Werten finden Sie auf S. 140, und auf *cannabishealthindex.com* sind aktualisierte Informationen verfügbar. Zur Behandlung von Übelkeit und Erbrechen wird Cannabis mit einer wahrscheinlichen Wirksamkeit eingestuft (3 Punkte).

Über vierzig Studien wurden über den Einsatz von Cannabinoiden zur effektiven Behandlung von Übelkeit und Erbrechen durchgeführt. Die Behandlung von Übelkeit und Erbrechen gilt laut Berichten der amerikanischen und britischen Ärztekammern als eine der am besten unterstützten therapeutischen Anwendungen von Cannabis. Eine Studie, die verfügbare Daten von über 1000 Chemotherapie-Patienten zusammenfasste, ergab, dass orales synthetisches THC bei 76 bis 88 Prozent der Patienten und geräuchertes Cannabis bei 70 bis 100 Prozent der Patienten eine Linderung der Übelkeit bewirkte.[421]

Häufig verschriebene Medikamente gegen Chemotherapie bedingte Übelkeit sind 5-HT-Antagonisten, die das Erbrechen unterdrücken, aber die Übelkeit nicht minimieren, und nicht bei verzögerter Übelkeit und Erbrechen wirksam sind. Laut einer Studie aus dem Jahr 2011 sind Cannabinoide bei diesen Symptomen wirksam.[422]

5. Gesundheitliche Probleme bei Frauen

Cannabinoide sind bei der Behandlung einer Reihe von Erkrankungen hilfreich, die häufig bei Frauen auftreten wie Osteoporose, Symptome im Zusammenhang mit der Menopause, Schilddrüsenprobleme, Fibromyalgie (mehr dazu unter den Stichpunkten *Schmerzen* und *Schlafstörungen* in Kapitel 4) und Brustkrebs (siehe Stichpunkt *Krebs* in Kapitel 4). Die wissenschaftliche Untersuchung des Endocannabinoid-Systems hat besondere Bedeutung für die Gesundheit von Frauen. Endocannabinoide kommen in den Zellen der Gebärmutter und des Fortpflanzungssystems sowie in der Muttermilch vor.

Das Endocannabinoid-System steht in direktem Zusammenhang mit dem endokrinen System, insbesondere mit der Beziehung zwischen dem Hypothalamus, der Hypophyse und anderen hormonellen Regulatoren, wie beispielsweise den Nebennieren (die man auch Hypothalamus-Hypophysen-Nebennierenrinden-Achse oder HPA-Achse nennt).

Die Hypophyse steuert die Schlüsselfunktionen innerhalb des Fortpflanzungssystems, einschließlich der Freisetzung des follikelstimulierenden Hormons (FSH), das für die Auslösung des Eisprungs verantwortlich ist. In den Jahren vor der Menopause, in denen der Körper versucht, seine Hormone auf neue Weise zu regulieren, kann die Freisetzung dieses Hormons sporadisch sein und nimmt allmählich ganz ab (sobald eine Frau die Menopause erreicht, hört die Hypophyse komplett auf, FSH zu produzieren).[423]

Dieses Kapitel beginnt mit einem kurzen anthropologischen Überblick über den Einsatz von Cannabis zur Behandlung weiblicher Gesundheitsprobleme im Lauf der Geschichte. Es enthält einen ausführlichen Abschnitt über die Verwendung von Produkten auf Cannabinoidbasis bei Menstruationsstörungen mit Informationen zur Dosierung und über Darreichungsformen des Medikaments. Es beinhaltet außerdem eine Auseinandersetzung mit dem kontroversen Thema der Verwendung von Cannabis in Bezug auf Fruchtbarkeit und Schwangerschaft.

Historischer Überblick

Während viele der traditionellen Medikamente, die zur Behandlung der Gesundheit von Frauen verwendet werden, über die Jahrtausende hinweg geheim gehalten wurden und einige im Lauf der Zeit verloren gegangen sind,[424] reichen Aufzeichnungen über den Konsum von Cannabis in Bezug auf Wehen, Geburt und die Behandlung von Menstruationsstörungen bis auf sieben Jahrhunderte vor Christus im alten Mesopotamien zurück.[425] Aus der Zeit des Mittelalters in Europa finden sich verschiedene Hinweise über den topischen Gebrauch von Cannabis in Fett oder Öl zur Linderung von Brustschmerzen und für stillende Mütter zur Vorbeugung von Mastitis.[426] In der Vergangenheit glaubten die Menschen, dass Cannabis den Muskeltonus der Gebärmutter förderte und somit den überschüssigen Blutfluss während der Menstruation und nach der Geburt reduzierte. Es wurde oft als Tinktur oder infundiertes Öl verwendet, aber es gibt auch Aufzeichnungen darüber, dass es als vaginales oder rektales Zäpfchen eingesetzt wurde. Man glaubte, dass Cannabis synergistisch mit Mutterkorn zusammenarbeitet, einem Präparat, das häufig als Abtreibungsmittel verwendet wird, und um übermäßigen Blutverlust nach der Geburt zu verhindern (das Derivat *Methergin* wird immer noch zu diesem Zweck in Krankenhäusern verwendet).

Es gibt viele Hinweise auf die Verwendung von Cannabis zur Behandlung von Uterusblutungen in der moderneren westlichen Medizin, beginnend ab Mitte des neunzehnten Jahrhunderts. Aus dieser Zeit findet man auch Aufzeichnungen darüber, dass Cannabis als Mittel zur Erleichterung des Geburtsvorgangs eingesetzt wurde. In den meisten Texten wird seine Wirkung auf die Verkürzung der Wehen durch Stärkung der Uteruskontraktionen bei gleichzeitiger Kontrolle von Schmerzen und Angstzuständen positiv erwähnt. Es herrschte die allgemeine Meinung, dass Cannabis nur wenige Nebenwirkungen für Frauen oder Babys hat.[427] Eine weitere traditionelle medizinische Verwendung von Cannabis mit zahlreichen kulturübergreifenden Referenzen ist die Behandlung von Erkrankungen der Blase und der Harnwege.[428]

Ein 1889 erschienener medizinischer Text des Bostoner Arztes J. W. Farlow beschreibt die Verwendung von Cannabis-Zäpfchen zur Linderung klimakterischer Symptome: »Die Reizbarkeit, die Schmerzen im Blasenhals,

Hitzewallungen und Kältegefühle können nach meiner Erfahrung oft stark gemildert werden.«[429]

Cannabis und der Monatszyklus: Menstruationsbeschwerden und Fruchtbarkeit

Cannabis wird seit Langem zur Behandlung des prämenstruellen Syndroms (PMS), der Endometriose und der menstruellen Bauchkrämpfe verwendet (bekannt ist, dass es von Queen Victoria in England verwendet wurde, die von ihrem Arzt Sir John Russell Reynolds eine Cannabistinktur gegen Dysmenorrhoe verschrieben bekam; sie hat es jahrelang monatlich angewendet). Dennoch muss die Wissenschaft noch viel Forschungsarbeit über den Einsatz von Cannabinoiden für diese häufigen Beschwerden, von denen Millionen von Frauen betroffen sind, leisten. Häufig verwendete Tinkturen für Menstruationsbeschwerden, die von US-amerikanischen Pharmaunternehmen patentiert wurden, enthielten in ihren Rezepturen Cannabis.

Hormonelle Schwankungen während der prämenstruellen Phase können eine Vielzahl von Symptomen verursachen, darunter Schmerzen, Reizbarkeit, Stimmungsschwankungen, Müdigkeit und Blähungen. In dieser Phase steigt der Gehalt an Hormonen wie Progesteron deutlich an, während andere Hormone wie Östrogen abnehmen.

Auch das Endometrium, die Gebärmutterschleimhaut, wird durch hormonelle Veränderungen beeinflusst. Wenn sich die Zellen, aus denen diese Auskleidung besteht, außerhalb der Gebärmutter vermehren, kommt es zu schmerzhaftem Wachstum und Verwachsungen, einem Zustand, der als Endometriose bekannt ist.

Der Östrogenspiegel ist mit dem Endocannabinoid-Spiegel verbunden, und sie sind beide beim Eisprung am höchsten und sinken nach der Menopause. FAAH, das Enzym, das das Endocannabinoid-Anandamid abbaut und dessen Spiegel kontrolliert, wird durch Östrogen reguliert. Tatsächlich funktioniert die Aktivierung von Östrogen-Rezeptoren und Cannabinoid-Rezeptoren auf denselben Zellen oft synergistisch, um größere Effekte zu erzielen.

Frauen wird häufig zusätzliches Progesteron zur Behandlung von PMS und prämenstrueller Dysphorie (PMDD) sowie eine Kombination von Hormonen als Ersatztherapie in den Wechseljahren verschrieben, aber die Forschung zeigt, dass es wichtig ist, den individuellen Hormonspiegel überprüfen zu lassen, um am besten beurteilen zu können, ob eine Ergänzung überhaupt erforderlich ist. Obwohl allgemein angenommen wird, dass abnormale prämenstruelle Symptome mit einem niedrigen Progesteronspiegel zusammenhängen, der zu diesem Zeitpunkt eigentlich hoch sein sollte, scheinen einige Formen tatsächlich mit einem überhöhten Progesteronspiegel und einem verringerten Östrogenspiegel verbunden zu sein.[430]

Es gibt Hinweise darauf, dass der Cannabiskonsum das Progesteron während der Lutealphase (nach dem Eisprung) senkt[431] und möglicherweise den Spiegel anderer wichtiger Hormone wie Prolaktin und Cortisol verändert.[432] Eine 1986 durchgeführte Studie zeigte, dass THC das mit dem Eisprung verbundene luteinisierende Hormon beeinflusst. Seine Auswirkungen auf die Fruchtbarkeit sind noch nicht vollständig verstanden, es ist jedoch möglich, dass der Zyklus einer Frau so stark beeinflusst wird, dass sich die Chancen auf Eisprung und Implantation ändern. Daher ist es ratsam, dass Frauen, die versuchen, schwanger zu werden, THC vermeiden, wenn sie vorher noch kein Cannabis konsumiert haben. Es hat sich jedoch gezeigt, dass sich der Körper regelmäßiger Konsumentinnen anpasst und die Fruchtbarkeit wieder ein normales Niveau erreicht. Die Wirkung von THC auf die Fruchtbarkeit ist relativ kurzlebig, und die Hormone kehren innerhalb von ein oder zwei Zyklen der Abstinenz zum Ausgangswert zurück.

CBD wurde noch nicht ausreichend untersucht, um ein Verständnis über seine Auswirkungen auf die Fruchtbarkeit zu erlangen. Einige Berichte und Forschungen deuten aber darauf hin, dass es bei richtiger zeitlicher Abstimmung positive Auswirkungen auf Frauen haben könnte, die unter Unfruchtbarkeit leiden, insbesondere im Zusammenhang mit Endometriose.[433, 434] Hohe Anandamid-Werte sind hilfreich für die Förderung des Eisprungs (CBD ermöglicht, dass dieses Endocannabinoid im System besser verfügbar ist), für die Implantation eines Embryos müssen die Anandamid-Werte jedoch niedrig sein.[435, 436] Eine Hypothese besagt, dass Cannabinoide wie CBD die Wahrscheinlichkeit einer Schwangerschaft bei Frauen mit natürlich hohen Anandamid-Werten verringern und alternativ bei Frauen mit niedrigen Anandamid-Werten erhöhen könnten.[437, 438]

Menopause

Eine Verringerung der Endocannabinoid-Signalisierung kann für einige der negativen Symptome im Zusammenhang mit der Menopause verantwortlich sein, und viele Frauen berichten von einer Linderung durch den Konsum von Cannabisprodukten. Eine Studie aus dem Jahr 2007 ergab, dass Cannabinoide die menopausenbedingte Schlaflosigkeit lindern.[439] Östrogen leitet das Endocannabinoid-System dazu an, die emotionale Reaktion zu regulieren, und lindert Angstzustände und Depression durch seine Aktionen im Gehirn. Niedrigere Östrogenspiegel während und nach der Menopause bedeuten eine geringere Aktivierung des Endocannabinoid-Systems und eine verminderte Fähigkeit, auf Stress zu reagieren und die Stimmung entsprechend zu verbessern.[440] Ein weiteres Symptom, das behandelt werden kann, sind Hitzewallungen – die Körpertemperatur wird im Allgemeinen durch Cannabis gesenkt. In den Wechseljahren können auch Probleme mit dem Sexualleben auftreten, einschließlich Veränderungen in der Libido, dem Grad der Scheidenfeuchtigkeit und der Empfindlichkeit. Untersuchungen zum potenziellen Einsatz von Cannabinoiden für diese sexuellen Gesundheitsbelange sind dringend erforderlich, einzelne Beweise deuten jedoch bereits darauf hin, dass sie bei einigen Frauen möglicherweise gut wirken. Auf dem Markt sind bereits mit THC infundierte Gleitmittel erhältlich, außerdem werden stimulierende Sativa-Sorten häufig empfohlen, um den Sex zu verbessern und den Sexualtrieb zu erhöhen.

Zu niedrige Endocannabinoid-Spiegel können zu einer frühen Menopause führen. Untergewichtige Frauen oder Frauen mit Anorexie, die dazu neigen, frühzeitig in die Wechseljahre zu treten, weisen ebenfalls einen niedrigen Endocannabinoid-Spiegel auf. Da ein Endocannabinoid-Mangel durch eine Erhöhung dieser Werte mit Phytocannabinoiden ausgeglichen werden kann, wird angenommen, dass dies in solchen Fällen helfen könnte, die Menopause zu verzögern. Das Endocannabinoid-System reguliert den Knochenschwund nach der Menopause. CB2-Rezeptoren befinden sich auf Knochenzellen, den sogenannten Osteoblasten. Eine häufige Mutation in dem Gen, das CB2 beim Menschen codiert, was zu weniger CB2-Rezeptoren führt, hängt mit der Osteoporose nach der Menopause zusammen.[441] Anandamid ist das Endocannabinoid-Signalmittel, das für die Knochenbildung am CB1-Rezeptor im Knochen verantwortlich ist, während 2-AG dazu beiträgt, diesen am CB2-Rezeptor abzubauen, wodurch das Gleichgewicht erhalten bleibt und der Knochen ein Leben lang erneuert werden kann.[442]

Hinweise zur Einnahme der Medikamente: Dosierung und Darreichungsformen

Die Patientinnen sollten mit einem Arzt zusammenarbeiten, der über Erfahrung in der Empfehlung von CBD oder medizinischem Cannabis verfügt, damit Dosierung und Darreichungsformen individuell entwickelt und abgestimmt werden können. Gleichzeitig können informierte Patienten als ihr eigener, qualifizierter Gesundheitsberater fungieren (Informationen über den subjektiv-intuitiven Ansatz beim Umgang mit Arzneimitteln auf Cannabisbasis finden Sie auf S. 125).

CBD-Produkte mit einem Verhältnis von 20:1 oder höher werden für Endometriose, prämenstruelle und menopausenbedingte Syndrome sowie zur Linderung von Menstruationskrämpfen empfohlen. Die Medikamente können als Tropfen, Kapseln oder in Lebensmitteln verabreicht werden. Für alle oral verabreichten Medikamente gelten die Dosierungstabellen auf S. 108–111 als Richtlinien zur CBD-Dosierung nach Körpergewicht. Beginnen Sie immer mit der Mikrodosis, um die Empfindlichkeit zu testen, und erhöhen Sie bei Bedarf die Dosis nach Körpergewicht, bis die Symptome nachlassen. Zur Behandlung von Menstruationsstörungen wird in der Regel die **Mikro- bis Standarddosis** empfohlen.

Wenn CBD-dominante Produkte allein nicht ausreichen, um einen bestimmten Fall zu behandeln, werden manchmal Produkte mit einem höheren THC-Anteil empfohlen, um Schmerzen oder andere Symptome besser zu behandeln. Für den täglichen Gebrauch könnten der Dosierung stimulierendere, schmalblättrige Sativa-Sorten mit höheren Myrcen-Konzentrationen hinzugefügt werden (mehr zu diesen Klassifizierungen finden Sie in Kapitel 7). Im Allgemeinen werden bei Schmerzen, insbesondere am Abend und in der Nacht, breitblättrige Indica-Sorten wegen ihrer entspannenden, beruhigenden Wirkung bevorzugt. Personen ohne Erfahrung mit THC sollten vorsichtig sein und nur langsam bis zu höheren Dosen titrieren. Ein Verhältnis von CBD zu THC von 1:1 kann verwendet werden, wenn Patienten über zu viel Psychoaktivität berichten, da CBD diesen Effekt reduziert.

Frauen reagieren besser auf die schmerzlindernde Wirkung von Cannabis und THC, wenn ihr Östrogenspiegel am höchsten ist. Da Frauen in der Menopause und Postmenopause einen niedrigen Östrogenspiegel haben, sprechen sie weniger auf THC an und benötigen höhere Dosen als prämenopausale Frauen, um die gleiche Schmerzlinderung zu erreichen. Prämenopausale Frauen entwickeln schnell eine Toleranz gegenüber THC und sind möglicherweise anfälliger für negative Nebenwirkungen von Cannabis wie Paranoia, Angstzustände oder Abhängigkeit. Postmenopausale Frauen können möglicherweise langfristig eine stabile Dosis von THC oder Cannabis einhalten und sich aufgrund von Cannabis weniger ängstlich oder paranoid fühlen.[443]

Es ist auch gezeigt worden, dass andere Cannabinoide Schmerzen lindern, darunter CBC, CBG, THCV und THCA. Sorten mit hohem Beta-Caryophyllen-, Myrcen- und Linalool-Anteil sorgen für zusätzliche Schmerzlinderung und erhöhen die Wirksamkeit anderer Cannabinoide bei Analgesie.

Zur schnellen Linderung von Schmerzen, Schlaflosigkeit oder anderen unmittelbaren Symptomen eignen sich Verdampfen oder Rauchen gut. Die medikamentöse Wirkung setzt sofort ein und dauert eine bis drei Stunden, wohingegen es bei den meisten eingenommenen Produkten 30 bis 60 Minuten dauert, bis sie wirken (bei leerem Magen schneller) und die Wirkung sechs bis acht Stunden anhält. Verdampfer, die eine mit dem CO_2-Konzentrat gefüllte Patrone verwenden, sind hochwirksam und in verschiedenen Verhältnissen von CBD zu THC erhältlich. Kräuterverdampfer, welche die ganze Pflanze nutzen, sind ebenfalls eine effektive Darreichungsform. Sublinguale Sprays oder Tinkturen in Form von Tropfen wirken ebenfalls schnell und halten länger als inhalierte Produkte. Seit Kurzem sind Vaginalzäpfchen und topische Produkte auf Cannabisbasis erhältlich, bei denen das Medikament in das Muskelgewebe des Beckenbodens und der Umgebung aufgenommen wird. Weitere Informationen zu den verschiedenen Darreichungsformen (zum Beispiel sublingual, oral, inhalativ) für Medikamente auf Cannabinoidbasis finden Sie ab S. 81.

Wirksamkeit: Wissenschaft aktuell – Menstruationsbeschwerden

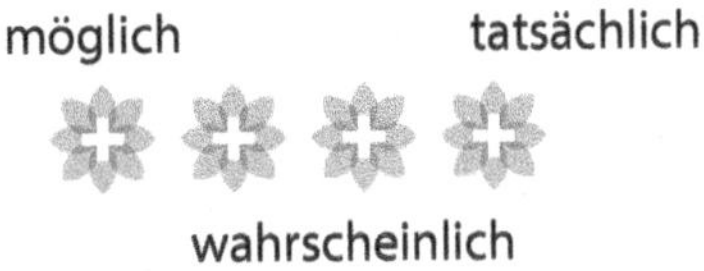

möglich   tatsächlich

✿ ✿ ✿ ✿

wahrscheinlich

Abb. 50

Der *Cannabis Health Index* (CHI) ist ein evidenzbasiertes Bewertungssystem für Cannabis (im Allgemeinen, nicht nur CBD) und seine Wirksamkeit bei verschiedenen Gesundheitsproblemen auf der Grundlage von derzeit verfügbaren Forschungsdaten. Weitere Informationen zu den CHI-Werten finden Sie auf S. 140, und auf *cannabishealthindex.com* sind aktualisierte Informationen verfügbar. Cannabis wird bei Menstruationsschmerzen, hormonbedingter Übelkeit und Endometriose in den wahrscheinlichen bis nachweisbaren Bereich der Behandlungseffektivität eingestuft. Die Wirkung des Endocannabinoid-Systems auf die Fortpflanzung ist komplex, und es sind dringend weitere Forschungen über Cannabinoide und die Gesundheit von Frauen erforderlich.

Cannabis und Mutterschaft

Man ist sich noch nicht sicher, welche Auswirkungen pflanzliche Cannabinoide auf die Schwangerschaft und das sich entwickelnde Kind haben, obwohl klar ist, dass das Endocannabinoid-System maßgeblich an der Regulierung der für die Fruchtbarkeit und das Stillen zentralen chemischen Botenstoffe beteiligt ist. Studien über die potenziellen Risiken einer pränatalen Exposition sind begrenzt und teilweise widersprüchlich.

Ein wegweisender Forschungsbericht aus dem Jahr 2017[444] über aktuelle Studien zu medizinischem Cannabis für viele Gesundheitsprobleme kam zu dem Schluss, dass das Rauchen von Cannabis mit hohem THC-Gehalt mit einem leicht geringeren Geburtsgewicht bei Säuglingen verbunden ist (ebenso wie der Tabakkonsum), dass aber seine Wirkung auf andere Faktoren in der Schwangerschaft und Kindheit unklar ist. Eine Umfrage aus dem Jahr 2002 unter 12 060 britischen Frauen berücksichtigte Faktoren wie das Alter der Mutter, das Gewicht vor der Schwangerschaft und den selbst gemeldeten Konsum von Tabak, Alkohol, Koffein und anderen illegalen Drogen. Es zeigten sich hier keine signifikanten Wachstumsunterschiede bei Neugeborenen, die in der Gebärmutter Cannabis ausgesetzt gewesen waren, im Vergleich zu Neugeborenen, die keiner Belastung ausgesetzt waren.[445]

In diesem Bereich stehen viele Herausforderungen für die Forschung im Zusammenhang mit den Schwierigkeiten bei der Kontrolle von Alkohol und anderen Substanzen und den rechtlichen Sanktionen, mit denen Frauen in bestimmten Staaten konfrontiert werden könnten, wenn sie zugeben, während der Schwangerschaft Cannabis konsumiert zu haben. Infolgedessen bleiben viele der veröffentlichten Daten, die das Ausmaß des mütterlichen Cannabiskonsums und seine gesundheitlichen Auswirkungen bewerten, auf historische Texte, Studien aus nicht westlichen Kulturen, in denen der Konsum von Cannabis eine größere soziale Akzeptanz hat, und retrospektive Umfragedaten beschränkt.[446]

CBD allein ist in Bezug auf die Schwangerschaft nicht ausreichend erforscht, ebenso wenig wie die meisten Cannabinoide. Fast alle Forschungen haben sich auf THC konzentriert, und nicht alle von ihnen haben den Konsum von Alkohol oder anderen Substanzen ordnungsgemäß kontrolliert. Unter den Studien, die andere Substanzen kontrollierten, berichteten die meisten, dass die offensichtlichen Auswirkungen von Cannabis auf das Geburtsgewicht und andere unerwünschte perinatale Ergebnisse minimal sind. Bei Nagetieren, denen man große Dosen synthetischen THCs verabreichte, wurden jedoch negative Reproduktionsergebnisse berichtet.

Während einige Studien keine Auswirkungen des Cannabiskonsums während der Schwangerschaft und der langfristigen Entwicklung des Fötus und des Kindes gezeigt haben,[447] berichtete eine Studie sogar über einen positiven Effekt auf die Gesundheit, Stimmung und Eckdaten des Säuglings.[448] Bei der Überprüfung einer Studie aus dem Jahr 2002 wurden messbare Unterschiede im Zusammenhang mit Aufmerksamkeit/Impulsivität und komplexer Problemlösung bei Kindern über drei Jahren festgestellt, deren Mütter starke Konsumenten waren.[449] Eine Laborstudie aus dem Jahr 2014 ergab, dass bei Föten, die pränatal hohen THC-Dosen ausgesetzt waren, die neurologische Entwicklung in dem Bereich verändert wird, der mit dieser Art von Gehirnaktivität verbunden ist.[450]

Zwar wird der Einfluss von Cannabis auf die Schwangerschaft und die Entwicklung des Fetus von der Wissenschaft immer noch nicht wirklich verstanden und gibt Anlass zu Kontroversen, doch berichten Frauen anekdotisch, dass sehr kleine Dosen wirksam sind, um Übelkeit, Angst und Depressionen während der Schwangerschaft zu lindern. Der historische Einsatz von Cannabis für schwangerschaftsbedingte Probleme wird auch in afrikanischen, indischen und südostasiatischen Kulturen erwähnt.[451] In einigen Perioden der Geschichte war er auch ein gängiger Bestandteil des Arzneibuchs westlicher Hebammen. Darüber hinaus hat sich Cannabis bei einigen Frauen als wirksam erwiesen, um Schmerzen und Ängste während der Geburt zu reduzieren. Auch wenn der Gedanke, dass Frauen während der Wehen Cannabis-basierte Produkte verwenden, abwegig erscheint, so sollte bedacht werden, dass Betäubungsmittel, die in vielen Krankenhäusern für dieselben Zwecke verwendet werden, *Fentanyl* oder andere ähnliche Opioide einschließlich Morphin beinhalten. Und die Mehrheit der Frauen in den Vereinigten Staaten erhält epidurale Medikamente wie *Bupivacain* und andere synthetische Kokain-Derivate.[452] All diese haben seltene, aber potenziell gefährliche Nebenwirkungen.

Eine systematische Überprüfung der verfügbaren Daten, die 2016 abgeschlossen wurde, kam zu dem Schluss, dass der Konsum von Cannabis (mit unbekanntem THC- oder CBD-Level) bei Müttern nicht mit negativen neonatalen Ergebnissen wie niedrigem Geburtsgewicht oder Frühgeburt einhergeht. Die Autoren schlossen daraus, dass das zuvor damit verbundene

Risiko offensichtlich mit dem gleichzeitigen Konsum von Tabak, Alkohol oder anderen Drogen verbunden war.[453] Die längerfristigen Auswirkungen einer starken pränatalen Exposition sind aber nicht klar. Einige Studien haben niedrigere Intelligenztest-Ergebnisse bei Kindern im schulpflichtigen Alter gezeigt, die pränatal starkem Cannabis-Rauch von Produkten mit hohem THC-Gehalt ausgesetzt waren, wobei sich die Tests aber auf Gruppen mit niedrigem sozioökonomischen Status und zahlreichen damit zusammenhängenden Faktoren beschränkten.[454]

Schwangere Frauen und Gesundheitspraktiker müssen sich jedoch über mögliche Risiken im Klaren sein und sollten bei Cannabis immer auf Nummer sicher gehen und insbesondere synthetische Cannabinoide und hochwirksame THC-Produkte meiden.

Essen für zwei: Hyperemesis gravidarum (HG)

Im Jahr 2002 veröffentlichte Dr. Wei-Ni Lin Curry einen Bericht aus erster Hand, der ihren eigenen Gebrauch von therapeutischem Cannabis dokumentiert, um die Symptome von Hyperemesis gravidarum (HG) zu lindern, einer potenziell lebensbedrohlichen Erkrankung für Mutter und Baby, die durch starke Übelkeit und Erbrechen, Unterernährung und Gewichtsverlust während der Schwangerschaft gekennzeichnet ist. (Während allgemeine Übelkeit und Erbrechen, umgangssprachlich als »Morgenübelkeit« bezeichnet, bei schätzungsweise 70 bis 80 Prozent aller werdenden Mütter auftritt, leiden etwa 1 bis 2 Prozent an dem anhaltenden Erbrechen und der Auszehrung im Zusammenhang mit HG.)

»Innerhalb von zwei Wochen nach der Empfängnis meiner Tochter wurde mir elendig übel und ich musste mich den ganzen Tag und die Nacht über übergeben«, schrieb Curry. »Ich erbrach Galle in allen Schattierungen und fing bald an, Blut zu würgen. [...] Ich fühlte mich so hilflos und verzweifelt, dass ich zweimal in die Abtreibungsklinik ging, aber beide Male verließ ich sie, ohne die Abtreibung durchgezogen zu haben. [...] Schließlich beschloss ich, medizinisches Cannabis auszuprobieren. [...] Nur ein bis zwei kleine Züge nachts, und wenn ich es morgens nahm, führte das zu einem ganzen Tag voller Wohlbefinden. Ich verwandelte mich von einer Frau, die nichts mehr essen und nichts mehr trinken konnte, nicht funktionierte, ständig erbrach und aus zwei Öffnungen blutete, zu einem vollständig geheilten Menschen.

> [...] Cannabis hat nicht nur mein [Leben] während der Dauer meiner Hyperemesis gerettet, es hat auch das Leben des Kindes in meinem Schoß gerettet.« Kanadische Umfragedaten, die 2006 veröffentlicht wurden, berichteten, dass Cannabis sowohl bei der Behandlung von morgendlicher Übelkeit als auch bei HG therapeutisch wirkt. Von den 84 Frauen, die den anonymen Fragebogen beantwortet hatten, gaben 36 an, dass sie während ihrer Schwangerschaft Cannabis mit Unterbrechungen konsumiert hatten, um Symptome wie Erbrechen, Übelkeit und Appetitlosigkeit zu behandeln. Von diesen sagten 92 Prozent, dass Cannabis (inhaliert oder eingenommen) »extrem effektiv« oder »effektiv« bei der Bekämpfung ihrer Symptome war.

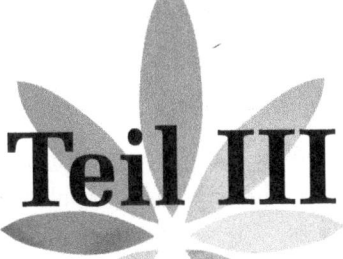

Teil III

CBD in der Tiermedizin

von Gary Richter, MS, Doktor der Veterinärmedizin

6. CBD für Tiere

Da immer mehr Menschen die Vorteile von medizinischem Cannabis entdecken, fragen sich viele Tierhalter, ob es auch ähnliche Vorteile für ihre pelzigen Familienmitglieder gibt. Wie sich herausstellt, ist der Konsum von Cannabis bei Tieren gar nichts Neues. Cannabis wird in der Veterinärmedizin schon fast so lange eingesetzt, wie der Mensch es zur Behandlung allgemeiner Gesundheitsprobleme verwendet. Vor Tausenden von Jahren benutzten die alten Griechen Cannabis, um Pferde gegen Koliken, Entzündungen und sogar zur Heilung von Kampfwunden zu behandeln.[455]

Die erste veröffentlichte Studie über Cannabis und Haustiere erschien 1899 im *British Medical Journal*. Der Artikel wurde vom englischen Arzt und Pharmakologen Walter E. Dixon verfasst und enthielt Dixons Beobachtungen über die Reaktion von Hunden und Katzen auf Cannabis mit hohem THC-Gehalt.[456] Seit dieser Zeit hat sich die medizinische Cannabisforschung hauptsächlich auf den Menschen konzentriert, obwohl in jüngster Zeit auch der Nutzen für Tiere untersucht wird.

In den letzten Jahren haben Tierärzte die Vorteile von Cannabis für die Behandlung von Krankheiten bei Haustieren wiederentdeckt, und wir haben Erfolge bei der Behandlung vieler der Krankheiten gesehen, die auch Menschen betreffen. Haustiere, die unter Schmerzen, Entzündungen, Arthritis, Krebs, Anfällen und Verdauungsproblemen leiden, haben alle durch den Gebrauch von medizinischem Cannabis Linderung gefunden. Die Anleitungen zur Dosierung müssen jedoch sehr ernst genommen werden. Aufgrund ihrer geringen Größe und physiologischen Unterschiede kann man bei Haustieren nicht wie bei »kleinen Menschen« dosieren.

> Annie war eine zweijährige schwarze Labrador-Retriever-Hündin, die von ihren Besitzern auf der Suche nach einer wirksamen Behandlung in meine Praxis gebracht wurde. Bei Annie wurde Epilepsie diagnostiziert. Sie hatte mehrere Anfälle pro Tag, obwohl sie zwei verschiedene Medikamente gegen Anfälle einnahm.

> Epilepsie tritt bei Hunden gelegentlich auf. Die Anfälle beginnen in der Regel, wenn der Hund jung ist (zwei oder drei Jahre alt) und können einen Schweregrad von sehr leicht bis sehr stark erreichen. Annies Anfälle waren relativ mild, aber sie hatte mehrere Episoden pro Tag. Eine vollständige Untersuchung durch einen Neurologen, die auch ein MRT mit einschloss, ergab keine abnormalen Befunde.
>
> Nachdem wir Annie untersucht und uns mit ihren Besitzern beraten hatten, beschlossen wir, CBD-reiches Cannabisöl auszuprobieren. Wir besprachen das genaue Produkt und die Dosierung, die für sie am sichersten und effektivsten wären.
>
> Innerhalb von zwei Wochen reduzierten sich Annies Anfälle um 75 Prozent. Ihre Lebensqualität hat sich deutlich verbessert, und ihre Besitzer waren begeistert. Mit einer kleinen Feinabstimmung ihrer Dosierung konnten wir ihre Anfallshäufigkeit weiter verbessern. Obwohl sie immer noch gelegentlich einen Anfall hat, hat sich Annies Leben (und das ihrer Besitzer) stark zum Besseren gewendet.

Tiere und das Endocannabinoid-System

Aus evolutionärer Sicht ist das Endocannabinoid-System recht alt. Alle höheren Tierarten haben ein Endocannabinoid-System, und es kommt sogar in vielen primitiven Lebensformen wie Schnecken vor. Genau wie beim Menschen ist das komplexe Netz der Neurotransmitter im Endocannabinoid-System an physiologischen Prozessen wie Appetit, Schmerzempfindung, Stimmung und Gedächtnis beteiligt (in Kapitel 2 finden Sie weitere Details zur Funktionsweise des Endocannabinoid-Systems). Während die Gesamtfunktion des Endocannabinoid-Systems bei allen Tieren ähnlich ist, gibt es Unterschiede zwischen den Arten.

Hunde sind im Hinblick auf das Endocannabinoid-System besonders einzigartig, da sie eine höhere Konzentration an Endocannabinoid-Rezeptoren in Hirnstamm und Kleinhirn aufweisen als jede andere Spezies. Diese Strukturen im Gehirn steuern Herzfrequenz, Atmung und Muskelkoordination. Die dramatische Reaktion bei Hunden, die bei der Einnahme von übermäßigem Cannabiskonsum mit THC zu beobachten ist, ist auf die hohe Konzentration von Cannabinoid-Rezeptoren sowie die relativ geringe Größe der Hunde zurückzuführen.

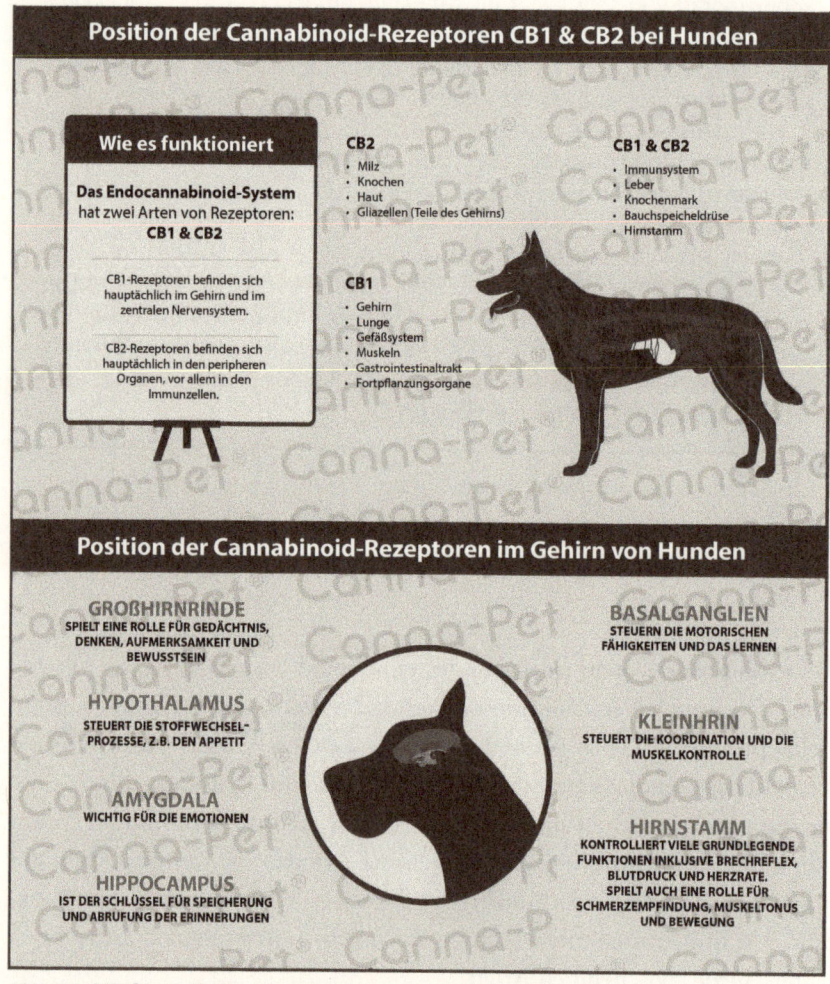

Abb. 51 Mit freundlicher Genehmigung von Canna-Pet.com

Wenn Hunde übermäßig viel Cannabis mit THC einnehmen, verlieren sie die Muskelkoordination, haben Schwierigkeiten mit dem Gleichgewicht und können die Darm- und Blasenkontrolle verlieren. Sie stehen dann in einer »Sägebock«-Haltung und schwanken hin und her. Diese Reaktion wird als »statische Ataxie« bezeichnet und ist einzigartig für Hunde. Abhängig von der Größe des Hundes und der eingenommenen Dosis können Anzeichen einer Toxizität mehrere Stunden bis Tage anhalten und dazu führen, dass der Hund weder essen oder trinken kann.

Umgekehrt reagieren Katzen auf Überdosen von THC ähnlich wie Menschen, obwohl die Auswirkungen aufgrund ihrer geringen Größe oft schwerwiegend und lang anhaltend sind. Obwohl Cannabis bei Tieren selten tödlich ist, benötigen einige Haustiere jedoch möglicherweise ärztliche Hilfe, um ihre Flüssigkeitszufuhr während der Zeit aufrechtzuerhalten, in der sie außer Gefecht gesetzt sind. Bei den wenigen Todesfällen, die bei Haustieren durch die Einnahme von Cannabis aufgetreten sind, waren in der Regel andere giftige Lebensmittel wie Schokolade oder Kaffee mit im Spiel.

Vorsichtsmaßnahmen bei der Verwendung von Cannabis zur Behandlung von Haustieren

- Hunde haben eine höhere Anzahl von Endocannabinoid-Rezeptoren in Kleinhirn und Hirnstamm als Menschen. Diese Teile des Gehirns steuern die Koordination, Herzfrequenz, Atemfrequenz und mehr. Dies macht Hunde besonders anfällig für Toxizität durch zu viel THC.
- Mit THC betäubte Hunde können Anzeichen einer statischen Ataxie aufweisen. Diese Hunde erscheinen steif und haben Schwierigkeiten beim Stehen. Dieser Zustand ist einzigartig für Hunde und erfordert oft eine unterstützende medizinische Therapie, obwohl er nicht tödlich verläuft.
- Cannabis in jeglicher Form ist ein hoch pharmakologisch wirksames Medikament. Konsultieren Sie bitte immer Ihren Tierarzt, bevor Sie Ihrem Haustier ein Cannabis-Produkt verabreichen.
- Aufgrund der extremen Empfindlichkeit von Kleintieren gegenüber THC werden wegen des höheren Sicherheitsniveaus häufig Produkte mit hohem CBD-Gehalt und wenig oder gar keinem THC bevorzugt.

Verabreichungsmethoden

Orale Verabreichung

Cannabisöl, das normalerweise mit einem Träger wie Olivenöl oder Kokosöl verdünnt wird, ist eine der einfachsten Möglichkeiten, das Medikament einem Haustier zu verabreichen. Es kann der Nahrung hinzugefügt oder direkt ins Maul gegeben werden. Präparate aus einem hoch konzentrierten Extrakt (CO_2- oder Alkoholextraktion sind die reinsten Methoden) werden mit dem Träger verdünnt, um eine angemessene Dosierung zu ermöglichen. Ohne Verdünnung sind die konzentrierten Extrakte (insbesondere THC-haltige) bei Kleintieren schwer dosierbar. Die Verwendung von unverdünnten Konzentraten erhöht die Wahrscheinlichkeit einer versehentlichen Überdosierung erheblich.

Zusätzlich zu den Ölen gibt es für Haustiere auch mit Cannabis angereicherte Leckereien. Die meisten davon sind CBD-Leckerli aus Hanf. Hanf-basierte CBD-Leckerli enthalten wenig bis gar kein THC, sind sehr sicher und wirken oft bei leichten bis mittelschweren Schmerzen. Die meisten Tierärzte sind sich jedoch einig, dass CBD- Leckerli und Nahrungsergänzungsmittel auf Hanfbasis nicht so wirksam sind wie solche aus Marihuana, wenn höhere Dosen benötigt werden.

Topische Anwendung

Cannabisöle, Salben oder Sprays können bei Haustieren mit Hautallergien oder sogar bei Arthritis und Rückenschmerzen eingesetzt werden. Die Cannabinoid-Rezeptoren in der Haut und den Haarfollikeln sorgen sowohl für eine oberflächliche (Haut) als auch für eine tiefere (Muskeln und Gelenke) Entlastung. Viele dieser Tiere benötigen ansonsten Steroide oder andere Medikamente, die schädliche Nebenwirkungen haben können. Die Auswirkungen von Topika sind bei einigen Patienten einfach erstaunlich. Topika sind eine gute Option für Haustiere, obwohl manchmal das Fell rasiert werden muss und es wichtig ist, zu verhindern, dass das Haustier die Medizin ableckt.

Rauchen und Verdampfen

Unter keinen Umständen sollte versucht werden, einem Haustier Cannabis zu verabreichen, indem man ihm Rauch oder Dampf ins Gesicht bläst. Haustiere haben hochempfindliche Atmungssysteme, die nicht für diese Darreichungsform ausgestattet sind. Darüber hinaus ist es derzeit nicht möglich, Medikamente für Haustiere auf diese Weise genau zu dosieren. Vielleicht kommt irgendwann eine Zeit, in der eine genaue Dosierung durch einen Einzeldosis-Inhalator möglich ist, wie er bei Haustieren und Menschen zur Verabreichung von Asthmamedikamenten verwendet wird. Bis dahin sollten Sie sich ausschließlich an die orale und/oder topische Verabreichung halten.

Die Wahl eines Cannabisprodukts für Ihr Haustier

Mit dem Aufkommen von CBD-Produkten und einer wirksamen Niedrigdosis-THC-Therapie werden Cannabisprodukte immer häufiger eingesetzt, um Tiere sicher und effektiv zu behandeln. »Die Ergebnisse treten fast sofort ein«, sagt Darlene Arden, eine zertifizierte Tierverhaltensberaterin. »Ältere Hunde laufen wie Welpen herum, und ihre letzten Monate oder Jahre sind weitaus angenehmer. Diejenigen mit Krebs haben keine Schmerzen mehr. Es erhöht den Appetit. Mit anderen Worten, es verbessert die Lebensqualität. Wenig überraschend ist, dass nur wenige Tierärzte medizinisches Marihuana verschreiben, aber ich denke, wir werden einen Trend dahingehend erkennen, sobald einige Tests durchgeführt wurden.«

»Marihuana sollte unter ärztlicher Aufsicht abgegeben werden«, fährt Arden fort. »Ich finde, dass die Vorteile bei Weitem alle negativen Konnotationen überwiegen, wenn es vernünftig verwendet wird, die Menschen darüber aufgeklärt werden, wie man es benutzt und aufbewahrt, und es sorgfältig auf die Größe des Hundes dosiert wird.«[457]

Es mag einmal so gewesen sein, dass CBD im Schatten von THC stand, wenn es darum ging, wie die Menschen Cannabis als Medizin betrachten, was jetzt aber nicht mehr so ist. CBD hat sich zu einem eigenständigen Hauptakteur entwickelt. THC und CBD sind beide hochaktive Verbindungen, die sich in ihrer pharmakologischen Verwendung überschneiden. Beide können zwar effektiv bei Schmerzen, Entzündungen und der Behandlung von Krebs eingesetzt werden, doch ist CBD besonders gut dazu geeignet, zum Beispiel Magen-Darm-Erkrankungen und Anfallsleiden zu behandeln. Bei der Verwendung von Cannabis als Medizin für Haustiere (und Menschen) ist es enorm wichtig festzustellen, welche Verbindungen am sichersten und effektivsten eingesetzt werden können.

Wie alle pflanzlichen Medikamente besteht Cannabis aus vielen aktiven Wirkstoffen. Es wird vermutet, dass es einen synergistischen Effekt zwischen diesen Chemikalien gibt, der letztlich größer ist als die Summe seiner Teile. Dieses Phänomen, bekannt als »Entourage-Effekt« (siehe S. 358), ist einer von vielen Gründen, warum die Verwendung einer ganzen Pflanze als Arzneimittel oft besser ist als der Versuch, einen einzelnen Wirkstoff für die pharmazeutische Verwendung zu isolieren. In Zukunft wird das gesamte Spektrum der Cannabinoide, Terpene und Flavonoide in Cannabis genutzt werden, um die größte medizinische Wirkung zu erzielen. Zurzeit erfolgt die Produktauswahl jedoch noch am besten über das Verhältnis von CBD zu THC.

Das relative Verhältnis von CBD zu THC ist für eine erfolgreiche Behandlung ebenso wichtig wie die tatsächliche Menge jedes in einem Medikament vorhandenen Wirkstoffs. THC und CBD imitieren jeweils einen anderen Neurotransmitter im Endocannabinoid-System und haben somit unterschiedliche Auswirkungen auf den Körper. Die einzelnen Mengen an THC und CBD in einer Formel bilden ein Medikament, das den Körper im Verhältnis zum verwendeten spezifischen Verhältnis beeinflusst. So hat beispielsweise eine Formel, die sich gut zur Krebsbekämpfung eignet, oft einen höheren THC-Gehalt, während eine Formel, die für Anfälle entwickelt wurde, einen höheren CBD-Gehalt aufweist. Da Formeln mit bestimmten Verhältnissen erstellt werden können, ist es möglich, Medikamente herzustellen, die bei einer Vielzahl von Erkrankungen helfen.

Bei der Auswahl eines Cannabisprodukts für die Verwendung bei Haustieren ist es unerlässlich, sowohl die Konzentration des Medikaments als auch das Verhältnis von CBD zu THC zu kennen. Die folgende Tabelle gibt einen Überblick über die Produktauswahl für bestimmte Krankheiten oder Zustände sowie das am besten geeignete CBD-zu-THC-Verhältnis.

Empfohlenes CBD: THC-Produktverhältnis für bestimmte Krankheiten oder Leiden bei Haustieren/Tieren

CBD: THC	Krankheit oder Zustand
Hoher CBD-Wert, niedriger THC-Wert (zwischen 4:1 und 30:1)	Epilepsie/Krampfanfälle Schmerzen, Entzündung Krebs Schlaganfall oder Kopfverletzung Angst, Unruhe (als Hilfe für Haustiere, die nicht gut schlafen)
Gleicher Anteil CBD und THC (1:1)	Entzündliche Darmerkrankung Schmerzen, Entzündung Krebs, insbesondere mit Tumoren Rückenmarksverletzungen
Niedriger CBD-Wert, hoher THC-Wert (zwischen 1:4 und 1:20)	Starke Schmerzen wie fortgeschrittene Arthritis oder krebsbedingte Schmerzen Appetitstimulation Krebs, insbesondere mit Tumoren

Bei vielen Erkrankungen und bei kleineren Haustieren ist es von Vorteil, mit einem Arzneimittel mit niedrigerem THC und höherem CBD zu beginnen. Dies ermöglicht einen größeren Sicherheitsspielraum und, falls erforderlich, die Gewöhnung an THC, wodurch auch das Risiko einer Toxizität begrenzt wird. Abhängig von der Reaktion des Haustieres auf das Ausgangsprodukt können unter tierärztlicher Aufsicht Änderungen hin zu höheren THC-Dosen vorgenommen werden.

> Unser dreizehnjähriger Golden Retriever hatte eine Wucherung auf seiner Schnauze entwickelt. Sie wurde entfernt und als orales Melanom diagnostiziert. Der Tierarzt sagte uns, dass sie auf jeden Fall zurückkehren würde und dass sich in diesem Stadium des Krebses die Tumore auf verschiedene andere Teile des Mauls, des Kieferknochens und der inneren Organe metastasiert hätten. Als Lebenserwartung wurden drei Wochen bis drei Monate ohne Behandlung angegeben.

> Die veterinärmedizinischen Optionen bestanden darin, den Krebs bis auf die Knochen des Kiefers wegzuschneiden und außerdem die Standard-Krebsbehandlungen wie Chemotherapie und Bestrahlung einzusetzen, wobei der Arzt uns keine Garantie auf eine längere Lebenserwartung gab. Als wir nach Überlebensraten und Alternativen fragten, wurde uns gesagt: »Nach dem Gesetz dieses Landes ist dies das Einzige, was wir anbieten können!«
>
> Nachdem wir selbst nach Alternativen gesucht hatten, entschieden wir uns für eine Mischung aus medizinischem Hanf-CBD und medizinischem Cannabisöl, in einem 1:1 Verhältnis gemischt und ergänzt mit 1/4 Teelöffel Backpulver in seiner Nahrung (um den Körper zu alkalisieren), täglich verabreicht. Außerdem stellten wir seine Ernährung auf *The Honest Kitchen* um. Nach sechs Wochen kehrten wir zum Tierarzt zurück und ließen eine vollständige Untersuchung durchführen, inklusive Röntgenaufnahmen und anderen krebsbestimmenden Tests. Der Tierarzt machte den Eindruck, als hätte er einen Geist gesehen. »Da ist nichts, absolut nichts, es ist komplett weg, nicht einmal die Wucherung an der Schnauze ist wieder aufgetreten.« Jetzt, sechs Monate später, ist unser Goldie weiterhin fit und gesund, und wir fahren mit einem Erhaltungsplan fort, der eine niedrigere Dosis des CBD- und medizinischen Cannabisöls in der Mischung 1:1 vorsieht.
>
> Ray Wright, Tierhalter[458]

Genauigkeit bei der Kennzeichnung

Wie bei jedem Medikament ist es bei Cannabis von größter Bedeutung, genau zu wissen, wie viele aktive Wirkstoffe in dem Medikament enthalten sind. Bei herkömmlichen Pharmazeutika ist dies einfach, denn durch die standardisierte Kennzeichnung wissen wir genau, was in jeder Flüssigkeit, Pille und Kapsel auf dem Markt enthalten ist.

Weil unsere Freunde bei der FDA aber erklärt haben, dass Cannabis keine legitime medizinische Verwendung hat, regulieren oder überwachen sie weder die Herstellung noch die Kennzeichnung der Produkte. Der Vorteil davon ist, dass es viele kleine Unternehmen gibt, die handwerkliche Produkte herstellen, so wie sie einen erlesenen Wein keltern würden. In diesen Produkten steckt viel Liebe. Der Nachteil ist jedoch die Inkonsistenz und/oder Ungenauigkeit bei der Kennzeichnung. Ein Cannabispräparat muss sowohl mit der Menge an CBD und THC in einer bestimmten Menge, wie beispielsweise Milligramm pro Milliliter (mg/ml), als auch mit dem Verhältnis von CBD zu THC gekennzeichnet sein. Wir brauchen beide Informationen für eine sichere und erfolgreiche medizinische Verwendung.

Viele Cannabisprodukte enthalten nicht genügend Informationen auf ihren Etiketten, um für Haustiere sicher zu sein. Darüber hinaus enthalten einige Produktetiketten in diesem Bereich, in dem der Käufer nun einmal genau aufpassen muss, ungenaue Informationen, die dazu führen können, dass das Medikament wirkungslos oder sogar potenziell gefährlich ist.

CBD aus Cannabis contra Hanf

Obwohl es nicht tödlich ist, sorgen sich die meisten Tierhalter wegen der mit THC in Verbindung stehenden Toxizität bei Haustieren erheblich. Eine Toxizität kann auf eine falsche Dosierung oder die Verwendung eines falsch etikettierten Arzneimittels zurückzuführen sein. So oder so, das Ergebnis ist in jedem Fall eine stressige (und potenziell teure) Situation für Haustiere und deren Besitzer. Im Vergleich dazu ist die relativ große Sicherheitsspanne von CBD-reichen Produkten in Verbindung mit ihrer Wirksamkeit ein überzeugendes Argument für den Einsatz von CBD bei Haustieren.

CBD-haltiges medizinisches Cannabis stammt entweder aus Marihuana oder Hanf. Im Wesentlichen handelt es sich um die gleiche Pflanze, obwohl Hanf rechtlich gesehen weniger als 0,3 Prozent THC enthält. Spielt es also eine Rolle, woher das CBD kommt?

Die Antwort lautet Ja und Nein. Viele Menschen, die CBD als Medizin verwenden, berichten, dass Marihuana-Produkte effektiver sind als Hanf. Der Grund dafür ist höchstwahrscheinlich der Entourage-Effekt, bei dem ein ganzes Spektrum der in der Therapie verwendeten Cannabinoide eine synergetische Wirkung zu haben und besser zu wirken scheint. Bedenken Sie, dass Marihuana viel mehr als nur THC und CBD enthält. Eine Vielzahl anderer Cannabinoide, Terpene und Flavonoide bilden die gesamte Pflanze. Es ist sehr wahrscheinlich, dass komplexe Wechselwirkungen zwischen diesen Phytochemikalien zu ihrer medizinischen Wirksamkeit führen. Obwohl

Hanf ebenfalls einige dieser Wirkstoffe enthält, sind in medizinischem Cannabis höhere Werte zu finden.

Das CBD in Hanf ist das gleiche CBD wie in Cannabis. Die Besonderheiten der Ursprungspflanze und die Herstellungsverfahren sind jedoch für die Wirksamkeit und Sicherheit von entscheidender Bedeutung. Historisch gesehen stammt CBD aus Hanf aus »industriellen« Quellen, bei denen der Schwerpunkt der Pflanzengenetik auf der Faserproduktion und nicht auf dem Gehalt an Cannabinoiden, Terpen und Flavonoiden liegt. Diese Produkte werden manchmal auch mit anorganischen Lösungsmitteln hergestellt, die möglicherweise schädliche Rückstände hinterlassen. Heute gibt es jedoch auch Hanfproduzenten, die Pflanzen speziell für CBD anbauen und mit sicheren Methoden wie der CO_2-Extraktion hochwertige Medikamente herstellen.

Bezüglich der Verwendung von CBD aus Hanf sagte der Tierarzt Matthew J. Cote: »Wir haben festgestellt, dass einige dieser Hunde sehr schnell reagieren. Eine Frau aus Fort Bragg war bereit, ihren Hund einschläfern zu lassen, weil er so krank war und solche Schmerzen hatte, aber an dem Tag, für den dies geplant war, gab sie ihm eine unserer CBD-Leckereien, und ganz plötzlich stand der Hund wieder auf, lief herum und verhielt sich wieder normal.«[459]

Richtlinien für die Produktauswahl

- CBD-Produkte aus Hanf können sicher und effektiv sein, vorausgesetzt, sie stammen aus hochwertigen Pflanzen und werden sicher hergestellt, was jedoch eine Herausforderung sein kann (mehr über Hanf im Vergleich zu medizinischen Cannabisprodukten finden Sie auf S. 284). Es ist sinnvoll, vor dem Kauf gründlich über die Unternehmen und Herstellungsverfahren zu recherchieren.
- Die vollständige und genaue Kennzeichnung von medizinischem Cannabis ist entscheidend für die Sicherheit und den Erfolg von THC-haltigen Medikamenten. Die Produktkennzeichnung sollte sowohl die Konzentration von CBD und THC (üblicherweise in Milligramm) als auch das Verhältnis von CBD zu THC enthalten.

- Beginnen Sie immer mit einer niedrigen Dosis und erhöhen Sie die Dosierung bei Bedarf langsam (lesen Sie dazu auch die Dosierungsinformationen im nächsten Abschnitt). Dieser Prozess wird die Wahrscheinlichkeit von Nebenwirkungen begrenzen.
- Betrachten Sie Cannabis wie ein verschreibungspflichtiges Medikament. Verwenden Sie es mit der gebotenen Vorsicht und konsultieren Sie grundsätzlich bei jedem Schritt Ihren Tierarzt.

Sichere und effektive Dosierung

Wir wissen, dass Cannabis eine komplexe Kombination aus verschiedenen Formen von THC, CBD, Terpenen und Flavonoiden ist. Es ist jedoch unpraktisch, die Konzentration aller in einer bestimmten Pflanze vorhandenen Wirkstoffe als Mittel zur Bestimmung der Dosierung zu berechnen. Da THC und CBD die biologisch aktivsten Cannabinoide sind, basiert die medizinische Cannabisdosis auf diesen beiden Komponenten.

Bei der Bestimmung der Dosierung von Cannabis für Haustiere ist die genaue Kennzeichnung die wichtigste Voraussetzung. Ohne diese Informationen bedeuten selbst sorgfältig berechnete Dosen nichts. Unter der Annahme, dass das verwendete Produkt genau gekennzeichnet ist, ist die andere zu berücksichtigende Überlegung die biphasische Dosierungskurve.

Die biphasische Dosierungskurve

Cannabis zeigt ein Phänomen, das als *biphasische Dosierungskurve* bezeichnet wird. Kurz gesagt bezieht sich dies auf die optimale Dosis für eine bestimmte Erkrankung und ein bestimmtes Individuum. Eine Dosierung unter oder über diesem Optimum kann zu einer verminderten Wirkung des Medikaments führen. Cannabis hat bei jedem Konsumenten einen Sweet Spot, an dem es optimal funktioniert.

Da es nicht möglich ist, genau zu wissen, was die ideale Dosis für ein Individuum ist, besteht die beste Strategie darin, mit einer niedrigen Dosis zu beginnen und langsam auf eine wöchentliche Basis zu erhöhen, bis die optimale Wirkung gefunden ist. Eine verminderte Wirksamkeit bei Überschreitung der optimalen Dosis unterscheidet sich von der Überdosierung im Sinne der Toxizität.

Die Dosis berechnen

Beim Kauf eines Produkts, das speziell für Haustiere entwickelt wurde, sollte die Bestimmung einer Dosierung einfach sein: Befolgen Sie einfach die Anweisungen auf dem Etikett. Aber auch bei CBD ist es, wie bereits erwähnt, immer ratsam, am unteren Ende des vorgesehenen Dosierungsbereichs zu beginnen und die Dosierung mit der Zeit langsam zu erhöhen. Dadurch wird eine übermäßige Sedierung verhindert, die auch bei CBD-Produkten auftreten kann.

Cannabisprodukte, die für den menschlichen Verzehr hergestellt werden, sind möglicherweise mit Dosierungsinformationen versehen, aber Hunde und Katzen sind nun einmal keine »kleinen Menschen«. Wenn Sie die Dosierung dementsprechend anlegen, kann dies zu einer Fahrt in die Notaufnahme führen.

Die folgenden Dosierungsrichtlinien für Hunde und Katzen wurden aus einer Kombination von Forschungsdaten und tierärztlicher Erfahrung abgeleitet. Die Empfehlungen variieren je nach Individuum und Zustand, daher sollten Sie immer einen erfahrenen Tierarzt konsultieren, bevor Sie Ihrem Haustier Cannabis geben.

THC[*]

- Dosis: 0,1–0,25 mg/kg/Tag

---

[*] Obwohl die Menge an CBD in einem bestimmten Medikament wichtig ist, ist THC der Wirkstoff in Cannabis, der das Potenzial zur Toxizität hat. THC ist somit immer der begrenzende Faktor für jedes Produkt, das THC enthält. Um Toxizität zu vermeiden, ist eine genaue Dosierung entscheidend. Wenden Sie sich bitte an Ihren Tierarzt, der Sie bei den Berechnungen unterstützen kann.

- Die berechnete Dosis sollte auf eine zweimal tägliche Einnahme verteilt werden.
- Beginnen Sie niedrig und erhöhen Sie die Dosierung langsam, damit das Tier eine Toleranz entwickeln kann, und passen Sie die Dosis an die biphasische Dosierungskurve an.

CBD

- Dosis: 0,1–0,5 mg/kg/Tag
- Die berechnete Dosis sollte auf eine zweimal tägliche Einnahme verteilt werden.
- Bei Fällen mit schwerwiegenden Anfällen können Dosierungen bis zu 5 mg/kg/Tag möglich sein.
- Beginnen Sie niedrig und erhöhen Sie die Dosierung langsam, um die biphasische Dosierungskurve anzupassen.

Die Zukunft von medizinischem Cannabis für Haustiere

Nach der allgemeinen Einschätzung ist die Zukunft von medizinischem Cannabis vielversprechend. Immer mehr Staaten legalisieren Cannabis, und es ist unvermeidlich, dass die FDA letztendlich gezwungen sein wird, den Umgang mit Marihuana zu überdenken und zuzugeben, dass es medizinische Vorteile hat. Niemand weiß, was passieren wird, wenn die großen Pharmaunternehmen versuchen werden, die Industrie zu monopolisieren, aber das ist eigentlich unwichtig. Denn wichtig ist, dass uns das medizinische Cannabis erhalten bleibt.

Die Zurückhaltung von Tierärzten, die Vorteile von CBD (und THC) für Haustiere zu erörtern, beruht meist auf mangelnder Kenntnis der Funktionsweise und des rechtlichen Umfelds. All dies ändert sich jedoch langsam. Tierärzte werden immer besser über das Thema informiert und sind zunehmend begeistert, wie wir mit diesem unglaublichen Medikament die Lebensqualität und -quantität verbessern können.

Bis zur endgültigen Legalisierung und dem Eintritt der pharmazeutischen Industrie in die Welt des medizinischen Cannabis wird die Bewegung weiterhin auf einer kleinen Basis stattfinden. Sowohl Tierärzte als auch Tierhalter sind Teil dieses Prozesses. Je mehr über Cannabis diskutiert wird und die Ergebnisse mit anderen Tierhaltern und Medizinern geteilt werden, desto größer wird die Resonanz innerhalb der Veterinärgemeinschaft sein.

Teil IV
Cannabissorten

7. Grundlegendes zur Genetik, um die Sorte an den Gesundheitszustand anzupassen

Cannabisbauern identifizieren die Sorten der Pflanze anhand ihrer Genetik, die oft als *Stamm* bezeichnet wird. Es werden ständig neue Sorten gezüchtet, und mittlerweile gibt es über tausend Sorten. Für den Patienten, der auf der Suche nach der besten Medizin für seinen Gesundheitszustand ist, ist die Identifizierung der Stämme wichtig, auch wenn dies verwirrend sein kann. Oft ist der Name des Stammes die einzige Information, die dem Patienten beim Kauf fertiger Arzneimittel, Samen oder Klone zur Verfügung steht. Die Auswahl des Stammes sollte auf dem Verständnis der unterschiedlichen medizinischen Wirkung der verschiedenen Sorten basieren. Die wichtigsten Fakten, die man wissen sollte, sind:

- die Wirksamkeit von CBD und THC;
- das Verhältnis von CBD:THC;
- die Genetik, die üblicherweise als Sativa, Indica und Hybrid beschrieben wird;
- der Terpen-Gehalt (wenn möglich).

Wenn ein Patient einen Stamm findet, der für seinen Zustand geeignet ist, kann er mit anderen Stämmen experimentieren, die ähnliche Verhältnisse und genetische Eigenschaften aufweisen. Leider sind aber nicht alle Pflanzen mit dem gleichen Stammnamen identisch. Mutter Natur schafft nun einmal Vielfalt, sodass innerhalb eines Stammes verschiedene Kulturarten enthalten sein können. Sogar innerhalb eines Betriebs wird es Unterschiede von Pflanze zu Pflanze geben, sogar hinsichtlich der Oberseite der Pflanze bis zum unteren Teil. Ein Großteil der Variationen hängt von den verwendeten Nährstoffen, den Anbautechniken, den Wetterbedingungen und dem Standort ab. Zwei Proben mit dem gleichen Stammnamen können in ihren Eigenschaften sehr unterschiedlich sein. Wann immer möglich, ist es wichtig, alle anderen relevanten stammspezifischen Informationen zu kennen, die den Patienten helfen können, den für ihren Zustand am besten geeigneten Stamm zu identifizieren. Im Idealfall stammen die Informationen aus Laboruntersuchungen.

Jeder Stamm wurde unter Anwendung verschiedener Techniken der Kreuzung, selektiver Züchtung, Feminisierung und anderer genetischer Prozesse entwickelt. Die Stämme werden oft mit sich selbst gekreuzt, um sie stabiler zu machen. Wenn die weibliche Pflanze mit einer männlichen bestäubt wird, produziert sie Samen, und wie bei menschlichen Nachkommen weisen die Brüder und Schwestern oft eine große Vielfalt an Persönlichkeiten, körperlichen Eigenschaften und so weiter auf. Die Pflanzen, die aus diesen Samen wachsen, haben ebenfalls eine Vielzahl unterschiedlicher Merkmale, einschließlich ihres CBD:THC-Verhältnisses, ihrer Potenz, ihres Terpen-Gehalts und ihrer medizinischen Wirksamkeit.

Sobald eine bestimmte Pflanze mit den idealen Eigenschaften gefunden wurde, kann sie »geklont« werden. Das Klonen ist ein Vermehrungsprozess, bei dem einer Mutterpflanze, die sich noch in ihrem vegetativen Wachstumszyklus befindet, neue Sprossen entnommen werden. Weibliche Pflanzen werden deswegen verwendet, weil das Öl der weiblichen Blüten den überwiegenden Teil des medizinischen Materials enthält. Die Babyklone werden dann verarbeitet, um ihre eigenen Wurzeln zu entwickeln und schließlich zu großen produktiven Pflanzen heranzuwachsen. Alle Cannabispflanzen sind einjährige Pflanzen, weshalb dieser Prozess jedes Jahr wiederholt wird. Der Vorteil des Klonens von Pflanzen besteht darin, dass die Nachkommen fast genau die gleichen Eigenschaften wie die Mutter haben. Daher werden spezifische medizinische Qualitäten Klon für Klon und Ernte für Ernte reproduziert. In der Natur gelangen die Cannabispflanzen zur Reife und bilden Samen, die zu Boden fallen und sich auf diese Weise Jahr für Jahr vermehren. Diese Sorten werden als »Landrassen-Sorten« bezeichnet.

Die meisten der sehr CBD-reichen Stämme, die entwickelt wurden, sind nur als Klone erhältlich, bekannt als »reine Klone«. Wenn Sie Ihr eigenes medizinisches Cannabis anbauen wollen, hüten Sie sich vor Quellen von reinen Klon-Stämmen, die als Saatgut verkauft werden, da nicht alle Saatgutunternehmen seriös sind. Zugegeben, Saatgut ist bequemer zu versenden und zu beziehen, und Pflanzen aus Samen bieten dem Züchter einige Vorteile gegenüber geklonten Pflanzen, einschließlich robusterer Pflanzen mit einer gut entwickelten Pfahlwurzel. Allerdings können Samen eine sehr große Vielfalt an medizinischen Eigenschaften und anderen Eigenschaften aufweisen. Zum einen wird wahrscheinlich die Hälfte von ihnen männlich oder weiblich sein, zum anderen wird das CBD:THC-Verhältnis sehr unterschiedlich sein und von 1:1 bis 25:1 innerhalb derselben Sorte variieren. Wenn Sie daran interessiert sind, Pflanzen mit bestimmten Eigenschaften zu züchten, wie beispielsweise einem sehr hohen Verhältnis von 20:1 CBD:THC, dann ist es am besten, nach Pflanzen zu suchen, die aus Klonen erzeugt wurden.

Cannabis-Unterarten: Sativa, Indica und Ruderalis

Ein Bericht von Heather Dunbar

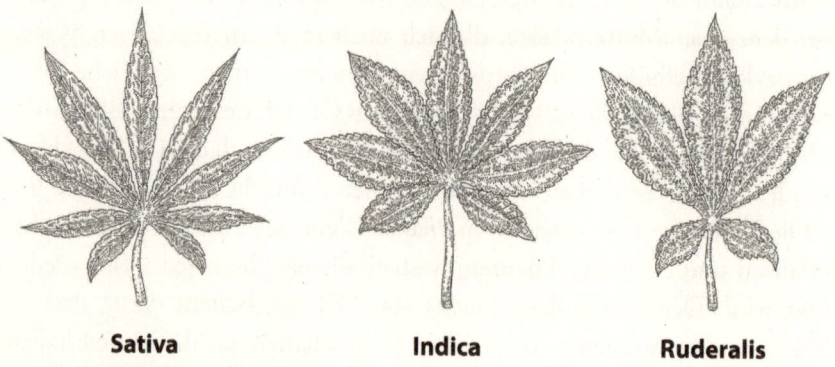

Sativa　　　　　　　**Indica**　　　　　　　**Ruderalis**

Abb. 52 [Eschved] © 123RF.com

Cannabis Familie/Pharmakologie

- Familie: Hanfgewächse (Cannabaceae)
- Gattung: Cannabis/Hanf
- Spezies: Sativa, Indica, Ruderalis

Cannabis ist die botanische Gattung der Pflanze, und obwohl Cannabis biologisch als eine einzige Art (*Cannabis sativa L.*) eingestuft wird, gibt es mindestens drei verschiedene Pflanzenunterarten, die seit vielen Jahren identifiziert und diskutiert werden: *Cannabis sativa, Cannabis indica* und *Cannabis ruderalis*. Es gibt auch viele Hybride, von denen wiederrum viele Kreuzungen vorhanden sind, meist zwischen Sativa- und Indica-Sorten. Cannabis, das man für Fasern und Lebensmittel verwendet, wird typischerweise als Hanf bezeichnet. Hanf wird für die Verwendung von Samen und Fasern angebaut und enthält nur Spuren des psychoaktiven Cannabinoids THC, in der Regel weniger als 0,5 Prozent. Hanfsorten von Cannabis scheinen der genetische Ursprung von CBD-Stämmen zu sein und weisen häufig einen sehr hohen CBD-Gehalt auf.

Der Biologe Carl von Linné (latinisiert: *Carolus Linnaeus*) identifizierte erstmals 1753 eine einzelne Art, die er *Cannabis sativa* (Gewöhnlicher Hanf) nannte. Er listete mehrere Sorten auf, von denen er vermutete, dass sie alle einer einzigen Art angehörten. 1785 beschrieb ein Pflanzenbiologe namens Jean-Baptiste de Lamarck eine zweite Art, der er den Namen *Cannabis indica* (Indischer Hanf) gab. Er stellte fest, dass *Cannabis sativa* größer wird, faseriger ist und schmale Blätter hat, während *Cannabis indica* kürzer ist, breitere Blätter hat und psychoaktiver ist. In jüngerer Zeit untersuchte Karl Hillig von der Indiana University im Jahr 2005 die genetische Vielfalt von Cannabissorten auf der ganzen Welt und machte eine interessante Entdeckung. Er zeigte, dass alle medikamentösen/psychoaktiven Stämme einen relativ engen Genbereich teilten und dass die Faser-/Hanfstämme einen anderen, kleineren Satz an Genen teilten.[460]

Hillig unterstützt das ursprüngliche Konzept der zwei Spezies von *Cannabis sativa* und *Cannabis indica*, wobei Letzteres aufgrund seines weltweit größeren Anbaus genetisch vielfältiger ist. Er entschied, dass alle faserigen Stämme als *Cannabis sativa* und alle Arzneimittelsorten als *Cannabis indica* klassifiziert werden sollten. *Cannabis indica* gruppierte er weiter in vier Unterarten: *indica, afghanica, chinensis* und *kafiristanica*. Schließlich unterteilte er die Indica-Sorten noch in *breitblättrige* (BLD) und *schmalblättrige* (NLD) Sorten.[461] Die meisten heute vorhandenen Hybride sind eine Kombination aus diesen beiden.

In einer aktuellen Veröffentlichung namens *Cannabis: Evolution and Ethnobotany* teilen die Autoren Clarke und Merlin das moderne Cannabis ebenfalls in vier Kategorien ein, wobei die Gattung Cannabis und die Spezies Sativa und Indica zu allen vier Kategorien gehören. Diese werden klassifiziert als: breitblättriger Hanf (broad-leaf hemp = BLH), breitblättriges Medikament (broad-leaf drug = BLD), schmalblättriger Hanf (narrow-leaf hemp = NLH) und schmalblättriges Medikament (narrow-leaf drug = NLD). Gemäß ihrer Arbeit kamen Clarke und Merlin zu dem Schluss, dass diese vier Arten eine Kombination aus *Cannabis sativa* und *Cannabis indica* sind.[462]

Gegenwärtig sind fast alle modernen medizinischen Cannabissorten Hybride zwischen Angehörigen von zwei *Cannabis-indica*-Unterarten: Indica, welche die traditionellen und geografisch weitverbreiteten Marihuana-Sorten der NLD-Landrasse beinhalten, und Afghanica, die die geografisch begrenzten BLD-Haschisch-Landrassen-Sorten Afghanistans beinhalten. Die Kombination von Landrassenstämmen aus solchen geografisch isolierten und genetisch unterschiedlichen Populationen ermöglichte die Entfaltung der großen Vielfalt des modernen medizinischen Hybrid- und Freizeit-Cannabis.

Die Unterschiede zwischen den Cannabissorten sind zum Teil auf die geografische Herkunft, das Ergebnis der Pflanzenentwicklung und der Auseinandersetzung der Züchter mit verschiedenen Stämmen innerhalb der Unterarten zurückzuführen. Heutzutage haben »Züchter« von genetischem Cannabis Tausende verschiedener Sorten entwickelt, die Kreuzungen sind und als Hybride bezeichnet werden. Hybrid-Stämme produzieren Sorten, die einige Eigenschaften der einzelnen Elternteile aufweisen. Wenn man also die Abstammungslinie der Eltern kennt, erhält man Hinweise auf die medizinischen Eigenschaften.

Die Eigenschaften dieser Pflanzen und ihre Wirkung sind eher ähnlich als unterschiedlich; verschiedene Verhältnisse von Cannabinoiden und Terpen-Gehalt können jedoch zu merklich unterschiedlichen Wirkungen führen. Cannabis kann heutzutage nicht mehr einfach als Beruhigungsmittel und Stimulans bezeichnet werden. Michael Backes erklärt in seinem Buch *Cannabis Pharmacy*: »Die Unterscheidung zwischen Indica- und Sativa-Wirkungen wird letztendlich eher auf dem Terpen-Gehalt einer Sorte als auf ihrem Cannabinoid-Gehalt beruhen.«[463]

Zweifellos ist die medizinische Wirkung eine viel bessere Methode zur Klassifizierung von Stämmen als die traditionelle Kategorisierung »Sativa versus Indica«. Die meisten heute erhältlichen Sorten sind das Ergebnis vieler Züchtungen und Kreuzungen, was die meisten Stämme zu Hybriden mit einer unterschiedlichen Mischung aus beiden Qualitäten macht.

Cannabis sativa

Cannabis sativa hat seinen Ursprung in der Nähe des Äquators und gedeiht in wärmeren Klimazonen wie Kolumbien, Mexiko, Thailand und Südostasien. Die Pflanze zeichnet sich durch schmale Blätter und schmächtige Zweige aus, die im Vergleich zu den Indica- und Ruderalis-Stämmen weiter auseinander liegen. Diese Pflanzen sind in der Regel größer und dünner und produzieren weniger Blüten als Indica- und Ruderalis-Sorten. Sativa-Stämme werden im Allgemeinen zerebraler empfunden, erzeugen stimulierende Effekte und werden für den Gebrauch während des Tages bevorzugt. Sativa-Stämme können auf Hanfsorten zurückverfolgt werden und enthalten das Enzym, das für die Umwandlung von CBG in CBD verantwortlich ist. Aus energetischer oder yogischer Sicht sollen Sativa-Stämme die oberen Chakren aktivieren.

Vorteile:

- Stimuliert/energetisiert
- Steigert das Wohlbefinden
- Erhöht die Konzentration
- Fördert die Kreativität
- Verbessert die Stimmung
- Reduziert Depressionen
- Lindert Kopfschmerzen
- Lindert Übelkeit
- Steigert den Appetit

Mögliche negative Nebenwirkungen:

- Erhöht die Angstzustände
- Steigert die Paranoia

- Erhöht den Herzschlag
- Verursacht Hyperaktivität
- Vermindert die Konzentration

Cannabis indica

Indica-Sorten stammen aus der Hindukusch-Region im Mittleren Osten – Indien, Türkei, Marokko, Afghanistan, Pakistan und Nepal – und wachsen tendenziell besser bei kühlen Temperaturen und in höheren Lagen. Die Pflanze hat breite Blätter und ist in der Regel kürzer und buschiger, mit dichteren Blütenknospen als Sativa-Stämme. Indica hat mehr entspannende und beruhigende Eigenschaften als Sativa, und auf energetischer Ebene bringt es die Energie in die unteren Chakren.

Vorteile:

- Lindert Körperschmerzen
- Entspannt die Muskeln
- Fördert den Schlaf
- Lindert Krämpfe
- Reduziert Anfälle
- Lindert Kopfschmerzen
- Reduziert Angst oder Stress
- Steigert den Appetit

Mögliche negative Nebenwirkungen:

- Verursacht Müdigkeitsgefühle
- Verursacht ein träges/schweres Gefühl
- Verursacht übermäßiges Essen
- Verringert die Motivation

Cannabis ruderalis

Cannabis ruderalis ist die am wenigsten bekannte Unterart. Es zeichnet sich durch unterschiedliche Blattgrößen aus, die irgendwo in der Mitte zwischen den Sativa- und Indica-Sorten liegen. Diese Pflanzen sind in der Regel kürzer und kleiner als die anderen Sorten und werden manchmal als »wildes« Cannabis bezeichnet.

Diese weniger verbreitete Art wurde 1924 in Südsibirien identifiziert und wächst in anderen Gebieten Russlands wild. Der Ursprung des Namens *ruderalis* geht auf das lateinische Wort *rudus* (Schutt) zurück. Eine ruderale Pflanzenart wächst auf vegetationsarmem Land, auf Brachland, entlang von Straßenrändern und in anderen unwirtlichen Gebieten. Diese Art gibt dem Begriff *Weed* (deutsch: Unkraut. *Weed* oder auch *Gras* ist eine umgangssprachliche Bezeichnung für Cannabis) eine tiefere Bedeutung. Im Gegensatz zu Sativa- und Indica-Stämmen sind Ruderalis-Stämme nicht von Lichtzyklen abhängig, um zur Blüte zu gelangen, und haben einen automatischen Blühzyklus, der mehrere Tagen umfasst.[464] Obwohl sie fast kein THC enthalten, entscheiden sich einige Züchter wegen ihres höheren CBN-Gehalts (Cannabinol) für Ruderalis-Stämme, die nachweislich viele medizinische Vorteile haben, einschließlich Schlafunterstützung.[465]

Die Genetik von CBD-Stämmen im Vergleich zu THC-Stämmen

Pflanzen, die hohe THC-Werte produzieren, exprimieren einen Gencode für THCA, der CBG in THCA umwandelt, das beim Erhitzen wiederum zu THC wird. Dieser Vorgang wird als Decarboxylierung bezeichnet. Diese Pflanzen können sowohl Indica- und Sativa-Stämme als auch Hybridsorten sein.

Einige Pflanzen exprimieren Gene, die für CBDA codiert sind, das CBG in CBDA umwandelt. CBDA ist der Vorläufer von CBD und wird durch Decarboxylierung konvertiert. Diese Pflanzen sind im Allgemeinen Hybrid-Sorten mit einer Tendenz zur Sativa-Dominanz mit unterschiedlichen Mengen an Indica- und Sativa-Qualitäten in CBD-Stämmen.

Industriehanf versus medizinischem CBD aus Cannabis

Der Hauptunterschied zwischen Hanfpflanzen und Cannabispflanzen ist der Harzgehalt. Industriehanfsorten sind typischerweise harzarme Nutzpflanzen, die aus artentreuem Saatgut angebaut werden, wobei etwa hundert hohe, dünne Pflanzen pro Quadratmeter wachsen. Sie werden maschinell geerntet und zu einer Vielzahl von Produkten verarbeitet, darunter Seile, Stoffe und Kunststoffe. Es wird angenommen, dass das Wort »Canvas« (deutsch: Leinwand), das für die Segel von Schiffen verwendet wird, eine Variation des Wortes »Cannabis« ist. Moderne medizinische oder Freizeit-Cannabispflanzen sind harzreiche Gartenbaupflanzen, die typischerweise aus asexuell reproduzierten weiblichen Klonen mit ein oder zwei Pflanzen pro Quadratmeter angebaut werden und von Hand geerntet, getrocknet, getrimmt und ausgehärtet werden.

Egal, ob es aus Hanf oder Cannabis gewonnen wird, ist CBD das gleiche Molekül. Industriehanf enthält in der Regel etwa 3,5 Prozent CBD plus eine sehr geringe Menge an THC – weniger als 0,1 Prozent. Um CBD zu extrahieren, wird eine große Menge Hanf benötigt, aus der dann eine kleine Menge eines CBD-reichen Produkts hergestellt wird. Die Herausforderung besteht also in dem Extraktionsverfahren für die Produktion. Die billigste Methode zur Extraktion des CBD ist die Verwendung von Lösungsmitteln wie Butan und Hexan. Bei dieser Methode können jedoch giftige Rückstände im Öl verbleiben. Tests im Jahr 2014, die von *Projekt CBD* durchgeführt wurden, fanden in Stichproben von CBD-Produkten aus Industriehanf signifikante Mengen an gefährlichen Lösungsmittelrückständen wie Hexan (nach Angaben der amerikanischen Umweltschutzbehörde ein Neurotoxin). Außerdem ist die Hanfpflanze selbst ein Bioakkumulator, was bedeutet, dass sie dazu neigt, Giftstoffe aus dem Boden aufzunehmen. Sie tut dies so effektiv, dass sie bei der Beseitigung der Atomkatastrophe in Tschernobyl eingesetzt wurde. Wenn der Hanf also vom Menschen verzehrt werden soll, muss der Boden genau überwacht werden, und ein ökologischer Anbau wird dringend empfohlen. Viele CBD-Produkte werden aus Industriehanf hergestellt, der in China angebaut wird, und einige von ihnen können erhebliche Mengen an Schwermetallen und Pestiziden enthalten. Toxische Chemikalien neigen dazu, sich anzusammeln und die Wirksamkeit zu erhöhen, wenn Extraktion und Konzentration durchgeführt werden. Die Extraktion ist das übliche Verfahren zur Konzentration der relevanten Moleküle, und die giftigen Chemikalien können mit dieser Methode nicht abgetrennt werden. Es wird dringend empfohlen, die Herkunft und die Anbautechniken aller CBD-Produkte zu kennen, die man konsumiert.

Ein Großteil des Cannabis, das in der heutigen medizinischen Cannabisindustrie verwendet wird, hat höhere THC-Werte als Hanf, aber einige Sorten weisen auch viel höhere CBD-Werte, bis zu 20 Prozent, auf. Aus diesem Grund kann CBD aus der gesamten Pflanze mit einer einfachen Ölinfusionsmethode oder einer Tinkturmethode mit hochprozentigem Alkohol extrahiert werden.

CBD-reiches Cannabis ist aus vielen Gründen eine bessere CBD-Quelle als Industriehanf. Viele Hersteller von CBD-Öl verwenden Hanf aus chinesischem Anbau und vermarkten ihre Produkte online. Die FDA untersagt es ihnen, diese Produkte als Nahrungsergänzungsmittel zu bezeichnen. 2016 hat die FDA eine Warnung gegenüber acht CBD-Ölproduzenten für die Herstellung minderwertiger Produkte sowie für unbelegte medizinische Aussagen zur Behandlung von Schmerzen, Krämpfen, Krebs und anderen Beschwerden ausgesprochen.[466, 467] Die FDA und die DEA haben CBD niemals als Ergänzung für jedwede medizinische Zwecke zugelassen.

8. Alphabetische Liste der Sorten mit hohem CBD-Gehalt

Ein Bericht von Amalthea Birkholz

Im Folgenden finden Sie eine kurze Liste und einen Überblick über einige beliebte CBD-Sorten in Nordkalifornien. Dies ist keine vollständige Liste, da viele andere Sorten an verschiedenen Stellen entwickelt wurden. Die folgenden Tabellen und Diagramme sind die Ergebnisse von Laborproben, die von den Autoren durchgeführt wurden, und nicht die Durchschnittswerte der Sorten. Jede Pflanze ist einzigartig und kann ein wenig anders sein.

AC/DC (auch bekannt als ACDC, Oracle, C-6)

AC/DC hat das Leben unzähliger Menschen verbessert. Es ist ein direkter Phänotyp von *Cannatonic*, was bedeutet, dass es aus einem *Cannatonic*-Samen stammt, einem der ursprünglichen »Goldstandards« für CBD-Reinheit von *Resin Seeds* in Spanien. *AC/DC* hat ein Verhältnis von 22:1 CBD:THC (zwischen 20:1 und 25:1) und ist eine reine Klon-Sorte.

AC/DC wird häufig als erste Sorte bei der Behandlung einer Vielzahl von Erkrankungen für neue Patienten empfohlen. Die Popularität hat zum Teil stark zugenommen, weil diese Sorte so effektiv ist. Ein wichtiger Grund ist aber auch, dass sie aufgrund ihres niedrigen THC-Wertes keine psychoaktive Nebenwirkung hat. Obwohl die Pflanze relativ klein, fragil und ertragsarm ist, produziert sie beständig einige der besten hochwertigen Arzneimittel, die gute Ergebnisse erzielen.

AC/DC entfaltet ein abgerundetes Cannabinoid- und Terpen-Profil. Dies ist wichtig, da wir wissen, dass diese Wirkstoffe synergistisch wirken und in der Summe größer sind als die Teile. CBD, einst ein unterschätztes Cannabinoid, ist ein großartiger Nebendarsteller, der selbst in kleinen Mengen leise das innere Gleichgewicht und die Gesundheit fördert. Studien zeigen, dass *AC/DC* als Antidepressivum wirkt, das Gehirnwachstum fördert, entzündungshemmend ist, Schmerzen bekämpft und außerdem antibakteriell und antimykotisch wirkt. Es ist bekannt dafür, Kindern und Erwachsenen mit epileptischen Anfallsleiden, Angstzuständen, Multipler Sklerose, Morbus Crohn und neurologischen Schmerzen zu helfen. Häufig wird es in der Krebsmedizin verwendet und kann mit anderen Sorten gemischt werden, um verschiedene Verhältnisse zwischen 1:1 und 8:1 von CBD:THC zu erhalten. Bei Schmerzen und Entzündungen wird oftmals eine 4:1-Mischung empfohlen. Während einige Menschen es als wohltuend für den Schlaf empfinden, haben andere das Gefühl, dass es sie tagsüber wacher macht.

AC/DC wurde 2011 von Dr. William Courtney vermehrt, der eine Reihe von *Cannatonic*-Samen von *Resin Seeds* in Spanien erwarb. Diese Samen waren feminisiert, und die meisten Samen hatten ein relatives CBD:THC-Verhältnis zwischen 1:1 und 2:1. Eine der Pflanzen produzierte jedoch ein sehr hohes Verhältnis von 22:1. Da er großes Interesse an der Verwendung von rohem Cannabis-Pflanzenmaterial und frischem Saft als Nahrungsquelle für CBDA und THCA hatte, rettete Courtney diese Sorte durch die Herstellung von Klonen und gab ihr den Namen *AC/DC*, was für »Alternative Cannabinoid/Dietary Cannabis« steht.

Obwohl es als ein 50/50-Hybrid klassifiziert ist (50 Prozent Sativa, 50 Prozent Indica), ist *AC/DC* relativ neutral. Es hat seine eigenen Eigenschaften und präsentiert sich weder mit Sativa- noch mit Indica-Eigenschaften. Als reine Klon-Sorte ist es nur in wenigen kalifornischen Apotheken erhältlich. Der Anbau von *AC/DC* gilt als mittelschwer mit einem neun- bis zehnwöchigen Blütezyklus (dem Zeitintervall von Beginn der Knospenbildung bis zur Ernte). Aus landwirtschaftlicher Sicht sind die Erträge gering, und es handelt sich um eine heikle Pflanze, die kaum dazu in der Lage ist, ihre reifen Blüten zu tragen und die immer ein Rankgitter benötigt. Die Pflanze ist eher breit als hoch und entwickelt viele Seitenäste. *AC/DC* gedeiht sowohl in Innenräumen als auch in voller Sonne gut. Sein Aroma ist süß, zitronig und erdig, mit einem süßen, würzigen Zitrusgeschmack.

Typ: 50 % Sativa, 50 % Indica
Potenz: 15–19 % CBD, 0,6– 0,8 % THC
Verhältnis: Zwischen 20:1 und 26:1 CBD:THC

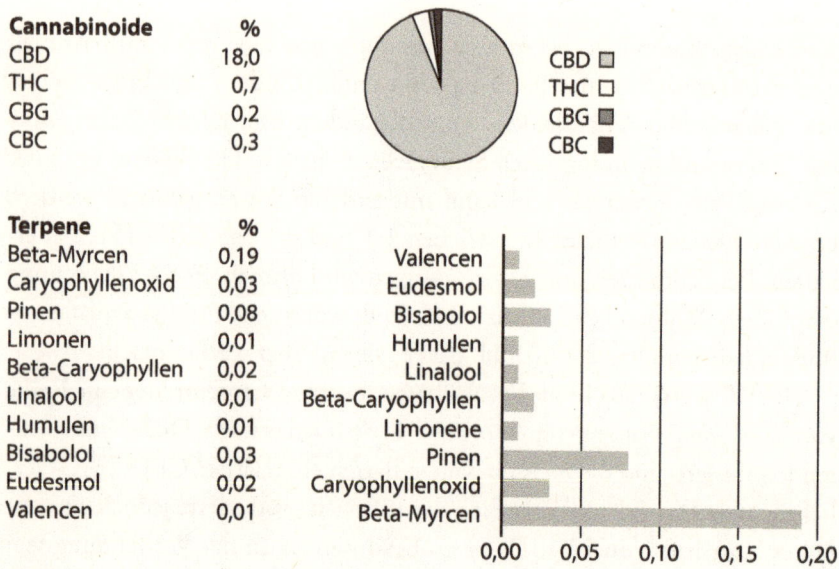

Abb. 53

Cannatonic (auch bekannt als Canna Tonic)

Cannatonic war eine der allerersten CBD-reichen Sorten und löste den Beginn der CBD-Revolution aus. *Cannatonic* hat sich zu der »Großmutter-Sorte« entwickelt, die viele der folgenden hier vorgestellten Sorten hervorgebracht hat. Es ist eine komplexe und wertvolle Sorte, die für einen Großteil des CBD-Bewusstseins und des CBD-Erfolgs verantwortlich ist. Sie wurde 2008 von *Resin Seeds* aus Spanien kreiert. *Cannatonic* ist eine Kreuzung zwischen einer weiblichen *MK–Ultra*-Pflanze und einer männlichen Pflanze des berühmten *G13 Haze*. Sie ist eine einzigartige Hybridsorte, die speziell wegen ihres niedrigen THC-Gehalts (selten über 6 Prozent) und ihres hohen CBD-Gehalts (normalerweise zwischen 7 Prozent und 15 Prozent) gezüchtet wurde. Normalerweise haben die Blüten ein CBD:THC-Verhältnis zwischen 1:1 und 2:1. Da diese Sorte aus Samen angebaut wird, weisen die Nachkommen eine große Bandbreite an CBD- und THC-Gehalt auf. In einigen Fällen war das Verhältnis extrem hoch, im Bereich von 20:1+. Diese außergewöhnlichen Pflanzen wurden geklont, um daraus andere Stämme wie *AC/DC* und *C-6* zu produzieren. Die Gene der *Cannatonic*-Sorte leben in einigen der beliebtesten Sorten weiter, die sich aufgrund der CBD-Euphorie verbreiten, da sie zur Erzeugung von Nachkommen-Sorten wie *Canna Tsu*, *Remedy* und *Valentine X* gekreuzt wird.

Cannatonic ist eine der wichtigsten medizinischen Sorten, die gut gegen Schmerzen, Muskelkrämpfe, Schlaflosigkeit, Krebs, zur Entspannung, gegen Angstzustände, Migräne und eine Vielzahl von psychischen Störungen wirkt. Es ist bekannt, dass sie bei Übelkeit, Stress und Stimmungsstörungen hilft und die Konzentration fördert. CBG und Myrcen, die in *Cannatonic* dominieren, könnten dafür verantwortlich sein, dass diese Sorte eine so große Schmerzregulation aufweist, sowohl chronisch als auch akut. Sie kann auch gut bei Fibromyalgie und Entzündungen eingesetzt werden.

Cannatonic hat einen erdigen Geruch mit einem milden, süßen und leicht zitronigen Aroma. Der Geschmack ist zitrusartig, würzig, weich und cremig. *Cannatonic* lindert und beschleunigt die Heilung vieler Krankheiten. Obwohl sie als Sativa/Indica-Hybrid 50/50 klassifiziert wird, ist die medizinische Wirkung eher wie bei einer 40/60-Indica-dominanten Sorte. Sie ist mittelschwer zu züchten und blüht innerhalb von neun Wochen. Die Potenz liegt zwischen 6 und 17 Prozent CBD. Saatgutpakete sind zu 75 Prozent CBD-reich, und die Hälfte von ihnen hat höchstwahrscheinlich ein Verhältnis von 1:1.

Typ: 40 % Sativa, 60 % Indica
Potenz: 6–17 % CBD, 0,45–7 % THC
Verhältnis: Zwischen 1:1 und 22:1 CBD:THC

Cannabinoide	%
CBD	10,4
THC	3,7
CBG	0,2

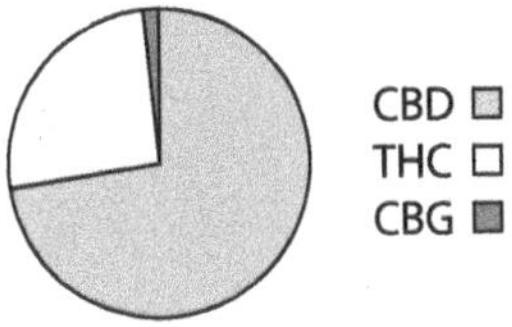

Terpene	%
Beta-Myrcen	0,13
Pinen	0,04
Limonen	0,04
Beta-Caryophyllen	0,02
Linalool	0,01

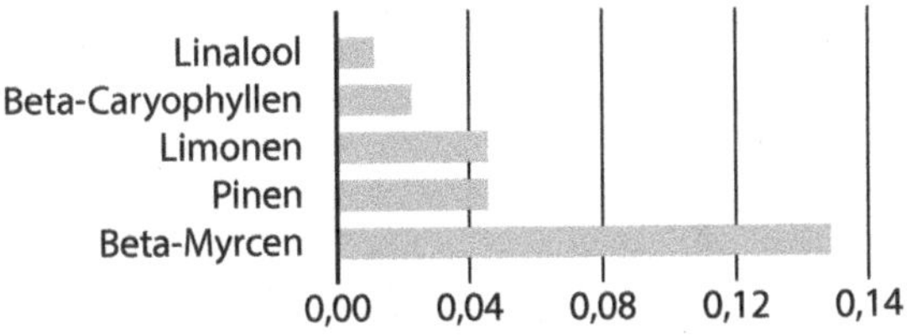

Abb. 54

Canna Tsu (auch bekannt als Canna Sue)

Canna Tsu ist das Ergebnis der Kreuzung von *Cannatonic-* und *Sour-Tsunami*-Eltern. Es wurde 2010 von Lawrence Ringo von *SoHum Seeds (Southern Humboldt Seed Company)* entwickelt. Von vielen Patienten wird es wegen seiner medizinischen Wirksamkeit geschätzt. Die beliebten und komplexen Verbindungen von *Cannatonic*, die sich in einer Indica-Dominanz zeigen, welche durch die Sativa-dominanten beruhigenden Eigenschaften von *Sour Tsunami* gemildert wird, führen zu einer erhebenden Klarheit für die Patienten. Insgesamt bietet *Canna Tsu* einige der besten CBD-Hybridoptionen und zeigt Indica-ähnliche Eigenschaften. Es ist für viele medizinische Anwendungen geeignet, die Behandlungen von Erkrankungen einschließen, welche ein höheres CBD-Verhältnis erfordern, wie Schmerzen, Stress, Morbus Crohn, ALS, Entzündungen, Angstzustände und Krebs. Es kann als Extrakt bei Hautproblemen verwendet und Schönheitsprodukten und Anti-Aging-Cremes zugesetzt werden. Durch den hohen Beta-Myrcen-Gehalt hilft es bei Schlafstörungen und wirkt entspannend.

Diese Sorte produziert sehr schöne, große Colas (Blütenknospen), ist strauchartig und erzielt einen ziemlich hohen Ertrag. Sie ist leicht anzubauen und hat eine starke Resistenz gegen Schimmelpilze und Mehltau. Ihre Blütezeit beträgt 63 bis 70 Tage, und die Blüten haben ein süßes, würziges Zitrusaroma. Da *Canna-Tsu*-Samen nicht stabilisiert sind, produzieren sie eine Vielzahl von CBD: THC-Verhältnissen.

Typ: 35 % Sativa, 65 % Indica
Potenz: 9–14 % CBD, 0,45–7 % THC
Verhältnis: Zwischen 2:1 und 22:1 CBD:THC

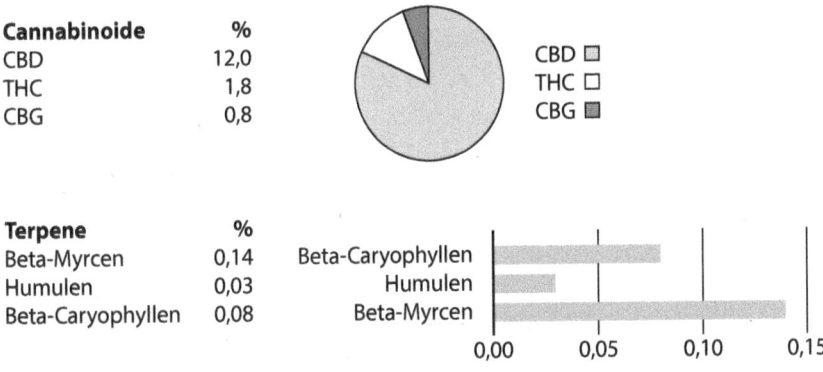

Abb. 55

CBD Therapy (auch bekannt als Therapy A)

Diese Sorte wurde von *CBD Crew* entwickelt, einem internationalen Projekt von Howard Marks (alias Mr. Nice), Jaime von *Resin Seeds* (Spanien) und Scott Blakey (alias Shantibaba). Als langjährige, sehr erfahrene Züchter des besten Cannabis beschlossen sie, zusammenzuarbeiten, um eine Reihe CBD-reicher Cannabissorten zu produzieren, die speziell für medizinische Marihuana-Patienten geeignet sind. Von ihren sieben CBD-reichen Stämmen hatte *CBD Therapy* das höchste CBD:THC-Verhältnis mit durchschnittlich 24:1. Die Sorte ist als Samen verfügbar, die von CBD Crew feminisiert wurden.

CBD Therapy wurde von Cannabissorten mit hohem Freizeit-THC-Gehalt abgeleitet, und es hat etwa vier Jahre gedauert, bis es sich stabilisiert hat. Da es aus Samen stammt, variiert das CBD:THC-Verhältnis stark. Die meisten Samen entwickeln sich zu Pflanzen mit einem Verhältnis zwischen 30:1 und 20:1, einige reichen aber näher an 5:1 und manche sogar an 2:1 heran. Kein Samen dieser Sorte erzeugte Pflanzen mit einem höheren THC-Gehalt als dem Verhältnis 2:1.

CBD Therapy ist wirksam bei der Behandlung folgender Krankheiten: Dravet-Syndrom, Multiple Sklerose, Morbus Crohn, Fibromyalgie, Entzündungsprobleme, Angstzustände, Depressionen oder Epilepsie. *CBD Therapy* kann mit anderen Sorten kombiniert werden, um maßgeschneiderte Medikamente für viele Arten von Krankheiten und Leiden zu entwickeln. Obwohl es sich um eine 50/50-Indica/Sativa-Hybridmischung handelt, verleiht ihr der hohe Beta-Myrcen-Gehalt medizinisch gesehen eher einen Indica-Effekt. Sie ist daher gut zur Behandlung von Schlaflosigkeit und zur Förderung von Entspannung und Stressabbau geeignet. Der Geschmack und das Aroma von *CBD Therapy* reichen von fruchtig und süß bis hin zu feucht und erdig.

Typ: 50 % Sativa, 50 % Indica
Potenz: 14–18 % CBD, 0,6–0,8 % THC
Verhältnis: Zwischen 20:1 und 30:1 CBD:THC

Cannabinoide	%
CBD	17,0
THC	0,6
CBG	0,8
CBC	0,1

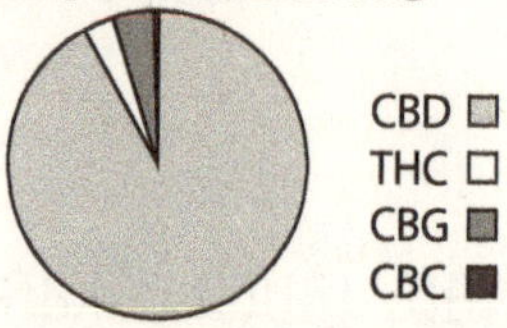

Terpene	%
Beta-Myrcen	0,24
Pinen	0,09
Terpinin	0,04
Beta-Caryophyllen	0,02
Bisabolol	0,02

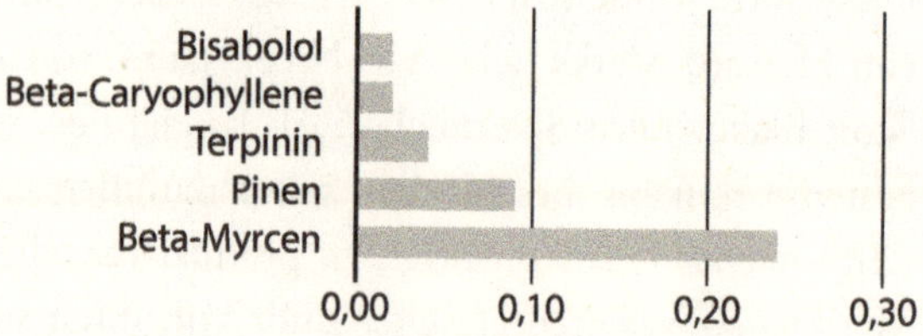

Abb. 56

Charlotte's Web

Charlotte's Web wurde 2011 von den Stanley Brothers (Joel, Jesse, Jon, Jordan, Jared und Josh) in Colorado entwickelt. Obwohl sein Ursprung etwas geheimnisvoll ist, wird angenommen, dass es sich um eine Kreuzung aus *Cannatonic* und Industriehanf handelt, außerdem besagt ein lokal geführtes Interview, dass es wild wachsendes Cannabis enthält. *Charlotte's Web* ist eine Sorte mit sehr hohem CBD-Gehalt in einem Verhältnis von 25:1 CBD:THC, die eine Potenz zwischen 15 und 17 Prozent CBD in den getrockneten Blüten aufweist. Da man von der Sorte nicht »high« wird, wurde sie ursprünglich »Hippie's Disappointment« (Enttäuschung für Hippies) genannt.

Im Jahr 2012 wurden die Stanley Brothers der Familie Figi vorgestellt, deren fünfjährige Tochter Charlotte das Dravet-Syndrom hatte, eine hartnäckige Form der Epilepsie, die mehr als dreihundert Grand-Mal-Anfälle pro Woche verursachte. Die Figis hatten alle gängigen pharmakologischen Optionen ausprobiert, und sie alle funktionierten nicht. Sie hatten auch andere, damals verfügbare CBD-Stämme getestet, und einige zeigten eine Wirkung, jedoch nur minimal. Nachdem sie jedoch »Hippie's Disappointment« ausprobiert hatten, stellte sich bei Charlotte eine dramatische Abnahme der epileptischen Aktivität ein: Sie hatte nur noch drei bis vier Anfälle pro Monat. Daraufhin benannten die Stanleys die Sorte in »Charlotte's Web« um.

Im Jahr 2013 stellte Dr. Sanjay Gupta Charlotte in einem CNN-Dokumentarfilm mit dem Titel *Weed* und 2014 erneut in *Weed 2* vor. Charlotte und die Sorte *Charlotte's Web* waren Gegenstand zahlreicher Dokumentationen und Interviews, darunter Beiträgen in *60 Minutes*, *Dateline* und *The Doctors*.[468] Die Öffentlichkeitswirkung dieser Dokus war eines der größten Einzelereignisse, das für ein verstärktes Bewusstsein für CBD und seine medizinischen Eigenschaften bei der breiten Allgemeinbevölkerung von Nicht-Cannabiskonsumenten verantwortlich war. Es wurde zum Mittelpunkt einer landesweiten Initiative zur Legalisierung von Marihuana-Sorten mit hohem CBD-Anteil. Charlottes Geschichte lenkte die öffentliche Aufmerksamkeit auf eine Sache, die in mehr als einem Dutzend US-Bundesstaaten dazu beigetragen hat, die medizinischen Marihuana-Gesetze, die oft als »Charlotte's Web Law« bezeichnet werden, in Bundesstaaten durchzusetzen, die nur CBD erlauben.

Charlotte's Web ist ein Sativa-dominanter Hybride. Es ist hoch wirksam bei der Behandlung von pädiatrischen Anfallsleiden sowie bei Schmerzen, Muskelkrämpfen und Kopfschmerzen. Die Gesamtwirkung findet vollständig im Körper statt und zeigt keinerlei Vergiftungserscheinungen, auch nicht bei Kindern und Erstanwendern. Diese Sorte hat einen starken Kiefernduft, mit blumigen Tönen und einem erdigen Geschmack.

Die Verfügbarkeit ist etwas eingeschränkt. Die Stanley Brothers haben die Genetik anderen Züchtern nicht zur Verfügung gestellt, sodass diese Informationen nur ihren eigenen Organisationen, *CW Botanicals* und *Realm of Caring* zur Verfügung stehen. Darüber hinaus sind diese Produkte nur im Bundesstaat Colorado erhältlich. *Charlotte's Web* ist jedoch in jeder Hinsicht fast identisch mit *AC/DC*, was viel leichter verfügbar ist.

Typ: 60 % Sativa, 40 % Indica
Potenz: 15–17 % CBD, 0,5–0,8 % THC
Verhältnis: Zwischen 22:1 und 26:1 CBD:THC

Cannabinoide	%
CBD	15,8
THC	0,7

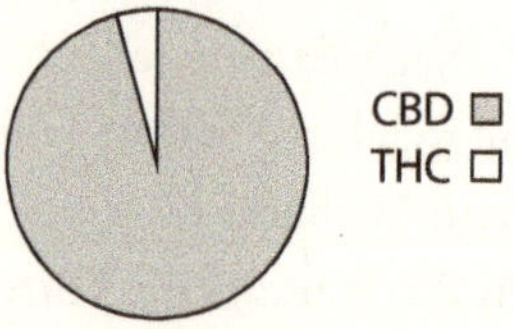

CBD ☐
THC ☐

Terpene	%
Beta-Myrcen	0,09
Pinen	0,07
Limonen	0,01
Beta-Caryophyllen	0,01

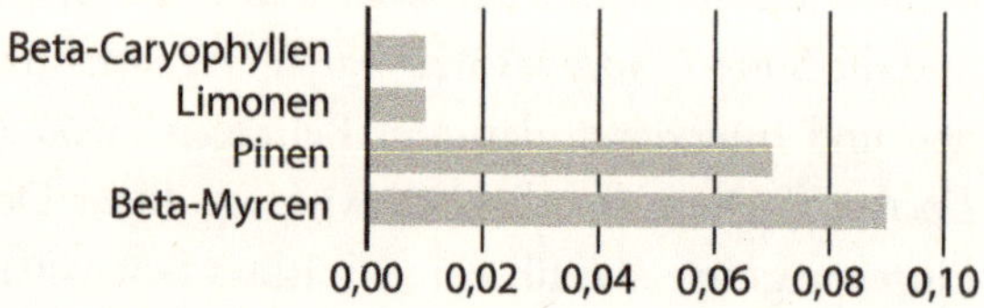

Abb. 57

Electra 4

Electra 4 ist eine Kreuzung aus *AC/DC* und *Otto*, die bekannte, aufstrebende CBD-reiche Stämme aus Kalifornien und Colorado in sich vereint. *Otto* war einer der ersten CBD-Stämme, die 2008 identifiziert wurden. *Electra 4* ist wie *AC/DC* ein reiner Klon-CBD-Phänotyp, der ein Verhältnis zwischen 10:1 und 25:1 von CBD:THC enthält. Er wurde 2011 in Nordkalifornien vom Züchter Tim Underwood kreiert und hat ein reichhaltiges und vielfältiges Terpen-Profil.

Eines der dominanten Terpene von *Electra 4* ist Beta-Caryophyllen, das die natürliche Reaktion des Körpers auf Entzündungen, die durch Reizungen oder Verletzungen verursacht werden, unterstützt und reguliert. Es bietet auch eine beruhigende Unterstützung für den Verdauungstrakt, wenn es oral eingenommen wird. Beta-Caryophyllen zielt auf CB2-Rezeptoren ab, die viele entzündliche Erkrankungen bekämpfen können, darunter Arthritis, Blasenentzündung, Multiple Sklerose und HIV-assoziierte Demenz, ohne dabei das »THC-High« mit sich zu bringen.

8. Alphabetische Liste der Sorten mit hohem CBD-Gehalt

Bei *Electra 4* wurde versucht, die buschige Form von *AC/DC* mit der hohen, baumartigen Struktur von *Otto* zu verschmelzen. *Electra 4* wird ziemlich groß, wie seine Vaterpflanze, und hat lange, schwere Zweige, die mit großen Blütenknospen und kleinen, von Sativa beeinflussten Blättern bedeckt sind. Es ähnelt eher Industriehanf als Cannabis, und es dauert oft ganze zwölf Wochen, bis das Wachstum abgeschlossen ist. Im Freien kann die Pflanze bis sechs Meter hoch werden. *Electra 4* produziert einen hohen Ertrag an aromatischen Blüten und hat dabei eine spärliche Blattstruktur. Es widersteht Schimmelpilzen und bis zu einem gewissen Grad Milben und der amerikanischen Tabakknospeneule, Eigenschaften seines Elternteils *Otto*. Sein Aroma ist fruchtig, pfeffrig und kiefernartig.

Typ: 70 % Sativa, 30 % Indica
Potenz: 12–15 % CBD, 0,6–1,5 % THC
Verhältnis: Zwischen 10:1 und 27:1 CBD:THC

Cannabinoide	%
CBD	12,2
THC	2,1

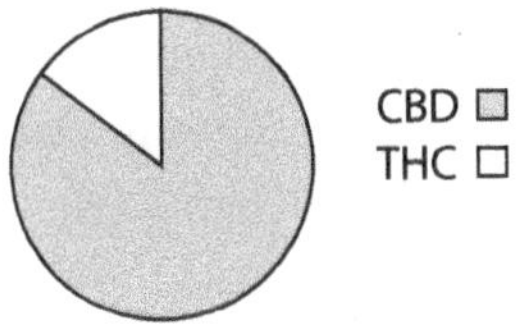

Terpene	%
Beta-Myrcen	0,09
Beta-Caryophyllen	0,07
Nerolidol	0,05
Terpineol	0,04
Caryophyllenoxid	0,02
Limonen	0,03
Linalool	0,01
Pinen	0,01

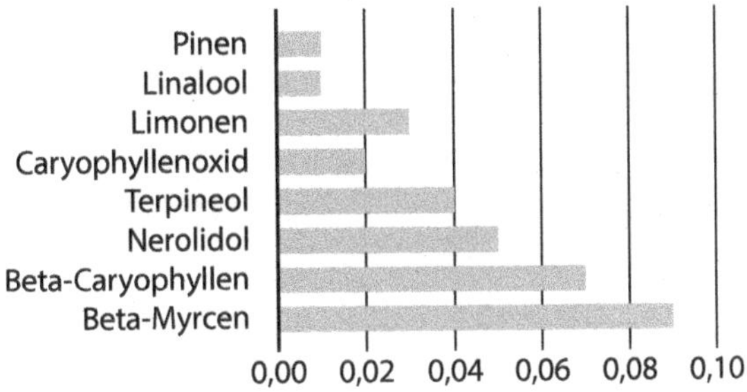

Abb. 58

Harlequin

Harlequin ist bekannt für die Linderung einer Vielzahl von Beschwerden, die von Schmerzen und Chemotherapie-Nebenwirkungen bis hin zu PTBS reichen. Die Sorte ist eine wesentliche Ergänzung zu jedem medizinischen Behandlungsprogramm. Sie wächst sehr kräftig in einer dunkelgrünen Weihnachtsbaumform. Die großen Blütenknospen (Colas) sind so dicht, dass das Trocknen bis zu drei Wochen dauern kann. Der Geruch und Geschmack ist kiefernartig und süß mit einer fast sirupartigen Schwere, die für eine angenehme Medizin sorgt. *Harlequin* wurde erstmals 2007/2008 von Wade Laughter gezüchtet, einem Pionier bei der Wiederentdeckung von CBD. Laughter beschaffte einige Samen von einer Schweizer Cannabisfarm von einer Sorte namens *Snowcap*, die nach ihren üppigen weißen Trichomen benannt wurde. Er kreuzte sie mit *Colombian Gold*, *Nepali* (Indica) und *Thai* (Sativa). Durch seine guten gärtnerischen Fähigkeiten gelang es ihm, diese bemerkenswerte Pflanze zu retten und sie später *Harlequin* zu nennen.

Die Testergebnisse bestätigten ein Verhältnis von 2:1 CBD:THC, das reich an medizinischen Eigenschaften ist. Es ist sehr reich an Beta-Myrcen und Beta-Caryophyllen, was sowohl entzündungshemmende als auch entspannende Eigenschaften hat. Laughter arbeitete mit *Project CBD* und der *Harborside Dispensary* zusammen, um Klone und getrocknete Blüten zu lagern. Nachdem *Harlequin* in den lokalen Apotheken populär geworden war, verbreitete es sich schnell in ganz Kalifornien und bot vielen Menschen einen CBD-Einstieg. Es ist relativ einfach zu züchten, hat große mit Trichomen beladene Colas, einen acht- bis neunwöchigen Blütenzyklus.

Typ: 75 % Sativa, 25 % Indica
Potenz: 14–18 % CBD, 7–9 % THC
Verhältnis: Zwischen 1:1 und 3:1 CBD:THC

8. Alphabetische Liste der Sorten mit hohem CBD-Gehalt

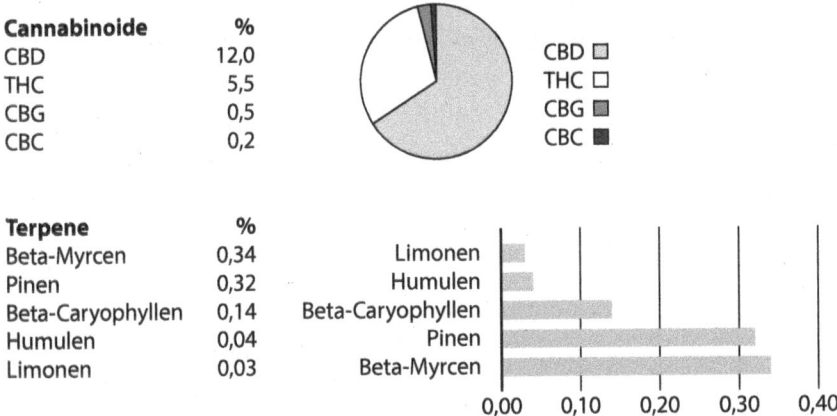

Abb. 59

> Laughter bot einem Freund, der eine neue Schulter bekommen hatte, etwas *Harlequin* an und stellte Folgendes fest: »Obwohl es ihn nicht high machte, war es das einzige Mittel, das er gefunden hatte, das seine Schmerzen linderte.«
>
> Ein anderer Patient, ein Veteran in Arizona, fand es so effektiv für seine PTBS, dass er eine Vereinbarung mit einem lokalen Sheriff traf, die es ihm erlaubte, *Harlequin* anzubauen, wenn er es kostenlos jedem Veteran in Not anbot, der rechtliche Unterlagen vorweisen konnte.

Harle Tsu (auch bekannt als Harle Sue)

Harle Tsu ist ein zu 60 Prozent Indica-dominanter Hybride. Die Pflanze wächst wie eine starke und zuverlässige Königin und strahlt Vertrauen aus, auf das sich Patienten verlassen können. *Harle Tsu* bietet eine solide Vielfalt an bekannten Cannabinoiden und Terpenen, die in einer Pflanze einen fast vollständigen Entourage-Effekt erzeugen.

Harle Tsu (alias *Harle Sue*) wurde 2012 von Lawrence Ringo von *SoHum Seeds* entwickelt und ist eine Kreuzung zwischen *Harlequin* und *Sour Tsunami*. Sie ist eine gleichmäßige hellgrüne Pflanze mit Blüten, die sich üppig ausdehnen und große, dichte Knospen bilden. *Harle Tsu* ist ein kräftiger, starker Produzent von zuverlässiger Medizin mit hohem CBD-Gehalt. Während der Blütezeit entwickelt er einen deutlichen fruchtigen, holzigen und kiefernartigen Duft, der einen reichlich vorhandenen Terpen-Gehalt offenbart. Wenn die Pflanze richtig angebaut und geerntet wird, bleibt dieser Duft auch nach der Aushärtung erhalten.

Harle Tsu ist bekannt dafür, bei ALS, Angstzuständen, Chemotherapie bedingter Übelkeit, bipolaren Störungen, Krebs, Morbus Crohn, Depressionen, Epilepsie, Entzündungen, Multipler Sklerose, Parkinson, PTBS, Schmerzen, Stress, Kopfverletzungen, Ticks und unkontrollierten Kopfbewegungen (nicht im Zusammenhang mit Epilepsie), Restless-Legs-Syndrom und rheumatoider Arthritis zu helfen.

Die Samen haben oft ein Verhältnis von 20:1 CBD:THC. Es ist ziemlich einfach zu kultivieren, wächst recht hoch und erzielt hohe Erträge. Die Blütezeit beträgt acht Wochen. Sein ausgeprägtes Aroma ist von Apfel und Zitrus dominiert, verwurzelt in Erd- und Holzdüften.

Typ: 40 % Sativa, 60 % Indica
Potenz: 12–17 % CBD, 0,6–0,8 % THC
Verhältnis: Zwischen 18:1 und 24:1 CBD:THC

Cannabinoide	%
CBD	15,1
THC	0,8
CBG	0,5
CBC	0,4

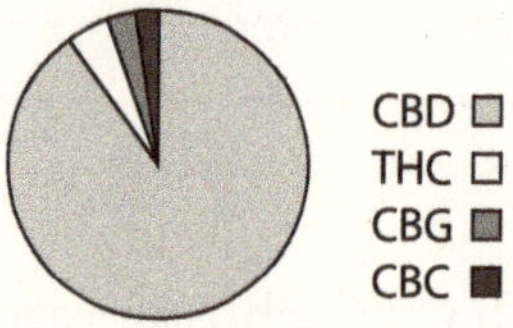

Terpene	%
Beta-Myrcen	0,21
Terpinylacetat	0,20
Beta-Caryophyllen	0,12
Pinen	0,06
Limonen	0,02
Elemen	0,01
Caryophyllenoxid	0,01

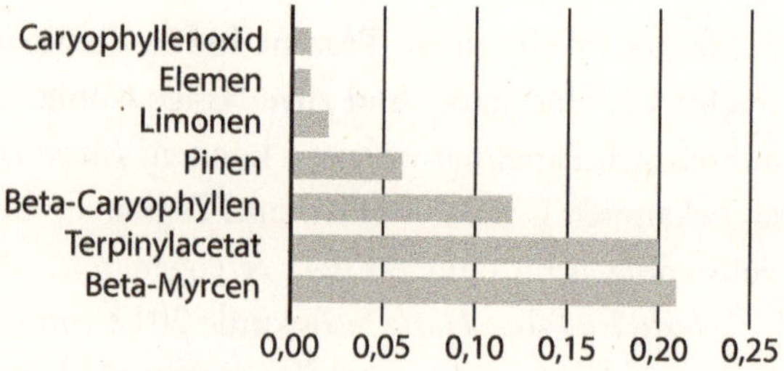

Abb. 60

Omrita RX

Omrita RX ist ein Sativa-dominanter Hybride aus der San Francisco Bay Area. Mit einem durchschnittlichen CBD-Gehalt von 9,5 bis 12 Prozent und einem THC-Gehalt von 7 bis 8 Prozent produziert dieser Stamm äußerst wirksame Arzneimittel. *Omrita RX* ist in der medizinischen Cannabis-Gemeinschaft bekannt für seine Behandlung einer Vielzahl von Erkrankungen, einschließlich chronischer Schmerzen aufgrund von Krankheiten oder Verletzungen, Entzündungen, Muskelkrämpfen, Angststörungen und Übelkeit.

Der mit *Omrita RX* verbundene Effekt wird als ein erhebendes Gefühl geistiger Klarheit und Konzentration mit einem milden, wärmenden Körperglühen beschrieben. Mit einem Verhältnis von 1,5:1 CBD:THC hat diese Sorte eine leichte zerebrale psychoaktive Wirkung. *Omrita RX* hat ein frisches erdiges Aroma mit Noten von Stinktier und einen frischen, erdigen Geschmack, der leicht pfeffrig ist. Die Knospen sind lang und dicht, mit blattreichen dunkelolivgrünen Blüten, bernsteinfarbenen Haaren, einer Schicht feiner Kristalltrichome und klebrigem, süßem, sirupartigem Harz.

Miguel A. erwarb Ende 2009 zehn Samen einer Sorte namens *Rx* von der *Vancouver Island Seed Company* (VISC). In seinem Katalog beschrieb VISC sie als seine »bevorzugte medizinische Sorte« – eine Doppel-Indica-Kreuzung von *Romulan Joe* mit einer Sorte namens *Fucking Incredible*. Die zehn ursprünglichen *Rx*-Samen, die Miguel pflanzte, produzierten zwei weibliche Pflanzen, die robust, farbenfroh und mit Harz bedeckt waren. Diese Pflanzen wurden geklont und vermehrt. Miguel benannte den Stamm um, um seinen medizinischen Wert zu unterstreichen, und fügte das Sanskritwort *Omrita* hinzu, was Nektar bedeutet. Er ist der Meinung, dass die Sorte »das Ergebnis der Arbeit von anderen war und jede Anerkennung an die ursprünglichen Züchter von VISC für ihre unglaubliche Kreation gerichtet werden sollte«.

Im vergangenen Jahr wurden Stecklinge, die aus den ursprünglichen beiden weiblichen *Rx*-Pflanzen hervorgegangen sind, konsequent mit 9–12 Prozent CBD und 5–7 Prozent THC getestet. Diese Sorte enthält eine große Menge an Beta-Caryophyllen, das für seine entzündungshemmende Wirkung bekannt ist.

Typ: 65 % Sativa, 35 % Indica
Potenz: 9,5–12 % CBD, 7–8 % THC
Verhältnis: Zwischen 1,5:1 und 2:1 CBD:THC

Cannabinoide	%
CBD	11,5
THC	7,9
CBC	0,1

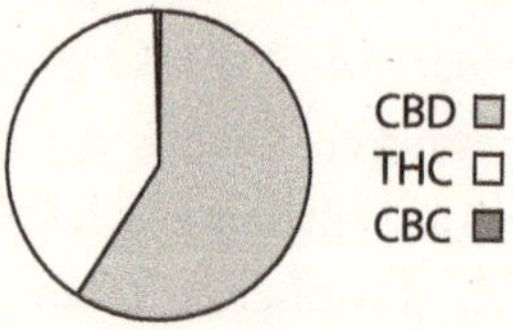

Terpene	%
Beta-Caryophyllen	0,19
Beta-Myrcen	0,04
Valencen	0,08
Humulen	0,07
Eudesmol	0,05
Bisabolol	0,05
Linalool	0,04
Pinen	0,03

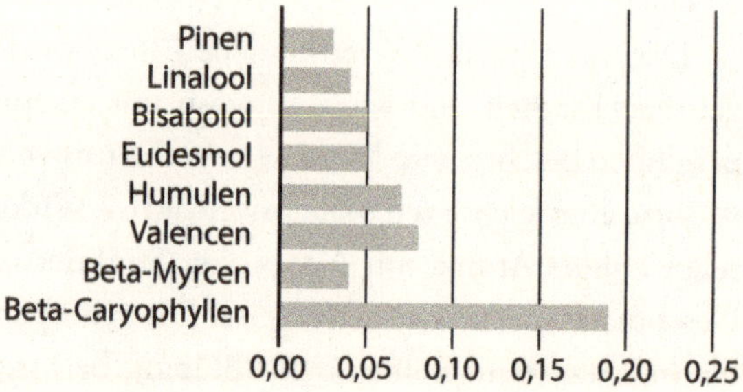

Abb. 61

Remedy

Remedy erweckt die marokkanische und afghanische Genetik wieder zum Leben, die einst auf natürliche Weise Pflanzen hervorbrachte, die sowohl CBD- als auch THC-reich waren. Diese Landrassen-Pflanzen wurden üblicherweise von den Landbewohnern verwendet, um ihre Gesundheit und ein körperliches Gleichgewicht in der rauen Umgebung, in der sie lebten, zu erhalten. *Remedy* ist nützlich bei epileptischen Erkrankungen wie dem Dravet- und Lennox-Gastaut-Syndrom sowie bei Angstzuständen, Schlaflosigkeit, Entzündungen, Nervenstörungen und vielen anderen medizinischen Problemen, einschließlich Krebs.

Ähnlich wie *Harle Tsu* enthält diese Sorte eine Fülle der beliebtesten Cannabinoide und Terpene, wie ein gut sortiertes Medikamentenset, das einen eigenen Entourage-Effekt bietet. *Remedy* ist eher Indica-betont. Die Pflanze wächst in einem tiefblaugrünen runden Strauch mit einer Lavendelfärbung an ihren kräftigen Knospen. Die Spitzen der Blütenknospen sind oft magentafarben. Ein einzigartiges Merkmal der Sorte ist der sehr kurze Blütenzyklus von nur sieben Wochen. Die meisten anderen CBD-Sorten benötigen neun bis elf Wochen bis zur Blüte. Diese schnelle Wachstumsperiode ermöglicht es einem Erzeuger, mit dem Einsatz von Lichtentzug-Techniken mehrere Ernten zu erzielen.

Remedy ist ein Indica-Hybride, der zu 75 Prozent aus Indica und zu 25 Prozent aus Sativa besteht. Die Sorte wurde von *Dark Heart Nursery* entwickelt und ist eine Kombination aus *Cannatonic* und *Afghan Skunk*. 2014 wurde sie erstmals gezüchtet und freigegeben. Die Sorte ist leicht bis mittelschwer zu züchten und hat einen siebenwöchigen Blütezyklus. Sie hat ein zitroniges, holziges und erdiges Aroma und einen Geschmack mit süßen, blumigen Noten.

Typ: 25 % Sativa, 75 % Indica
Potenz: 14–19 % CBD, 0,6–0,8 % THC
Verhältnis: Zwischen 22:1 und 25:1 CBD:THC

Cannabinoide	%
CBD	18,9
THC	0,7
CBG	0,9

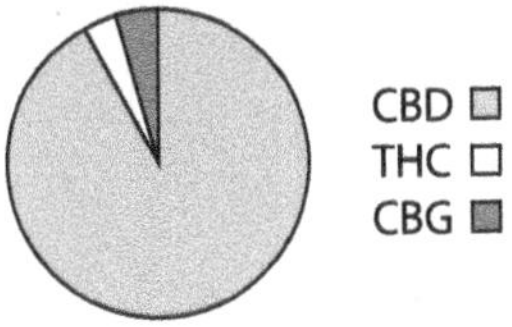

Terpene	%
Beta-Myrcen	0,12
Pinen	0,07
Beta-Caryophyllen	0,05
Bisabolol	0,02
Terpinen	0,02
Caryophyllenoxid	0,02

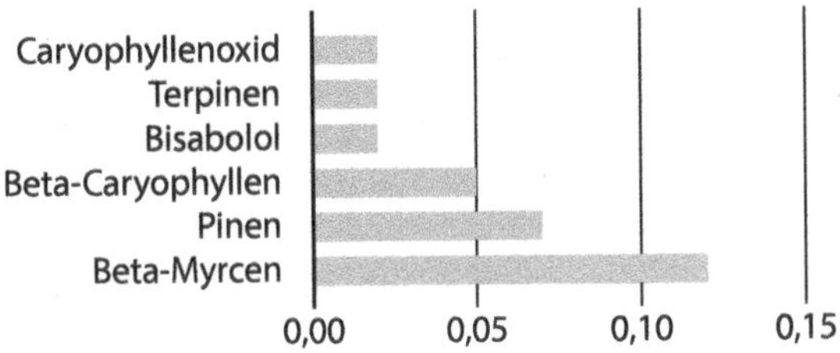

Abb. 62

Ringo's Gift

Als Ergebnis der Kreuzung von *Sour Tsunami*, *Harlequin* und *AC/DC* ist diese großartige Pflanze ein wahres »Geschenk« – die letzte Sorte, die Lawrence Ringo von *SoHum Seeds* vor seinem Tod 2014 kreierte. *Ringo's Gift* baute sich schnell einen Ruf als gute Unterstützung bei einer Vielzahl von Erkrankungen auf wie Fibromyalgie, Entzündungskrankheiten, einige Formen der Epilepsie, Krebs und Stress sowie viele weitere Krankheiten. Es ist ein reichhaltiges Kraftpaket der Medizin, das die besten Aspekte von *AC/DC* bewahrt und gleichzeitig dessen fragile Wachstumsmerkmale zu einer stabilen Neuentwicklung führt. *Harlequin* und *Sour Tsunami* verleihen dieser heiligen Dreifaltigkeit von CBD-Sorten Kraft und Fülle.

Die meisten CBD-Sorten neigen zu niedrigen Erträgen, was viele Erzeuger frustriert. Ringo wollte eine Sorte herstellen, die sehr hohe medizinische Qualitäten (20:1+) mit lebhaftem Wachstum und hohem Ertrag kombiniert. Im Jahr 2014 wählte er seine allerbeste männliche *Harle-Tsu*-Pflanze aus, um diese mit der besten weiblichen *AC/DC*-Pflanze in seinem Garten zu kreuzen. Nachdem er selbst in diesem Prozess komplett mit Pollen bedeckt worden war, umarmte er die *AC/DC*-Pflanze, um alle Pollen von ihm herunter auf die Pflanze zu bringen. Er wusste, dass diese Sorte etwas Besonderes sein würde, und gewann 2015 mit ihr in San Bernardino den ersten und zweiten Platz für den besten CBD-Extrakt.

> Zu viele Menschen sind sich nicht bewusst, was genau in einer bestimmten Pflanze steckt. Die Potenz von Cannabinoiden und Terpenen kann je nach Samen und sogar bei Klonen variieren, je nachdem, wie die Pflanzen angebaut werden, welche Art von zusätzlicher Beleuchtung und welche Nährstoffe sie erhalten. Die Verhältnisse scheinen bei Klonen gleich zu bleiben, sowohl bei Cannabinoiden als auch bei Terpenen. Wir müssen damit noch mehr Tests durchführen, aber bisher hat es sich als ziemlich exakt erwiesen.
>
> SoHum Seeds

Ringo's Gift ist leicht zu kultivieren und erzielt hohe Erträge. Sein Aroma ist blumig, zitrusartig und süß mit einem Hauch von Kiefernholz. Da es aus Samen stammt, verfügt es über ein breites Spektrum an CBD: THC-Verhältnissen.

Typ: 60 % Sativa, 40 % Indica
Potenz: 13–20 % CBD, 0,5– 0,8 % THC
Verhältnis: Zwischen 15:1 und 25:1 CBD:THC

Cannabinoide	%
CBD	19,0
THC	0,73
CBC	0,07

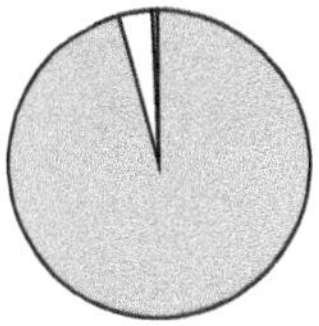

CBD ☐
THC ☐
CBC ■

Terpene	%
Beta-Myrcen	0,21
Humulen	0,05
Beta-Caryophyllen	0,02

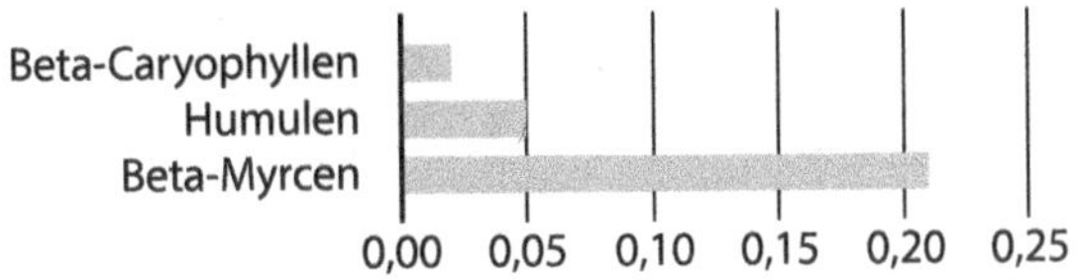

Abb. 63

Sour Tsunami II (auch bekannt als Sour-Tsu, Sour-Sue)

Sour Tsunami II ist eine Sativa-dominante Sorte, die aufgrund ihrer Abstammung von *Diesel* ein erhebendes Gefühl vermittelt. Der CBD-Gehalt von *Sour Tsunami I* wurde erstmals mit 11 Prozent gemessen – was im Jahr 2011 eine bemerkenswerte Zahl war. Er erreicht jetzt 16–19 Prozent, abhängig von den Wachstumsbedingungen, den verwendeten Samen/Klonen und der Erfahrung der Züchter. Lawrence Ringo verbrachte mehrere Jahre damit, die Sorte zu kreieren, um damit eine Rückenverletzung zu behandeln, die er seit seinem dreizehnten Lebensjahr hatte. Er schwor sich, pharmazeutische Schmerzmittel und Operationen zu vermeiden, und wollte eine Cannabissorte finden, die heilen, aber nicht übermäßig sedieren würde. Im Alter von 15 Jahren brachten ihm einige Biker, die ihn für die Rückgabe eines verlorenen Rings belohnen wollten, bei, wie man Cannabis anbaut. Mit 19 Jahren studierte er ökologischen Gartenbau am College. Seine Motivation und Fähigkeiten brachten schließlich einen bemerkenswerten, stabilisierten Stamm mit hohem CBD-Gehalt hervor, den er später mit einer Reihe anderer außergewöhnlicher Stämme kreuzte, welche die Wirksamkeit und Verfügbarkeit von CBD für Forscher, Patienten und Ärzte erheblich verbessert haben.

Als Musiker rettete Ringo die Samen jeder Pflanze, die ihm ein kreatives Gefühl verlieh. Zusätzlich zu den *Diesel*-Sorten, die er hatte, kam eines Tages ein Freund mit etwas namens *Ferrari* vorbei. Ringo beschreibt den Moment der Entdeckung in einem Artikel, der in der Herbstausgabe 2011 von *O'Shaughnessy's* veröffentlicht wurde.

»Ich werde diesen cremigen Geschmack nie vergessen. Ich habe es geraucht, und mein Gehirn ist einfach abgehoben. Ich bin Musiker, also packte ich meine Gitarre und war stundenlang außer mir. Ich brauchte etwa ein Jahr, um diesen Klon zu bekommen. Er wurde von den Landarbeitern geschützt – den guten alten Jungs, die früher Holzfäller waren und jetzt Haschzüchter sind.

Sie haben diese kleine Clique, ein Netzwerk der guten alten Jungs. Zuerst wollten sie es uns nicht geben, aber schließlich haben wir es geschafft.«[469]

Ringos Beharrlichkeit und seine Fähigkeit, Biker und Landarbeiter zu umwerben, haben dafür gesorgt, dass uns diese stimmungsaufhellende Sorte zur Verfügung steht. Patienten mit ADHS, Menschen, die es täglich anwenden, und diejenigen, die einen kreativen Schub oder Stimmungsaufheller suchen, werden an *Sour Tsunami II* interessiert sein. Es hilft auch gut bei Migräne, Appetitlosigkeit, entzündungshemmenden Problemen und Krebs.

Sour Tsunami II ist eine Mischung aus *New York Diesel*, *Sour Diesel* und *Ferrari*. Mit fortgesetzter Zucht hat es sich stark verbessert. *Sour Tsunami II* hat bis zu 24:1 CBD:THC. Es wächst als mittelgroßer dunkelgrüner Strauch mit violetten Reflexen auf den Blättern und dichten Knospen. Später kreuzte Ringo *Sour Tsunami II* mit anderen Stämmen und erschuf dadurch einige weitere erstaunliche Sorten, darunter *Canna Tsu*, *Harle Tsu* und *Ringo's Gift*.

Sour Tsunami II ist ein Sativa-dominanter Hybride mit 60 Prozent Sativa und 40 Prozent Indica. Der Anbau ist leicht bis mittelschwer, und die Blütezeit beträgt neun Wochen. Sein Aroma ist süß und moschusartig, der Geschmack süß mit Erdtönen.

Typ: 60 % Sativa, 40 % Indica
Potenz: 11–16 % CBD, 0,9–6,0 % THC
Verhältnis: Zwischen 8:1 und 24:1 CBD:THC

8. Alphabetische Liste der Sorten mit hohem CBD-Gehalt

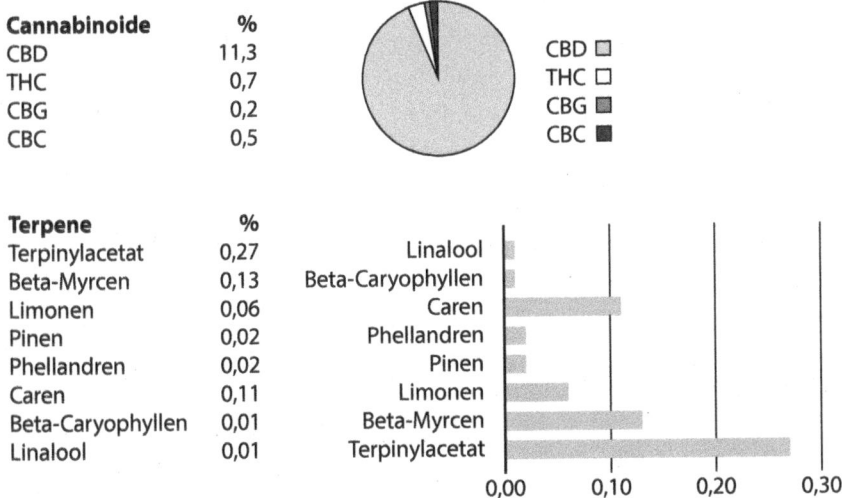

Abb. 64

Suzy-Q

Suzy-Q ist eine Sorte mit hohem CBD- und niedrigem THC-Gehalt von *Project CBD* in Santa Rosa, Kalifornien. Fertige Blüten dieser Sorte haben einen Testwert von 59:1 (CBD: THC) mit einer Wirksamkeit von 15 Prozent CBD und 0,25 Prozent THC erzielt. Das einzigartige Cannabinoid-Profil von *Suzy-Q* ist perfekt für die Behandlung einer Vielzahl von medizinischen Beschwerden geeignet, einschließlich chronischer Schmerzen, bakterieller Erkrankungen, Diabetes, Übelkeit, Anfälle, Arthritis, Entzündungen, Krebs, Psoriasis, PTBS, Muskelkrämpfe, Angstzustände, Knochenverlust, Migräne und Alzheimer.

Der Geschmack ist kieferartig, knackig und erinnert leicht an die beliebte Sorte *Trainwreck*. Die fertigen Blüten sind mäßig dicht gedrängt mit tiefen grünen Schattierungen und dunkelorangen Haaren. Die Sorte hat einen nussig-süßen Geschmack und Duft. *Suzy-Q* eignet sich hervorragend zur Behandlung von chronischen Schmerzen, Angstzuständen, Krebs und Entzündungen. Diese Sorte ist ideal für die Herstellung von Konzentraten und Medizin auf Ölbasis und eignet sich für alle, die Schmerzlinderung ohne die psychoaktive Wirkung von THC wünschen.

Typ: 25 % Sativa, 75 % Indica
Potenz: 15– 20 % CBD, 0,4–0,8 % THC
Verhältnis: Zwischen 18:1 und 30:1 CBD:THC

Cannabinoide	%
CBD	19,4
THC	0,7
CBG	0,7
CBC	0,1

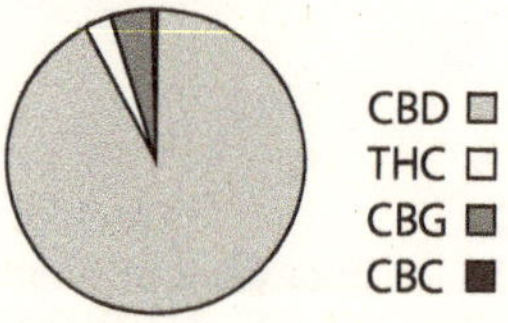

Terpene	%
Beta-Myrcen	0,18
Pinen	0,09
Beta-Caryophyllen	0,05
Caryophyllenoxid	0,02
Bisabolol	0,01

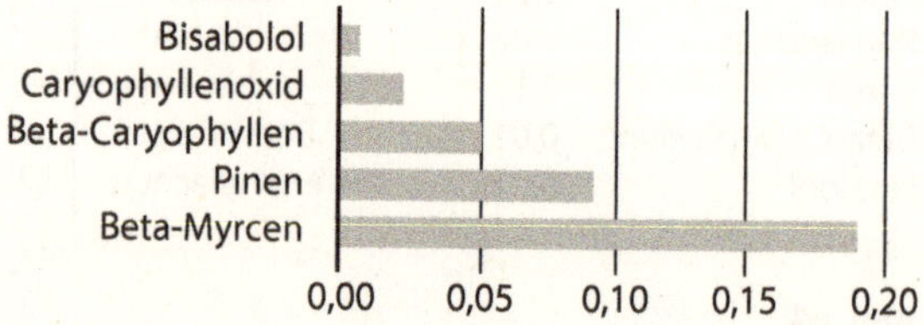

Abb. 65

> VJS hatte eine Fußoperation, und die Genesung war ziemlich schmerzhaft. Da sie **Oxycodon** nicht mochte, verwendete sie **Suzy-Q** mit erstaunlichen Ergebnissen – Schmerzlinderung ohne »high« zu werden, nur mit einem entspannten, ruhigen Gefühl des Wohlbefindens.
>
> SoHum Seeds

Valentine X

Valentine X wurde nach dem heiligen Valentin, dem Schutzpatron der Epilepsie, benannt und ist wegen seiner außergewöhnlichen Heilkräfte und seines sehr hohen CBD:THC-Verhältnisses von 25:1 gefragt. Es ist eine Variante des bemerkenswerten *AC/DC*, das wegen seiner heilenden Eigenschaften geschätzt wird. Viele Konsumenten empfinden *Valentine X* als eine große Hilfe bei Anfallsleiden, Entzündungen, Depressionen, Angstzuständen, Nervenstörungen, Schmerzen, Asthma und bei der Behandlung von Krebs sowie bei Nebenwirkungen der Krebsbehandlung. Es hilft auch gut gegen Migräne und Spannungskopfschmerzen, Muskelkrämpfe und Tremore. Zusätzlich zu seiner medizinischen Wirkung ist diese Sorte dafür bekannt, Heilung und kreatives Denken zu fördern. Obwohl es sich um einen 50/50 Sativa/Indica-Hybriden handelt, sind seine Effekte aufgrund seines geringen Myrcen-Gehalts tendenziell erhebender, liefern Energie und sind besonders gut geeignet für die Einnahme während des Tages.

Valentine X wirkt fast unmittelbar nach der Einnahme, mit dem Ergebnis einer starken Euphorie und einem Gefühl von Glückseligkeit und Ruhe. Jegliche Schmerzen, die sowohl im Geist als auch im Körper empfunden werden, sowie Spannungen oder negative Wirkungen lösen sich aufgrund des hohen CBD-Spiegels auf. *Valentine X*-Blüten haben klumpige, dichte und flauschige, popcornförmige dunkelolivgrüne Blüten mit blauen Untertönen und Blättern, spärliche bernsteinfarbene Haare und eine dicke, frostige Schicht aus blau getönten Kristalltrichomen. Die Blüte hat ein Aroma von erdigem Pinienhonig, das seine Süße freisetzt, wenn die Blüten auseinandergebrochen und erhitzt werden. Der Geschmack zeugt von süßem Honig mit einem erdigen Kiefer-Nachgeschmack, der einen herzhaften, würzigen Holzeffekt hat und lange Zeit auf der Zunge bleibt.

Typ: 50 % Sativa, 50 % Indica
Potenz: 14–19 % CBD, 0,6–0,8 % THC
Verhältnis: Zwischen 22:1 und 26:1 CBD:THC

Cannabinoide	%
CBD	17,5
THC	0,5
CBG	0,13
CBC	0,13

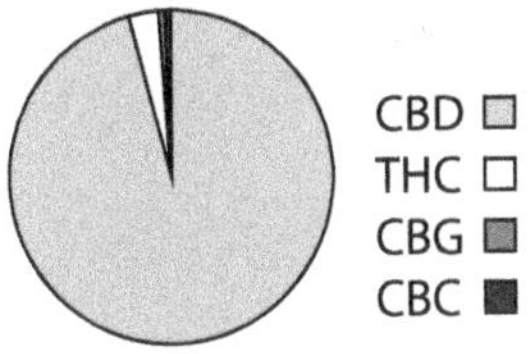

Terpene	%
Beta-Myrcen	0,03
Caryophyllenoxid	0,02
Pinen	0,03
Limonen	0,02

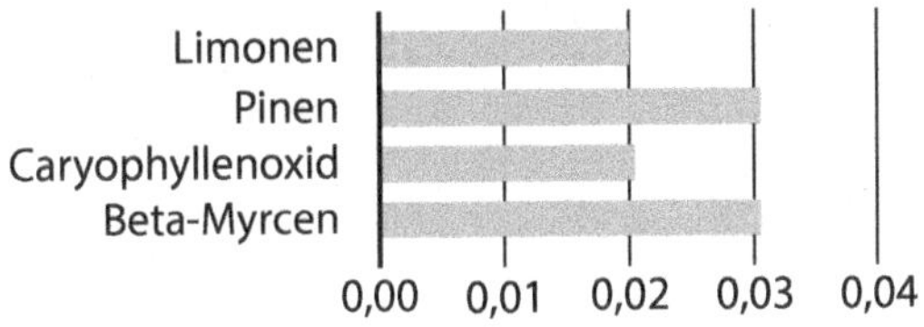

Abb. 66

Teil V

Die künftige Grenze der Cannabis-basierten Medizin

Ein Bericht von Lion Goodman

Die kulturelle Meinung über Cannabis befindet sich eindeutig in einem tiefgreifenden Wandel, da mehr über seine weitreichenden gesundheitlichen Vorteile verstanden wird. Mit dem Wiederauftauchen CBD-dominanter Stämme und der zunehmenden Verfügbarkeit hochwertiger Medikamente scheint diese lange stigmatisierte Pflanze wieder auf dem Weg zu einem prominenten Platz in der westlichen Pharmakopöe zu sein.

Die Zukunft der Cannabismedizin ist vielversprechend und gleichzeitig mit Unsicherheiten behaftet. Unsere Kristallkugel ist etwas trüb (wie die aller anderen). In Teil V gehen wir auf drei wichtige Trends in der Cannabismedizin mit enormem Potenzial ein: die Verringerung der durch die Opioid-Epidemie verursachten Schäden, politische Trends, einschließlich der Gesetzgebung, und drittens medizinische Forschung und die Anpassung von Medikamenten.

9. Cannabis als Mittel zur Bekämpfung der Opioid-Epidemie

Todesfälle durch Überdosierungen mit Opioiden (verschreibungspflichtige Schmerzmittel und Heroin) haben sich in den Vereinigten Staaten seit 1999 vervierfacht. Allein in den USA werden die damit verbundenen medizinischen Kosten auf über 72 Milliarden US-Dollar pro Jahr geschätzt. Dr. Donald Abrams, Leiter der Abteilung für Hämatologie und Onkologie am San Francisco General Hospital, gehört zu den vielen Medizinern, die der Ansicht sind, dass alles, was diese Epidemie, die täglich 80 Amerikaner tötet, schwächt, eine Überlegung wert ist.

»Wenn wir Cannabis verwenden könnten, das weniger süchtig machend und schädlich als Opioide ist, um die Wirksamkeit der Schmerztherapie zu erhöhen, könnte dies meiner Meinung nach einen Unterschied in dieser Epidemie des Opioid-Missbrauchs machen.« Abrams untersucht seit über einem Jahrzehnt die Wirkung von Cannabis auf Schmerzen. »Wir werden durch die Tatsache behindert, dass es immer noch schwierig ist, Studien zu Cannabis als Therapeutikum zu finanzieren«, fügt er hinzu.[470]

Dr. Dustin Sulak ist ein zugelassener osteopathischer Arzt in Maine, der eine Vielzahl der Symptome seiner Patienten mit medizinischem Marihuana behandelt. »Cannabis erhöht die Schmerzlinderung von Opioiden, und wenn sie zusammenwirken, ist die Wirkung stärker«, sagt er.[471] Sulak praktiziert mit fünfzehn anderen Anbietern in Maine und Massachusetts, die rund zwanzigtausend Menschen behandeln. Etwa 70 Prozent ihrer Patienten verwenden medizinisches Marihuana bei chronischen Schmerzen. Andere setzen es bei Erkrankungen wie Übelkeit durch Chemotherapeutika oder Krebs ein. Sulak befragte kürzlich über tausend Patienten in seiner Praxis, und die Hälfte gab an, dass sie Cannabis in Kombination mit Opioiden zur Behandlung ihrer Schmerzen verwendeten. Die Mehrheit dieser Menschen sagte, dass sie entweder die Opioide vollständig abgesetzt oder ihre Dosis an Opioiden im Lauf der Zeit reduziert haben. »Das erlebt man nirgendwo sonst«, sagt Sulak. »Sonst kommen die Leute eher zurück und fragen nach immer mehr Opioiden.«[472]

CBD und andere auf Cannabis basierende Medikamente haben das Potenzial, ein wichtiges Instrument im Kampf gegen die derzeitige Epidemie des Drogenmissbrauchs und der Überdosierungen in den Vereinigten Staaten zu werden. Sie wurden erfolgreich als Ersatz für Arzneimittel auf Opioid-Basis zur Schmerzlinderung eingesetzt und ermöglichen es den Menschen so, ihre Dosierung zu senken und Suchtprävention zu betreiben. Cannabis und narkotische Schmerzmittel werden als Co-Agonisten bezeichnet, was bedeutet, dass beide die Wirkung des anderen verstärken. Dies ermöglicht es den Menschen, niedrigere Dosen mit vergleichbarer Wirksamkeit einzunehmen. Eine aktuelle Forschungsstudie mit 300 Personen, die hohe Opioid-Dosen zur Schmerzbekämpfung verwendeten, ergab, dass sie ihre Opioid-Aufnahme innerhalb von drei Wochen nach der Einnahme von CBD um 60 Prozent reduzieren und ihre Schmerzen dennoch auf dem gleichen Niveau halten konnten. Nach zwei Monaten konnten viele von ihnen ganz auf die Opioid-Medizin verzichten.

CBD wurde auch erfolgreich eingesetzt, um die Symptome des Opiatentzugs während des Sucht-Erholungsprozesses zu lindern. Es verringert auch das körperliche Verlangen nach den Opiaten. In der Vergangenheit war man der Meinung, dass Cannabis eine Einstiegsdroge ist. In Wirklichkeit öffnet es eine Tür in die andere Richtung, es weist den Weg aus der Abhängigkeit. Es ist ein Medikament, das verwendet wird, um die Heilung der Menschen zu erleichtern, die von harten Drogen abhängig sind. Wie bereits im Jahr 2015 berichtet ist der Umsatz von pharmazeutischen Opioid-Präparaten in Staaten, die Cannabis legalisiert haben, um 5 Prozent gesunken.

Im Jahr 2014 veröffentlichten Forscher der University of Pennsylvania eine Studie, in der die Rate opiatbedingter Überdosierungen in den USA zwischen 1999 und 2010 untersucht wurde. Die Ergebnisse zeigten, dass im Durchschnitt in Staaten, die den Konsum von Cannabis zu medizinischen Zwecken legalisiert haben, nach Umsetzung der Gesetze die Sterblichkeitsrate durch Überdosierung von Opioiden um fast 25 Prozent reduziert wurde. Laut Marcus A. Bachhuber, einem der Autoren der Studie, »können Menschen, die bereits Opioide gegen Schmerzen einnehmen, diese mit medizinischem Marihuana ergänzen und ihre Schmerzmitteldosis senken, wodurch das Risiko einer Überdosierung verringert wird.«[473]

Die Beziehung zwischen der Verabschiedung eines Gesetzes über medizinisches Marihuana und der Abnahme der Todesfälle durch Überdosierung von Opioiden hat sich im Lauf der Zeit verstärkt. Im ersten Jahr nach Inkrafttreten des Gesetzes eines Staates sanken die Todesfälle um fast 20 Prozent und gingen kontinuierlich weiter zurück. Fünf Jahre nach der Implementierung war die Quote um 33,7 Prozent niedriger.

In der Juni-Ausgabe von 2016 des *Journal of Pain* zeigten die Forscher Boehnke, Litinas und Clauw, dass der medizinische Cannabiskonsum mit einem Rückgang des Opioidkonsums bei Patienten mit chronischen Schmerzen um 64 Prozent einherging. Darüber hinaus reduzierte sich die Anzahl der Medikamente sowie die Nebenwirkungen durch Arzneimittel, außerdem wurde eine durchschnittliche Verbesserung der Lebensqualität um 45 Prozent ausgemacht – ein größerer Nutzen als bei anderen Medikamentenklassen und mit weniger Nebenwirkungen.[474]

Ashley und W. David Bradford, Forscher an der University of Georgia, fanden heraus, dass in siebzehn US-Bundesstaaten, die 2013 geltende Gesetze für medizinisches Marihuana hatten, die Verschreibungen für Schmerzmittel im Vergleich zu Staaten ohne Gesetzte für medizinisches Marihuana stark zurückgingen. Die Rückgänge waren signifikant. In den Staaten mit Gesetzen für medizinisches Marihuana verschrieb der durchschnittliche Arzt 1826-mal weniger Schmerzmittel pro Jahr. Darüber hinaus verschrieben die durchschnittlichen Ärzte jedes Jahr 265-mal weniger Antidepressiva, 486-mal weniger Anfallsmedikamente, 541-mal weniger Medikamente gegen Übelkeit und 562-mal weniger Medikamente gegen Angstzustände.[475]

Diese Zahlen dürften den Pharmaunternehmen Anlass zur Besorgnis geben. Die großen Pharmaunternehmen standen schließlich an vorderster Front der Opposition gegen die Marihuana-Reform und haben die Forschung von Anti-Haschisch-Wissenschaftlern finanziert[476] und Millionen von Dollar für Gruppen bereitgestellt, die sich gegen die Legalisierung von Marihuana aussprechen (wie die *Community Anti-Drug Coalitions of America*).[477, 478] Pharmaunternehmen haben auch Bundesbehörden durch ihre Lobbyarbeit beeinflusst, um die Liberalisierung von Marihuana-Gesetzen zu verhindern.

Die größten Akteure der Anti-Marihuana-Legalisierungsbewegung sind Pharmaunternehmen, Alkohol/Bierunternehmen, private Gefängnisgesellschaften und Polizeigewerkschaften, die alle zur Finanzierung von Lobbygruppen beitragen, die sich gegen die Reform des Marihuana-Gesetzes aussprechen. Die *CoreCivic* (ehemals *Corrections Corporation of America*), eine der größten gewinnorientierten Gefängnisgesellschaften in den Vereinigten Staaten, hat fast 1 Million Dollar pro Jahr für Lobbyarbeit ausgegeben. Das Unternehmen stellte sogar in einem Bericht fest, dass »sich Veränderungen in Bezug auf Drogen und kontrollierte Substanzen [...] auf die Zahl der verhafteten, für schuldig erklärten und verurteilten Personen auswirken und damit möglicherweise die Nachfrage nach Gefängnissen für ihre Unterbringung reduzieren könnten.«[479]

Laut einem Bericht des Magazins *The Nation* gehören die Firmen *Purdue Pharma*, der Hersteller des Schmerzmittels *Oxycontin*, *Abbott Laboratories*, welches das Opioid *Vicodin* herstellt, und *Janssen Pharmaceutical*, eine J&J-Tochtergesellschaft, die das Schmerzmittel *Nucynta* herstellt, zu den größten Spendern an Organisationen, die gegen die Liberalisierung des Marihuanas kämpfen.[480]

»Im Marihuana-Verbot steckt viel Geld«, stellt das *Center for Responsive Politics* fest, eine gemeinnützige Forschungsgruppe mit Sitz in Washington, D. C., die diesen Zusammenhang mit den Bemühungen der Lobby gegen die Legalisierung untersucht hat.[481] Die Organisationen, die Geld von diesen Unternehmen erhalten haben, beeinflussen mit ihrer Lobbyarbeit den Kongress, um die Klassifizierung von Marihuana als ein Medikament der Liste 1 aufrechtzuerhalten. Sie tun dies, obwohl laut den *Centres for Disease Control and Prevention* jährlich über 22 000 Menschen in den Vereinigten Staaten an Überdosen von Arzneimitteln sterben.[482] Drei von vier Todesfällen durch Überdosierung von Arzneimitteln betreffen verschreibungspflichtige Schmerzmittel – mehr als Heroin und Kokain zusammen.

Es scheint, dass Pharmaunternehmen die medizinischen Vorteile von Marihuana herunterspielen wollen, um den Verkauf ihrer Medikamente aufrechtzuerhalten oder zu steigern; Alkoholhersteller wollen keine Konkurrenz für ihre Kunden durch legales Cannabis; und private Gefängnisse müssen ihre Betten mit verurteilten Drogenstraftätern füllen. Marihuana-Fürsprecher haben einige große und gut finanzierte Feinde, gegen die sie ankämpfen müssen. Die Zukunft des legalisierten Cannabis hängt jetzt von den Bemühungen der einzelnen Bürger ab, auf Änderungen im staatlichen Recht zu drängen.

10. Politische und rechtliche Trends

Zum Zeitpunkt der Drucklegung dieses Buches hat die Trump-Administration die Kontrolle über das Weiße Haus und die Regierung der USA. Da sowohl seine als auch die Position der Legislative zum Thema Cannabis unklar ist, befinden wir uns in Amerika in einer Zeit echter Unsicherheit über die rechtliche Zukunft des medizinischen Cannabis. Andererseits hat die Mehrheit der US-Bundesstaaten Initiativen zur Legalisierung von Marihuana in der ein oder anderen Form gebilligt. Im Jahr 2016 genehmigten die Wähler in Arkansas, Florida und North Dakota medizinisches Marihuana für ihre Bürger, und die Wähler in Montana stimmten dafür, Beschränkungen für bestehende medizinische Cannabisgesetze aufzuheben. Diese Maßnahmen verschaffen 20 Prozent der US-amerikanischen Bevölkerung Zugang zu Cannabis – also jedem fünften Amerikaner. Insgesamt haben 40 US-Bundesstaaten Marihuana-Initiativen genehmigt oder den Besitz entkriminalisiert. Nach dem Wahlzyklus 2016 haben weitere 24,5 Millionen Amerikaner Zugang zu medizinischem Cannabis erhalten.

Vor diesen Wahlen war Freizeitmarihuana nur in vier Bundesstaaten (Colorado, Oregon, Washington und Alaska) und im District of Columbia legal. Nach den Wahlen schlossen sich Kalifornien, Massachusetts, Nevada und Maine den Staaten an, in denen der Gebrauch für Erwachsene genehmigt ist. Die Initiative von Arizona zur Nutzung durch Erwachsene wurde knapp geschlagen. Eine kürzlich durchgeführte Gallup-Umfrage ergab, dass die Legalisierung in den gesamten Vereinigten Staaten zu 60 Prozent befürwortet wird, dem höchsten Stand seit 47 Jahren.

Als das Alkoholverbot 1933 endete, erlaubte die Regierung den Bundesstaaten, ihre eigenen Gesetze und Regeln für die Herstellung, den Vertrieb, den Verkauf und den Konsum alkoholischer Getränke zu erlassen. Die Bundesbehörden behielten die Kontrolle (und damit die Besteuerung) über den zwischenstaatlichen Handel, die Lizenzierung, die Kennzeichnungsvorschriften, den Import und andere Funktionen durch das *Bureau of Alcohol, Tobacco, Firearms and Explosives* bei.

Cannabis bewegt sich in die gleiche Richtung. Im Jahr 2014 schaffte das *Cole Memo II* eine achtteilige Protokollrichtlinie, welche die bundesstaatliche Durchsetzung von Marihuana-Gesetzen in Staaten, die ihre eigenen Gesetze und Verordnungen verfassen, einschränkte.[483] Solange Marihuana jedoch eine Droge der Liste 1 ist, bleibt es auf Bundesebene illegal, ein Cannabis-Geschäft zu betreiben, selbst wenn der Bundesstaat es erlaubt. Das ist das Problem, dem jeder Cannabis-Unternehmer und jeder Verbraucher gegenübersteht. Der *Federal Controlled Substances Act* definiert immer noch die Herstellung und den Verkauf von Marihuana als schwere Straftat. Banken dürfen keine Geschäfte mit Unternehmen tätigen, die in der Cannabis- oder Hanfindustrie tätig sind, aus Angst, ihre FDIC-Deckung zu verlieren, und Versicherungsgesellschaften dürfen keine Ansprüche für Cannabiskonsum als Arzneimittel erstatten.

Die Direktiven der Exekutive binden die untergeordneten Verwaltungen in keiner Weise, sodass Beschlüsse der Generalstaatsanwaltschaft die Richtlinien für die Marihuana-Industrie sofort umkehren könnten. Diese Beschlüsse hätten nach Bundesrecht eine breite Machtbefugnis, die sogar die Vermögenswerte von Unternehmen der Branche beschlagnahmen dürften. Selbst Drohungen des Büros der Generalstaatsanwaltschaft könnten dazu führen, dass Unternehmen den öffentlichen Betrieb einstellen, und viele würden wahrscheinlich wieder in den Untergrund zurückkehren.

Für das medizinische Cannabis gibt es Präzedenzfälle, die es etwas absichern. Der vorherige Kongress hatte verhindert, dass das Justizministerium Geld für die Strafverfolgung von Bürgern in Staaten ausgab, in denen Cannabis legal ist. Der gegenwärtige Kongress wird dies wahrscheinlich nicht ändern – zumindest hoffen wir das.

Da Cannabis nach wie vor ein Medikament der Liste 1 ist (einschließlich THC und CBD und »aller Cannabinoide und Moleküle« in der Pflanze, wie die FDA kürzlich erklärte), ist jeder zwischenstaatliche Handel weiterhin problematisch. Unternehmen, die dringend benötigtes medizinisches Cannabis an kranke Patienten liefern, sind gezwungen, sich innerhalb klar definierter Staatsgrenzen aufzuhalten. Wenn sie ihre Dienstleistungen auf einen anderen Staat ausdehnen wollen, muss das gesamte Unternehmen an die Regulierungslandschaft dieses Staates angepasst werden. Dies erschwert es jedem Unternehmen, eine nationale Markenidentität aufzubauen, und es verhindert, dass Patienten in Staaten, in denen es nicht legalisiert ist, das Medikament erhalten, das ihnen helfen oder sie heilen könnte.

Anfang 2016 veröffentlichte eine internationale Kommission in *The Lancet* einen Bericht, in dem sie zur Entkriminalisierung aller Drogen aufrief und feststellte, dass das Verbot den Drogenkonsum, die Sucht oder die organisierte Kriminalität nicht wirksam verhinderte.[484] Gleichzeitig veranstalteten die Vereinten Nationen eine Sondersitzung, um die globale Drogenpolitik zu diskutieren, die erste seit fast zwanzig Jahren.[485] Auf internationaler Ebene haben einige Länder Cannabis in irgendeiner Form legalisiert. Obwohl die Internationale Opiumkonferenz 1912 in den meisten Ländern Cannabis (damals Haschisch genannt) für illegal erklärte, haben seither viele Länder den Besitz von Marihuana entkriminalisiert. Ab 2016 gehören Australien, Bangladesch, Kambodscha, Kanada, Chile, Kolumbien, Costa Rica, die Tschechische Republik, Deutschland, Indien, Jamaika, Mexiko, die Niederlande, Portugal, Spanien, Uruguay und einige US-Jurisdiktionen zu den Ländern mit den am wenigsten restriktiven Cannabis-Gesetzen.

> **Die Rechtslage in Deutschland**
>
> In Deutschland können Ärzte jeglicher Fachrichtung seit Inkrafttreten des »Gesetzes zur Änderung betäubungsmittelrechtlicher und anderer Vorschriften«[486] vom 6. März 2017 Cannabisblüten und Extrakte aus Cannabis mittels Rezept verordnen. Der Anbau von Cannabis soll staatlich geregelt werden, geplant ist dies für lizensierte Unternehmer ab 2020. Bei der Ausschreibung für den Anbau von Cannabis zu medizinischen Zwecken haben 79 Unternehmen Angebote abgegeben, die Zuschlagserteilung soll im 2. Quartal 2019 durch das Bundesinstitut für Arzneimittel und Medizinprodukte erfolgen.[487]
>
> Der private Anbau ist in Deutschland weiterhin nicht legal, bis auf wenige gerichtlich geregelte Ausnahmen für Schwerkranke.[488] Auch der Besitz von Cannabisprodukten außerhalb dieser medizinischen Regelungen bleibt strafbar, lediglich »geringe Mengen« sollen laut eines Urteils des Bundesverfassungsgerichts (BVerfGE 90, 145)[489] normalerweise nicht verfolgt werden.
>
> Außerdem sind CBD-Produkte wie CBD-Öl mit einem THC-Anteil von weniger als 0,2 Prozent in Deutschland legal zu erwerben (im Gegensatz zu den Blüten oder beispielsweise Tee),[490] was im »Gesetz über den Verkehr mit Betäubungsmitteln Anlage I (zu § 1 Abs. 1)«[491] geregelt ist.

Andererseits gibt es aber auch Länder mit den restriktiven Gesetzen. Zu diesen gehören China, Ägypten, Frankreich, Indonesien, Japan, Malaysia, Nigeria, Norwegen, die Philippinen, Polen, Saudi-Arabien, Singapur, Südkorea, Thailand, die Türkei, die Ukraine, die Vereinigten Arabischen Emirate und Vietnam.[492]

Es ist eine Herausforderung, bei dem ständig wechselnden Stand der Cannabis-Gesetzgebung auf dem Laufenden zu bleiben.

11. Wie geht es weiter? Der Vorsprung der medizinischen Entwicklungen in Bezug auf Cannabis

Die medizinische Forschung zu Cannabis ist in den letzten zehn Jahren seit der Entdeckung des Endocannabinoid-Systems zu einer vollständigen wissenschaftlichen Disziplin erblüht, die noch jung ist und sich stetig weiterentwickelt. Wie in Kapitel 10 beschrieben hat die US-Bundesregierung trotz der wachsenden Zahl von Staaten, die Cannabis oder CBD legalisiert haben, eine strenge Kontrolle über die gesamte Forschung mit Arzneimitteln der Liste 1. Dies hat die staatlich geförderte Wissenschaft eingeschränkt und auch den legalen Zugang zu Cannabis als Forschungsmaterial eingedämmt – seit Jahren gab es in den USA nur einen zugelassenen Cannabis-Züchter für wissenschaftliche Forschung im ganzen Land, nämlich die University of Mississippi. Das Interesse an Cannabis-Experimenten galt früher als Karrierekiller, sodass es nur wenige Wissenschaftler gab, die »dumm« genug waren, sich überhaupt um ein Forschungsstipendium zu bewerben. Darüber hinaus waren nur bestimmte Stämme verfügbar, wobei CBD-reiche Stämme nicht auf der Liste standen.

Aufgrund von öffentlichen Experimenten in großem Maßstab und eindeutigen medizinischen Ergebnissen von Personen, die diese Substanz verwenden, brachen einige wegbereitende Wissenschaftler mit der Tradition und begannen, die vielfältigen Einsatzmöglichkeiten und die biologischen und physiologischen Mechanismen zu erforschen, die Veränderungen im Gehirn, Nervensystem und Körper beeinflussen. Heute arbeiten Hunderte von Wissenschaftlern an sorgfältigen wissenschaftlichen Forschungen, um die Vorteile spezifischer Stämme, Dosen, Einnahmemethoden und deren Auswirkungen auf bestimmte Krankheiten und Gesundheitszustände zu entdecken.

In Laboren außerhalb der USA, die für die Cannabisforschung aufgeschlossener sind, wurden die meisten wichtigen Fortschritte in diesem Bereich der Medizin erzielt. Israel, wo einige der ersten CBD-Forschungen durchgeführt wurden, hat Millionen von Dollar in die Erforschung von Cannabinoiden und deren Auswirkungen investiert.

Die *International Cannabinoid Research Society (www.ICRS.co)* wurde 1992 als wissenschaftliche Forschungsgesellschaft gegründet, organisiert jedoch bereits seit 1970 Symposien für verschiedene Forscher auf diesem Gebiet. In ihrem ersten Jahr hatte sie fünfzig Mitglieder, und heute sind es fünfhundert aus der ganzen Welt. Wir erwarten, dass sich dieser Trend fortsetzt und der Schneeballeffekt einsetzt, es sei denn, die politischen Kräfte treiben diese Forschung in den Untergrund.

Die Rolle von Terpenen bei der Heilung des Körpers ist ebenfalls eine ziemlich neue Entdeckung (mehr zu Terpenen finden Sie in Kapitel 2). Terpene sind in der Natur weitverbreitet, wo sie oft für den Geruch von Pflanzen verantwortlich sind, und kommen in Blättern, Wurzeln, Blüten, Rinde und Früchten vor. Sie werden seit Jahrtausenden als Aromen für Lebensmittel, Getränke und Parfums verwendet. Neue wissenschaftliche Untersuchungen zeigen, dass diese Geruchs- und Geschmacksmoleküle wichtige Akteure bei der Heilungsreaktion des Körpers auf Pflanzenheilmittel sind. Verschiedene Cannabissorten haben unterschiedliche Terpen-Profile, und erst in den letzten zehn Jahren wurden diese wichtigen Moleküle als Akteure in der Cannabismedizin identifiziert. Wir erwarten, dass die wissenschaftliche Forschung in diesem Bereich fortgesetzt wird und schließlich dazu führt, dass ein Arzt dazu in der Lage sein wird, sowohl Cannabinoid- als auch Terpen-Profile an den Zustand eines bestimmten Patienten anzupassen, indem er beispielsweise eine besonders wirksame Sorte für einen bestimmten Krankheitszustand verschreibt.

Die FDA ist in den USA der Wächter für medizinische Behandlungen und hat zum Zeitpunkt der Drucklegung dieses Buches Marihuana nicht als sicheres und wirksames Medikament für jegliche Symptome oder Erkrankungen zugelassen. Die Agentur hat drei Arzneimittel zugelassen, die synthetische Versionen von Molekülen in Cannabis enthalten, aber kein Arzneimittel, das botanisches Marihuana enthält oder daraus gewonnen wird. Da die Durchführung der *Investigational-New-Drug*-Verfahren und der teuren klinischen Studien, die für das gesamte Zulassungsverfahren erforderlich sind, zwischen 5 und 50 Millionen US-Dollar kosten kann, können es sich nur Pharmaunternehmen leisten, diese Einstufung zu beantragen. Pharmazeutische Unternehmen verdienen aber nur Geld mit der Zulassung von Arzneimitteln, die sie patentieren lassen können und an denen sie über Rechte am geistigen Eigentum verfügen, wodurch sie die vollständige Kontrolle über die Herstellung, den Vertrieb und den Verkauf des von ihnen patentierten Arzneimittels haben.

Gegenwärtig kann man keine ganze Pflanze patentieren lassen, daher möchte kein Pharmaunternehmen etwas mit Cannabis zu tun haben. Was sie wollen, ist, ein Molekül abzuleiten oder zu synthetisieren, das die gleiche Wirkung wie eines der Moleküle in Cannabis hat, und dieses dann zu patentieren. Aus diesem Grund orientiert sich die westliche Medizin eher an Einzelmolekül-Arzneimitteln und nicht an pflanzlichen Arzneimitteln. So wird beispielsweise Aspirin aus den Blättern der Weide hergestellt, deren Verwendung seit mindestens 2400 Jahren dokumentiert ist. Doch Weidenrindentinkturen sind in Apotheken nicht erhältlich, weil Bayer sie 1899 in ein raffiniertes Produkt umwandelte und mit dem Markenprodukt Milliarden von Dollar verdiente, bis die Rechte erloschen.

Die Pharmaunternehmen sind sich der heilenden Eigenschaften von Cannabis bewusst und haben die Gesetzgebung und Kongressmitglieder unterstützt, um Cannabis illegal zu halten. Sie wollen einfach keine Konkurrenz für ihre Produkte, vor allem nicht von einer Pflanzenmedizin, die sie nicht kontrollieren und mit der sie kein Geld verdienen können. Wahrscheinlich stehen sie hinter der Entscheidung der FDA von Ende 2016, CBD und alle anderen Cannabinoide als Medikamente der Liste 1 zu deklarieren und zu leugnen, dass Marihuana irgendeinen medizinischen Nutzen hat. Es besteht eine enge Verbindung zwischen der FDA und der Pharmaindustrie, und keiner von beiden ist ein Fan staatlicher Gesetze zur Liberalisierung von Cannabis (siehe mehr dazu in Kapitel 9).

Die pharmazeutische Forschung stellt eine wichtige Funktion dar, indem sie klinische Studien mit spezifischen Dosen und Verabreichungsmethoden für bestimmte Moleküle durchführt. Dieser Prozess erweitert das Wissen darüber, wie bestimmte Moleküle im menschlichen Körper funktionieren. Die Einzelmolekül-Medizin hat natürlich ihre Berechtigung, und wir schätzen ihre Beiträge sehr. Aber wenn die Bürger die Möglichkeit verlieren, pflanzliche Arzneimittel legal zu verwenden, sind wir der Meinung, dass dies vor den Gerichten und in den Sälen des Parlaments bekämpft werden muss, bis allen Erwachsenen dieser Zugang als ein Menschenrecht gewährt wird.

Einen wichtigen Trend sehen wir auch in der medizinischen Ausbildung. Die Verbraucher haben seit vielen Jahren über die Vorteile von Cannabis berichtet, und das Internet hat dazu beigetragen, Informationen an Patienten und die breite Öffentlichkeit zu verbreiten. Ärzte in den USA hingegen dürfen keine Medikamente der Liste 1 ohne besondere Genehmigung und strenge Überwachung durch die Behörden verschreiben. Immer mehr Ärzte sind (oftmals von ihren Patienten) über die positiven Auswirkungen von Cannabis auf den Krankheitszustand ihrer Patienten aufgeklärt worden, und viele würden es gern verschreiben, wenn sie dazu berechtigt wären. Um dies zu umgehen, ist in Staaten, in denen die medizinische Verwendung von Cannabis legal ist, eine ärztliche Empfehlung und keine Verschreibung erforderlich. Obwohl die Stigmatisierung von Cannabis im größten Teil der USA schwächer wird, ist Cannabis in vielen Staaten immer noch illegal, und in diesen Staaten sind den Ärzten die Hände gebunden, ungeachtet ihres Wunsches, ihren Patienten zu helfen.

Ärzte müssen ausgebildet werden, doch der größte Teil ihrer medizinischen Ausbildung stammt aus der Literatur von Pharmaunternehmen, aus Forschung, die von der Regierung gefördert wird, und aus Fachzeitschriften, die von ebensolchen Experten begutachtet werden. Glücklicherweise wird jedes Jahr eine wachsende Zahl von klinischen Trainingsprogrammen und Forschungssymposien in den Vereinigten Staaten und im Ausland angeboten. Beispiele dafür sind das Medical Cannabis Institute, die *Society of Cannabis Clinicians*, das Institute of Cannabis Research Conference, die *Carolina Cannabinoid Collaborative Conference*, die *Marijuana for Medical Professionals*, die *National Clinical Conference on Cannabis Therapeutics*, der *Cannabis-Based Therapies Summit*, die *International Cannabinoid Research Society*, die *International Association for Cannabinoid Medicines* und die National University of Natural Medicine.

Wir gehen davon aus, dass sich dieser Trend in der klinischen Ausbildung fortsetzen wird, da immer mehr Ärzte von der unglaublichen Heilkraft der Cannabispflanze erfahren. Viele Ärzte warten auf die Veröffentlichung einer ausreichenden Anzahl von Forschungsarbeiten und die Rücknahme des Status der Liste 1 durch die Regierung, bevor sie Cannabinoid-Medizin verschreiben.

Im Januar 2017 veröffentlichte die *National Academies of Sciences, Engineering, and Medicine* eine Übersicht über Studien zu den gesundheitlichen Auswirkungen von Cannabis und Cannabinoiden. Nach der Überprüfung von mehr als zehntausend Studien kamen sie zu zahlreichen Schlussfolgerungen, von denen einige positiv und andere negativ waren. Sie fanden ausreichende Beweise, um die Behandlung dreier therapeutischer Anwendungen offiziell zu unterstützen: Verringerung von Übelkeit und Erbrechen durch Chemotherapie, Behandlung chronischer Schmerzen und Verringerung der Krämpfe durch Multiple Sklerose.[493] »Die meisten therapeutischen Gründe, warum Menschen medizinisches Marihuana verwenden, haben keine nachgewiesenen positiven Effekte«, sagte Sean Hennessy, Professor für Epidemiologie an der University of Pennsylvania und Mitglied des sechzehnköpfigen wissenschaftlichen Komitees (einschließlich Neurologen, Onkologen, Epidemiologen und Kinderpsychiater), das die Überprüfung durchgeführt hatte.[494] Dies bedeutet, dass es zu wenige Studien gibt oder diese keinen angemessenen Standard haben, um wissenschaftliche oder medizinische Schlussfolgerungen ziehen zu können.

Als Wissenschaftler äußerten die Gutachter Bedenken, dass sich die Cannabisindustrie zu einem Markt für Vitamine und Nahrungsergänzungsmittel voller unsinniger Behauptungen und mit zweifelhaften medizinischen Vorteilen entwickeln wird. Diese Wissenschaftler nutzen medizinische Therapeutik auf höchstem Niveau und verwendeten daher die höchsten Standards der medizinischen Forschung, um sich eingehend mit den neuesten Forschungsergebnissen und Publikationen zu befassen.

Der Bericht forderte zusätzliche Mittel, um die Marihuana-Forschung voranzutreiben, und die Wissenschaftler stellten fest, dass Cannabisforscher Schwierigkeiten hatten, Zugang zu der Menge, Qualität und Art von Cannabis zu erhalten, die dafür notwendig sind. (Das Cannabis, das Forschern zur Verfügung steht, kommt nicht einmal annähernd an dasjenige aus durchschnittlichen Apotheken heran.) Die glühendsten Forderungen der Autoren waren solche nach viel mehr hochkarätigen Untersuchungen.[495]

Es gibt Tausende von mutigen medizinischen Pionieren, die ihren Patienten dabei helfen wollen, schneller zur Heilung zu gelangen, Opioid-Medikamente abzusetzen, Symptome zu lindern und Krebs zu bekämpfen. Wir glauben, dass sich die Cannabispflanze verbreiten wird, wie sie es seit mindestens fünftausend Jahren tut, und dass mit zunehmender Forschungsarbeit die Mehrheit der Ärzte schließlich davon überzeugt sein wird, Cannabismedikamente in ihr pharmazeutisches Instrumentarium aufzunehmen.

Epilog

Übung: Intuitive Verbindung mit der Medizin
Von Terumi Leinow

Schließen Sie Ihre Augen, atmen Sie mehrmals tief durch und konzentrieren Sie sich darauf, wie alles in Ihrem Körper miteinander verbunden ist. »Hüftknochen mit dem Oberschenkelknochen verbunden«, wie ein amerikanisches Volkslied sagt. Beachten Sie beim Einatmen, wie Ihre Lunge den Atem der Bäume und Pflanzen, die Sie umgeben, empfängt und den Sauerstoff durch Ihren Körper zirkulieren lässt. Unsere ganze Welt ist ein komplexes Netzwerk von voneinander abhängigen Verbindungen.

Betrachten Sie auch das Zusammenspiel der Natur und wie die Mikroorganismen in der Erde, im Wind, im Wasser und in der Sonne für die Schöpfung zusammenarbeiten. Die starken Kräfte der Natur während eines Wintersturms können uns in die Knie zwingen, wenn wir deshalb Reiseunterbrechungen oder einem längeren Stromausfall ausgeliefert sind. In solchen Zeiten können wir erleben, wie abhängig wir von unseren Internet- und Telefonleitungen und Stromquellen für unsere Geräte geworden sind, die Wärme und Licht liefern. Mutter Natur bringt uns in solchen Zeiten Demut bei. Andererseits erfüllt sie uns mit Ehrfurcht und Staunen angesichts eines Wasserfalls, des Mondaufgangs oder eines wunderbaren Sonnenuntergangs und erinnert uns an unsere universelle Einheit.

Als Konsument von Cannabisprodukten haben Sie das Endergebnis eines langen Prozesses aus vielen Zyklen in der Hand. Erkennen Sie, dass dieses Produkt einmal eine lebende, atmende, gedeihende, blühende Pflanze war – nicht irgendeine Pflanze, sondern eine, die Lebensenergie enthält, die sich mit der angeborenen Fähigkeit Ihres Körpers verbinden kann, sich wieder gesund und wohlzufühlen. Es ist daher wichtig, dass Sie sich die Zeit nehmen, eine Verbindung mit dem »Geist« der Pflanze herzustellen, bevor Sie ein Cannabisprodukt einnehmen. Wie der spirituelle Lehrer Eckhart Tolle schreibt: »Blumen, die flüchtiger, ätherischer und zarter waren als die Grünpflanzen, aus denen sie hervorgingen, wirkten auf uns wie Boten aus einer anderen Welt, wie eine Brücke zwischen der Dimension der physischen Formen und dem Formlosen. [...]

Wenn wir das Wort »Erleuchtung« in einem umfassenderen Sinn begreifen als dem herkömmlichen, können wir Blumen als die Erleuchtung der Pflanzenwelt betrachten. [...] Wie alle Lebensformen sind natürlich auch sie flüchtige Manifestationen des allem zugrunde liegenden einen Lebens und Bewusstseins.«[496]

Wenn Sie sich die Zeit nehmen, Wertschätzung und Dankbarkeit zu empfinden, verbinden Sie sich mit der Pflanze und stimmen sich auf deren und Ihre eigene göttliche Lebenskraft ein. Gemeinsam entzünden Sie Ihr Gedenken daran, dass alles miteinander verbunden ist und dass Sie selbst mit allem verbunden sind. Welch ein wunderschöner Weg, zu wissen, dass Sie nicht allein sind, sondern einen mächtigen, heilenden Pflanzenverbündeten auf Ihrem Weg zum Wohlbefinden haben.

Endnoten

1. S. Burstein, "Cannabidiol (CBD) and Its Analogs: A Review of Their Effects on Inflammation," *Bioorganic & Medicinal Chemistry 23*, no. 7 (April 2015): S. 1377–1385. doi:10.1016/j.bmc.2015.01.059
2. Marcus A. Bachhuber, Brendan Saloner, Chinazo O. Cunningham, und Colleen L. Barry, "Medical Cannabis Laws and Opioid Analgesic Overdose Mortality in the United States, 1999-2010," *JAMA Internal Medicine 174*, no. 10 (2014): 1668. doi:10.1001/jamainternmed.2014.4005
3. Ruth Galilly, Z. Yekhtin, und L. Hanuš, "Overcoming the Bell-Shaped Dose-Response of Cannabidiol by Using Cannabis Extract Enriched in Cannabidiol," *Pharmacology & Pharmacy 6* (February 2015): S. 75–85. doi:10.4236/ pp.2015.62010
4. Ethan Russo, "History of Cannabis as a Medicine," in *The Medicinal Uses of Cannabis and Cannabinoid*, eds. Geoffrey W. Guy, Brian A. Whittle, and Philip J. Robson (London: Pharmaceutical Press, 2004), S. 1–16
5. "Clarification of the New Drug Code (7350) for Marijuana Extract," *U.S. Department of Justice, Drug Enforcement Administration*, accessed April 10, 2017, https://www.deadiversion.usdoj.gov/schedules/marijuana/m_extract_7350.html
6. Wei-Ni Lin Curry, *Hyperemesis Gravidarum and Clinical Cannabis: To Eat or Not to Eat?* (Binghamton: Haworth Press, 2002), www.cannabis-med.org/data/pdf/2002-03-04-4.pdf
7. John M. McPartland und Ethan B. Russo, "Cannabis and Cannabis Extracts: Greater Than the Sum of Their Parts?" *Journal of Cannabis Therapeutics 1*, no. 3/4 (2001): S. 132
8. 1907–1914 Materia Medica 3.148
9. James L. Butrica, "The Medical Use of Cannabis Among the Greeks and Romans," *Journal of Cannabis Therapeutics 2*, no. 2 (2002): S. 51–70
10. Raphael Mechoulam, William Devane, Aviva Breuer, und J. Zahalka, "A Random Walk through a Cannabis Field," *Pharmacology Biochemistry and Behavior 40*, no. 3 (1991): S. 461–464
11. Rabbi Aryeh Kaplan, *The Living Torah* (New York: Moznaim, 1981), S. 40–41
12. William Brooke O'Shaughnessy, *On the Preparations of the Indian Hemp, or Gunjah*, Med. and Phy. Soc., Bengal, Calcutta, 1839; and Brit. and For. Med. Rev. July, 1840, S. 224
13. ebd.
14. Lester Grinspoon, *Marihuana Reconsidered* (Cambridge: Harvard University Press, 1971), S. 15
15. Roger G. Pertwee, "Cannabinoid Pharmacology: The First 66 Years," *British Journal of Pharmacology 147*, suppl. 1 (2006): S. 163–S171. doi:10.1038/sj.bjp.0706406
16. Miles O'Brien, "Medical Marijuana Research Comes out of the Shadows," *PBS News Hour*, July 13, 2016, www.pbs.org/newshour/bb/medical-marijuana-research-comes-shadows/
17. "Medical Hemp: The Story to Date," *O'Shaughnessy's, Autumn 2011*, 7, www.os-extra.cannabisclinicians.org/wp-content/uploads/2013/11/CBD-Reintroduction-Era-2011.pdf.
18.
19. David Bienenstock, "The U.S. Government Now Supplies Cannabis Extracts to Epileptic Kids," *Vice Magazine*, March 11, 2011, www.vice.com/en_us/article/the-us-government-now-supplies-cannabis-extracts-to-epileptic-kids
20. Martin A. Lee, "The Discovery of the Endocannabinoid System," *The Prop 215 Era*, 2010, www.beyondthc.com/wp-content/uploads/2012/07/eCBSystemLee.pdf
21. David B. Allen, MD, "Survey Shows Low Acceptance of the Science of the ECS (Endocannabinoid System) at American Medical Schools," *Outword Magazine*, accessed March 3, 2017, www.outwordmagazine.com/inside-outword/glbt-news/1266-survey-shows-low-acceptance-of-the-science-of-the-ecs-endocannabinoid-system

22 W. A. Devane, F. A. Dysarz 3rd, M. R. Johnson, L. S. Melvin, und A. C. Howlett, "Determination and Characterization of a Cannabinoid Receptor in Rat Brain," *Molecular Pharmacology 34* (1988): S. 605–613
23 S. Munro, K. L. Thomas, und M. Abu-Shaar. "Molecular Characterization of a Peripheral Receptor for Cannabinoids," *Nature 365* (1993): S. 61–65
24 R. Mechoulam, L. O. Hanus, R. Pertwee, und A. C. Howlett, "Early Phyto- cannabinoid History to Endocannabinoids and Beyond: A Cannabinoid Timeline," *Nature Neuroscience Review 15* (November 2014): S. 757–764
25 R. Mechoulam, S. Ben-Shabat, L. Hanuš, M. Ligumsky, N. E. Kaminski, A. R. Schatz, A. Gopher, S. Almoq, B. R. Martin, D. R. Compton et al. "Identification of an Endogenous 2-monoglyceride, Present in Canine Gut, That Binds to Cannabinoid Receptors," *Biochemical Pharmacology 50* (1995): S. 83–90
26 T. Bisogno, F. Howell, G. Williams, A. Minassi, M. G. Cascio, A. Ligresti, I. Matias, A. Schiano-Moriello, P. Paul, E. J. Williams, U. Gangadharan, C. Hobbs, V. Di Marzo, und P. Doherty, "Cloning of the First sn1-DAG Lipases Points to the Spatial and Temporal Regulation of Endocannabinoid Signaling in the Brain," *Journal of Cell Biology 163* (2003): S. 463–468
27 P. Pacher und G. Kunos, "Modulating the Endocannabinoid System in Human Health and Diseases: Successes and Failures," *Federation of European Biochemical Society Journal 280*, no. 9 (May 2013): 1918
28 R. Mechoulam, L. O. Hanus, R. Pertwee, und A. C. Howlett, "Early Phytocannabinoid History to Endocannabinoids and Beyond: A Cannabinoid Timeline," *Nature Neuroscience Review 15* (November 2014): S. 757–764
29 R. Wilson-Poe, M. M. Morgan, S. A. Aicher, und D. M. Hegarty, "Distribution of CB1 Cannabinoid Receptors and Their Relationship with Muopioid Receptors in the Rat Periaqueductal Gray," *Neuroscience 213* (2012): S. 191–200
30 T. Lowin und R. H. Straub, "Cannabinoid Based Drugs Targeting CB1 and TRPV-1, the Sympathetic Nervous System and Arthritis," *Arthritis Research and Therapy 17* (2015): S. 226
31 A. E. Bonnett und Y. Marchalant, "Potential Therapeutic Contribution of the Endocannabinoid System towards Aging and Alzheimer's Disease," *Aging and Disease 6*, no. 5 (October 2015): S. 400–405
32 M. Fitzgibbon, D. P. Finn, und M. Roche, "High Times for Painful Blues: The Endocannabinoid System in Pain-Depression Co-morbidity," *International Journal of Neuropharmacology* (2015): S. 1–20
33 S. V. Mahler, K. S. Smith, und K. C. Berridge, "Endocannabinoid Hedonic Hotspots for Sensory Pleasure: Anandamide in the Nucleus Accumbens, Shell Enhances Liking of a Sweet Reward," *Neuropharmacology 32* (2007): S. 2267–2278
34 P. Pacher und R. Mechoulam, "Is Lipid Signaling through Cannabinoid 2 Receptors Part of a Protective System?" *Progress in Lipid Research* (April 2011): S. 193–211
35 N. M. Kogan, E. Melamed, E. Wasserman, B. Raphael, A. Breuer, K. S. Stok, R. Sondergaard, A. V. Escudero, S. Baraghithy, M. Attar-Namdar, S. Friedlander- Barenboim, N. Mathavan, H. Isaksson, R. Mechoulam, R. Müller, A. Bajayo, Y. Gabet, und I. Bab, "Cannabidiol, A Major Non-psychotropic Cannabis Constituent, Enhances Fracture Healing and Stimulates Lysyl Hydroxylase Activity in Osteoblasts," *Journal of Mineral and Bone Research 30*, no. 10 (October 2015): S. 1905–1913
36 R. G. Pertwee, A. C. Howlett, M. E. Abood, S. P. Alexander, V. Di Marzo, M. R. Elphick, P. J. Greasley, H. S. Hansen, G. Kunos, K. Mackie, R. Mechou-lam, und R. A. Ross, "International Union of Basic and Clinical Pharmacology, LXXIX: Cannabinoid Receptors and Their Ligands, Beyond CB1 and CB2," *Pharmacologic Reviews 62*, no. 4 (2010): S. 588–631
37 Antonio Currais, Oswald Quehenberger, Aaron M. Armando, Daniel Daugherty, Pam Maher, und David Schubert, "Amyloid Proteotoxicity Initiates an Inflammatory Response Blocked by Cannabinoids," *Nature Partner Journals: Aging and Mechanisms of Disease 2*, no. 16012 (June 23, 2016). doi:10.1038
38 E. Shohami, A. Cohen-Yeshurun, L. Magid, M. Algali, und R. Mechoulam, "Endocannabinoids and Traumatic Brain Injury," *British Journal of Pharmacology 163*, no. 7 (August 2011): S. 1402–1410

39 Rocío Sancho, Marco A. Calzado, Vincenzo Di Marzo, Giovanni Appendino, und Eduardo Muñoz, "Anandamide Inhibits Nuclear Factor K-beta Activation through a Cannabinoid Receptor Independent Pathway," *Molecular Pharmacology 63*, no. 2 (2003): S. 429–438

40 G. A. Cabral, T. J. Rogers, und A. H. Lichtman, "Turning Over a New Leaf: Cannabinoid and Endocannabinoid Modulation of Immune Function," *Journal of Neuroimmune Pharmacology 10* (2015): S. 193–203

41 F. Rossi, G. Bellini, C. Tortora, M. E. Bernardo, L. Luongo, A. Conforti, N. Starc, I. Manzo, B. Nobili, F. Locatelli, und S. Maione, "CB2 and TRPV-1 Receptors Oppositely Modulate In Vitro Human Osteoblast Activity," *Pharmacology Research 99* (2015): S. 194–201

42 T. Lowin und R. H. Straub, "Cannabinoid Based Drugs Targeting CB1 and TRPV-1, the Sympathetic Nervous System and Arthritis," *Arthritis Research and Therapy 17* (2015): S. 226

43 Vincenzo DiMarzo, "Endocannabinoid Signaling in the Brain: Biosynthesis Mechanisms in the Limelight," *Nature Neuroscience 14*, no. 1 (January 2011): S. 9–15

44 K. A. Sharkey und J. W. Wiley, "The Role of the Endocannabinoid System in the Brain-Gut Axis," *Gastroenterology 151*, no. 2 (2016): 252. doi:10.1053/j. gastro.2016.04.015

45 Mauro Maccarrone, Itai Bab, Tamás Bíró, Guy A. Cabral, Sudhansu K. Dey, Vincenzo Di Marzo, Justin C. Konje, George Kunos, Raphael Mechoulam, Pal Pacher, Keith A. Sharkey, und Andreas Zimmer, "Endocannabinoid Signaling at the Periphery, 50 Years after THC," *Cell: Trends in Pharmacological Science 36*, no. 5 (May 2015): S. 277–296

46 P. Pacher und G. Kunos, "Modulating the Endocannabinoid System in Human Health and Diseases: Successes and Failures," *The FEBS Journal 280*, no. 9 (May 2013): S. 1918–1943

47 Fabio Iannotti, Cristoforo Silvestri, Enrico Mazzarella, Andrea Martella, Daniela Calvigoni, Fabiana Piscitelli, Paolo Ambrosino, Stefania Petrosino, Gabriella Czifra, Tamás Biro, Tibo Harkany, Maurizio Taglialatela, und Vincenzo Di Marzo, "The Endocannabinoid 2-AG Controls Skeletal Muscle Cell Differentiation via CB1 Receptor-Dependent Inhibition of Kv7 Channels," *Proceedings of the National Academy of Science*, USA 117 (2014): S. 2472–2481

48 Mauro Maccarrone, Itai Bab, Tamás Bíró, Guy A. Cabral, Sudhansu K. Dey, Vincenzo Di Marzo, Justin C. Konje, George Kunos, Raphael Mechoulam, Pal Pacher, Keith A. Sharkey, und Andreas Zimmer, "Endocannabinoid Signaling at the Periphery, 50 Years after THC," *Cell: Trends in Pharmacological Science 36*, no. 5 (May 2015): S. 277–296

49 M. Karsak, E. Gaffal, R. Date, L. Wang-Eckhardt, J. Rehnelt, S. Petrosino, K. Starowicz, R. Steuder, E. Schlicker, B. Cravatt, R. Mechoulam, R. Buettner, S. Werner, V. Di Marzo, T. Tüting, und Z. Zimmer, "Attenuation of Allergic Contact Dermatitis through the Endocannabinoid System," *Science 316* (2007): S. 1494–1497

50 J. Palazuelos, T. Aguado, A. Egia, R. Mechoulam, M. Guzmán, und I. Galve-Roperh, "Non-psychoactive CB2 Cannabinoid Agonists Stimulate Neural Progenitor Proliferation," *The FASEB Journal 20* (2006): S. 2405–2407

51 J. Begbie, P. Doherty, und A. Graham, "Cannabinoid Receptor, CB1, Expression Follows Neuronal Differentiation in the Early Chick Embryo," *Journal of Anatomy 205* (2004): S. 213–218

52 T. Aguado, J. Palazuelos, K. Monory, N. Stella, B. Cravatt, B. Lutz, G. Marsicano, Z. Kokaia, M. Guzmán, und I. Galve-Roperh, "The Endocannabinoid System Promotes Astroglial Differentiation by Acting on Neural Progenitor Cells," *Journal of Neuroscience 26* (2006): S. 1551–1561

53 A. Periera Jr und F. A. Furlan, "Astrocyte and Human Cognition: Modeling Information Integration and Modulation of Neuronal Activity," *Progress in Neurology 92* (2010): S. 405–420

54 N. J. Abbott, L. Ronnback, und E. Hansson, "Astrocyte-endothelial Interactions at the Blood Brain Barrier," *Nature Reviews Neuroscience 7* (January 2006): S. 41–53

55 P. G. Haydon und G. Carmignoto, "Astrocyte Control of Synaptic Trans- mission and Neurovascular Coupling," *Physiology Review 86* (July 2006): S. 1009–1031

56 M. Sild und E. S. Ruthazer, "Radial Glia: Progenitor, Pathway and Partner," *The Neuroscientist 17*, no. 3 (2011): S. 288–302

57 Y. Gao, D. V. Vasilyev, M. B. Goncalves, F. V. Howell, C. Hobbs, M. Reisenberg, R. Shen, M. Y. Zhang, B. W. Strassle, P. Lu, L. Mark, M. J. Piesla, K. Deng, E. V. Kouranova, R. H. Ring, G. T. Whiteside, B. Bates, F. S. Walsh, G. Williams, M. N. Pangalos, T. A. Samad, und P. Doherty, "Loss

of Retrograde Endocannabinoid Signaling and Reduced Adult Neurogenesis in Diacylglycerol Lipase Knock-out Mice," *Journal of Neuroscience 30* (2010): S. 2017–2024
58 V. DiMarzo, "Endocannabinoid Signaling in the Brain: Biosynthetic Mechanisms in the Limelight," *Nature Neuroscience 14*, no. 1 (January 2011): S. 9–14
59 A. Lourbopoulos, N. Grigoriadis, R. Lagoudaki, O. Touloumi, E. Polyzoidou, I.Mavromatis, N. Tascos, A. Breuer, H. Ovadia, D. Karussis, E. Shohami, R. Mechoulam, und C. Simeonidou, "Administration of 2-arachodonylglycerol Ameliorates Both Acute and Chronic Autoimmune Encephalomyelitis," *Brain Research 1390* (May 16, 2011): S. 126–141
60 F. Rossi, G. Bellini, C. Tortora, M. E. Bernardo, L. Luongo, A. Conforti, N. Starc, I. Manzo, B. Nobili, F. Locatelli, und S. Maione, "CB2 and TRPV-1 Receptors Oppositely Modulate In Vitro Human Osteoblast Activity," Pharmacology Research 99 (2015): S. 194–201
61 A. E. Bonnet und Y. Marchalant, "Potential Therapeutical Contributions of the Endocannabinoid System towards Aging and Alzheimer's Disease," *Aging and Disease 6*, no. 5 (October 2015): S. 400–405
62 Antonio Currais, Oswald Quehenberger, Aaron M. Armando, Daniel Daugherty, Pam Maher, und David Schubert, "Amyloid Proteotoxicity Initiates an Inflammatory Response Blocked by Cannabinoids," *Nature Partner Journals: Aging and Mechanisms of Disease 2*, no. 16012 (June 23, 2016). doi:10.1038
63 Rocío Sancho, Marco A. Calzado, Vincenzo Di Marzo, Giovanni Appendino, und Eduardo Muñoz, "Anandamide Inhibits Nuclear Factor K-beta Activation through a Cannabinoid Receptor Independent Pathway," *Molecular Pharmacology 63*, no. 2 (2003): S. 429–438
64 E. Murillo-Rodriguez, C. Blanco-Centurion, C. Sanchez, D. Piomelli, und P. J. Shiromani, "Anandamide Enhances Extracellular Levels of Adenosine and Induces Sleep: An In Vivo Microdialysis Study," *Sleep 26*, no. 8 (2003): S. 943–947
65 Satish Kathuria, Silvana Gaetani, Darren Fegley, Fernando Valiño, Andrea Duranti, Andrea Tontini, Marco Mor, Giorgio Tarzia, Giovanna La Rana, Antonio Calignano, Arcangela Giustino, Maria Tattoli, Maura Palmery, Vincenzo Cuomo, und Daniele Piomelli, "Modulation of Anxiety through Blockade of Anandamide Hydrolysis," *Nature Medicine 9*, no. 1 (January 2003): S. 76–81
66 D. J. Hermanson und L. J. Marnet, "Cannabinoids, Endocannabinoids and Cancer," *Cancer Metastasis Review 30*, nos. 3–4 (December 2011): S. 599–612
67 Luciano De Petrocellis, Dominique Melck, Antonella Palmisano, Tiziana Bisogno, Chiara Laezza, Maurizio Bifulco, und Vincenzo Di Marzo, "The Endogenous Cannabinoid Anandamide Inhibits Human Breast Cell Cancer Proliferation," *Proceedings of the National Academy of Science 95* (July 1998): S. 8375–8380
68 E. Soliman and R. V. Dross, "Anandamide-Induced Endoplasmic Reticulum Stress and Apoptosis Are Mediated by Oxidative Stress in Non-melanoma Skin Cancer: Receptor-Independent Endocannabinoid Signaling," *Molecular Carcinogenesis 55*, no. 11 (2016): S. 1807–1821
69 T. Ayakannu, A. Taylor, J. Willets, T. Marczylo, L. Brown, Q. Davies, E. Moss, und J. Konje, "Effect of Anandamide on Endometrial Adenocarcinoma (Isikawa) Cell Numbers: Implications for Endometrial Cancer Therapy," *The Lancet 385*, suppl. 1 (February 26, 2015): S. 20
70 D. Vara, M. Salazar, N. Olea-Herrero, M. Guzmán, G. Velasco, und I. Díaz-Laviada, "Anti-tumoral Effect of Cannabinoids on Hepatocellular Carcinoma: Role of AMPK Dependent Activation of Autophagy," *Cell Death and Differentiation 18* (2011): S. 1099–1111
71 S. Sailler, K. Schmitz, E. Jäger, N. Ferreiros, S. Wicker, K. Zschiebsch, G. Pickert, G. Geisslinger, C. Walter, I. Tegeder, und J. Lötsch, "Regulation of Circulating Endocannabinoids Associated with Cancer and Metastases in Mice and Humans," *Oncoscience 1*, no. 4 (2014): S. 272–282
72 J. Guindon und A. G. Hohmann, "The Endocannabinoid System and Cancer: Therapeutic Implications," *British Journal of Pharmacology 163*, no. 7 (2011): S. 1447–1463
73 M. Karsak, E. Gaffal, R. Date, L. Wang-Eckhardt, J. Rehnelt, S. Petrosino, K. Starowicz, R. Steuder, E. Schlicker, B. Cravatt, R. Mechoulam, R. Buettner, S. Werner, V. Di Marzo, T. Tüting, und Z. Zimmer, "Attenuation of Allergic Contact Dermatitis through the Endocannabinoid System," *Science 316* (2007): S. 1494–1497

74 Mauro Maccarrone, Itai Bab, Tamás Bíró, Guy A. Cabral, Sudhansu K. Dey, Vincenzo Di Marzo, Justin C. Konje, George Kunos, Raphael Mechoulam, Pal Pacher, Keith A. Sharkey, und Andreas Zimmer, "Endocannabinoid Signaling at the Periphery, 50 Years after THC," *Cell: Trends in Pharmacological Science 36*, no. 5 (May 2015): S. 277–296

75 Maria Grazia Cascio und Pietro Marini, "Biosynthesis and Fate of Endocannabinoids," in *Endocannabinoids: Handbook of Experimental Pharmacology*, ed. Roger G. Pertwee (Springer International Publishing, 2015), S. 39–58

76 R. Mechoulam, L. O. Hanus, R. Pertwee, und A. C. Howlett, "Early Phyto- cannabinoid History to Endocannabinoids and Beyond: A Cannabinoid Timeline," *Nature Neuroscience Review 15* (November 2014): S. 760

77 Marcu, Jahan, Ali S. Matthews, und Martin A. Lee, "Is CBD Really Non- Psychoactive?" Project CBD, May 17, 2016, www.projectcbd.org/article/cbd-really-non-psychoactive

78 PubMed search for cannabinoids over the last ten years

79 A. A. Izzo, F. Borrelli, R. Capasso, V. Di Marzo, und R. Mechoulam, "Non- psychotropic Plant Cannabinoids: New Therapeutic Opportunities from an Ancient Herb," Trends in Pharmacological Sciences 30, no. 10 (2009): 609 R. Brenneisen, "Chemistry and Analysis of Phytocannabinoids and Other Cannabis Constituents," in *Forensic Science and Medicine: Marijuana and the Cannabinoids*, ed. M. A. ElSohly (Totowa: Humana Press Inc, 2007), S. 17–59

80 R. Brenneisen, "Chemistry and Analysis of Phytocannabinoids and Other Cannabis Constituents," in *Forensic Science and Medicine: Marijuana and the Cannabinoids*, ed. M. A. ElSohly (Totowa: Humana Press Inc, 2007), S. 17–59

81 E. M. Rock, R. L. Kopstick, C. L. Limebeer, und L. A. Parker, "Tetrahydrocannabinolic Acid Reduces Nausea-Induced Conditioned Gaping in Rats and Vomiting in Suncus murinus," *British Journal of Pharmacology 70*, iss. 3 (October 2013): S. 641–648

82 R. Moldzio, T. Pacher, C. Krewenka, B. Kranner, J. Novak, J. C. Duvigneau, und W. D. Rausch, "Effects of Cannabinoids Δ(9)-tetrahydrocannabinol, Δ(9)-tetrahydrocannabinolic Acid and Cannabidiol in MPP+ Affected Murine Mesencephalic Cultures," *Phytomedicine 19*, nos. 8–9 (June 15, 2012): S. 819–824

83 A. Willbanks, M. Leary, M. Greenshields, C. Tyminski, S. Heerboth, K. Lapinska, K. Haskins, und S. Sarkar, "The Evolution of Epigenetics: From Prokaryotes to Humans and Its Biological Consequences," *Genetics and Epigenetics 8* (2016): S. 25–36

84 R. Mechoulam, L. O. Hanus, R. Pertwee, und A. C. Howlett, "Early Phytocannabinoid History to Endocannabinoids and Beyond: A Cannabinoid Timeline," *Nature Neuroscience Review 15* (November 2014): S. 757–764

85 C. M. Andre, J. F. Hausman, und G. Guirriero, "Cannabis Sativa: The Plant of a Thousand Molecules," *Frontiers of Plant Science 7* (February 2016): S. 19

86 E.B.Russo,"TamingTHC:PotentialCannabisSynergyandPhytocannabinoid-Terpinoid Entourage Effects," *The British Journal of Pharmacology 163* (2011): S. 1344–1364

87 R. Mechoulam, L. O. Hanus, R. Pertwee, und A. C. Howlett, "Early Phyto- cannabinoid History to Endocannabinoids and Beyond: A Cannabinoid Timeline," *Nature Neuroscience Review 15* (November 2014): S. 757–764

88 Y. Y. Syed, K. McKeage, und L. J. Scott, "Delta-9-tetrahydrocannabinol/ cannabidiol (Sativex®): A Review of Its Use in Patients with Moderate to Severe Spasticity Due to Multiple Sclerosis," *Drugs 74*, no. 5 (April 2014): S. 563–578

89 M. Moreno-Martet, A. Feliú, F. Espejo-Porras, M. Mecha, F. J. Carrillo-Salinas, J. Fernández-Ruiz, C. Guaza, und E. de Lago, "The Disease-Modifying Effects of a Sativex-Like Combination of Phytocannabinoids in Mice with Experimental Autoimmune Encephalomyelitis Are Preferentially Due to Δ9-tetrahydrocannabinol Acting through CB1," *Multiple Sclerosis Related Disorders 6* (November 4, 2015): S. 505–511

90 R. Gallily, Z. Yekhtin, und L. O. Hanuš, "Overcoming the Bell-Shaped Dose-Response of Cannabidiol by Using Cannabis Extract Enriched in Cannabidiol," *Pharmacology & Pharmacy 6* (2015): S. 75–85

91 J. A. Ramos und F. J. Bionco, "The Role of Cannabis in Prostate Cancer: Basic Science Perspective and Potential Clinical Applications," *Indian Journal of Urology 28*, no. 1 (January–March, 2012): S. 9–14
92 C. Walter, B. G. Oertel, L. Felden, C. A. Kell, U. Nöth, J. Vermehren, J. Kaiser, R. Deichmann, und J. Lötsch, "Brain Mapping Based Model of Del- ta-9-Tetrahydrocannabinol Effects on Connectivity in the Pain Matrix," *Neuropsychopharmacology 41* (2016): S. 1659–1669
93 L. De Petrocellis, A. Ligresti, A. S. Moriello, M. Allarà, T. Bisogno, S. Petrosino, C. G. Stott, und V. Di Marzo, "Effects of Cannabinoids and Cannabinoid-Enriched Cannabis Extracts on TRP Channels and Endo-cannabinoid Metabolic Enzymes," *British Journal of Pharmacology 163* (2011): S. 1479–1494
94 Antonio Curràis, Oswald Quehenberger, Aaron M Armando, Daniel Daugherty, Pam Maher, und David Schubert, "Amyloid Proteotoxicity Initiates an Inflammatory Response Blocked by Cannabinoids," *Nature Partner Journals: Aging and Mechanisms of Disease 2*, no. 16012 (June 23, 2016). doi:10.1038
95 D. Vara, M. Salazar, N. Olea-Herrero, M. Guzmán, G. Velasco, und I. Díaz-Laviada, "Anti-tumoral Effect of Cannabinoids on Hepatocellular Carcinoma: Role of AMPK Dependent Activation of Autophagy," *Cell Death and Differentiation 18* (2011): S. 1099–1111
96 V. DiMarzo und F. Piscitelli, "The Endocannabinoid System and Its Modulation by Phytocannabinioids," *Neurotherapeutics 12* (2015): S. 692–698
97 L. R. Ruhaak, J. Felth, P. C. Karlsson, J. J. Rafter, R. Verpoorte, und L. Bohlin, "Evaluation of Cyclooxegenase Inhibiting Effects of Six Major Cannabinoids," *Biological Pharmacology Bulletin 34*, no. 5 (2011): S. 774–778
98 R. Mechoulam und L. Parker, "Commentary—Toward a Better Cannabis Drug," *British Journal of Pharmacology 170* (2013): S. 1363–1364
99 N. M. Kogan, E. Melamed, E. Wasserman, B. Raphael, A. Breuer, K. S. Stok, R. Sondergaard, A. V. Escudero, S. Baraghithy, M. Attar-Namdar, S. Friedlander-Barenboim, N. Mathavan, H. Isaksson, R. Mechoulam, R. Müller, A. Bajayo, Y. Gabet, und I. Bab, "Cannabidiol, A Major Non-psychotropic Cannabis Constituent, Enhances Fracture Healing and Stimulates Lysyl Hydroxylase Activity in Osteoblasts," *Journal of Mineral and Bone Research 30*, no. 10 (October 2015): S. 1905–1913
100 H. J. Parray und J. W. Yun, "Cannabidiol Promotes Browning in 3T3-L1 Adipocytes," *Molecular and Cellular Biochemistry 416* (2016): S. 131–139
101 M. Rajesh, P. Mukhopadhyay, S. Bátkai, V. Patel, K. Saito, S. Matsumoto, Y. Kashiwaya, B. Horváth, B. Mukhopadhyay, L. Becker, G. Haskó, L. Liaudet, D. A. Wink, A. Veves, R. Mechoulam, und P. Pacher, "Cannabidiol Attenuates Cardiac Dysfunction, Oxidative Stress, Fibrosis, Inflammatory and Cell Death Signaling Pathways in Diabetic Cardiomyopathy," *Journal of the American College of Cardiology 56*, no. 25 (December 14, 2010): S. 2115–2125
102 J. Guidon und A. G. Hohmann, "The Endocannabinoid System and Cancer: Therapeutic Implications," *British Journal of Pharmacology 163* (2011): S. 1447–1463
103 L. De Petrocellis, A. Ligresti, A. Schiano Moriello, M. Iappelli, R. Verde, C. G. Stott, L. Cristino, P. Orlando, und V. Di Marzo, "Non-THC Cannabinoids Inhibit Prostate Carcinoma Growth In Vitro and In Vivo: Pro-aproptotic Effects and Underlying Mechanisms," *British Journal of Pharmacology 168* (2013): S. 79–102
104 I. Ujvary und L. Hanus, "Human Metabolites of Cannabidiol: A Review of Their Formation, Biological Activity and Relevance in Therapy," *Cannabis and Cannabinoid Research 1*, no. 1 (March 2016): S. 90–101
105 J. Fernández-Ruiz, O. Sagredo, M. R. Pazos, C. García, R. Pertwee, R. Mechoulam, und J. Martínez-Orgado, "Cannabidiol for Neurodegenerative Disorders: Important New Clinical Applications for This Phyto- cannabinoid?" *British Journal of Clinical Pharmacology 75*, no. 2 (May 25, 2012): S. 323–333
106 J. D. Wilkinson und E. M. Williamson, "Cannabinoids Inhibit Human Keratinocyte Proliferation through a Non-CB1/CB2 Mechanism and Have a Potential Therapeutic Value in the Treatment of Psoriasis," *Journal of Dermatological Science 45* (2007): S. 87–92

107 A. W. Zuardi, F. S. Guimaraes, und A. C. Moreira, "Effect of Cannabidiol on Plasma Prolactin, Growth Hormone and Cortisol in Human Volunteers," *Brazilian Journal of Medical and Biological Research 26*, no. 2 (February 1993): S. 213–217

108 B. Romano, F. Borrelli, I. Fasolino, R. Capasso, F. Piscitelli, M. Cascio, R. Pertwee, D. Coppola, L. Vassallo, P. Orlando, V. Di Marzo, und A. Izzo, "The Cannabinoid TRPA1 Agonist Cannabichromene Inhibits Nitric Oxide Production in Macrophages and Ameliorates Murine Colitis," *British Journal of Pharmacology 69* (2013): S. 213–229

109 Abir T. El-Alfy, Kelly Ivey, Keisha Robinson, Safwat Ahmed, Mohamed Radwan, Desmond Slade, Ikhlas Khan, Mahmoud ElSohly, und Samir Ross, "Antidepressant-Like Effect of Δ9-tetrahydrocannabinol and Other Cannabinoids Isolated from Cannabis sativa," *Journal of Pharmacology, Biochemistry and Behavior 95*, no. 4 (June 2010): S. 434–442

110 L. De Petrocellis, A. Ligresti, A. S. Moriello, M. Allarà, T. Bisogno, S. Petrosino, C. G. Stott, und V. Di Marzo, "Effects of Cannabinoids and Cannabinoid-Enriched Cannabis Extracts on TRP Channels and Endocannabinoid Metabolic Enzymes," *British Journal of Pharmacology 163* (2011): S. 1479–1494

111 "Introductionto Terpenes," *Medical Jane*, zuletzt aufgerufen 27. Februar, 2017, https://www.medicaljane.com/category/cannabis-classroom/terpenes/#terpenes-in-cannabis

112 S. Casano, G. Grassi, V. Martini, und M. Michelozzi, "Variations in Terpene Profiles of Different Strains of *Cannabis sativa L.*," *Acta Horticulturae 925* (2011): S. 115–121

113 "Introduction to Terpenes," *Medical Jane*, zuletzt aufgerufen 27. Februar, 2017, https://www.medicaljane.com/category/cannabis-classroom/terpenes/#terpenes-in-cannabis

114 ebd.
115 ebd.
116 ebd.
117 ebd.
118 ebd.

119 "Limonene," WebMD, accessed February 27, 2017, www.webmd.com/vitamins-supplements/ingredientmono-1105-limonene.aspx?activeingredientid=1105&activeingredientname

120 "Introduction to Terpenes," *Medical Jane*, zuletzt aufgerufen 27. Februar, 2017, https://www.medicaljane.com/category/cannabis-classroom/terpenes/#terpenes-in-cannabis

121 "Marijuana Terpenes and Their Effects," *Alchimiaweb*, zuletzt aufgerufen 27. Februar, 2017, www.alchimiaweb.com/blogen/marijuana-terpenes-effects/

122 "Introduction to Terpenes," *Medical Jane*, zuletzt aufgerufen 27. Februar, 2017, https://www.medicaljane.com/category/cannabis-classroom/terpenes/#terpenes-in-cannabis

123 Horváth, Béla, Partha Mukhopadhyay, Malek Kechrid, Vivek Patel, Galin Tanchian, David A. Wink, Jürg Gertsch, und Pál Pacher, "β-Caryophyllene Ameliorates Cisplatin-Induced Nephrotoxicity in a Cannabinoid 2 Receptor-Dependent Manner," *Free Radical Biology and Medicine 52*, no. 8 (2012): S. 1325–1333. doi:10.1016/j.freeradbiomed.2012.01.014

124 Susan Kristiniak, Jean Harpel, Diane M. Breckenridge, und Jane Buckle, "Black Pepper Essential Oil to Enhance Intravenous Catheter Insertion in Patients with Poor Vein Visibility: A Controlled Study," *The Journal of Alternative and Complementary Medicine 18*, no. 11 (November 2012): S. 1003–1007. doi:10.1089/acm.2012.0106

125 P. G. Fine und M. J. Rosenfeld, "The Endocannabinoid System, Cannabinoids, and Pain," *Rambam Maimonides Medical Journal 4*, no. 4 (2013): e0022, doi.org/10.5041/RMMJ.10129.

126 "Introductionto Terpenes," *Medical Jane*, zuletzt aufgerufen 27. Februar, 2017, https://www.medicaljane.com/category/cannabis-classroom/terpenes/#terpenes-in-cannabis

127 E. B. Russo, "Taming THC: Potential Cannabis Synergy and Phytocannabinoid-Terpenoid Entourage Effects," *British Journal of Pharmacology 163* (2011): S. 1344–1364. doi:10.1111/j.1476-5381.2011.01238.x

128 Annette C. Rohr, Cornelius K. Wilkins, Per A. Clausen, Maria Hammer, Gunnar D. Nielsen, Peder Wolkoff, und John D. Spengler, "Upper Airway and Pulmonary Effects of Oxidation Products of (+)- α-pinene, d-limonene, and Isoprene in Balb/ c Mice," *Inhalation Toxicology 14*, no. 7 (2002): S. 663–684. doi:10.1080/08958370290084575

129 "Marijuana Terpenes and Their Effects," *Alchimiaweb*, accessed February 27, 2017, www.alchimiaweb.com/blogen/marijuana-terpenes-effects/
130 Weiqiang Chen, Ying Liu, Ming Li, Jianwen Mao, Lirong Zhang, Rongbo Huang, Xiaobao Jin, und Lianbao Ye, "Anti-tumor Effect of α-pinene on Human Hepatoma Cell Lines through Inducing G2/M Cell Cycle Arrest," *Journal of Pharmacological Sciences 127*, iss. 3 (March 2015): S. 332–338, http://dx.doi.org/10.1016/j.jphs.2015.01.008
131 "Introduction to Terpenes," *Medical Jane*, zuletzt aufgerufen 27. Februar, 2017, https://www.medicaljane.com/category/cannabis-classroom/terpenes/#terpenes-in-cannabis
132 "Marijuana Terpenes and Their Effects," *Alchimiaweb*, accessed February 27, 2017, www.alchimiaweb.com/blogen/marijuana-terpenes-effects/
133 Introductionto Terpenes," *Medical Jane*, zuletzt aufgerufen 27. Februar, 2017, https://www.medicaljane.com/category/cannabis-classroom/terpenes/#terpenes-in-cannabis
134 ebd.
135 Jianqun Ma, Hai Xu, Jun Wu, Changfa Qu, Fenglin Sun, und Shidong Xu, "Linalool Inhibits Cigarette Smoke-Induced Lung Inflammation by Inhibiting NF-κB Activation," *International Immunopharmacology 29*, iss. 2 (December 2015): S. 708–713, http://dx.doi.org/10.1016/j.intimp.2015.09.005
136 Sabogal-Guáqueta, Angélica Maria, Edison Osorio, und Gloria Patricia Cardona-Gómez, "Linalool Reverses Neuropathological and Behavioral Impairments in Old Triple Transgenic Alzheimer's Mice," *Neuropharmacology 102* (2016): S. 111–120. doi:10.1016/j.neuropharm.2015.11.002
137 "Introduction to Terpenes," *Medical Jane*, zuletzt aufgerufen 27. Februar, 2017, https://www.medicaljane.com/category/cannabis-classroom/terpenes/#terpenes-in-cannabis
138 ebd.
139 ebd.
140 Ken Ito und Michiho Ito, "The Sedative Effect of Inhaled Terpinolene in Mice and Its Structure-Activity Relationships," *Journal of Natural Medicines 67*, no. 4 (2013): S. 833–837. doi:10.1007/s11418-012-0731
141 Naoko Okumura, Hitomi Yoshida, Yuri Nishimura, Yasuko Kitagishi, und Satoru Matsuda, "Terpinolene, a Component of Herbal Sage, Downregulates AKT1 Expression in K562 Cells," *Oncology Letters 3*, no. 2 (2011): S. 321–324. doi:10.3892/ol.2011.491
142 "Introduction to Terpenes," *Medical Jane*, zuletzt aufgerufen 27. Februar, 2017, https://www.medicaljane.com/category/cannabis-classroom/terpenes/#terpenes-in-cannabis
143 ebd.
144 ebd.
145 Gallily, Ruth, Zhannah Yekhtin, und Lumír Ondřej Hanuš, "Overcoming the Bell-Shaped Dose-Response of Cannabidiol by Using Cannabis Extract Enriched in Cannabidiol," *Pharmacology & Pharmacy 06*, no. 02 (2015): S. 75–85. doi:10.4236/pp.2015.62010
146 Edward Group, "What is Vegetable Glycerin?" *Global Healing Center*, zuletzt aufgerufen 24. November, 2015, www.globalhealingcenter.com/natural-health/what-is-vegetable-glycerin/
147 L. R. Zhang, H. Morgenstern, S. Greenland, S.-C. Chang, P. Lazarus, M. D. Teare, P. Woll, I. Orlow, B. Cox, on behalf of the Cannabis and Respiratory Disease Research Group of New Zealand, Y. Brhane, G. Liu, und R. J. Hung, "Cannabis Smoking and Lung Cancer Risk: Pooled Analysis in the International Lung Cancer Consortium," *International Journal of Cancer 136* (2015): S. 894–903. doi:10.1002/ijc.29036
148 Nicholas V. Cozzi, "Effects of Water Filtration on Marijuana Smoke: A Literature Review," *UK Cannabis Internet Activist*, accessed February 28, 2017, www.ukcia.org/research/EffectsOfWaterFiltrationOnMarijuana-Smoke.php
149 Mitch Earleywine and Sara Smucker Barnwell, "Decreased Respiratory Symptoms in Cannabis Users Who Vaporize," *Harm Reduction Journal 4* (2007): 11. doi:10.1186/1477-7517-31
150 "Can Marijuana Help COPD?" *Lung Institute*, March 23, 2015, https://lunginstitute.com/blog/can-marijuana-help-copd/
151 "Be Careful When You Buy Your Next CBD Oil," *Ministry of Hemp*, July 27, 2016. http://ministryofhemp.com/blog/careful-buying-cbd-oil/

152 "10 Pharmaceutical Drugs Based on Cannabis," *ProCon*, zuletzt aufgerufen 27. November, 2013, http://medicalmarijuana.procon.org/view. resource.php?resourceID=000883

153 Mateus Machado Bergamaschi, Regina Helena Costa Queiroz, Antonio Waldo Zuardi, und Jose Alexandre S. Crippa, "Safety and Side Effects of Cannabidiol, a Cannabis sativa Constituent," *Current Drug Safety 6*, no. 4 (2011): S. 237–249. doi:10.2174/157488611798280924

154 Madeline H. Meier, Avshalom Caspi, Antony Ambler, HonaLee Harrington, Renate Houts, Richard S. E. Keefe, Kay McDonald, Aimee Ward, Richie Poulton, und Terrie E. Moffitt, "Persistent Cannabis Users Show Neuropsychological Decline from Childhood to Midlife," *Proceedings of the National Academy of Sciences 109*, no. 40 (2012): E2657–E2664. doi:10.1073/pnas.1206820109

155 "How Safe is Cannabis? This Doctor Takes a Cold Hard Look at the Facts," *Illegally Healed*, zuletzt aufgerufen 22. März, 2016, https://illegallyhealed.com/how-safe-is-cannabis-this-doctor-takes-a-cold-hard-look-at-the-facts/.

156 PaulArmentano,"Cannabis Smoke and Cancer: Assessing the Risk," *NORML Foundation*, zuletzt aufgerufen 7. März, 2017, http://norml.org/component/zoo/category/cannabis-smoke-and-cancer-assessing-the-risk

157 A. J. Budney und B. A. Moore, "Development and Consequences of Cannabis Dependence," *Journal of Clinical Pharmacology 42*, suppl. 11 (2002): 28S–33S

158 J. A. Crippa, J. E. Hallak, J. P. Machado-de-Sousa, R. H. Queiroz, M. Bergamaschi, M. H. Chagas, und A. W. Zuardi, "Cannabidiol for the Treatment of Cannabis Withdrawal Syndrome: A Case Report," *Journal of Clinical Pharmacy and Therapeutics 38*, no. 2 (April 2013): S. 162–164. doi:10.1111/jcpt.12018

159 Michael Backes, *Cannabis Pharmacy: A Practical Guide to Medicinal Marijuana* (New York: Black Dog & Leventhal Publishers, 2014), S. 237

160 P. Fried, B. Watkinson, D. James, und R. Gray, "Current and Former Marijuana Use: Preliminary Findings of a Longitudinal Study of Effects on IQ in Young Adults," *Canadian Medical Association Journal 166*, no. 7 (2002): S. 887–891

161 Madeline H. Meier, Avshalom Caspi, Antony Ambler, HonaLee Harrington, Renate Houts, Richard S. E. Keefe, Kay McDonald, Aimee Ward, Richie Poulton, und Terrie E. Moffitt, "Persistent Cannabis Users Show Neuropsychological Decline from Childhood to Midlife," *Proceedings of the National Academy of Sciences USA 109*, no. 40 (2012): E2657–E2664

162 Jodi M. Gilman, John K. Kuster, Sang Lee, Myung Joo Lee, Byoung Woo Kim, Nikos Makris, Andre van der Kouwe, Anne J. Blood, und Hans C. Breiter, "Cannabis Use Is Quantitatively Associated with Nucleus Accumbens and Amygdala Abnormalities in Young Adult Recreational Users," *Journal of Neuroscience 34* (2014): S. 5529–5538

163 Barbara J. Weiland, Rachel E. Thayer, Brendan E. Depue, Amithrupa Sabbineni, Angela D. Bryan, und Kent E. Hutchison, "Daily Marijuana Use Is Not Associated with Brain Morphometric Measures in Adolescents and Adults," *The Journal of Neuroscience 35*, no. 4 (January 28, 2015): S. 1505–1512

164 P. Silva und W. Standton, *From Child to Adult: The Dunedin Multidisciplinary Health and Development Study* (Oxford University Press, 1996)

165 G. C. Patton, C. Coffey, J. B. Carlin, L. Degenhardt, M. Lynskey, und W. Hall, "Cannabis Use and Mental Health in Young People: Cohort Study," *British Medical Journal 325*, no. 7374 (2002): S. 1195–1198

166 Yvette Brazier, "Teens who use cannabis at risk of schizophrenia," *Medical News Today* (January 17, 2016): 1

167 Adrian Devitt-Lee, "CBD-Drug Interactions: Role of Cytochrome P450," *Project CBD*, zuletzt aufgerufen 8. September, 2015, www.projectcbd.org/article/cbd-drug-interactions-role-cytochrome-p450

168 Alexandra L. Geffrey, Sarah F. Pollack, Patricia L. Bruno, und Elizabeth A. Thiele, "Drug-Drug Interaction between Clobazam and Cannabidiol in Children with Refractory Epilepsy," *Epilepsia 56*, no. 8 (2015): S. 1246–1251. doi:10.1111/epi.13060

169 K. Watanabe, S. Yamaori, T. Funahashi, T. Kimura, und I. Yamamoto, "Cytochrome P450 Enzymes Involved in the Metabolism of Tetrahydro- cannabinols and Cannabinol by Human Hepatic Microsomes," *Life Sciences 80*, no. 15 (2007): S. 1415–1419
170 Adrian Devitt-Lee, "CBD-Drug Interactions: Role of Cytochrome P450," *Project CBD*, zuletzt aufgerufen 8. September, 2015, www.projectcbd.org/article/cbd-drug-interactions-role-cytochrome-p450
171 ebd.
172 D. A. Flockhart, "Drug Interactions: Cytochrome P450 Drug Interaction Table," *Indiana University School of Medicine* (2007), zuletzt aufgerufen 7. März, 2017
173 Uwe Blesching, *The Cannabis Health Index* (Berkeley: North Atlantic Books, 2013), S. 20
174 Zachary Wilmer Reichenbach und Ron Schey, "Cannabinoids and GI Disorders: Endogenous and Exogenous," *Current Treatment Options in Gastroenterology 14*, no. 4 (2016): S. 461–477. doi:10.1007/s11938-016-0110
175 Bradley E. Alger, "Getting High on the Endocannabinoid System," *Cerebrum: The Dana Forum on Brain Science* (2013): S. 14
176 Yann LeStrat und Bernard Le Foll, "Obesity and Cannabis Use: Results From 2 Representative National Surveys," *American Journal of Epidemiology 174*, no. 8 (2011): S. 929–933. doi:10.1093/aje/kwr200
177 L. Weiss, M. Zeira, S. Reich, M. Har-Noy, R. Mechoulam, S. Slavin, und R. Gallily, "Cannabidiol Lowers Incidence of Diabetes in Non-obese Diabetic Mice," *Autoimmunity 39*, no. 2 (2006): S. 143–151
178 Abigail Klein Leichman, "Cannabis Extract to Be Used to Treat Diabetes," *Israel 21c*, April 21, 2015, www.israel21c.org/cannabis-extract-to-be-used-to-treat-diabetes/
179 H. J. Parray and J. W. Yun, "Cannabidiol Promotes Browning in 3T3-L1 Adipocytes," *Molecular and Cellular Biochemistry 416* (2016): S. 131–139
180 E. A. Penner, H. Buettner, und M. A. Mittleman, "Marijuana Use on Glucose, Insulin, and Insulin Resistance among US Adults," *American Journal of Medicine 126* (2013): S. 583–589
181 Sabine Steffens, Niels R. Veillard, Claire Arnaud, Graziano Pelli, Fabienne Burger, Christian Staub, Andreas Zimmer, Jean-Louis Frossard, und François Mach, "Low Dose Oral Cannabinoid Therapy Reduces Progression of Atherosclerosis in Mice," *Nature 434* (2005): S. 782–786
182 Francois Mach und Sabine Steffens, "The Role of the Endocannabinoid System in Atherosclerosis," *Journal of Neuroendocrinology 20*, no. S1 (2008): S. 53–57. doi:10.1111/j.1365-2826.2008.01685.x
183 Mauro Maccarrone, Itai Bab, Tamás Bíró, Guy A. Cabral, Sudhansu K. Dey, Vincenzo Di Marzo, Justin C. Konje, George Kunos, Raphael Mechoulam, Pal Pacher, Keith A. Sharkey, und Andreas Zimmer, "Endocannabinoid Signaling at the Periphery, 50 Years after THC," *Cell: Trends in Pharmacological Science 36*, no. 5 (May 2015): S. 277–296
184 Sabine Steffens und Francois Mach, "Cannabinoid Receptors in Atherosclerosis," *Current Opinion in Lipidology 17*, no. 5 (2006): S. 519–526. doi:10.1097/01.mol.0000245257.17764.b2
185 Ronen Durst, Haim Danenberg, Ruth Gallily, Raphael Mechoulam, Keren Meir, Etty Grad, Ronen Beeri, Thea Pugatsch, Elizabet Tarsish, und Chaim Lotan, "Cannabidiol, A Nonpsychoactive Cannabis Constituent, Protects against Myocardial Ischemic Reperfusion Injury," *American Journal of Physiology – Heart and Circulatory Physiology 293*, no. 6 (2007): H3602–H3607. doi:10.1152/ajpheart.00098.2007
186 John C. Ashton und Paul F. Smith, "Cannabinoids and Cardiovascular Disease: The Outlook for Clinical Treatments," *Current Vascular Pharmacology 5*, no. 3 (2007): S. 175–184. doi:10.2174/157016107781024109
187 Gabriella Aviello, Barbara Romano, Francesca Borrelli, Raffaele Capasso, Laura Gallo, Fabiana Piscitelli, Vincenzo Di Marzo, und Angelo A. Izzo, "Chemopreventive Effect of the Non-psychotropic Phytocannabinoid Cannabidiol on Experimental Colon Cancer," *Journal of Molecular Medicine 90*, no. 8 (2012): S. 925–934. doi:10.1007/s00109-011-0856-x

188 "NTP Toxicology and Carcinogenesis Studies of 1-Trans-Delta(9)- Tetrahydrocannabinol (CAS No. 1972-08-3) in F344 Rats and B6C3F1 Mice (Gavage Studies)," *National Toxicology Program Technical Report Series 446* (1996): S. 1–317

189 A. A. Thomas, L. P. Wallner, V. P. Quinn, J. Slezak, S. K. Van Den Eeden, G. W. Chien, und S. J. Jacobsen, "Association between Cannabis Use and the Risk of Bladder Cancer: Results from the California Men's Health Study," *Urology 85*, iss. 2 (2015): S. 388–393

190 Andras Bilkei-Gorzo, "The Endocannabinoid System in Normal and Pathological Brain Ageing," *Philosophical Transactions of the Royal Society of London 367*, no. 1607 (2012): S. 3326–3341. doi:10.1098/rstb.2011.0388

191 J. Fernández-Ruiz, O. Sagredo, M. R. Pazos, C. García, R. Pertwee, R. Mechoulam, und J. Martínez-Orgado, "Cannabidiol for Neurodegenerative Disorders: Important New Clinical Applications for This Phyto- cannabinoid?" *British Journal of Clinical Pharmacology 75*, no. 2 (May 25, 2012): S. 323–333

192 Gary L. Wenk, "Animal Models of Alzheimer's Disease," *Animal Models of Neurological Disease I* (1992): S. 29–64, doi:10.1385/0-89603-208-6:29

193 N. M. Kogan, E. Melamed, E. Wasserman, B. Raphael, A. Breuer, K. S. Stok, R. Sondergaard, A. V. Escudero, S. Baraghithy, M. Attar-Namdar, S. Friedlander-Barenboim, N. Mathavan, H. Isaksson, R. Mechoulam, R. Müller, A. Bajayo, Y. Gabet, und I. Bab, "Cannabidiol, A Major Non-psychotropic Cannabis Constituent, Enhances Fracture Healing and Stimulates Lysyl Hydroxylase Activity in Osteoblasts," *Journal of Mineral and Bone Research 30*, no. 10 (October 2015): S. 1905–1913

194 A. J. Hampson, M. Grimaldi, J. Axelrod, und D. Wink, "Cannabidiol and (-)Δ9-Tetrahydrocannabinol Are Neuroprotective Antioxidants," *Proceedings of the National Academy of Sciences of the United States of America 95*, no. 14 (1998): S. 8268–8273

195 N. Dobrosi, B. I. Toth, G. Nagy, A. Dozsa, T. Geczy, L. Nagy, C. C. Zouboulis, R. Paus, L. Kovacs, und T. Biro, "Endocannabinoids Enhance Lipid Synthesis and Apoptosis of Human Sebocytes via Cannabinoid Receptor-2-Mediated Signaling," *The FASEB Journal 22*, no. 10 (2008): S. 3685–3695. doi:10.1096/fj.0604877

196 P. Nagarkatti, R. Pandey, S. A. Rieder, V. L. Hegde, und M. Nagarkatti, "Cannabinoids as Novel Anti-inflammatory Drugs," *Future Medicinal Chemistry 1*, no. 7 (2009): S. 1333–1349, http://doi.org/10.4155/fmc.09.93

197 S. S. Lee, K. L. Humphreys, K. Flory, R. Liu, und K. Glass, "Prospective Association of Childhood Attention-Deficit/Hyperactivity Disorder (ADHD) and Substance Use and Abuse/Dependence: A Meta-Analytic Review," *Clinical Psychology Review 31*, no. 3 (2011): S. 328–341, http://doi.org/10.1016/j.cpr.2011.01.006

198 Peter Strohbeck-Kuehner, Gisela Skopp, und Rainer Mattern, "Case Report: Cannabis Improves Symptoms of ADHD," *Cannabinoids 3*, no. 1 (2008): S. 1–3

199 Heather Won Tesoreiro, "Doctor of the Day: David Bearman, Cannabinoidologist," *Wall Street Journal*, December 20, 2007

200 Michael Backes, *Cannabis Pharmacy: A Practical Guide to Medicinal Marjuana* (New York: Black Dog & Leventhal Publishers, 2014)

201 Anand Gururajan, David A. Taylor, und Daniel T. Malone, "Cannabidiol and Clozapine Reverse MK-801-Induced Deficits in Social Interaction and Hyperactivity in Sprague–Dawley Rats," *Journal of Psychopharmacology 26*, no. 10 (2012): S. 1317–1332. doi:10.1177/0269881112441865

202 Mallory Loflin, Mitch Earleywine, Joseph De Leo, und Andrea Hobkirk, "Subtypes of Attention Deficit-Hyperactivity Disorder (ADHD) and Cannabis Use," *Substance Use & Misuse 49*, no. 4 (2013): S. 427–434. doi:10.310 9/10826084.2013.841251

203 "What is ALS?" *ALS Therapy Development Institute*, zuletzt aufgerufen 7. März, 2017, www.als.net/what-is-als/

204 Gregory T. Carter und Bill S. Rosen, "Marijuana in the Management of Amyotrophic Lateral Sclerosis," *American Journal of Hospice and Palliative Medicine 18*, iss. 4 (2016): S. 264–270. doi:10.1177/104990910101800411

205 "ALS and Cannabis," *My Chronic Relief*, September 8, 2014, http:// mychronicrelief.com/als-cannabis/

206 "Keeping ALS at Bay with Cannabis," *Illegally Healed*, April 7, 2015, http://illegallyhealed.com/keeping-als-at-bay-with-cannabis/
207 G. T. Carter, M. E. Abood, S. K. Aggarwal, und M. D. Weiss, "Cannabis and Amyotrophic Lateral Sclerosis: Hypothetical and Practical Applications, and a Call for Clinical Trials," *American Journal of Hospice and Palliative Medicine 27*, no. 5 (2010): S. 347. doi:10.1177/1049909110369531
208 Ethan Russo und Geoffrey W. Guy, "A Tale of Two Cannabinoids: The Therapeutic Rationale for Combining Tetrahydrocannabinol and Cannabidiol," *Medical Hypotheses 66*, no. 2 (2006): S. 234–246. doi:10.1016/j. mehy.2005.08.026
209 G. T. Carter, M. E. Abood, S. K. Aggarwal, und M. D. Weiss, "Cannabis and Amyotrophic Lateral Sclerosis: Hypothetical and Practical Applications, and a Call for Clinical Trials," *American Journal of Hospice and Palliative Medicine 27*, no. 5 (2010): S. 347–356. doi:10.1177/1049909110369531
210 T. H. Ferreira-Vieira, C. P. Bastos, G. S. Pereira, F. A. Moreira, und A. R. Massensini, "A Role for the Endocannabinoid System in Exercise-Induced Spatial Memory Enhancement in Mice," *Hippocampus 24* (2014): 86. doi:10.1002/hipo.22506
211 Antonio Currais, Oswald Quehenberger, Aaron M. Armando, Daniel Daugherty, Pam Maher, und David Schubert, "Amyloid Proteotoxicity Initiates an Inflammatory Response Blocked by Cannabinoids," *Nature Partner Journals: Aging and Mechanisms of Disease 2*, no. 16012 (June 23, 2016). doi:10.1038
212 T. Iuvone, G. Esposito, R. Esposito, R. Santamaria, M. Di Rosa, und A. A. Izzo, "Neuroprotective Effect of Cannabidiol, a Non-psychoactive Component from Cannabis sativa, on β-amyloid-induced Toxicity in PC12 Cells," *Journal of Neurochemistry 89* (2004): S. 134–141. doi:10.1111/J.1471-4159.2003.02327.x
213 Teresa Iuvone, Giuseppe Esposito, Daniele De Filippis, Caterina Scuderi, und Luca Steardo, "Cannabidiol: A Promising Drug for Neurodegenerative Disorders?" *CNS Neuroscience & Therapeutics 15*, no. 1 (2009): S. 65–75. doi:10.1111/j.1755-5949.2008.00065.x
214 Lisa M. Eubanks, C. J. Rogers, A. E. Beuscher, G. F. Koob, A. J. Olson, T. J. Dickerson, und K. D. Janda, "A Molecular Link Between the Active Component of Marijuana and Alzheimer's Disease Pathology," *Molecular Pharmaceutics 3*, no. 6 (2006): S. 773–777, http://doi.org/10.1021/mp060066m
215 C. Cao, Y. Li, H. Liu, G. Bai, J. Mayl, X. Lin, K. Sutherland, N. Nabar, und J. Cai, "The Potential Therapeutic Effects of THC on Alzheimer's Disease," *Journal of Alzheimer's Disease 42*, no. 3 (2014): S. 973–984. doi:10.3233/ JAD-140093
216 Antonio Currais, Oswald Quehenberger, Aaron M. Armando, Daniel Daugherty, Pam Maher, und David Schubert, "Amyloid Proteotoxicity Initiates an Inflammatory Response Blocked by Cannabinoids," *Nature Partner Journals: Aging and Mechanisms of Disease 2*, no. 16012 (June 23, 2016). doi:10.1038
217 Antonio Currais, Oswald Quehenberger, Aaron M. Armando, Daniel Daugherty, Pam Maher, und David Schubert, "Amyloid Proteotoxicity Initiates an Inflammatory Response Blocked by Cannabinoids," *Nature Partner Journals: Aging and Mechanisms of Disease 2*, no. 16012 (June 23, 2016): 6. doi:10.1038
218 G. Esposito, C. Scuderi, M. Valenza, G. I. Togna, V. Latina, D. De Filippis, M. Cipriano, M. R. Carratù, T. Iuvone, und L. Steardo, "Cannabidiol Reduces Aβ-induced Neuroinflammation and Promotes Hippocampal Neurogenesis through PPARγ Involvement," *PLoS One 6*, no. 12 (2011): e28668. doi:10.1371/journal.pone.0028668
219 V. A. Campbell und A. Gowran, "Alzheimer's Disease; Taking the Edge Off with Cannabinoids?" *British Journal of Pharmacology, 152* (2007): S. 655– 662. doi:10.1038/sj.bjp.0707446
220 E. Aso und I. Ferrer, "Cannabinoids for Treatment of Alzheimer's Dis- ease: Moving toward the Clinic," *Frontiers in Pharmacology 5* (2014): S. 37. doi:10.3389/fphar.2014.00037
221 D. Cheng, J. K. Low, W. Logge, B. Garner, und T. Karl, "Chronic Cannabidiol Treatment Improves Social and Object Recognition in Double Transgenic APPswe/PS1ΔE9 Mice," *Psychopharmacology 231* (2014): 3009. doi:10.1007/s00213-014-3478-5
222 G. Esposito, C. Scuderi, M. Valenza, G. I. Togna, V. Latina, D. De Filip- pis, M. Cipriano, M. R. Carratù, T. Iuvone, und L. Steardo, "Cannabidiol Reduces Aβ-induced Neuroinflammation and

Promotes Hippocampal Neurogenesis through PPARγ Involvement," *PLoS One 6*, no. 12 (2011): e28668. doi:10.1371/journal.pone.0028668

223 A. Shelef, Y. Barak, U. Berger, D. Paleacu, S. Tadger, I. Plopsky, und Y. Baruch, "Safety and Efficacy of Medical Cannabis Oil for Behavioral and Psychological Symptoms of Dementia: An-Open Label, Add-On, Pilot Study," *Journal of Alzheimer's Disease 51*, no. 1 (2016): S. 15–19. doi:10.3233/JAD-150915

224 Elizabeth Limbach, *Cannabis Saved My Life: Stories of Hope and Healing* (Whitman Publishing, 2016), S. 142

225 Indalecio Lozano, "The Therapeutic Use of Cannabis Sativa in Arabic Medicine," *Journal of Cannabis Therapeutics 1*, no. 1 (2001): S. 63–70

226 Shyanshree S. Manna and Sudhir N. Umathe, "Involvement of Transient Receptor Potential Vanilloid Type 1 Channels in the Pro-convulsant Effect of Anandamide in Pentylenetetrazole-Induced Seizures," *Epilepsy Research 100*, no. 1 (2012): S. 113–124

227 Michael Backes, *Cannabis Pharmacy: A Practical Guide to Medicinal Marijuana* (New York: Black Dog & Leventhal Publishers, 2014)

228 Bonni Goldstein, *Medical Cannabis: Practical Treatment of Pediatric Patients for Epilepsy, Autism, Cancer, and Psychiatric Disorders* (presentation, CannMed Harvard Conference, 2016), www.medicinalgenomics.com/wp-content/uploads/2016/05/Bonni-Goldstein-CannMed2016.pdf

229 M. Tzadok, S. Uliel-Siboni, I. Linder, U. Kramer, O. Epstein, S. Menascu, A. Nissenkorn, O. B. Yosef, E. Hyman, D. Granot, M. Dor, T. Lerman-Sagie, und B. Ben-Zeev, "CBD-Enriched Medical Cannabis for Intractable Pediatric Epilepsy: The Current Israeli Experience," *Seizure 35* (2016): S. 41–44. doi:10.1016/j.seizure.2016.01.004

230 "GW Pharmaceuticals Announces Second Positive Phase 3 Pivotal Trial for Epidiolex (cannabidiol) in the Treatment of Lennox-Gastaut Syndrome," *Globe Newswire*, September 26, 2016, https://globenewswire.com/news-release/2016/09/26/874464/0/en/GW-Pharmaceuticals-Announces-Second-Positive-Phase-3-Pivotal-Trial-for-Epidiolex-cannabidiol-in-the-Treatment-of-Lennox-Gastaut-Syndrome.html

231 G. A. Grierson, "The Hemp Plant in Sanskrit and Hindi Literature," *Indian Antiquary* (September 1894): S. 260–262

232 A. R. Schier, N. P. Ribeiro, A. C. Silva, J. E. Hallak, J. A. Crippa, A. E. Nardi, und A. W. Zuardi, "Cannabidiol, a Cannabis sativa Constituent, As an Anxiolytic Drug," *Revista Brasileira de Psiquiatri 34*, suppl. 1 (2012): S. 104–110. PubMed PMID: 22729452

233 R. J. Bluett, J. C. Gamble-George, D. J. Hermanson, N. D. Hartley, L. J. Marnett, und S. Patel, "Central Anandamide Deficiency Predicts Stress-Induced Anxiety: Behavioral Reversal through Endocannabinoid Aug- mentation," *Translational Psychiatry 8*, no. 4 (2014): e408. doi:10.1038/tp.2014.53

234 A. C. Campos, Z. Ortega, J. Palazuelos, M. V. Fogaça, D. C. Aguiar, J. Díaz-Alonso, S. Ortega-Gutiérrez, H. Vázquez-Villa, F. A. Moreira, M. Guzmán, I. Galve-Roperh, und F. S. Guimarães, "The Anxiolytic Effect of Cannabidiol on Chronically Stressed Mice Depends on Hippocampal Neurogenesis: Involvement of the Endocannabinoid System," *International Journal of Neuropsychopharmacology 16*, no. 6 (2013): S. 1407–1419. doi:10.1017/S1461145712001502

235 B. Van Klingeren und M. Ten Ham, "Antibacterial Activity of Delta-9-tetrahydrocannabinol and Cannabidiol," *Antonie van Leeuwenhoek 42* (1976): S. 9–12

236 Giovanni Appendino, Simon Gibbons, Anna Giana, Alberto Pagani, Gianpaolo Grassi, Michael Stavri, Eileen Smith, und M. Mukhlesur Rahman, "Antibacterial Cannabinoids from Cannabis sativa: A Structure–Activity Study," *Journal of Natural Products 71*, no. 8 (2008): S. 1427–1430. doi:10.1021/np8002673

237 A. C. Rivas da Silva, P. M. Lopes, M. M. Barros de Azevedo, D. C. Costa, C. S. Alviano, und D. S. Alviano, "Biological Activities of α-pinene and β-pinene Enantiomers," *Molecules 17*, no. 6 (2012): S. 6305–6316. doi:10.3390/molecules17066305

238 Nora Schultz, "A New MRSA Defense," *MIT Technology Review* (September 12, 2008) https://www.technologyreview.com/s/410815/a-new-mrsa-defense/

239 Z. B. Zhao, D. W. Guan, W. W. Liu, T. Wang, Y. Y. Fan, Z. H. Cheng, J. L. Zheng, und G. Y. Hu, "Expression of Cannabinoid Receptor I during Mice Skin Incised Wound Healing Course," *Fa Yi Xue Za Zhi 26*, no. 4 (2010): S. 241–245. PubMed PMID: 20967946

240 N. Schuelert und J. J. McDougall, "The Abnormal Cannabidiol Analogue O-1602 Reduces Nociception in a Rat Model of Acute Arthritis via the Putative Cannabinoid Receptor GPR55," *Neuroscience Letters 500*, no. 1 (2011): S. 72. doi:10.1016/j.neulet.2011.06.004

241 Michael Backes, *Cannabis Pharmacy: A Practical Guide to Medicinal Marijuana* (New York: Black Dog & Leventhal Publishers, 2014)

242 D. C. Hammell, L. P. Zhang, F. Ma, S. M. Abshire, S. L. McIlwrath, A. L. Stinchcomb, und K. N. Westlund, "Transdermal Cannabidiol Reduces Inflammation and Pain-Related Behaviours in a Rat Model of Arthritis," *European Journal of Pain 20*, no. 6 (2016): S. 936–948. doi:10.1002/ejp.818

243 A. M. Malfait, R. Gallily, P. F. Sumariwalla, A. S. Malik, E. Andreakos, R. Mechoulam, und M. Feldmann, "The Nonpsychoactive Cannabis Constituent Cannabidiol Is an Oral Anti-arthritic Therapeutic in Murine Collagen-Induced Arthritis," *Proceedings of the National Academy of Science 97*, no. 17 (2000): S. 9561–9566

244 D. R. Blake, P. Robson, M. Ho, R. W. Jubb, und C. S. McCabe, "Preliminary Assessment of the Efficacy, Tolerability and Safety of a Cannabis-Based Medicine (Sativex) in the Treatment of Pain Caused by Rheumatoid Arthritis," *Rheumatology 45*, no. 1 (2006): S. 50

245 S. H. Burstein und R. B. Zurier, "Cannabinoids, Endocannabinoids, and Related Analogs in Inflammation," *The AAPS Journal 11*, no. 1 (March 2009): S. 109–119

246 A. Pini, G. Mannaioni, D. Pellegrini-Giampietro, M. B. Passani, R. Mastroianni, D. Bani, und E. Masini, "The Role of Cannabinoids in Inflammatory Modulation of Allergic Respiratory Disorders, Inflammatory Pain and Ischemic Stroke," *Current Drug Targets 13*, no. 7 (2012): S. 984–993

247 L. Giannini, S. Nistri, R. Mastroianni, L. Cinci, A. Vannacci, C. Mariottini, M. B. Passani, P. F. Mannaioni, D. Bani, und E. Masini, "Activation of Cannabinoid Receptors Prevents Antigen-Induced Asthma-Like Reaction in Guinea Pigs," *Journal of Cellular and Molecular Medicine 12*, no. 6A (2008): S. 2381–2394. doi:10.1111/j.1582-4934.2008.00258.x

248 Louis Vachon, Muiris X. Fitzgerald, Norman H. Solliday, Ira A. Gould, und Edward A. Gaensler, "Single-Dose Effect of Marihuana Smoke," *New England Journal of Medicine 288*, no. 19 (1973): S. 985–989. doi:10.1056/nejm197305102881902

249 Donald P. Tashkin, Bertrand J. Shapiro, und Ira M. Frank, "Acute Effects of Smoked Marijuana and Oral Delta-9-tetrahydrocannabinol on Specific Airway Conductance in Asthmatic Subjects," *American Review of Respiratory Disease 109* (1974): S. 420–428

250 J. P. Hartley, S. G. Nogrady, und A. Seaton, "Bronchodilator Effect of Delta1-tetrahydrocannabinol," *British Journal of Clinical Pharmacology 5*, no. 6 (1978): S. 523–525

251 Francieli Vuolo, Fabricia Petronilho, Beatriz Sonai, Cristiane Ritter, Jaime E. C. Hallak, Antonio Waldo Zuardi, José A. Crippa, und Felipe Dal-Pizzol, "Evaluation of Serum Cytokines Levels and the Role of Cannabidiol Treatment in Animal Model of Asthma," *Mediators of Inflammation* (2015). doi:10.1155/2015/538670

252 D. Siniscalco, A. Sapone, C. Giordano, A. Cirillo, L. de Magistris, F. Rossi, A. Fasano, J. J. Bradstreet, S. Maione, und N. Antonucci, "Cannabinoid Receptor Type 2, But Not Type 1, Is Up-regulated in Peripheral Blood Mononuclear Cells of Children Affected by Autistic Disorders," *Journal of Autism and Developmental Disorders 43*, no. 11 (2013): S. 2686–2695. doi:10.1007/s10803-012824-9

253 Cell Press. "Mutations found in individuals with autism interfere with endocannabinoid signaling in the brain." *ScienceDaily*, 11 April 2013. www.sciencedaily.com/releases/2013/04/130411123852.htm

254 Ido Efrati, "Israeli Doctors to Use Cannabis to Treat Autism in First-of-its-kind Study," *Haaretz*, August 29, 2016, www.haaretz.com/israel-news/science/1.739199

255 Debra Borchardt, "Desperate Parents of Autistic Children Trying Cannabis Despite Lack of Studies," *Forbes*, June 10, 2015, www.forbes.com/sites/debraborchardt/2015/06/10/desperate-parents-of-autistic-children-trying-cannabis-despite-lack-of-studies/#7fe3128f2c94

256 E. Onaivi, R. Benno, T. Halpern, M. Mehanovic, N. Schanz, C. Sanders, X. Yan, H. Ishiguro, Q. R. Liu, A. L. Berzal, M. P. Viveros, und S. F. Ali, "Consequences of Cannabinoid and Monoaminergic System Disruption in a Mouse Model of Autism Spectrum Disorders," *Current Neuropharmacology 9*, no. 1 (2011): S. 214. doi:10.2174/157015911795017047

257 Chakrabarti, A. Persico, N. Battista, M. Maccarrone, "Endocannabinoid Signaling in Autism," *Neurotherapeutics 12*, no. 4 (2015): S. 842

258 G. W. Booz, "Cannabidiol As an Emergent Therapeutic Strategy for Lessening the Impact of Inflammation on Oxidative Stress," *Free Radical Biology and Medicine 51*, no. 5 (2011): S. 1054–1061. doi:10.1016/j.freeradbiomed.2011.01.007

259 Jasenna Elikkottil, P. Gupta, und K. Gupta, "The Analgesic Potential of Cannabinoids," *Journal of Opioid Management* 5, no. 6 (2009): S. 341–357

260 Jessica Assaf, "Constance and Me," *Beauty Lies Truth*, January 31, 2015, www.beautyliestruth.com/blog/2015/1/constance-and-me

261 X. Yang, V. L. Hegde, R. Rao, J. Zhang, P. S. Nagarkatti, und M. Nagarkatti, "Histone Modifications Are Associated with 9-Tetrahydrocannabinol-mediated Alterations in Antigen-specific T Cell Responses," *Journal of Biological Chemistry 289*, no. 27 (2014): S. 18707–18718. doi:10.1074/jbc.m113.545210

262 McGill University, "Cannabis: Potent Anti-depressant In Low Doses, Worsens Depression At High Doses," *ScienceDaily*, October 24, 2007

263 M. N. Hill, C. J. Hillard, F. R. Bambico, S. Patel, B. B. Gorzalka, und G. Gobbi, "The Therapeutic Potential of the Endocannabinoid System for the Development of a Novel Class of Antidepressants," *Trends in Pharmacological Sciences 30*, no. 9 (2009): S. 484–493. doi:10.1016/j.tips.2009.06.006

264 R. Linge, L. Jiménez-Sánchez, L. Campa, F. Pilar-Cuéllar, R. Vidal, A. Pazos, und A. Adell Díaz, "Cannabidiol Induces Rapid-Acting Antidepressant-Like Effects and Enhances Cortical 5-HT/Glutamate Neurotransmission: Role of 5-HT1A Receptors," *Neuropharmacology 103* (2016): S. 16. doi:10.1016/j.neuropharm.2015.12.017

265 Samir Haj-Dahmane und Roh-Yu Shen, "Endocannabinoid Signaling and the Regulation of the Serotonin System," in *Endocannabinoid Regulation of Monoamines in Psychiatric and Neurological Disorders*, ed. Elisabeth J. Van Bockstaele (New York: Springer, 2013), S. 239–254. doi:10.1007/977-4614-7940-6_11

266 M. N. Hill, C. J. Hillard, F. R. Bambico, S. Patel, B. B. Gorzalka, und G. Gobbi, "The Therapeutic Potential of the Endocannabinoid System for the Development of a Novel Class of Antidepressants," *Trends in Pharmacological Sciences 30*, no. 9 (2009): S. 484–493. doi:10.1016/j.tips.2009.06.006

267 C. H. Ashton, P. B. Moore, P. Gallagher, und A. H. Young, "Cannabinoids in Bipolar Affective Disorder: A Review and Discussion of Their Therapeutic Potential," *Journal of Psychopharmacology 19*, no. 3 (2005): S. 293–300

268 A. Zuardi, J. Crippa, S. Dursun, S. Morais, J. Vilela, R. Sanches, und J. Hallak, "Cannabidiol Was Ineffective for Manic Episode of Bipolar Affective Disorder," *Journal of Psychopharmacology 24*, no. 1 (2010): S. 135–137. doi:10.1177/0269881108096521

269 Abir T. El-Alfy, Kelly Ivey, Keisha Robinson, Safwat Ahmed, Mohamed Radwan, Desmond Slade, Ikhlas Khan, Mahmoud ElSohly, und Samir Ross, "Antidepressant-Like Effect of Δ9-tetrahydrocannabinol and Other Cannabinoids Isolated from Cannabis sativa," *Journal of Pharmacology, Biochemistry and Behavior 95*, no. 4 (June 2010): S. 434–442

270 A. R. de Mello Schier, N. P. de Oliveira Ribeiro, D. S. Coutinho, S. Mach-ado, O. Arias-Carrión, J. A. Crippa, A. W. Zuardi, A. E. Nardi, und A. C. Silva, "Antidepressant-Like and Anxiolytic-Like Effects of Cannabidiol: A Chemical Compound of Cannabis sativa," *CNS Neurol Disorders – Drug Targets 13*, no. 6 (2014): S. 953–960

271 Michael Moskowitz MD, persönliche Unterhaltung mit den Autoren, 2. Februar, 2017

272 V. Di Marzo, F. Piscitelli, und R. Mechoulam, "Cannabinoids and Endocannabinoids in Metabolic Disorders with Focus on Diabetes," in *Handbook of Experimental Pharmacology* (New York: Springer, 2011), S. 75. doi:10.1007/978-3-6417214-4_4

273 E. A. Penner, H. Buettner, und M. A. Mittleman, "The Impact of Marijuana Use on Glucose, Insulin, and Insulin Resistance among US Adults," *The American Journal of Medicine 126*, iss. 7 (2013): S. 583–589

274 "CBD Compound in Cannabis Could Treat Diabetes, Researchers Suggest," *Diabetes News*, 24. April, 2015, www.diabetes.co.uk/news/2015/apr/cbd-compound-in-cannabis-could-treat-diabetes,-researchers-suggest-95335970.html

275 V. Di Marzo, "The Endocannabinoid System in Obesity and Type 2 Diabetes," *Diabetologia 51*, no. 8 (2008): S. 1356–1367. doi:10.1007/s00125-007048-2

276 L. Weiss, M. Zeira, S. Reich, M. Har-Noy, R. Mechoulam, S. Slavin, und R. Gallily. "Cannabidiol Lowers Incidence of Diabetes in Non-obese Diabetic Mice," *Autoimmunity 39.2* (2006): S. 143–151

277 M. Rajesh, P. Mukhopadhyay, S. Bátkai, V. Patel, K. Saito, S. Matsumoto, Y. Kashiwaya, B. Horváth, B. Mukhopadhyay, L. Becker, G. Haskó, L. Liaudet, D. A. Wink, A. Veves, R. Mechoulam, und P. Pacher, "Cannabidiol Attenuates Cardiac Dysfunction, Oxidative Stress, Fibrosis, Inflammatory and Cell Death Signaling Pathways in Diabetic Cardiomyopathy," *Journal of the American College of Cardiology 56*, no. 25 (December 14, 2010): 2115

278 Natasha Devon, "Obesity is an Eating Disorder Just like Anorexia and It's Time We Started Treating It That Way," *The Independent*, zuletzt aufgerufen 23. Februar, 2016, www.independent.co.uk/voices/obesity-is-an-eating-disorder-just-like-anorexia-and-its-time-we-started-treating-it-that-way-a6891166.html

279 M. Scherma, L. Fattore, M. P. Castelli, W. Fratta, und P. Fadda, "The Role of the Endocannabinoid System in Eating Disorders: Neurochemical and Behavioural Preclinical Evidence," *Current Pharmaceutical Design 20*, no. 13 (2014): S. 2089–2099

280 J. A. Farrimond, B. J. Whalley, und C. M. Williams, "Cannabinol and Cannabidiol Exert Opposing Effects on Rat Feeding Patterns," *Psychopharmacology 223*, no. 1 (2012): S. 117–129. doi:10.1007/s00213-012-2697-x

281 H. J. Parray und J. W. Yun, "Cannabidiol Promotes Browning in 3T3-L1 Adipocytes," *Molecular and Cellular Biochemistry 416* (2016): S. 131

282 R. W. Gorter, "Cancer Cachexia and Cannabinoids," *Forsch Komplementarmed 6*, suppl. 3 (1991): S. 21–22

283 A. Andries, J. Frystyk, A. Flyvbjerg, und R. K. Støving, "Dronabinol in Severe, Enduring Anorexia Nervosa: A Randomized Controlled Trial," *International Journal of Eating Disorders 47* (2014): S. 18–23. doi:10.1002/eat.22173

284 Kelly Mickle, "Can Marijuana Really Help Treat Anorexia?" *Cosmopolitan*, 23. Juni, 2015, www.cosmopolitan.com/health-fitness/news/a42398/marijuana-anorexia/

285 Michael Backes, *Cannabis Pharmacy: A Practical Guide to Medicinal Marijuana* (New York: Black Dog & Leventhal Publishers, 2014)

286 P. Monteleone, M. Bifulco, C. Di Filippo, P. Gazzerro, B. Canestrelli, F. Monteleone, M. C. Proto, M. Di Genio, C. Grimaldi, und M. Maj, "Association of CNR1 and FAAH Endocannabinoid Gene Polymorphisms with Anorexia Nervosa and Bulimia Nervosa: Evidence for Synergistic Effects," *Genes, Brain and Behavior 8* (2009): S. 728–732. doi:10.1111/j.160083X.2009.00518.x

287 Derick T. Wade, Philip Robson, Heather House, Petra Makela, und Julia Aram, "A Preliminary Controlled Study to Determine Whether Whole-Plant Cannabis Extracts Can Improve Intractable Neurogenic Symptoms," *Clinical Rehabilitation 17*, no. 1 (2003): S. 21–29. doi:10.1191/02692155 03cr581oa

288 M. Kwiatkoski, F. S. Guimarães, und E. Del-Bel, "Cannabidiol-Treated Rats Exhibited Higher Motor Score after Cryogenic Spinal Cord Injury," *Neurotoxicity Research 21*, no. 3 (2012): S. 271–280. doi:10.1007/ s12640-011-9273-8

289 D. Fernández-López, I. Lizasoain, M. A. Moro, und J. Martínez-Orgado, "Cannabinoids: Well-Suited Candidates for the Treatment of Perinatal Brain Injury," *Brain Sciences 3*, no. 3 (2013): S. 1043

290 Jack Kaskey, "NFL Marijuana Policy in Spotlight as Former Players Push for Opioid Alternative," 3. Februar, 2017, www.thecannabist.co/2017/02/03/nfl-marijuana-policy-alternative-to-opiods/73040/

291 B. Wilsey, T. D. Marcotte, R. Deutsch, H. Zhao, H. Prasad, und A. Phan, "An Exploratory Human Laboratory Experiment Evaluating Vaporized Cannabis in the Treatment of Neuropathic Pain from Spinal Cord Injury and Disease," *Journal of Pain 17*, no. 9 (2016): S. 982. doi:10.1016/j.jpain.2016.05.010

292 T. Bíró, B. I. Tóth, G. Haskó, R. Paus, und P. Pacher, "The Endocannabinoid System of the Skin in Health and Disease: Novel Perspectives and Therapeutic Opportunities," *Trends in Pharmacological Science 30*, no. 8 (2009): S. 411–420. doi:10.1016/j.tips.2009.05.004

293 S. Ständer, H. W. Reinhardt, und T. A. Luger, "Topical Cannabinoid Agonists. An Effective New Possibility for Treating Chronic Pruritus," *Hautarzt 57*, no. 9 (2006): S. 801–807

294 M. Karsak, E. Gaffal, R. Date, L. Wang-Eckhardt, J. Rehnelt, S. Petrosino, K. Starowicz, R. Steuder, E. Schlicker, B. Cravatt, R. Mechoulam, R. Buettner, S. Werner, V. Di Marzo, T. Tüting, und Z. Zimmer, "Attenuation of Allergic Contact Dermatitis through the Endocannabinoid System," *Science 316* (2007): S. 1494–1497

295 J. D. Wilkinson und E. M. Williamson, "Cannabinoids Inhibit Human Keratinocyte Proliferation through a Non-CB1/CB2 Mechanism and Have a Potential Therapeutic Value in the Treatment of Psoriasis," *Journal of Dermatological Science 45* (2007): S. 92

296 Gooey Rabinski, "Treating Psoriasis with Topical Cannabis," *Whaxy*, zuletzt aufgerufen 22. Februar, 2016.

297 . Oláh, B. I. Tóth, I. Borbíró, K. Sugawara, A. G. Szöllõsi, G. Czifra, B. Pál, L. Ambrus, J. Kloepper, E. Camera, M. Ludovici, M. Picardo, T. Voets, C. C. Zouboulis, R. Paus, und T. Bíró, "Cannabidiol Exerts Sebostatic and Antiinflammatory Effects on Human Sebocytes," *Journal of Clinical Investigation 124*, no. 9 (2014): S. 3713. doi:10.1172/JCI64628

298 D. Wilkinson und E. M. Williamson, "Cannabinoids Inhibit Human Keratinocyte Proliferation through a Non-CB1/CB2 Mechanism and Have a Potential Therapeutic Value in the Treatment of Psoriasis," *Journal of Dermatological Science 45* (2007): S. 92

299 M. Pucci, C. Rapino, A. Di Francesco, E. Dainese, C. D'Addario, und M. Maccarrone, "Epigenetic Control of Skin Differentiation Genes by Phytocannabinoids," *British Journal of Pharmacology 170*, no. 3 (2013): S. 581. doi:10.1111/bph.12309

300 Charmie Gholson, "Michael McShane's Story: Beating Squamous Cell Carcinoma Skin Cancer," *Cure Your Own Cancer*, zuletzt aufgerufen 1. Oktober, 2012, www.cureyourowncancer.org/michael-mcshanes-story-beating-squamous-cell-carcinoma-skin-cancer-with-cannabis-oil.html

301 V. Maida und P. J. Daeninck, "A User's Guide to Cannabinoid Therapies in Oncology," *Current Oncology 23.6* (2016): S. 398

302 P. Massi, M. Solinas, V. Cinquina, und D. Parolaro, "Cannabidiol as Potential Anticancer Drug," *British Journal of Clinical Pharmacology 75*, no. 2 (2013): S. 303. doi:10.1111/j.1365-2125.2012.04298.x

303 Jun'ichi Nakajima, Department of Pharmaceutical and Environmental Sciences, Tokyo Metropolitan Institute of Public Health, S. 3-23, Hyakunincho, Sinjuku-ku, Tokyo 169-0073, Japan

304 Satoshi Yamaori, Yoshimi Okushima, Kazufumi Masuda, Mika Kushihara, Takashi Katsu, Shizuo Narimatsu, Ikuo Yamamoto, und Kazuhito Watanabe, "Structural Requirements for Potent Direct Inhibition of Human Cytochrome P450 1A1 by Cannabidiol: Role of Pentylresorcinol Moiety," *Biological and Pharmaceutical Bulletin 36*, no. 7 (2013): S. 1197–11203. doi:10.1248/bpb.b13-00183

305 D. Vara, M. Salazar, N. Olea-Herrero, M. Guzmán, G. Velasco, und I. Díaz-Laviada, "Anti-tumoral Effect of Cannabinoids on Hepatocellular Carcinoma: Role of AMPK Dependent Activation of Autophagy," *Cell Death and Differentiation 18* (2011): S. 1099–1111

306 P. Massi, M. Solinas, V. Cinquina, und D. Parolaro, "Cannabidiol as Potential Anticancer Drug," *British Journal of Clinical Pharmacology 75*, no. 2 (2013): S. 303–312. doi:10.1111/j.1365-2125.2012.04298.x

307 Ido Efrati, "Israeli Doctors to Use Cannabis to Treat Autism in First-of- its-kind Study," *Haaretz*, August 29, 2016, www.haaretz.com/israel-news/science/1.739199

308 Michael Backes, *Cannabis Pharmacy: A Practical Guide to Medicinal Marijuana* (New York: Black Dog & Leventhal Publishers, 2014)

309 Katherine Ann Scott, S. Shah, A.G. Dalgleish, und Wai Man Liu, "The Combination of Cannabidiol and {Delta}9-Tetrahydrocannabinol Enhances the Anticancer Effects of Radiation in an Orthotopic Murine Glioma Model," *Molecular Cancer Therapeutics 13*, no. 12 (2014): S. 2955–2967
310 David Meiri, "Profiling Cannabis Spp anti-tumor effects in cancer," zuletzt aufgerufen 31. Juli, 2016, http://dmeiri.net.technion.ac.il/research/cancer1/
311 T. Yamada, T. Ueda, Y. Shibata, Y. Ikegami, M. Saito, Y. Ishida, S. Ugawa, K. Kohri, und S. Shimada, "TRPV2 Activation Induces Apoptotic Cell Death in Human T24 Bladder Cancer Cells: A Potential Therapeutic Target for Bladder Cancer," *Urology 76*, no. 2 (2010): S. 509.e1-7. doi:10.1016/j.urology.2010.03.029
312 A. Ligresti, A. S. Moriello, K. Starowicz, I. Matias, S. Pisanti, L. De Pet- rocellis, C. Laezza, G. Portella, M. Bifulco, und V. Di Marzo, "Antitumor Activity of Plant Cannabinoids with Emphasis on the Effect of Cannabidiol on Human Breast Carcinoma," *Journal of Pharmacology and Experimental Therapeutics 318*, no. 3 (2006): S. 1375–1387
313 María M. Caffarel, Clara Andradas, Emilia Mira, Eduardo Pérez-Gómez, Camilla Cerutti, Gema Moreno-Bueno, Juana M. Flores, Isabel García- Real, José Palacios, Santos Mañes, Manuel Guzmán, und Cristina Sánchez, "Cannabinoids Reduce ErbB2-Driven Breast Cancer Progression through Akt Inhibition," *Molecular Cancer 9*, no. 1 (2010): S. 196. doi:10.1186/1476-4598-896
314 M. Elbaz, M. W. Nasser, J. Ravi, N. A. Wani, D. K. Ahirwar, H. Zhao, S. Oghumu, A. R. Satoskar, K. Shilo, W. E. Carson, und R. K. Ganju, "Modulation of the Tumor Microenvironment and Inhibition of EGF/ EGFR Pathway; Novel Anti-tumor Mechanisms of Cannabidiol in Breast Cancer," *Molecular Oncology 9*, no. 4 (2015): S. 906. doi:10.1016/j. molonc.2014.12.010
315 MedicalMarijuana.com.au, "Dr Cristina Sanchez PhD Cannabis and Cancer," 3. August, 2015, www.youtube.com/watch?v=rnVisZVZfHc&t=17s
316 David Gorski, "Medical Marijuana as the New Herbalism Part 3: A 'Cannabis Cures Cancer Testimonial,'" *Science-Based Medicine*, 16. März, 2015, https://sciencebasedmedicine.org/medical-marijuana-as-the-new-herbalism-part-3-a-cannabis-cures-cancer-testimonial/.
317 Gabriella Aviello, Barbara Romano, Francesca Borrelli, Raffaele Capasso, Laura Gallo, Fabiana Pisciteli, Vincenzo Di Marzo, und Angelo A. Izzo, "Chemopreventive Effect of the Non-psychotropic Phytocannabinoid Cannabidiol on Experimental Colon Cancer," *Journal of Molecular Medcine 90*, no. 8 (2012): S. 925. doi:10.1007/s00109-011-0856-x
318 Luke Sumpter, "Man Cures Colon Cancer with Cannabis Oil," *Reset. me*, July 10, 2015, http://reset.me/story/man-cures-colon-cancer-with-cannabis-oil/.
319 M. Bifulco, A. M. Malfitano, S. Pisanti, und C. Laezza, "Endocannabinoids in Endocrine and Related Tumours," *Endocrine-Related Cancer 15*, no. 2 (2008): S. 391. doi:10.1677/ERC-07-0258
320 P. Massi, A. Vaccani, S. Ceruti, A. Colombo, M. P. Abbracchio, und D. Parolaro, "Antitumor Effects of Cannabidiol, A Nonpsychoactive Canabinoid, on Human Glioma Cell Lines," *Journal of Pharmacology and Experimental Therapeutics 308*, no. 3 (2004): S. 838–845
321 J. P. Marcu, R. T. Christian, D. Lau, A. J. Zielinski, M. P. Horowitz, J. Lee, A. Pakdel, J. Allison, C. Limbad, D. H. Moore, G. L. Yount, P. Y. Desprez, und S. D. McAllister, "Cannabidiol Enhances the Inhibitory Effects of Delta9-tetrahydrocannabinol on Human Glioblastoma Cell Proliferation and Survival," *Molecular Cancer Therapeutics 9*, no. 1 (2010): S. 180. doi:10.1158/1535-7163. MCT-09-0407
322 J. P. Marcu, R. T. Christian, D. Lau, A. J. Zielinski, M. P. Horowitz, J. Lee, A. Pakdel, J. Allison, C. Limbad, D. H. Moore, G. L. Yount, P. Y. Desprez, und S. D. McAllister, "Cannabidiol Enhances the Inhibitory Effects of Delta9-tetrahydrocannabinol on Human Glioblastoma Cell Proliferation and Survival," *Molecular Cancer Therapeutics 9*, no. 1 (2010): 17989. doi:10.1158/1535-7163. MCT-09-0407
323 "GW Pharmaceuticals Achieves Positive Results in Phase 2 Proof of Concept Study in Glioma," *GW Pharmeceuticals*, Press Release, February 7, 2017, www.gwpharm.com/about-us/news/gw-pharmaceuticals-achieves-positive-results-phase-2-proof-concept-study-glioma
324 F. C. Rocha, J. G. Dos Santos Júnior, S. C. Stefano, und D. X. da Silveira, "Systematic Review of the Literature on Clinical and Experimental Trials on the Antitumor Effects of Cannabinoids in Gliomas," *Journal of Neurooncology 116*, no. 1 (2014): S. 11–24. doi:10.1007/s11060-012276

325 MedicalMarijuana.com.au, "Dr Cristina Sanchez PhD Cannabis and Cancer," 3. August, 2015, www.youtube.com/watch?v=rnVisZVZfHc&t=17s

326 "Is Cannabis Oil a Viable Treatment for Skin Cancer?" *United Patients Group*, zuletzt aufgerufen 15. Juli, 2014, https://unitedpatientsgroup.com/blog/2014/07/15/is-cannabis-oil-a-viable-treatment-for-skin-cancer

327 B. Adinolfi, A. Romanini, A. Vanni, E. Martinotti, A. Chicca, S. Fogli, und P. Nieri, "Anticancer Activity of Anandamide in Human Cutaneous Melanoma Cells," *European Journal of Pharmacology 718*, no. 1–3 (2013): S. 154–159. doi:10.1016/j.ejphar.2013.08.039

328 "Is Cannabis Oil a Viable Treatment for Skin Cancer?" *United Patients Group*, zuletzt aufgerufen 15. Juli, 2014, https://unitedpatientsgroup.com/blog/2014/07/15/is-cannabis-oil-a-viable-treatment-for-skin-cancer

329 Y. Maor, J. Yu, P. M. Kuzontkoski, B. J. Dezube, X. Zhang, und J. E. Groopman, "Cannabidiol Inhibits Growth and Induces Programmed Cell Death in Kaposi Sarcoma-Associated Herpesvirus-Infected Endothelium," *Genes Cancer 3*, no. 7–8 (2012): S. 512. doi:10.1177/1947601912466556

330 Katherine Ann Scott, S. Shah, A.G. Dalgleish, und Wai Man Liu, "The Combination of Cannabidiol and {Delta}9-Tetrahydrocannabinol Enhances the Anticancer Effects of Radiation in an Orthotopic Murine Glioma Model," *Molecular Cancer Therapeutics 13*, no. 12 (2014): S. 2955–2967

331 R. Ramer, K. Heinemann, J. Merkord, H. Rohde, A. Salamon, M. Linnebacher, und B. Hinz, "COX-2 and PPAR-γ Confer Cannabidiol-Induced Apoptosis of Human Lung Cancer Cells," *Molecular Cancer Therapeutics 12*, no. 1 (2013): S. 69–82. doi:10.1158/1535-7163.MCT-12-0335

332 Lincoln Horsley, "The Sharon Kelly Story: How She Beat Her Lung Cancer with Cannabis," *Cure Your Own Cancer*, zuletzt aufgerufen 8. Januar, 2015, www.cureyourowncancer.org/the-sharon-kelly-story-how-she-beat-her-lung-cancer-with-cannabis-oil.html#sthash.pPXwJz61.dpuf

333 P. Pacher, "Towards the Use of Non-psychoactive Cannabinoids for Prostate Cancer," *British Journal of Pharmacology 168*, no. 1 (2013): S. 76–78. doi: 10.1111/j.1476-5381.2012.02121.x

334 M. Sharma, J. Hudson, H. Adomat, E. Guns, and M. Cox, "In Vitro Anti-cancer Activity of Plant-Derived Cannabidiol on Prostate Cancer Cell Lines," *Pharmacology & Pharmacy 5* (2014): S. 806. doi:10.4236/pp.2014.58091

335 Dennis Hill, "Dennis Hill's Story: Beating Prostate Cancer with Cannabis Oil," *Cure Your Own Cancer*, zuletzt aufgerufen 20. Oktober, 2013, www.cureyourowncancer.org/dennis-hills-story-beating-prostate-cancer-with-cannabis-oil.html

336 "Cannabis and Cannabinoids," *National Cancer Institute*, zuletzt aufgerufen 15. Juli, 2015, www.cancer.gov/about-cancer/treatment/cam/patient/cannabis-pdq

337 L. A. Parker, E. M. Rock, und C. L. Limbeer, "Regulation of Nausea and Vomiting by Cannabinoids," *British Journal of Pharmacology 163*, no. 7 (August 2011): S. 1411–1422

338 F. C. Machado Rocha, S. C. Stefano, R. De Cassia Haiek, L. M. Rosa Oliveira, und D. X. Da Silveira, "Therapeutic Use of Cannabis sativa on Chemotherapy-Induced Nausea and Vomiting among Cancer Patients: Systematic Review and Meta-analysis," *European Journal of Cancer Care 17*, no. 5 (September 2008): S. 431–443

339 J. R. Johnson, M. Burnell-Nugent, D. Lossignol, E. D. Ganae-Motan, R. Potts, und M. T. Fallon, "Multicenter, Double-Blind, Randomized, Placebo-Controlled, Parallel-Group Study of the Efficacy, Safety, and Tolerability of THC:CBD Extract and THC Extract in Patients with Intrac- table Cancer-Related Pain," *Journal of Pain and Symptom Management 39*, no. 2 (February 2010): S. 167–179

340 T. D. Brisbois, I. H. de Kock, S. M. Watanabe, M. Mirhosseini, D. C. Lamoureux, M. Chasen, N. MacDonald, V. E. Baracos, und W. V. Wismer, "Delta-9-tetrahydrocannabinol May Palliate Altered Chemosensory Perception in Cancer Patients: Results of a Randomized-Double-Blind, Placebo-Controlled Pilot Trial," *Annals of Oncology 22* (February 2011): S. 2086–2093

341 S. H. Burstein und R. B. Zurier, "Cannabinoids, Endocannabinoids, and Related Analogs in Inflammation," *The AAPS Journal 11*, no. 1 (March 2009): S. 109–119

342 G. Bar-Sela, M. Vorobeichik, S. Drawsheh, A. Omer, V. Goldberg, und E. Muller, "The Medical Necessity for Medicinal Cannabis: Prospective, Observational Study Evaluating the Treatment in

Cancer Patients on Supportive or Palliative Care," *Evidence-Based Complementary and Alternative Medicine 2013* (2013): 510392, www.hindawi.com/journals/ecam/2013/510392/.
343 T. D. Brisbois, I. H. de Kock, S. M. Watanabe, M. Mirhosseini, D. C. Lamoureux, M. Chasen, N. MacDonald, V. E. Baracos, und W. V. Wismer, "Delta-9-tetrahydrocannabinol May Palliate Altered Chemosensory Perception in Cancer Patients: Results of a Randomized-Double-Blind, Placebo-Controlled Pilot Trial," *Annals of Oncology 22* (February 2011): S. 2086–2093
344 Migraine Research Foundation, "Migraine Facts," zuletzt aufgerufen 3. März, 2017, https://migraineresearchfoundation.org/about-migraine/migraine-facts/
345 Headache Classification Subcommittee of the International Headache Society, "The International Classification of Headache Disorders: 2nd edition," *Cephalalgia 24*, suppl. 1 (2004): 9–160. doi:10.1111/j.1468-2982.2004.00653.x
346 ebd.
347 J. D. Bartleson und F. M. Cutrer, "Migraine Update. Diagnosis and Treatment," *Minnesota Medical 93*, no. 5 (May 2010): S. 36–41
348 Migraine Research Foundation, "Migraine Facts," zuletzt aufgerufen 3. März, 2017. https://migraineresearchfoundation.org/about-migraine/migraine-facts/
349 Allan Frankel, MD, "Treating Migraines with Cannabidiol," *Frankelly Speaking*, zuletzt aufgerufen 26. Februar, 2016, www.greenbridgemed.com/treating-migraines-with-cannabidiol/
350 ebd.
351 Headache Classification Subcommittee of the International Headache Society, "The International Classification of Headache Disorders: 2nd edition," *Cephalalgia 24*, suppl. 1 (2004): 9–160. doi:10.1111/j.1468-2982.2004.00653.x
352 David Baker, Gareth Pryce, Samuel J. Jackson, Chris Bolton, und Gavin Giovannoni, "The Biology That Underpins the Therapeutic Potential of Cannabis-Based Medicines for the Control of Spasticity in Multiple Sclerosis," *Multiple Sclerosis and Related Disorders 1*, iss. 2 (2012): S. 64
353 C. Perras, "Sativex for the Management of Multiple Sclerosis Symptoms, "*Issues in Emerging Health Technologies 72* (2005): 1–4
354 J. Sastre-Garriga, C. Vila, S. Clissold, und X. Montalban, "THC and CBD Oromucosal Spray (Sativex®) in the Management of Spasticity Associated with Multiple Sclerosis," *Expert Review of Neurotherapeutics 11*, no. 5 (2011): S. 627–637. doi:10.1586/ern.11.47
355 "Seven Things You Need to Know About Sativex," *Leaf Science*, March 8, 2014, www.leafscience.com/2014/03/08/7-things-need-know-sativex/
356 S. V. More und D. K. Choi, "Promising Cannabinoid-Based Therapies for Parkinson's Disease: Motor Symptoms to Neuroprotection," *Molecular Neurodegeneration 10* (April 2015): S. 17
357 V. K. da Silva, B. S. de Freitas, A. da Silva Dornelles, L. R. Nery, L. Falavigna, R. D. Ferreira, M. R. Bogo, J. E. Hallak, A. W. Zuardi, J. A. Crippa, und N. Schroder, "Cannabidiol Normalizes Caspase 3, Synaptophysin, and Mitochondrial Fission Protein DNM1L Expression Levels in Rats with Brain Iron Overload: Implications for Neuroprotection," *Molecular Neurobiology 49*, no. 1 (February 2014): S. 222–233
358 S. V. More und D. K. Choi, "Promising Cannabinoid-Based Therapies for Parkinson's Disease: Motor Symptoms to Neuroprotection," *Molecular Neurodegeneration 10* (April 2015): S. 17
359 . W. Zuardi, J. A. Crippa, J. E. Hallak, J. P. Pinto, M. H. Chagas, G. G. Rodrigues, S. M. Dursun, und V. Tumas, "Cannabidiol for the Treatment of Psychosis in Parkinson's Disease," *Journal of Psychopharmacology 23*, no. 8 (November 2009): S. 979–983
360 M. L. Zeissler, J. Eastwood, C. O. Hanemann, J. Zajicek, und C. Carroll, "9-tetrahydrocannabinol Is Protective through PPARγ Dependent Mitochondrial Biogenesis in a Cell Culture Model of Parkinson's Disease," *Journal of Neurology, Neurosurgery and Psychiatry, 84*, no. 11 (2013): e2
361 I. Lotan, T. A. Treves, Y. Roditi, und R. Djaldetti, "Cannabis (Medical Marijuana) Treatment for Motor and Non-motor Symptoms of Parkinson Disease: An Open-Label Observational Study," *Clinical Neuropharmacology 37*, no. 2 (March–April 2014): S. 41–44
362 M. Garcia-Arencibia, C. Garcia, und J. Fernandez-Ruiz, "Cannabinoids and Parkinson's Disease," *CNS & Neurological Disorders Drug Targets 8*, no. 6 (December 2009): S. 432–439

363 I. Lastres-Becker und J. Fernandez-Ruiz, "An Overview of Parkin son's Disease and the Cannabinoid System and Possible Benefits of Cannabinoid-Based Treatments," *Current Medicinal Chemistry 13*, no. 30 (2006): S. 3705–3718

364 M. H. Chagas, A. W. Zuardi, V. Tumas, M. A. Pena-Pereira, E. T. Sobreira, M. M. Bergamaschi, A. C. dos Santos, A. L. Teixeira, J. E. Hallak, und J. A. Crippa, "Effects of Cannabidiol in the Treatment of Patients with Parkin- son's Disease: An Exploratory Double-Blind Trial," *Journal of Psychopharmacology 29*, no. 11 (November 2014): S. 1088–1098

365 J. A. S. Crippa, J. E. C. Hallak, J. P. Machado-De-Sousa, R. H. C. Queiroz, M. Bergamaschi, M. H. N. Chagas, und A. W. Zuardi, "Cannabidiol for the Treatment of Cannabis Withdrawal Syndrome: A Case Report," *Journal of Clinical Pharmacy and Therapeutics 38*, no. 2 (2012): S. 162–164. doi:10.1111/jcpt.12018

366 Onintza Sagredo, M. Ruth Pazos, Valentina Satta, José A. Ramos, Roger G. Pertwee, und Javier Fernández-Ruiz, "Neuroprotective Effects of Phytocannabinoid-Based Medicines in Experimental Models of Hunting- ton's Disease," *Journal of Neuroscience Research 89*, no. 9 (2011): S. 1509–1518. doi:10.1002/jnr.22682

367 ebd.

368 Sara Valdeolivas, Carmen Navarrete, Irene Cantarero, María L. Bellido, Eduardo Muñoz, und Onintza Sagredo, "Neuroprotective Properties of Cannabigerol in Huntington's Disease: Studies in R6/2 Mice and 3-Nitropropionate-lesioned Mice," *Neurotherapeutics 12*, no. 1 (2014): S. 185–199. doi:10.1007/s13311-014-0304-z

369 Carey Wedler, "Former Cop Tries Cannabis as Last Resort to Treat Parkinson's Disease," *Antimedia.org*, December 1, 2016, http://theantimedia.org/former-cop-cannabis-parkinsons-disease/

370 A. W. Zuardi, J. A. Crippa, J. E. Hallak, J. P. Pinto, M. H. Chagas, G. G. Rodrigues, S. M. Dursun, und V. Tumas, "Cannabidiol for the Treatment of Psychosis in Parkinson's Disease," *Journal of Psychopharmacology 23*, no. 8 (November 2009): S. 979–983

371 C. García, C. Palomo-Garo, M. García-Arencibia, J. Ramos, R. Pertwee, und J. Fernández-Ruiz, "Symptom-Relieving and Neuroprotective Effects of the Phytocannabinoid Δ9-THCV in Animal Models of Parkinson's Disease," *British Journal of Pharmacology 163*, no. 7 (2011): 1495. doi:10.1111/j.1476-5381.2011.01278.x

372 J. Fernández-Ruiz, M. Moreno-Martet, C. Rodríguez-Cueto, C. Palomo- Garo, M. Gómez-Cañas, S. Valdeolivas, C. Guaza, J. Romero, M. Guzmán, R. Mechoulam, und J. A. Ramos, "Prospects for Cannabinoid Therapies in Basal Ganglia Disorders," *British Journal of Pharmacology 163*, no. 7 (2011): S. 1365–1378. doi:10.1111/j.1476-5381.2011.01365.x

373 H. Javed, S. Azimullah, M. E. Haque, und S. K. Ojha, "Cannabinoid Type 2 (CB2) Receptors Activation Protects against Oxidative Stress and Neuroinflammation Associated Dopaminergic Neurodegeneration in Rotenone Model of Parkinson's Disease," *Frontiers in Neuroscience 10* (2016): S. 321. doi:10.3389/fnins.2016.00321

374 M. N. Hill, L. M. Bierer, I. Makotkine, J. A. Golier, S. Galea, B. S. McEwen, C. J. Hillard, und R. Yehuda, "Reductions in Circulating Endocannabinoid Levels in Individuals with Post-traumatic Stress Disorder Following Exposure to the World Trade Center Attacks," *Psychoneuroendocrinology 38*, no. 12 (2013): S. 2952. doi:10.1016/j.psyneuen.2013.08.004

375 Elizabeth Limbach, *Cannabis Saved My Life: Stories of Hope and Healing* (Whitman Publishing, 2016), S. 116

376 J. Renard, M. Loureiro, L. G. Rosen, J. Zunder, C. de Oliveira, S. Schmid, W. J. Rushlow, und S. R. Laviolette, "Cannabidiol Counteracts Amphetamine-Induced Neuronal and Behavioral Sensitization of the Mesolimbic Dopamine Pathway through a Novel mTOR/p70S6 Kinase Signaling Pathway," *Journal of Neuroscience 36*, no. 18 (2016): 5160. doi:10.1523/JNEUROSCI.33865.2016

377 Maia Szalavitz, "Marijuana Compound Treats Schizophrenia with Few Side Effets: Clinical Trial," *Time*, May 30, 2012, http://healthland.time.com/2012/05/30/marijuana-compound-treats-schizophrenia-with-few-side-effects-clinical-trial/

378 F. Borrelli, G. Aviello, B. Romano, P. Orlando, R. Capasso, F. Maiello, F. Guadagno, S. Petrosino, F. Capasso, V. Di Marzo, und A. A. Izzo, "Cannabidiol, a Safe and Non-psychotropic Ingredient of

the Marijuana Plant Cannabis sativa, Is Protective in a Murine Model of Colitis," *Journal of Molecular Medicine 87*, no. 11 (2009): S. 1111–1121. doi:10.1007/ s00109-009-0512-x
379 H. Shamran, N. P. Singh, E. E. Zumbrun, A. Murphy, D. D. Taub, M. K. Mishra, R. L. Price, S. Chatterjee, M. Nagarkatti, P. S. Nagarkatti, und U. P. Singh, "Fatty Acid Amide Hydrolase (FAAH) Blockade Ameliorates Experimental Colitis by Altering MicroRNA Expression and Suppressing Inflammation," *Brain, Behavior, and Immunity 59* (2017): S. 10–20. doi:10.1016/j.bbi.2016.06.008
380 ebd.
381 K. A. Sharkey und J. W. Wiley, "The Role of the Endocannabinoid System in the Brain-Gut Axis," *Gastroenterology 151*, no. 2 (2016): S. 252–266. doi:10.1053/j.gastro.2016.04.015
382 Michael Backes, *Cannabis Pharmacy: A Practical Guide to Medicinal Marijuana* (New York: Black Dog & Leventhal Publishers, 2014)
383 ebd.
384 R. Schicho und M. Storr, "Topical and Systemic Cannabidiol Improves Trinitrobenzene Sulfonic Acid Colitis in Mice," *Pharmacology 89*, no. 3–4 (2012): S. 149–155. doi:10.1159/000336871
385 G. Esposito, D. D. Filippis, C. Cirillo, T. Iuvone, E. Capoccia, C. Scuderi, A. Steardo, R. Cuomo, und L. Steardo, "Cannabidiol in Inflammatory Bowel Diseases: A Brief Overview," *Phytotherapy Research 27*, no. 5 (2013): S. 633–636. doi:10.1002/ptr.4781
386 ebd.
387 Maia Szalavitz, "Marijuana Compound Treats Schizophrenia with Few Side Effets: Clinical Trial," *Time*, May 30, 2012, http://healthland.time.com/2012/05/30/marijuana-compound-treats-schizophrenia-with-few-side-effects-clinical-trial/.
388 F. M. Leweke, D. Piomelli, F. Pahlisch, D. Muhl, C. W. Gerth, C. Hoyer, J. Klosterkötter, M. Hellmich, und D. Koethe, "Cannabidiol Enhances Anandamide Signaling and Alleviates Psychotic Symptoms of Schizophrenia," *Translational Psychiatry 2* (2012): e94. doi:10.1038/tp.2012.15
389 J. Renard, M. Loureiro, L. G. Rosen, J. Zunder, C. de Oliveira, S. Schmid, W. J. Rushlow, und S. R. Laviolette, "Cannabidiol Counteracts Amphetamine-Induced Neuronal and Behavioral Sensitization of the Mesolimbic Dopamine Pathway through a Novel mTOR/p70S6 Kinase Signaling Pathway," *Journal of Neuroscience 36*, no. 18 (2016): 5160. doi:10.1523/JNEUROSCI.33865.2016
390 C. D. Schubart, I. E. Sommer, W. A. van Gastel, R. L. Goetgebuer, R. S. Kahn, und M. P. Boks, "Cannabis with High Cannabidiol Content Is Associated with Fewer Psychotic Experiences," *Schizophrenia Research 130*, no. 1–3 (2011): S. 216–221. doi:10.1016/j.schres.2011.04.017
391 A. W. Zuardi, J. A. Crippa, J. E. Hallak, S. Bhattacharyya, Z. Atakan, R. Martin-Santos, P. K. McGuire, und F. S. Guimarães, "A Critical Review of the Antipsychotic Effects of Cannabidiol: 30 Years of a Translational Investigation," *Current Pharmaceutical Design 18*, no. 32 (2012): 5131
392 Selina McKee,"GW Pharma's Cannabinoid Shows Schizophrenia Promise," *Pharma Times online*, 15. September, 2015, www.pharmatimes.com/news/gw_pharmas_cannabinoid_shows_schizophrenia_promise_971897
393 A. N. Nicholson, C. Turner, B. M. Stone, und P. J. Robson, "Effect of Delta-9-tetrahydrocannabinol and Cannabidiol on Nocturnal Sleep and Early-Morning Behavior in Young Adults," *Journal of Clinical Psychopharmacology 24*, no. 3 (2004): S. 305–313
394 E. Murillo-Rodríguez, D. Millán-Aldaco, M. Palomero-Rivero, R. Mechoulam, und R. Drucker-Colín, "The Nonpsychoactive Cannabis Constituent Cannabidiol Is a Wake-Inducing Agent," *Behavioral Neuroscience 122*, no. 6 (2008): S. 1378–1382
395 Dr. Michael Moskowitz, persönliche Unterhaltung mit den Autoren, Oktober 2016
396 D. W. Carley, S. Paviovic, M. Janelidze, und M. Radulovacki, "Functional Role for Cannabinoids in Respiratory Stability during Sleep," *Sleep 25*, no. 4 (2002): S. 391–398. PubMed PMID: 12071539
397 Bharati Prasad, Miodrag G. Radulovacki, und David W. Carley, "Proof of Concept Trial of Dronabinol in Obstructive Sleep Apnea," *Frontiers in Psychiatry 4* (2013): 1
398 E. B. Russo, G. W. Guy, und P. J. Robson, "Cannabis, Pain, and Sleep: Lessons from Therapeutic Clinical Trials of Sativex, a Cannabis-Based Medicine," *Chemistry and Biodiversity 4*, no. 8 (2007): S. 1729–1743
399 M. H. N. Chagas, A. L. Eckeli, A. W. Zuardi, M. A. Pena-Pereira, M. A. Sobreira-Neto, E. T. Sobreira, M. R. Camilo, M. M. Bergamaschi, C. H. Schenck, J. E. C. Hallak, V. Tumas, und J. A. S. Crippa,

"Cannabidiol Can Improve Complex Sleep-Related Behaviours Associated with Rapid Eye Movement Sleep Behaviour Disorder in Parkinson's Disease Patients: A Case Series," *Journal of Clinical Pharmacy and Therapeutics 39* (2014): S. 564–566. doi:10.1111/jcpt.12179

400 . Russell Reynolds, "On Some of the Therapeutical Uses of Indian Hemp," in *Archives of Medicine*, vol. 2 (London, 1859), S. 154

401 R. Greco, V. Gasperi, M. Maccarrone, und C. Tassorelli, "The Endocannabinoid System and Migraine," *Experimental Neurololgy 224*, no. 1 (2010): S. 85–91. doi:10.1016/j.expneurol.2010.03.029

402 Ethan Russo und Andrea Hohmann, "Role of Cannabinoids in Pain Management," in *Comprehensive Treatment of Chronic Pain by Medical, Interventional and Integrative Approaches*, ed. Timothy R. Deer et al. (New York: Springer, 2013), S. 181–197

403 "Testimonials," *No High CBD Oil*, zuletzt aufgerufen 8. März, 2017, http://nohighcbdoil.weebly.com/testimonials.html

404 E. B. Russo, "Cannabinoids in the Management of Difficult to Treat Pain," *Journal of Therapeutics and Clinical Risk Management 4*, no. 1 (2008): S. 245–259

405 S. Maione, F. Piscitelli, L. Gatta, D. Vita, L. De Petrocellis, E. Palazzo, V. de Novellis, und V. Di Marzo, "Non-psychoactive Cannabinoids Modulate the Descending Pathway of Antinociception in Anaesthetized Rats through Several Mechanisms of Action," *British Journal of Phramacology 162*, no. 3 (2011): S. 584. doi:10.1111/j.1476-5381.2010.01063.x

406 W. Xiong, T. Cui, K. Cheng, F. Yang, S. R. Chen, D. Willenbring, Y. Guan, H. L. Pan, K. Ren, Y. Xu, und L. Zhang, "Cannabinoids Suppress Inflammatory and Neuropathic Pain by Targeting α3 Glycine Receptors," *Journal of Experimental Medicine 209*, no. 6 (2012): S. 1121–1134. doi:10.1084/jem.20120242

407 M. DeGeorge, E. Dawson, P. Woster, L. Burke, und K. Bronstein, *An Analysis of the Association between Marijuana Use and Potential Nonadherence in Patients Prescribed Hydrocodon* (Baltimore: Ameritox, 2013), www.ameritox.com/wp-content/uploads/Ananalysisoftheassociationbetweenmarijua nauseandpotentialnonadherence_AAPM2013.pdf

408 Didier Jutras-Aswad, Mélissa Prud'Homme, und Romulus Cata, "Cannabidiol as an Intervention for Addictive Behaviors: A Systematic Review of the Evidence," *Substance Abuse: Research and Treatment 33*, no. 9 (2015): S. 33–38. doi:10.4137/sart.s25081

409 Marcus A. Bachhuber, Brendan Saloner, Chinazo O. Cunningham, und Colleen L. Barry, "Medical Cannabis Laws and Opioid Analgesic Overdose Mortality in the United States, 1999-2010," *JAMA Internal Medicine 174*, no. 10 (2014): 1668. doi:10.1001/jamainternmed.2014.4005

410 Dr. Michael Moskowitz, persönliche Unterhaltung mit den Autoren, Oktober 2016

411 Vicky Katsidoni, Ilektra Anagnostou, und George Panagis, "Cannabidiol Inhibits the Reward-Facilitating Effect of Morphine: Involvement of 5-HT 1A Receptors in the Dorsal Raphe Nucleus," *Addiction Biology 18*, no. 2 (2012): S. 286–296. doi:10.1111/j.1368600.2012.00483.x

412 J. A. S. Crippa, J. E. C. Hallak, J. P. Machado-De-Sousa, R. H. C. Queiroz, M. Bergamaschi, M. H. N. Chagas, und A. W. Zuardi, "Cannabidiol for the Treatment of Cannabis Withdrawal Syndrome: A Case Report," *Journal of Clinical Pharmacy and Therapeutics 38*, no. 2 (2012): S. 162–164. doi:10.1111/jcpt.12018

413 Kenneth Stoller, MD, persönliche Unterhaltung mit den Autoren, Januar 2017

414 Y. Ren, J. Whittard, A. Higuera-Matas, C. V. Morris, und Y. L. Hurd, "Cannabidiol, a Nonpsychotropic Component of Cannabis, Inhibits Cue-Induced Heroin-Seeking and Normalizes Discrete Mesolimbic Neuronal Disturbances," *The Journal of Neuroscience: The Official Journal of the Society for Neuroscience 29*, no. 47 (2009): 14764. doi:10.1523/ JNEUROSCI.4291-09.2009

415 Celia J. A. Morgan, Ravi K. Das, Alyssa Joye, H. Valerie Curran, und Sunjeev K. Kamboj, "Cannabidiol Reduces Cigarette Consumption in Tobacco Smokers: Preliminary Findings," *Addictive Behaviors 38*, no. 9 (2013): S. 2433–2436. doi:10.1016/j.addbeh.2013.03.011

416 Homa Zarrabi, Mohammadrasoul Khalkhali, Azam Hamidi, Reza Ahmadi, und Maryam Zavarmousavi, "Clinical Features, Course and Treatment of Methamphetamine-Induced Psychosis in Psychiatric Inpatients," *BMC Psychiatry 16*, no. 1 (2016). doi:10.1186/s12888-016-0745-5

417 Linda A. Parker, Erin M. Rock, und Cheryl L. Limebeer, "Regulation of Nausea and Vomiting by Cannabinoids," *British Journal of Pharmacology 163*, no. 7 (2011): S. 1411–1422, http://doi.org/10.1111/j.1476-5381.2010.01176.x
418 . A. Parker, R. Mechoulam, und C. Schlievert, "Cannabidiol, a Non- psychoactive Component of Cannabis and Its Synthetic Dimethylheptyl Homolog Suppress Nausea in an Experimental Model with Rats," *Neuro Report 13*, no. 5 (2002): S. 567–570
419 Linda A. Parker, Erin M. Rock, und Cheryl L. Limebeer, "Regulation of Nausea and Vomiting by Cannabinoids," *British Journal of Pharmacology 163*, no. 7 (2011): S. 1411–1422, http://doi.org/10.1111/j.1476-5381.2010.01176.x
420 ebd.
421 Megan B. May und Ashley E. Glode, "Dronabinol for Chemotherapy- Induced Nausea and Vomiting Unresponsive to Antiemetics," *Cancer Management and Research 8* (2016): S. 49–55. doi:10.2147/CMAR.S81425
422 Linda A. Parker, Erin M. Rock, und Cheryl L. Limebeer, "Regulation of Nausea and Vomiting by Cannabinoids," *British Journal of Pharmacology 163*, no. 7 (2011): S. 1411–1422, http://doi.org/10.1111/j.1476-5381.2010.01176.x
423 "Cannabis and Perimenopause: Help Through 'The Transition,'" *United Patients Group*, zuletzt aufgerufen 10. März, 2016, https://unitedpa- tientsgroup.com/blog/2016/03/10/cannabis-and-peri-menopause-help-through-the-transition
424 J. M. Riddle, *Eve's Herbs: A History of Contraception and Abortion in the West* (Cambridge, MA: Harvard University, 1997)
425 L. S. Thompson, *The Assyrian Herbal* (London: Luzac and Co., 1972)
426 V. Crawford, "A Homelie Herbe: Medicinal Cannabis in Early England," *Journal of Cannabis Therapeutics 2*, no. 2 (2002): S. 71–79
427 Ethan Russo, "Cannabis Treatments in Obstetrics and Gynecology: A Historical Review," *Journal of Cannabis Therapeutics 2* (2002): S. 5–35
428 J. M. Scudder, *Specific Medication and Specific Medicines* (Cincinnati: Wilstach, Baldwin & Co., 1875).
429 J. W. Farlow, "On the Use of Belladonna and Cannabis indica by the Rectum in Gynecological Practice," *Boston Medical and Surgical Journal 120* (1889): S. 508
430 Seshata, "Top Five Ways That Cannabis Can Affect the Menstrual Cycle," https://sensiseeds.com/en/blog/top-5-ways-that-cannabis-can-affect -the-menstrual-cycle/
431 Ramona G. Almirez, Carol Grace Smith, und Ricardo H. Asch, "The Effects of Marijuana Extract and Δ9-tetrahydrocannabinol on Luteal Function in the Rhesus Monkey," *Fertility and Sterility 39*, no. 2 (1983): S. 212–217. doi:10.1016/s0015-0282(16)46821-4
432 M. Ranganathan, G. Braley, B. Pittman, T. Cooper, E. Perry, J. Krystal, und D. C. D'Souza, "The Effects of Cannabinoids on Serum Cortisol and Prolactin in Humans," *Psychopharmacology 203*, no. 4 (2009): S. 737–744, http://doi.org/10.1007/s00213-007422-2
433 "I think hash oil cured my infertility and healed endometriosis," *Grass City Forums*, zuletzt aufgerufen 28. März, 2012, https://forum.grasscity.com/threads/i-think-hash-oil-cured-my-infertility-and-healed-endometriosis.1024345/
434 Natalia Dmitrieva, H. Nagabukuro, D. Resuehr, G. Zhang, S. L. McAl- lister, K. A. McGinty, K. Mackie, und K. J. Berkley, "Endocannabinoid Involvement in Endometriosis," *Pain 151.3* (2010): S. 703–710.
435 Delilah Butterfield, "Marijuana and Pregnancy #2: Does Marijuana Have an Impact on Fertility?" *Herb*, 21. März, 2016, http://herb.co/2016/03/21/fertility-does-marijuana-have-an-impact/.
436 M. Maccarrone, H. Valensise, M. Bari, N. Lazzarin, C. Romanini, und A. Finazzi-Agrò, "Relation between Decreased Anandamide Hydrolase Concentrations in Human Lymphocytes and Miscarriage," *The Lancet 355*, no. 9212 (2000): S. 1326–1329. doi:10.1016/S0140-6736(00)02115-2
437 S. K. Das, B. C. Paria, I. Chakraborty, und S. K. Dey, "Cannabinoid Ligand- Receptor Signaling in the Mouse Uterus," *Proceedings of the National Academy of Sciences 92*, no. 10 (1995): S. 4332–4336. doi:10.1073/pnas.92.10.4332

438 B. C. Paria, S. K. Das, und S. K. Dey, "The Preimplantation Mouse Embryo Is a Target for Cannabinoid Ligand-Receptor Signaling," *Proceedings of the National Academy of Sciences 92*, no. 21 (1995): S. 9460–9464. doi:10.1073/ pnas.92.21.9460

439 Ethan Russo, Geoffrey Guy, und Phillip Rodson, "Cannabis, Pain, and Sleep: Lessons from Therapeutic Clinical Trials of Sativex®, a Cannabis- Based Medicine," *Chemistry and Biodiversity 4*, no. 8 (2007): S. 1729–1743. doi:10.1002/cbdv.200790150

440 "How Cannabis Helps Menopause," *Impact Network*, zuletzt aufgerufen 2. März, 2017, http://www.impactcannabis.org/medical-marijuana-menopause/.

441 ebd.

442 A. I. Idris, A. Sophocleous, E. Landao-Bassonga, M. Canals, G. Milligan, D. Baker, R. J. van't Hof, und S. H. Ralston, "Cannabinoid Receptor Type 1 Protects against Age-Related Osteoporosis by Regulating Osteoblast and Adipocyte Differentiation in Marrow Stromal Cells," *Cell Metabolism 10* (2009): S. 139–147

443 "How Cannabis Helps Menopause," *Impact Network*, zuletzt aufgerufen 2. März, 2017, http://www.impactcannabis.org/medical-marijuana-menopause/.

444 National Academies of Sciences, Engineering, and Medicine, *The Health Effects of Cannabis and Cannabinoids: The Current State of Evidence and Recommendations for Research* (Washington, DC: The National Academies Press, 2017)

445 D. M. Fergusson, L. J. Horwood, K. Northstone, und ALSPAC Study Team, "Maternal Use of Cannabis and Pregnancy Outcome," *BLOG: An International Journal of Obstetrics and Gynaecology 109* (2002): S. 21–27

446 Paul Armentano, "Breathe, Push, Puff? Pot Use and Pregnancy: A Review of the Literature," *Heads magazine*, June 2007

447 J. S. Hayes, R. Lampart, M. C. Dreher, und L. Morgan, "Five-Year Follow-up of Rural Jamaican Children Whose Mothers Used Marijuana during Pregnancy," *West Indian Medical Journal 40*, no. 3 (1991): S. 120–123

448 Melanie C. Dreher, Kevin Nugent, und Rebekah Hudgins, "Prenatal Marijuana Exposure and Neonatal Outcomes in Jamaica: An Ethnographic Study," *Pediatrics 93*, iss. 2 (1994): S. 254–260

449 Peter A. Fried, "The Consequences of Marijuana Use During Pregnancy: A Review of the Human Literature," *Journal of Cannabis Therapeutics 2* (2002): S. 85–104

450 Giuseppe Tortoriello, Claudia V. Morris, Alan Alpar, Janos Fuzik, Sally L. Shirran, Daniela Calvigioni, Erik Keimpema, Catherine H. Botting, Kirstin Reinecke, Thomas Herdegen, Michael Courtney, Yasmin L. Hurd, und Tibor Harkany, "Miswiring the Brain Delta-9-tetra-hydro-cannabinol Disrupts Cortical Development by Inducing an SCG10/stathmin-2 Degradation Pathway," *EMBO Journal 33*, no. 7 (January 27, 2014): S. 668–685.

451 Ethan Russo, "Cannabis Treatments in Obstetrics and Gynecology: A Historical Review," *Journal of Cannabis Therapeutics 2* (2002): S. 5–35

452 Yvan Ruetsch, Thomas Boni, und Alain Borgeat, "From Cocaine to Ropivacaine: The History of Local Anesthetic Drugs," *Current Topics in Medicinal Chemistry 1*, no. 3 (2001): S. 175–182. doi:10.2174/1568026013395335

453 Shayna N Conner, Victoria Bedell, Kim Lipsey, George A. Macones, Alison G. Cahill, und Methodius G. Tuuli, "Maternal Marijuana Use and Adverse Neonatal Outcomes," *Obstetrics & Gynecology 128*, no. 4 (2016): S. 713–723. doi:10.1097/aog.0000000000001649

454 Lidush Goldschmidt, Nancy L. Day, und Gale A. Richardson, "Effects of Prenatal Marijuana Exposure on Child Behavior Problems at Age 10," *Neurotoxicology and Teratology 22*, iss. 3 (2000): S. 325–336, http://dx.doi. org/10.1016/S0892-0362(00)00066-0

455 James L. Butrica, "The Medical Use of Cannabis Among the Greeks and Romans," *Journal of Cannabis Therapeutics 2*, no. 2 (2002): S. 51–70

456 W. E. Dixon, "The Pharmacology of Cannabis indica," *British Medical Journal 2* (1899): S. 1354–1357

457 Claudia Bensimoun, "Medical Marijuana for Dogs," *Animal Wellness Magazine*, https://animal-wellnessmagazine.com/medical-marijuana-for-dogs/

458 Ray Wright, personal communication with the authors, January 15, 2017

459 ebd.
460 Michael Backes, *Cannabis Pharmacy: A Practical Guide to Medicinal Marijuana* (New York: Black Dog & Leventhal Publishers, 2014)
461 R. Clarke, "Naming Cannabis: The 'Indica' versus 'Sativa' Debate," *Sensi Seeds (blog)*, March 9, 2015, https://sensiseeds.com/en/blog/naming-cannabis-the-indica-versus-sativa-debate/
462 Robert C. Clarke und Mark D. Merlin, *Cannabis-Evolution and Ethnobotany* (Berkeley: University of California Press, 2013)
463 Michael Backes, *Cannabis Pharmacy: A Practical Guide to Medicinal Marijuana* (New York: Black Dog & Leventhal Publishers, 2014), S. 52
464 D. Butterfield, "Cannabis Ruderalis: The Overlooked Middle Child of the Cannabis Family," *Herb*, 18. August, 2016, http://herb.co/2016/08/18/cannabis-ruderalis/
465 Drake Dorm, "Cannabinol (CBN): The Cannabinoid That Makes You Sleepy," *Medical Jane*, 2013, www.medicaljane.com/2013/08/19/cannabinol-cbn-will-put-you-to-bed/
466 "2016 Warning Letters and Test Results for Cannabidiol-Related Products," *U.S. Food and Drug Administration*, zuletzt aufgerufen 31. August, 2016, www.fda.gov/NewsEvents/PublicHealthFocus/ucm484109.htm
467 CNN, *Weed*: Dr. Sanjay Gupta Reports, 11. August, 2013
468 CNN, *Weed*: Dr. Sanjay Gupta Reports, 11. August, 2013
469 "Sour Tsunami Stabilized," *O'Shaughnessy's*, Autumn 2011, 11, www.os-extra.cannabisclinicians.org/wp-content/uploads/2013/11/CBD-Reintroduction-Era-2011.pdf
470 Alexandra Sifferlin, "Can Medical Marijuana Help End the Opioid Epidemic?" *Time Magazine* (July 2016), http://time.com/4419003/can-medical-marijuana-help-end-the-opioid-epidemic/
471 ebd.
472 ebd.
473 Marcus A. Bachhuber, Brendan Saloner, Chinazo O. Cunningham, und Colleen L. Barry, "Medical Cannabis Laws and Opioid Analgesic Overdose Mortality in the United States, 1999-2010," *JAMA Internal Medicine 174*, no. 10 (2014): 1668. doi:10.1001/jamainternmed.2014.4005
474 Kevin F. Boehnke, Evangelos Litinas, und Daniel J. Clauw, "Medical Cannabis Use Is Associated with Decreased Opiate Medication Use in a Retrospective Cross-Sectional Survey of Patients with Chronic Pain," *The Journal of Pain 17*, iss. 6 (2016): S. 739–744
475 Ashley C. Bradford und W. David Bradford, "Medical Marijuana Laws Reduce Prescription Medication Use in Medicare Part D," *Health Affairs 35*, no. 7 (2016): S. 1230–1236. doi:10.1377/hlthaff.2015.1661
476 Lee Fang, "Leading Anti-Marijuana Academics Are Paid by Painkiller Drug Companies," *Vice Magazine*, 27. August, 2014, https://news.vice.com/article/leading-anti-marijuana-academics-are-paid-by-painkiller- drug-companies
477 Philip Ross, "Marijuana Legalization: Pharmaceuticals, Alcohol Industry amongBiggestOpponentsofLegalWeed,"InternationalBusinessTimes (6. August, 2014), http://www.ibtimes.com/marijuana-legalization-pharmaceuticals- alcohol-industry-among-biggest-opponents-legal-weed-1651266
478 Lee Fang, "The Real Reason Pot Is Still Illegal," *The Nation* (21–28 Juli,2014), http:// www.thenation.com/article/180493/anti-pot-lobbys-big-bankroll?page=0,0
479 Corrections Corporation of America, Annual Report 2014. http://www.annualreports.com/HostedData/AnnualReportArchive/c/NYSE_CXW_2014.pdf
480 LeeFang,"TheRealReasonPotIsStillIllegal,"TheNation,July21–28,2014,www.thenation.com/article/180493/anti-pot-lobbys-big-bankroll?page=0,0
481 Kendall Bentsen, "Money, Not Morals, Drives Marijuana Prohibition Movement," *Center for Responsive Politics*, 5. August, 2014, www.opensecrets.org/news/2014/08/money-not-morals-drives-marijuana-prohibition-movement/
482 Marcus A. Bachhuber, Brendan Saloner, Chinazo O. Cunningham, und Colleen L. Barry. "Medical Cannabis Laws and Opioid Analgesic Overdose Mortality in the United States, 1999-2010," *JAMA Internal Medicine 174*, no. 10 (2014): 1668. doi:10.1001/jamainternmed.2014.4005

483 James M. Cole, *Memorandum for all United States Attorneys* (Washington, DC: U.S. Department of Justice, August 29, 2013)
484 Sarah Boseley und Jessica Glenza, "Medical Experts Call for Global Drug Decriminalization," *The Guardian*, 24. März, 2016
485 Jessica Glenza, "UN Backs Prohibitionist Drug Policies Despite Call for More 'Humane Solution,'" *The Guardian*, 19. April, 2016
486 https://www.aerzteblatt.de/archiv/186476/Medizinisches-Cannabis-Die-wichtigsten-Aenderungen
487 https://www.bfarm.de/SharedDocs/Pressemitteilungen/DE/2019/pm1-2019.html
488 https://anwaltauskunft.de/magazin/gesellschaft/strafrecht-polizei/cannabis-was-erlaubt-ist
489 http://sorminiserv.unibe.ch:8080/tools/ainfo.exe?Command=ShowPrintVersion&Name=bv090145
490 https://www.leafly.de/cbd-produkte-aktuelle-rechtslage/
491 https://www.gesetze-im-internet.de/btmg_1981/anlage_i.html
492 For specific information, country by country, see https://en.wikipedia.org/wiki/Legality_of_cannabis_by_country
493 National Academies of Sciences, Engineering, and Medicine, *The Health Effects of Cannabis and Cannabinoids: The Current State of Evidence and Recommendations for Research* (Washington, DC: The National Academies Press, 2017)
494 Jessica Glenza, "Most marijuana medicinal benefits are inconclusive, wide-ranging study finds,'" *The Guardian*, 12. Januar, 2017
495 ebd.
496 Eckhart Tolle, Eine neue Erde: Bewusstseinssprung anstelle von Selbstzerstörung (Arkana, 2015), S. 12–142

Ressourcenliste

Nachfolgend finden Sie eine Liste nützlicher Websites mit aktualisierten Informationen rund um das medizinische Cannabis.

Englischsprachig:
CBD4Health.com
SynergyCBD.com
HealingEssenceCBD.com
ProjectCBD.org
CannabisHealthIndex.com
Norml.org
MedicalMarijuana.ProCon.org
BeyondTHC.com
MedicalCannabis.com
UnitedPatientsGroup.com

Deutschsprachig:
Leafly.de
Hanfverband.de
Cannabis-med.org
Cannabis-aerzte.de

Hinweis: Aktuelle Informationen zu wissenschaftlichen und medizinischen Forschungen und Literatur, rechtlichen Fragen und Expertenmeinungen finden Sie unter www.CBD-book.com.

Glossar

2-AG (2-Arachidonylglycerin): Eines von zwei Endocannabinoiden, die bisher identifiziert wurden und die, wie man mittlerweile weiß, im zentralen Nervensystem reichlich vorhanden sind.

AEA: Arachidonylethanolamid, auch Anandamid genannt, das erste der beiden Endocannabinoid-Moleküle, das von dem wissenschaftlichen Team, das Raphael Mechoulam anfangs der 1990er-Jahre leitete, entdeckt wurde. Ist an der Regulierung zahlreicher Funktionen im Körper beteiligt, einschließlich Schlaf, Schmerz und Verdauung.

Anandamid: Ein anderer Name für das Endocannabinoid-Signalmolekül AEA, das sich aus dem Sanskrit-Wort »Freude« oder »Glück« (Ananda) und dem chemischen Namen für eine Schlüsselkomponente der Molekularstruktur dieser Verbindung (Amid) zusammensetzt.

Beta-Caryophyllen: Ein Terpen, das in einigen Cannabissorten vorkommt.

Bidirektional: Medizinische Auswirkungen, die bei verschiedenen Menschen zu gegenteiligen Ergebnissen führen können, die beispielsweise für eine Person stimulierend und für eine andere sedierend sind.

Bioverfügbarkeit: Der Anteil eines Wirkstoffs, der nach seiner Einnahme in den Blutkreislauf aufgenommen werden kann.

Biphasisch: Bei der Bestimmung einer Dosis mittels Titration kann eine Dosiserhöhung ab einem bestimmten Zeitpunkt zu einem schlechteren Ergebnis führen – mehr ist nicht unbedingt besser.

BLD (Broad-Leaf Drug): Cannabissorte, die THC-dominant ist, breite Blätter hat und allgemein als Indica bezeichnet wird.

Cannabinoide: Verbindungen, die Cannabinoid-Rezeptoren aktivieren, einschließlich Endocannabinoide, Phytocannabinoide und synthetische Cannabinoide.

Cannabis-Hyperemesis-Syndrom: Eine seltene Form der Cannabinoid-Toxizität, die sich bei chronischen Konsumenten entwickelt, gekennzeichnet durch zyklische Episoden von Übelkeit und Erbrechen.

CB1 (Cannabinoid-Rezeptor 1): Auch CNR1 genannt. Ein Rezeptor, von dem angenommen wird, dass er sich hauptsächlich im zentralen und peripheren Nervensystem befindet. Er wird durch alle Arten von Cannabinoiden aktiviert und ist in hohem Maße für die Wirksamkeit von THC verantwortlich.

CB2 (Cannabinoid-Rezeptor 2): Auch CNR2 genannt. Ein Rezeptor, von dem angenommen wird, dass er sich hauptsächlich im peripheren Gewebe des Immunsystems, des Magen-Darm-Systems, des peripheren Nervensystems und in geringerem Maße im zentralen Nervensystem befindet.

CBC (Cannabichromen): Ein Phytocannabinoid, das möglicherweise entzündungshemmend ist.

CBD (Cannabidiol): Ein wichtiges Phytocannabinoid, das bis zu 40 Prozent des Extrakts der Cannabispflanze ausmacht. Bietet ein breites Spektrum an potenziellen medizinischen Anwendungen; hat keine psychoaktive Wirkung und keine Nebenwirkungen.

CBDA (Cannabidiolsäure): Die rohe, saure Form von CBD in der frischen Pflanze.

CBDV (Cannabidivarin): Eine Propyl-Variante von CBD, die in einigen Indica-Landrassen vorkommt.

CBG (Cannabigerol): Ein Phytocannabinoid, das von den Enzymen der Pflanze zur Herstellung von THC und CBD verwendet wird.

Chemotyp: Ein Begriff für einen Pflanzentyp, der eine bestimmte Kombination chemischer Verbindungen ausbildet.

Cytochrome P450: Eine Familie von Leberenzymen.

Decarboxylierung: Wird auch »Aktivieren« oder »Entkohlen« genannt, typischerweise durch Anwendung von Wärme. Es beschreibt eine chemische Reaktion in Cannabis, bei der saure Cannabinoide durch Entfernen einer Carboxylgruppe aus dem Molekül in ihre besser bioverfügbare Form umgewandelt werden.

Endocannabinoid: Ein endogenes Cannabinoid oder natürlich vorkommendes neuromodulatorisches Lipid im Körper, das an der Regulierung zahlreicher physikalischer Systeme beteiligt ist.

Endocannabinoid-System: Ein System von endogenen neuromodulatorischen Chemikalien und deren Rezeptoren, die im Gehirn und im gesamten Körper von Säugetieren zu finden sind.

Endogen: Natürlich im Körper vorkommend.

Entourage-Effekt: Die Synergie pharmakologischer Effekte, die durch die Wechselwirkung von Cannabinoiden, Terpenoiden und anderen Verbindungen, die in der gesamten Cannabispflanze zu finden sind, entstehen.

First-Pass-Metabolismus: Ein Phänomen des Stoffwechsels, bei dem die Konzentration von Wirkstoffen in einem Medikament oder einer anderen Substanz stark reduziert wird, bevor sie in den Blutkreislauf gelangt.

Indica: Ein Begriff, der allgemein zur Beschreibung von breitblättrigen Cannabissorten mit eher sedierenden Eigenschaften verwendet wird.

Industriehanf: Auch Nutzhanf genannt. Cannabis mit niedrigem THC- und hohem CBD-Gehalt, das zur Herstellung von Fasern oder anderen industriellen Anwendungen verwendet wird.

Kush: Ein Begriff, der allgemein auf hochwirksame THC-reiche Sorten von Cannabis, meist Indica-Sorten, angewendet wird, von denen einige aus dem Hindukusch-Gebirge in Zentralasien stammen.

Limonen: Ein Terpen mit Zitrusaroma, bekannt für seine antibakteriellen und stimulierenden Eigenschaften.

Linalool: Ein Terpen mit einem blumigen Aroma, das für seine beruhigenden Eigenschaften bekannt ist.

Marihuana: In den USA eine umgangssprachliche Bezeichnung für Cannabis aus Mexiko, die in den Vereinigten Staaten von Anti-Drogen-Verfechtern populär gemacht wurde, im Versuch, es mit Minderheiten in Verbindung zu bringen.

Myrcen: Ein Terpen, das dafür bekannt ist, beruhigende Eigenschaften zu haben.

NLD (Narrow Leaf Drug): Cannabissorte, die THC-dominant ist, schmale Blättchen aufweist und im Allgemeinen als Sativa bezeichnet wird.

Oromukosale Verabreichung: Verabreichung eines Präparats durch Mundspray, das durch die Mundschleimhaut absorbiert werden soll.

Peripherer Körper: Bezieht sich auf Bereiche außerhalb des Zentrums, näher an den äußeren Bereichen des Körpers.

Phänotyp: Die charakteristischen, beobachtbaren Merkmale einer einzelnen Pflanze oder eines einzelnen Organismus, die auf genetischen und Umwelteinflüssen beruhen.

Phytocannabinoid: Ein Cannabinoid, das ausschließlich in der Cannabispflanze vorkommt.

Pinen: Ein Terpen mit Kiefernaroma, das für seine erhebenden Eigenschaften bekannt ist.

Psychoaktivität: Die Eigenschaft einer Substanz, die tiefgreifende oder signifikante Auswirkungen auf mentale Prozesse, Stimmung oder Bewusstsein hat.

Sativa: Ein Begriff, der häufig für schmalblättrige Cannabissorten mit stimulierenden Eigenschaften verwendet wird.

Sensimilla: Samenlose, unbestäubte weibliche Cannabisblüten, aus dem Spanischen für »ohne Samen«.

Synthetisches Cannabinoid: Ein im Labor hergestelltes Cannabinoid.

Terpen, Terpenoid: Flüchtige Kohlenwasserstoffe, die in den ätherischen Ölen vieler Pflanzen, einschließlich Cannabis, enthalten sind.

Terpinolen: Ein Terpen, das für seine angstmildernde und Anti-Krebs-Eigenschaften bekannt ist.

THC (Tetrahydrocannabinol /Δ^9-trans-Tetrahydrocannabinol): Der wichtigste psychoaktive Bestandteil von Cannabis.

THCA (Tetrahydrocannabinolsäure): Die rohe, saure Form von THC in der frischen Pflanze, die nicht psychoaktiv ist, sich jedoch in THC umwandelt, wenn sie im Lauf der Zeit oder durch Decarboxylierung zerfällt.

THCV (Tetrahydrocannabivarin): Eine Propylvariante von THC mit antagonistischer Wirkung auf Cannabinoid-Rezeptoren und der gegenteiligen Wirkung von THC.

Tinktur: Die Ethylalkohol-Extraktion einer Pflanze.

Toleranz: Eine Reaktion auf die Dosis, bei der die Wirkung eines Arzneimittels schrittweise verringert wird.

Trichom: Bezieht sich bei Cannabis auf die drei Arten von winzigen, spezialisierten, kristallinen epidermalen Haaren, die in den Knospen, Blättern und Stängeln von Cannabispflanzen im Spätstadium vorhanden sind und das für die medizinische Wirkung verantwortliche cannabinoidreiche Harz produzieren.

TRPV1 (Transient Receptor Potential Vanilloid 1/Transienter Rezeptor-Potential-Kationenkanal der Unterfamilie V): Ein Rezeptor, der entzündliche Schmerzen und Reaktionen im Körper auslöst.

Index

Symbole

2-AG 54, 356
2-Arachidonylglycerin 356
2-Arachidonylglycerin (2-AG) 54
5-HT1A 62
α-Eudesmol 78
β-Elemen 78
β-Myrcen 71
Δ⁹-Tetrahydrocannabinolsäure 63
Δ⁹-Tetrahydrocannabivarin 63
Δ⁹-THC 62
Δ⁹-THCA 63
Δ⁹-trans-Tetrahydrocannabinol 62, 359

A

Abhängigkeit
  durch Cannabis 119
Abhängigkeit von Opioiden
  mit Cannabis behandeln 239
AC/DC
  bei Schizophrenie 229
ACDC 286
Addison-Krankheit 174
ADHS 141
  Behandlung von Kindern 143
  Dosierung und
    Darreichungsformen 143
  empfohlene Sorten 144
  Sour Tsnuami 304
  und Sucht 142

Wirksamkeit von Cannabis 144
Adipositas 183
  reduziertes Risiko durch
    CBD 133
AEA 54, 356
AEA und 2-AG
  Entzündungen stoppen 57
  Krebszellen aufspüren 57
AIDS-bedingte Kachexie 103
Akne 190
  Verbesserung durch CBD 191
AKT1 77
Alkohol
  und Cannabis 117
Alkoholextraktion 98
Alkoholsucht 239
Alpha-Bisabolol 78
Alpha-Pinen 74
ALS
  Marihuana für das
    Symptommanagement 146
ALS 68, 145
  Dosierung und
    Darreichungsformen 147
  Wirksamkeit von CBD 148
ALS (Amyotrophe
  Lateralsklerose) 145
Alzheimer 76, 149
  2-AG kombiniert mit AEA und
    CB1 59
  Dosierung und
    Darreichungsformen 151
  und Endocannabinoide 149

Vorbeugung durch CBD 137
Wirksamkeit von CBD 152
Amyotrophe Lateralsklerose 145
Analgetikum 65
CBD als 234
analgetisch
CBD 62
Anandamid 24, 54, 61, 356
Anandamid-Aktivierung
der CB1- und
CB2-Rezeptoren 62
Anfallsleiden 153
Dosierung und
Darreichungsformen 154
Wirksamkeit von CBD 156
Anfangsdosis 107
Angst 158
chronische 159
Dosierung und
Darreichungsformen 158
Wirksamkeit von CBD 160
Angstlinderung 57
Angststörungen
AEA und 2-AG 59
Angstzustände 158
bei PTBS 220
Anorexie 183
antibakteriell
CBD 62
antibakterielle Wirkung 287
Antibiotikaresistente bakterielle
Infektionen 160
Dosierung und
Darreichungsformen 161
Wirksamkeit von CBD 162
Antidepressivum 177, 286
antidiabetisch
CBD 62

antidiarrhoisch
CBD 62
antiemetisch
CBD 62
antiemetische Eigenschaften von
Cannabis 242
antiepileptisch
CBD 62
antiischämisch
CBD 62
Anti-Krebs-Effekte
der Cannabinoide 194
Anti-Marihuana-Propaganda 45
Antimykotikum 72
antimykotische Wirkung 287
antioxidative Eigenschaften
von CBD 149
anti-proliferativ
CBD 62
antipsoriatisch
CBD 62
antipsychotisch
CBD 62
antipsychotische Wirkungen
von Cannabidiol 228
Antiseptikum 74
antitumorös
CBD 62
Anti-Tumor-Wirkung
der Cannabinoide 203
anxiolytisch
CBD 62
Appetitlosigkeit 198
Appetitstimulation 185
Arachidonylethanolamid 356
Arachidonylethanolamid (AEA) 54
Arthritis 74, 163

Dosierung und
  Darreichungsformen 164
rheumatoide 163, 174
Wirksamkeit von CBD 166
Arthrose 163
  reduziertes Risiko durch
    CBD 137
Asthma 166
  Dosierung und
    Darreichungsformen 167
  Wirksamkeit von CBD 169
Atemwegserkrankung 166
Atherosklerose
  durch CBD verringern 135
Augenreizungen
  Delta-3-Caren 76
Ausbalancierung
  Endocannabinoid-System 231
Autismus 170
  bei Kindern 171
  Dosierung und
    Darreichungsformen 171
  Wirksamkeit von CBD 173
Autismus-Spektrum-Störungen 170
Autofahren
  unter Einwirkung von Cannabis mit hohem THC-Gehalt 117
Autoimmunerkrankungen 174
  Dosierung und
    Darreichungsformen 175
  Wirksamkeit von CBD 176

B

bakterielle Infektionen
  Behandlung mit Cannabis 162

beruhigende Eigenschaften 282
Beruhigungsmittel 72
Beta-Caryophyllen 73, 356
  Wirkungen 73
BHO 98
bidirektionale Wirkung 118
Bioverfügbarkeit 81, 88, 356
Bioverfügbarkeit von Cannabis 88
biphasische Dosierungskurve 271
biphasischer Aspekt 126
biphasischer Effekt 114
bipolare Störungen 179
Birkholz, Amalthea 286
Birnbaum, Juliana 32, 381
Blasenkrebs 200
BLD 280
BLH 280
Blutfettwerte
  CB1 und 58
Body-Mass-Index 133
Bong 94
breitblättriger Hanf 280
breitblättriges Medikament 280
broad-leaf drug BLD 280
broad-leaf hemp BLH 280
Bronchodilatator 168
bronchodilatatorische Wirkung
  von Cannabis 169
Brustkrebs 72, 200, 246
Bubble-Hasch 99
Bubbler 94
Butan-Haschöl 98

C

C-6 286
Cannabichromen 63, 357

Cannabichromen (CBC) 145
Cannabidiol 62, 103, 357
   Vorteile 69
Cannabidiol (CBD) 61, 205
   Entdeckung 47
Cannabidiolsäure 63, 357
Cannabidivarin 63, 357
Cannabidivarin (CBGV) 205
Cannabigerol 63, 357
Cannabigerol (CBG) 205
Cannabinoide 356
   pflanzlicher Herkunft 61
   sind Terpene 71
   synthetische 104
Cannabinoidezeptoren im
   Gehirn 57
Cannabinoid-Medizin
   Dosierung 81
   Einnahmeformen 81
Cannabinoid-Profil
   verschiedener Sorten 114
Cannabinoid-Rezeptor 1 357
Cannabinoid-Rezeptor 1 (CB1) 54
Cannabinoid-Rezeptor 2 357
Cannabinoid-Rezeptor 2 (CB2) 54
Cannabinoid-Rezeptoren 52
   bei Hunden 262
   im Gehirn 60
   Vorkommen in Hirnregionen 60
Cannabinoid-System 61
Cannabinoid-Toxizität 356
Cannabinoid-Verhältnis 49
Cannabinol 63
Cannabinol (CBN)
   chemische Struktur 47
   Entdeckung 47
Cannabis
   Abhängigkeit 119
   als Medizin 42
   Bioverfügbarkeit 88
   chemische Verbindungen 64
   CO_2-Öle 91
   Entkriminalisierung 46
   erste klinische Studien 42
   Funktionsweise im Körper 51
   Geschichte 40
   Glyzerin-Tinkturen 87
   klinische Studien 48
   Konzentrate 97
   Lutschtabletten 90
   medizinisches in den USA 317
   medizinisches in
     Deutschland 318
   Öl-Infusionen 85
   Pfeifen 93
   Phytocannabinoide 61
   Rauchen 92
   rechtliche Zukunft 316
   Risiken 118
   sublinguale Produkte 87
   sublinguale Streifen 91
   Tinkturen 83
   und Alkohol 117
   Unterarten 279
   Verdampfen 94
   Wasserpfeife 94
Cannabisentzug 119
Cannabisextrakt 42
Cannabisextrakte 97
Cannabisgesetze
   USA 316
Cannabis-Gesetzgebung 319
Cannabis Health Index (CHI) 140
Cannabis-Hyperemesis-Syn-
   drom 356
Cannabis indica 282

Index

Cannabiskapseln 89
Cannabiskonsum
  Aufzeichnungen 83
  bei Teenagern 121
Cannabis-Medikamente 102
Cannabismedizin
  Zukunft 310
Cannabisöl 147, 151, 188
Cannabis ruderalis 283
Cannabissaft 92
Cannabis sativa 281
Cannabissorten 276
Cannabistherapie
  individuell anpassen 125
Cannabis-Tinkturen
  auf Glycerinbasis 87
Cannabisverbindungen
  biphasische Eigenschaften 114
Cannabisverbot 45
CannabisZigaretten 93
Canna Sue 290
Cannatonic 288
Canna Tonic 288
Canna Tsu 290
Cannbicyclol (CBL) 145
CB1 357
CB1-Rezeptor 53
CB1-Rezeptoren
  Angstlinderung 57
  Schmerzlinderung 57
  Stimmungsstabilisierung 57
  Wohlbefinden und Vergnügen 57
CB2 357
CB2-Rezeptor 53
CB2-Rezeptoren
  entzündungshemmende
    Reaktionen 57
CBC 68, 357
  pharmakologische Aktivitäten 63
CBD 357
  als nicht psychoaktive
    Verbindung 81
  aus Cannabis 285
  aus Hanf oder Marihuana 269
  aus Industriehanf 284
  entzündungshemmend 66
  Extraktion 284
  pharmakologischen
    Aktivitäten 62
  Senkung der psychotropen Wirkungen von THC 67
  THC Verhältnis
    optimales 111
CBDA 67, 357
  pharmakologische Aktivitäten 63
CBD-dominante Medizin
  Verwendung 80
CBD-dominante Produkte 116, 222, 232, 236
CBD-dominantes Cannabis 68, 164, 191, 237
CBD-dominante Sorten 49 f., 142
CBD-Dosierung 105
CBD-Forschungen 320
CBD-Gehalt
  Test 49
CBD-Konzentrate 97
CBD-Lutschtabletten 90
CBD-Öl 86
  aus Industriehanf 99
  in Deutschland 318
CBD-Ölinfusionen 155, 172
CBD-Öl-Infusionen 143
CBD-reich
  Definition 49
CBD-reiche Sorten 49

CBD-reiche Sorten 50
CBD-reiche Stämme 277
CBD-Sorten
   Liste 286
CBD-Streifen 91
CBD Therapy 291
CBD-Tinkturen 84
CBDV 357
   pharmakologische Aktivitäten 63
CBG 357
   pharmakologische Aktivitäten 63
CBN 68
   pharmakologische Aktivitäten 63
Cesamet 103
Charlotte's Web 154, 292
chemische Botenstoffe 51
Chemotherapie
   Appetitlosigkeit verbessern 206
   Behandlung der Übelkeit 194, 206, 245
   Nebenwirkungen 296
   und CBD 123
Chemotyp 357
CHI 140
   ADHS 144
   ALS 148
   Alzheimer 152
   Anfallsleiden 156
   Angst 160
   Antibiotikaresistente bakterielle Infektionen 163
   Arthritis 166
   Asthma 169
   Autismus 173
   Autoimmunerkrankungen 176
   Depressionen 179
   Diabetes 182
   Epilepsie 156

   Essstörungen 186
   Hauterkrankungen 193
   Krebs, verschiedene Arten 198
   Menstruationsbeschwerden 253
   Migräne 211
   MS 215
   Neurodegenerative Erkrankungen 219
   PTBS 223
   Reizdarmsyndrom 226
   Rückenmarksverletzungen 189
   Schizophrenie 229
   Schlafstörungen 233
   Schmerzen 237
   Suchterkrankungen 241
   Übelkeit und Erbrechen 244
   Zusammensetzung des Wertes 140
Cholesterinwerte
   durch CBD verbessern 134
chronischer Schmerz 65
chronische Schmerzen 74
   Arthritis 165
CNR1 357
CNR2 357
CO_2-extrahierte Konzentrate 143, 155, 172
CO_2-Öl 100
CO_2-Öle 91
Co-Agonisten 312
Colitis 224
Colon-Entzündungen
   intrarektale Verabreichung von Cannabinoiden 227
Controlled Substances Act 46
Crumble 97
CYP1A1 194
Cytochrom P450 194

D

Dabbing 97
DAGL-α 55
DAGL-β 55
Darmerkrankungen
   Dosierung und
      Darreichungsformen 225
   entzündliche 224
Darmgesundheit
   Steuerung durch das
      Endocannaboinoid-System 58
Darmkrebs 201
Decarboxylierung 47, 67, 92, 283, 357
Degeneration
   Nervenfasern 212
   neuronale 216
Delta-3-Caren 76
Demenz 68
Demenzerkrankungen 59
Depressionen 177
   Dosierung und
      Darreichungsformen 178
   manische 179
   Wirksamkeit von CBD 179
Depressionen und
   Stimmungsstörungen 177
Dermatitis 190
Deutschland
   Rechtslage 318
Diabetes 180
   Dosierung und
      Darreichungsformen 181
   reduziertes Risiko durch
      CBD 133
   Wirksamkeit von CBD 177, 183
Diabetes mellitus 180
Dopaminmangel
   durch Cannabinoid-Therapie
      ausgleichen 142
Dosierung
   Berechnung 86
   titrieren 106
Dosierungsbereiche 106
   Makrodosis 106
   Mikrodosis 106
   Standarddosis 106
Dosierungsempfehlungen 118
Dosierungsprotokoll 106
Dosierungsrichtlinien 111
Dosisbereich
   optimaler 112
Dravet-Syndrom 293
Drogenabhängigkeit
   Linderung durch
      Cannabidiol 238
Dronabinol 103
Dunbar, Heather 278, 382

E

Edibles 89
Einnahmeformen 80
   Bong 94
   Cannabissaft 92
   CO_2-Öle 91
   Glyzerin-Tinkturen 87
   Joints 93
   Kapseln 89
   Konzentrat 97
   Lutschtabletten 90
   Öl-Infusionen 85
   oral 83
   Pfeife 93
   rauchen 92

sublingual 87
sublinguale Streifen 91
Suppositorien 101
Tinkturen 83
topisch 100
transdermale Pflaster 101
vaporisieren 94
verdampfen 94
Wasserpfeife 94
Zigaretten 93
Einstiegsdroge
 CBD als Gegner 239
Ekzeme 190
Electra 4 294
Endocannabinoid 357
Endocannabinoide 23, 53
 in der Gebärmutter 246
Endocannabinoid-Signalmolekül 54, 356
Endocannabinoid-System 358
 Aufgaben 53
 Bedeutung 132
 Bestandteile 54
 therapeutisches Potenzial 54
 von Tieren 261
 Wiederherstellung des Gleichgewichts 60
 Wirkungen 55
endogene Cannabinoide 132
endokrine Tumore 202
Endometriose 248
Endorphinsystem 55
Energie
 niedrige 178
Entourage-Effekt 66, 79, 358
 bei Phytocannabinoiden 65
entspannende Eigenschaften 282
Entzugserscheinungen

bei THC-Produkten 119
 mit Cannabis behandeln 240
entzündliche Darmerkrankung 223
Entzündungen 55
 lindern 65
 Mittel gegen 77
 stoppen 57
entzündungshemmend
 CBD 62
entzündungshemmende Eigenschaften von THC und CBD 66
entzündungshemmende
 Wirkung 287
 der Cannabinoide 138
Enzyme 55
Epidiolex 103
epigenetische Veränderung 64
Epilepsie 153
 Behandlung mit Epidiolex 103
 bei Hunden 261
 Cannabissorten für 156
 Dosierung und Darreichungsformen 154
 und Charlotte's Web 293
 Wirksamkeit von CBD 156
Epilepsie-Medikamente
 und CBD 123
epileptischer Anfall 153
essbare CBD-Produkte 83
Essstörungen 183
 Dosierung und Darreichungsformen 185
 Wirksamkeit von CBD 186
Extraktion auf Alkoholbasis 97

F

FAAH 55

Index

FAAH-Enzym 61
Faserproduktion 41
Federal Bureau of Narcotics (FBN) 44
Fett
  Umwandlung von weißem in braunes 62
Fettleibigkeit 183
  reduziertes Risiko durch CBD 133
Fettverarbeitung 55
Fibromyalgie 246
First-Pass-Metabolismus 358
Flavonoide 64
Forschung
  Einschränkungen 48
  zu Cannabis 320
  zu CBD und THC 132
Fortpflanzung
  Wirksamkeit von CBD 253
Fruchtbarkeit 58
  Wirkung von THC und CBD 249

G

Geburt
  und Cannabis 255
Gedächtnisdefizite
  durch CBD wiederherstellen 216
Gehirn
  Cannabis und 136
Gehirnentwicklung 121
Gehirnerschütterungen 187
Gehirngesundheit
  mithilfe von CBD verbessern 136
Gehirntumor 202

Gelenkerkrankungen 164
Genetik 276
  CBD und THC 283
Gicht 164
Glioblastome 202
Glioblastomzellen 202
Glycerin 87
Glycerin-Tinkturen 143, 155, 172
Glyzerin-Tinkturen 87
Goodman, Lion 310, 382
GPR55 62

H

Hanf 41, 279
  Rückgrat der Entwicklung Amerikas 41
Hanfpapier 41
Harlequin 296
Harle Sue 297
Harle Tsu 297
Haschisch 97, 99
Hashimoto-Thyreoiditis 174
Hauptrezeptoren
  im Körper 53
Haustiere
  Auswahl des Cannabisprodukts 266
  Dosierungsrichtlinien 272
  Dosierung von Cannabis 271
  und Cannabis 260
Hautausschläge 86
Hautentzündungen 58
Hauterkrankungen 190
  Dosierung und Darreichungsformen 192
  Wirksamkeit von CBD 193
Hautkrebs 203

Behandlung mit Cannabisöl 138
Dosierung und
  Darreichungsformen 192
Hautprobleme
  mit CBD lindern 137
Heroinsucht 241
Herzgesundheit 58
Herz-Kreislauf-Erkrankungen
  reduziertes Risiko durch
    CBD 134
high
  durch THC 115
Hippie's Disappointment 292
Hirnschädigungen 187
Hirnverletzungen 187
  Dosierung und
    Darreichungsformen 188
Hitzewallungen
  in der Menopause 250
HKS 141
Honig-Öl 97
Hormonhaushalt
  Regulation durch das
    Endocannabinoid-System 55
Humulen 77
Hunde
  Dosierungsrichtlinien 272
  Überdosis THC 262
Huntington 216
Husten
  Delta-3-Caren 76
Hybrid 276
Hybride
  Cannabissorten 279
Hybrid-Stämme 280
Hyperemesis gravidarum (HG) 256
Hyperglykämie 180

hyperkinetische Störung 141
Hypophyse 246

I

Illegalität
  von Cannabis 68
immunsuppressiv
  CBD 62
Immunsystem 55
  AEA und 2-AG als
    Aktivatoren 57
  Überreaktion 175
Immunsystem stärken 75
Indica 112, 276, 358
Indica-dominante Sorte 289
Indica-dominante Sorten 147, 151,
  218, 221
Indica-Sorten
  Nachteile 282
  Vorteile 282
Industriehanf 99, 284, 358
Inhalatoren 169
Inhalierbare Produkte 92
Insulinregulierung
  durch CBD 134

J

Joints 93
Juckreiz 190
  Behandlung mit Cannabis 192
Juckreiz im Hals
  Delta-3-Caren 76
Jugendliche
  und Cannabis 120

K

K562-Zellen 77
Kachexie 183
Kannabion 41
Kaposi-Sarkom 204
Kapseln 84, 144, 159, 172, 244
Katzen
   Dosierungsrichtlinien 272
   Überdosis THC 263
Kennzeichnung
   der Cannabisprodukte 268
Kief 97, 99
Kinder
   und Cannabis 120
Kinder mit Epilepsie
   Dosierung 155
Klonen
   einer Pflanze 277
Knochen
   Heilung 67
Knochenabbau 59
Knochenbildung 57
Knochenerkrankungen
   reduziertes Risiko durch
      CBD 137
Knochengesundheit 55
knochenstimulierend
   CBD 62
Kokainsucht 238
Kontraindikationen 120
Konvektionserwärmung 96
Konzentrat-Arten 99
Konzentrate 97
Kopfschmerzen 207
Körper
   Cannabis Funktionsweise 51
   Endocannabinoide im 23

krampflösend
   CBD 62
Kräuterverdampfer 148, 155, 159, 165, 172, 176, 188, 211, 214, 222, 226, 233, 236, 243
Krebs 194
   Blasenkrebs 200
   Brustkrebs 200
   Cannabinoide und 194
   chemotherapiebedingte
      Übelkeit 206
   Darmkrebs 201
   Dosierung und
      Darreichungsformen 198
   endokrine Tumore 202
   Gehirntumor 202
   Glioblastome 202
   Hautkrebs 203
   Kaposi-Sarkom 204
   Leukämie 204
   Lungenkrebs 205
   Prostatakrebs 201, 205
   Schmerzlinderung durch
      Cannabis 206
   Wirksamkeit von CBD 198
Krebsbehandlung
   Cannabis mit hohem
      THC-Gehalt 66
Krebsprävention
   mit Cannabis 136
Kumar, Sandeep 70
Kush 358
Kush-Sorten 232

L

Landrassen-Pflanzen 300

Landrassen-Sorten 277
Lebensmittel 143, 147, 151, 159, 172, 244
   mit CBD 89
Leberfibrose
   CB1 und 58
Leinow, Leonard 23, 129, 380
Leinow, Terumi 326
Leukämie 204
Limonen 72, 358
   Wirkungen 72
Linalool 75, 358
   Wirkungen 75
Liste 1-Droge 46
Lou-Gehrig-Syndrom 145
Lungenerkrankung
   durch Verdampfen lindern 95
Lungenkrebs 205
Lutschtabletten 90

M

Magen-Darm-Entzündungen
   mit CBG und CBD behandeln 225
Magengeschwüre 72
Magersucht 184
MAGL 55
Makrodosen
   von CBD 113
Makrodosis 106
Makrodosis-Protokolle 114
Marihuana 358
   Liste 1-Droge 46
   Stigmatisierung 43
   Tinkturen 42
   Verbot 44
Marihuana-Gesetze 46, 317

Marihuana-Sorten mit hohem THC-Gehalt 122
Marihuana-Zigaretten 93
Marinol 103
Medikamente auf Cannabinoidbasis 162
medizinisches Cannabis
   Probleme 70
Melanombildung 58
Menopause 246
   Dosierung und Darreichungsformen 251
   Linderung durch Cannabisprodukte 250
   verzögern 250
Menstruationsbeschwerden 248
   Dosierung und Darreichungsformen 251
   Wirksamkeit von CBD 253
Methamphetaminsucht 242
Migräne 78, 207
   chronisch 208
   Dosierung und Darreichungsformen 209
   Wirksamkeit von CBD 211
Mikrodosis 106
Mitläufer
   Cannabis 40
Monoterpen 74
Monoterpenoid 72
Morbus Basedow 174
   Wirksamkeit von CBD 176
Morbus Crohn 224
   Wirksamkeit von CBD 177, 226
Moskowitz, Michael 53, 383
MS 68, 174, 212
   THC 64

2-AG kombiniert mit AEA und
  CB1 59
Dosierung und
  Darreichungsformen 214
Wirksamkeit von CBD 215
Multiple Sklerose 59, 212
multiresistente Bakterien
  Wirksamkeit von
    Cannabinoiden 161
Muskelkater 86
Muskelkrämpfe 145
Muskelrelaxans 72
Myrcen 71, 358
  Wirkungen 72

N

Nabilon 103, 104
NAPE selektive Phospholipase
  D 55
Narrow Leaf Drug 358
narrow-leaf drug NLD 280
narrow-leaf hemp NLH 280
National Cancer Institute 206
National Commission on Marihuana and Drug Abuse 46
National Institute of Drug
  Abuse 51
Nebenwirkungen 68
  von Cannabis 116
  von CBD 115
  von THC 115
Nektar 97
Nephrotoxizität 73
Nerolidol 77
Nervenzellen
  Bildung 55

Bildung neuer 58
neue psychoaktive Substanzen 104
Neurochemikalien 24, 79
neurodegenerative
  Erkrankungen 59
Neurodegenerative
  Erkrankungen 216
  Dosierung und
    Darreichungsformen 218
  Wirksamkeit von CBD 219
Neuropathie 74
  Vorbeugung durch CBD 137
neuropathische Schmerzen 182
Neuroplastizität 58
neuroprotektiv
  CBD 62
Neurorezeptoren 51
Neurotransmitter 51, 57
nicht aktives Cannabinoid 61
Nikotinsucht 241
NLD 280, 358
NLH 280

O

offene Wunden 86
Öle 162, 164
Öl-Infusionen 85
Omrita RX 299
Opiatentzug
  mildern 312
Opioide
  durch Cannabis ersetzen 311
  Überdosierung 311
Opioiden
  Todesfälle durch
    Überdosierung 311

Opioidsucht 238
optimales CBD
    THC Verhältnis 111
Oracle 286
oral eingenommene
    Cannabinoide 192
Orale und essbare
    CBD-Produkte 83
oromukosale Sprays 87, 168, 176
O'Shaugnessy, William Brooke 42
Osteoporose 59, 246
    reduziertes Risiko durch
        CBD 137

P

pädiatrische Epilepsie 157
Panik 159
Parkinson 68, 216
    2-AG kombiniert mit AEA und
        CB1 59
    Wirksamkeit von CBD 219
peripherer Körper 358
Pfeifen 93
Pflanzenmedizin 322
    Synergy Wellness 28
Phellandren 77
Phenole 64
Phytocannabinoid 47, 359
Phytocannabinoide 23, 53, 61
    medizinischer Wert 63
    pharmakologische Effekte 62
Phytocannabinoid-Profile 64
    einzelner Pflanzen 64
Phytocannabinoid-System 61
Pilzinfektionen 77

Pinen 74, 359
    Wirkungen 74
Posttraumatische
    Belastungsstörung 220
PPAR-γ 62
prämenstruelles Syndrom (PMS)
    Linderung durch Cannabis 248
Präventivmedizin
    mit CBD 133
Prostatakrebs 67, 201, 205
Psoriasis 68, 190
psychische Störungen 289
psychoaktive Effekte 30, 229
psychoaktive Nebenwirkungen 101
Psychoaktivität 359
psychotrope Nebenwirkungen 68
PTBS 220
    Dosierung und
        Darreichungsformen 221
    Schlafstörungen lindern 221
Purple Cannabissorten 232

R

Rauchen 92
Rauchmethoden 93
Rechtslage
    Deutschland 318
Reizdarmsyndrom 223
    Dosierung und
        Darreichungsformen 225
    Wirksamkeit von CBD 226
rektale Anwendung
    von THC 113
Remedy 300

REM-Schlaf-Verhaltensstörung 234
Restless-Legs-Syndrom
  verdampftes Cannabis 182
Richter, Gary 259, 384
Ringo's Gift 302
Rohpflanze 68
Rosin 99
Rosin-Hasch 97
RSO 97
RSO (Rick Simpson-Öl) 98
Rückenmarksverletzungen 187
  Dosierung und
    Darreichungsformen 189
  Wirksamkeit von CBD 189
Ruderalis-Stämme 283

S

Salben 162, 164
Sap 97
Sativa 112, 276, 359
Sativa-dominanter Hybrid 293, 299, 304
Sativa-dominante Sorten 151
Sativa-Sorten 230
Sativa-Stämme 281
  Nachteile 281
  Vorteile 281
Sativex 103
  bei MS 215
  bei Schmerzen 238
Säureform
  des Cannabinoids 92
Schilddrüsenprobleme 246
Schizophrenie 227

antipsychotische Eigenschaften
  von CBD 223
Dosierung und
  Darreichungsformen 229
Wirksamkeit von CBD 230
Schlafapnoe 230
Schlafförderung
  durch AEA und 2-AG 59
Schlaflosigkeit 72, 230
Schlafmittel 75, 77
Schläfrigkeit 68
Schlafstörungen 151, 178, 230
  Dosierung und
    Darreichungsformen 232
  Wirksamkeit von CBD 233
Schlaganfall 187
schmalblättriger Hanf 280
schmalblättriges Medikament 280
Schmerzen 55, 234
  chronische 234, 299
  Dosierung und
    Darreichungsformen 235
  neuropathische 234
  nozizeptive 234
  Reduktion durch THC 65
  Wirksamkeit von CBD 237
Schmerzlinderung 57
  durch Cannabis 312
  Hilfe durch Cannabis 234
  ohne high werden 306
Schmerzregulation 289
Schwangerschaft
  und Cannabis 253
Seborrhö 190
sedierendere Eigenschaften 358
sedierende Sorten 147, 151
Selbstheilungskräfte
  durch CBD stärken 126

Sensimilla 30
Serotonin 5-HT1A 62
Sesquiterpen 73
Shatter 97
Signalmolekül 54
Signalmoleküle 54
Sorten
    Cannabis 276
Sour Diesel 185
Sour-Sue 303
Sour-Tsu 303
Sour Tsnumani II 303
Spastik 212
    Dosierung und
        Darreichungsformen 214
Sprays 162, 164
Stämme
    Cannabis 276
Standarddosis 106
Starterdosis 106
Stift Vaporizer 96
Stimmungsstabilisierung 57
stimulierende Effekte 281
stimulierende Eigenschaften 359
stimulierende Sativa-Sorten 236, 250
stimulierende Sorten 178
Stoffwechselerkrankungen 180
Stress 158
    chronischer 178
    Dosierung und
        Darreichungsformen 158
    Wirksamkeit von CBD 160
Studien
    seit 2014 49
sublinguale Einnahme 87

sublinguale Produkte 143, 155, 172
sublinguale Sprays 178, 182, 186, 211, 215, 218, 222, 226, 233, 237, 244
sublinguale Tropfen 168, 176
Sucht
    und ADHS 142
Suchterkrankungen 238
    Dosierung und
        Darreichungsformen 240
    Wirksamkeit von CBD 241
Suchtprävention
    durch Cannabis 312
Suppositorien 101
Suzy-Q 305
Synergie
    cannabinoider Substanzen 65
    CBD und THC 67
    Entourage-Effekt 358
Synergy Wellness 25, 380
synthetische Cannabinoide 104
synthetisches Cannabinoid 359

T

Terpen 359
Terpene 64, 71, 321
    Monoterpen 74
    Sesquiterpen 73
Terpen-Gehalt 276
Terpenoid 359
Terpenoide 64, 71
Terpen-Profile 240, 321
Terpineol 75, 359
Terpinolen 76
Tetrahydrocannabinol 359

Index

Tetrahydrocannabinolsäure 359
Tetrahydrocannabivarin 359
Tetrahydrocannabivarin
    (THCV) 145
THC 359
    Analgetikum 65
    bei der Krebsbehandlung 66
    entzündungshemmend 65
    Geschichte 47
    medizinische Anwendung 80
    pharmakologische Aktivitäten 62
    psychotrope Wirkung 61
    Schmerzreduktion 65
    Überdosis 122
THCA 67, 359
    pharmakologische Aktivitäten 63
THC-dominant 356, 358
THC-dominante Sorten 213
THC und CBD
    Wirksamkeitsforschung 48
THCV 359
    pharmakologische Aktivitäten 63
Therapie mit der ganzen Pflanze 79
Therapy A 291
Tiere
    Arthritis 264
    Auswahl des
        Cannabisprodukts 266
    Cannabinoid-Rezeptoren 262
    Darmerkrankung 267
    Dosierungsrichtlinien 272
    Dosierung von Cannabis 271
    Endocannabinoid-System 261
    Epilepsie 261
    Hautallergien 264
    Krebs 267
    orale Verabreichung 264

Schmerzen 267
    topische Anwendung 264
    Verabreichung von Cannabis 263
Tinkturen 83, 155, 172, 178, 182,
    186, 211, 215, 218, 222, 226,
    233, 237, 244, 252
    aus Marihuana 42
Tisch-Vaporizer 97
Titration 106, 356
    von THC 112
Toleranz
    gegenüber Cannabis 113
Topika 100, 182, 237
topische Produkte 162, 164, 182,
    191, 237
topische Salben 100
transdermale Pflaster 101
Tropfen 143, 159, 244
TRPV1 62, 360
Tumorunterdrückung
    durch das
        Endocannabinoid-System 59

U

Übelkeit
    chronische 244
    in der Schwangerschaft 257
Übelkeit und Erbechen
    Dosierung und
        Darreichungsformen 243
Übelkeit und Erbrechen 242
    nach Chemotherapie 194, 206,
        242
    Wirksamkeit von CBD 245
Überdosierung
    von Arzneimitteln 314

von Cannabis 122
Überdosierungen Opoide 311
Überkritische Fluidextraktion 98
U.S. Department of Health and Human Services 206
U.S. Drug Enforcement Agency 44

V

Valencen 78
Valentine X 306
   bei Migräne 208
Vanilloidsystem 55
Vape-Pens 96
Vaporisieren 94
vasorelaxierend
   CBD 62
Verdampfen 94
   bei Übelkeit 243
   Siedepunkt 95
   von Cannabis 95
Verdampfen oder Rauchen 155, 159, 165, 172, 182, 188, 210, 214, 222, 225, 232, 243
Verdampfen oder Rauchen von Cannabis 147
Verdampfer 169, 198
   Dabbing 97
   Stift-Vaporizer 96
   Tisch Vaporizer 97
   tragbare 97
   Vape-Pens 96
verdampftes Cannabis
   Wirkung auf Appetit 185
Verdauungsstörungen 77
Veterinärmedizin
   Einsatz von Cannabis 260

W

Wärmeleitungsheizung 95
Wasserpfeife 94
Wax 97
Wechselwirkungen
   Liste der Medikamente 124
   mit anderen Medikamenten 122
Weed
   Dokumentarfilm 49
Wehen
   und Cannabis 255
Wirksamkeit von CBD und THC 276
Wundheilung
   durch CBD 137

Z

Zäpfchen 101
zentrales Nervensystem
   CBD Rolle 66
Zieldosis 107
Zöliakie 174
Zuckerverarbeitung 55
Zusammenwirken
   von CBD und THC 79

Index

Über die Autoren

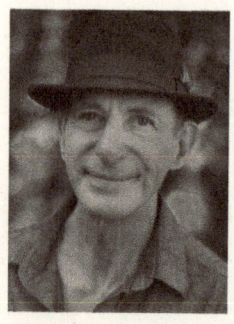

Leonard Leinow hat drei Jahrzehnte Erfahrung im Anbau und Studium von medizinischem Cannabis. Er gründete im Jahr 2008 *Synergy Wellness*, einen gemeinnützigen medizinischen Cannabis-Verband in Nordkalifornien mit mehr als viertausend Mitgliedern. *Synergy Wellness* widmet sich der Herstellung von Hand hergestellter biologischer und rein natürlicher Produkte aus der gesamten Pflanze. *Synergy Wellness* ist auf Produkte spezialisiert, die reich an CBD sind, dem nicht psychoaktiven mit heilenden Eigenschaften. Er nennt Cannabidiol das »Genesungsmolekül«, im Gegensatz zu THC, dem »High-Molekül«.

Leinow gilt als einer der ersten Pioniere für CBD-reiche Cannabisprodukte und stellt urheberrechtlich geschützte Mischungen her, die von Ärzten in ganz Kalifornien für ihre Patienten mit Krebs, Schmerzen, Epilepsie, Multipler Sklerose und vielen anderen Erkrankungen empfohlen werden. Aufgrund seiner scheinbar magischen Fähigkeit, jedem einzelnen Patienten das richtige Produkt zu empfehlen, wird er der »Zauberer von Woodacre« genannt.

Er verbrachte fünf Jahre mit einer spirituellen Suche in Indien und studierte dort die religiösen und kulturellen Aspekte alter Zivilisationen. Auf der Suche nach Wissen und Weisheit ist er in 35 Länder auf der ganzen Welt gereist. Sein Studium umfasst mehr als drei Jahrzehnte Praxis in schamanischen, tantrischen und Kampfkünsten. Fünf Jahre lang war er professioneller Tiefengewebsmasseur, was den Start für seine Fokussierung auf die Heilkunst legte.

Leinow erwarb seinen Bachelor-Abschluss an der UCLA in Ingenieurwissenschaften, mit Kunst im Nebenfach. Seinen ingenieurwissenschaftlichen Hintergrund setzte er in seiner frühen Karriere als Unternehmensberater ein, der landesweit technische Experten für Unternehmen rekrutierte. Sein ganzes Leben lang hat er sich auch dem künstlerischen Ausdruck gewidmet. Seine Bronzeskulpturen, Keramiken und Gemälde wurden in Kunstgalerien auf der ganzen Welt ausgestellt und verkauft.

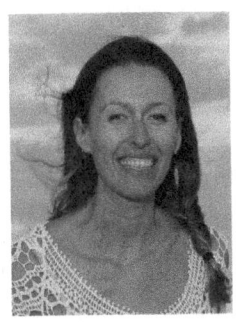 **Juliana Birnbaum** ist ausgebildete Kulturanthropologin und spricht vier Sprachen. Sie hat in den USA, Europa, Japan, Nepal, Costa Rica und Brasilien gelebt und gearbeitet. Im Jahr 2005 gründete sie *Voices in Solidarity*, eine Initiative, die mit indigenen Stammesführern der Ashaninka aus dem brasilianischen Amazonasgebiet zusammenarbeitete, um die Entwicklung des von der Gemeinde Yorenka Ãtame geleiteten Umweltbildungszentrums zu unterstützen. Dies stellte sie in ihrem ersten Buch *Sustainable [R]evolution: Permaculture in Ecovillages, Urban Farms, and Communities Worldwide* vor, das im Februar 2014 bei North Atlantic Books veröffentlicht wurde. Birnbaum war die erste Absolventin der Cornerstone School in Oakland, einem straffen Ausbildungsprogramm für Doulas und Hebammen in den USA, das sich auf ein ganzheitliches Modell der Betreuung von Müttern und Babys konzentriert.

Sie hat in einer Vielzahl von Zeitungen, indigenen Zeitschriften, Blogs und Anthologien über Ökodörfer, Rechte der Ureinwohner und soziale Gerechtigkeit geschrieben, darunter *Zester Daily, E-The Environmental Magazine, Bridges, El Reportero, The Rising Nepal, World Rainforest Movement Bulletin, Quechua Network* und *Cultural Survival Quarterly*. Birnbaum engagiert sich vielfältig als Autorin, Redakteurin, Lehrerin, Assistenz-Hebamme, Ehefrau und Mutter, wenn sie nicht gerade versucht, sich mit Yoga oder Gartenarbeit zu beschäftigen.

Über die Autoren der Beiträge

Heather Dunbar ist Cannabis-Gesundheitspädagogin mit über einem Jahrzehnt Erfahrung in verschiedenen Aspekten der Cannabisindustrie, einschließlich Anbau, Verkauf, Herstellung von Lebensmitteln und Bildung. Dunbar hat auch in der Naturprodukte-Industrie gearbeitet und für mehrere wegweisende Unternehmen in diesem Bereich die Produktentwicklung und die Öffentlichkeitsarbeit durchgeführt. Inspiriert von ihren Reisen und ihrem Interesse an ganzheitlicher Gesundheit verbrachte Dunbar mehrere Jahre mit der Leitung von Massage- und Wellnessprogrammen in Retreat-Zentren auf der ganzen Welt. Sie ist eine natürliche Führungskraft mit einer Leidenschaft für die Verbesserung der Welt durch ganzheitliche Heilung, Nachhaltigkeit und Entwicklung der Gemeinschaft. Dunbar hat einen Abschluss in Human Development and Health Psychology (menschliche Entwicklung und Gesundheitspsychologie) und ist MBA-Kandidatin an der Presidio Graduate School, die sich auf nachhaltige Geschäftsstrategie und Führung konzentriert.

Lion Goodman ist CEO von *Healing Essence*, einem Unternehmen, das sich allen Aspekten der Heilung widmet, einschließlich physischer, psychologischer, emotionaler, beziehungsbezogener und spiritueller Aspekte. Er ist ein professionell zertifizierter Coach und trainiert Führungskräfte von Unternehmen und Organisationen, um ganzheitlich und gesund zu werden. Er ist der Schöpfer von *Clear Your Beliefs*, einer Methodik zur Transformation von Überzeugungen im Kern der Psyche, die er Hunderten von Trainern, Therapeuten und Heilern auf der ganzen Welt beigebracht hat.

Goodman studiert und praktiziert seit mehr als vierzig Jahren Psychologie, Neurologie, Spiritualität, Philosophie und die Prinzipien des Erfolgs. Zu Beginn seiner Karriere war er im Bereich Executive Search und Executive Coaching tätig, wo er Hunderte von CEOs und Senior Managern in einer Vielzahl von Unternehmen betreute, von Start-ups bis hin zu Fortune-500-Unternehmen.

Er ist Autor der Titel *The CBD Primer*, *Clear Your Beliefs*, *Menlightenment – A Book for Awakening Men* und Mitautor von *Creating On Purpose*.

Websites: www.HealingEssenceCBD.com, www.ClearYourBeliefs.com und www.ClearBeliefs.com

Dr. Michael H. Moskowitz, MPH, praktiziert in Sausalito, Kalifornien, bei *Bay Area Pain Medical Associates* und ist sowohl in der Psychiatrie als auch in der Schmerzmedizin staatlich geprüft. Er absolvierte 1977 das Louisiana State University Medical Center, nachdem er 1972 an der Tulane University einen Master in Public Health erworben hatte. 1982 absolvierte er seine psychiatrische Assistenzzeit und die psychosomatische Ausbildung am St. Mary's Hospital in San Francisco. Im selben Jahr trat Dr. Moskowitz in eine private psychiatrische und psychosomatische Praxis ein und war von 1982 bis 1987 ärztlicher Direktor der Abteilung *Adult Locked Psychiatric Inpatient Teaching Unit* am St. Mary's Hospital.

Von 1988 bis 1992 war er vier Jahre lang Mitglied des Verwaltungsrats der *SpineCare Medical Group*. Die Praxis, an deren Gründung er 1981 mitwirkte, *Psychiatric Associates of San Francisco*, änderte ihren Namen im Jahr 2000 in *Bay Area Pain Medical Associates* um, da man sich dort vorwiegend der Schmerzmedizin widmete. Dr. Moskowitz ist Mitglied des Bildungsrats der *National Initiative on Pain Control*, einer Gruppe der besten Schmerzmediziner des Landes.

Dr. Moskowitz hat mehrere von Experten begutachtete Zeitschriftenartikel und Lehrbuchkapitel veröffentlicht, die sich mit der Rolle befassen, die Gehirnveränderungen bei der Aufrechterhaltung anhaltender Schmerzzustände spielen. Von 2006 bis 2010 war er Mitglied des Prüfungsausschusses des *American Board of Pain Medicine* und ehemaliger Vorsitzender des *Educational Committee der American Academy of Pain Medicine*. Er war außerdem Mitglied des *American Academy of Pain Medicine's Continuing Education Committee* und des *Enduring Materials Committee* und leitete das Komitee für die Neugestaltung der Website der Academy. Er ist ein Pionier in der Entwicklung und Nutzung von Animationen zur Vermittlung und zum Verständnis der Prinzipien der Schmerzmedizin und konzipiert und entwickelt seit 1999 die weltweit beliebteste Website für Schmerzanimationen: *www.bayareapainmedical.com*. Dr. Moskowitz ist seit 2006 Assistenzprofessor für die Abteilung für Anästhesiologie und Schmerzmedizin an der University of

California, Davis und unterrichtet die psychiatrischen und neuroplastischen Aspekte der Schmerzmedizin.

Gary Richter, MS, DVM, praktiziert seit 1998 Veterinärmedizin in der San Francisco Bay Area. Neben der konventionellen tierärztlichen Ausbildung ist Dr. Richter in den Bereichen Veterinärakupunktur und Veterinärchiropraktik zertifiziert. Als Inhaber und ärztlicher Direktor des *Montclair Veterinary Hospital and Holistic Veterinary Care* in Oakland, Kalifornien, kennt Richter die Vorteile konventioneller und ganzheitlicher Behandlungsmethoden zur präventiven und therapeutischen Versorgung von Haustieren. Durch die Integration von medizinischem Cannabis mit anderen konventionellen und alternativen Therapien konnte Richter die Lebensqualität von Haustieren verbessern, die unter diversen Erkrankungen leiden, die von Arthritis über entzündliche Darmerkrankungen bis hin zu Krebs reichen.

Dr. Richter und seine beiden Krankenhäuser wurden mit mehr als zwanzig lokalen und nationalen Preisen ausgezeichnet, darunter Bestes Tierkrankenhaus, Bester Tierarzt, Beste Hunde-Therapieeinrichtung und Bester Anbieter von Alternativmedizin. *PetPlan* ernannte Richter 2011 zu einem der zehn besten Tierärzte der Vereinigten Staaten, und Dr. Richter wurde von der *American Veterinary Medical Foundation* mit dem Titel »America's Favorite Veterinarian« ausgezeichnet.